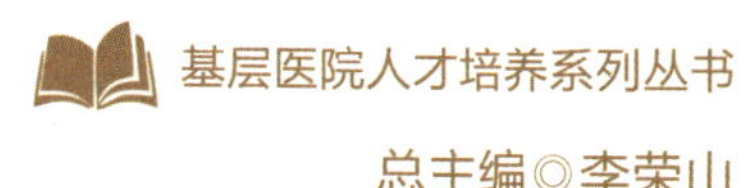

基层医院人才培养系列丛书

总主编◎李荣山

口腔科

主　编

石　晶

副主编

陈文革　范　红　李风兰　冯志远　任一雄　杨　博　杨红霞

秘　书

那颖旭

编　委

（按姓氏音序排序）

安　韡　拜薛鹏　边佳琦　陈　静　陈　瑞

陈文革　范　皓　范　红　冯志远　何晓宇

李风兰　李俊宪　李立美　李永新　刘　佳

路　遥　那颖旭　秦胜男　任一雄　石　晶

王明源　王晓娜　温　科　武红梅　杨　博

杨红霞　杨　敏　张丽娟　张　玲　张　娜

山西出版传媒集团

山西科学技术出版社

总编委会名单

总主编	李荣山
副总主编	孙化中　李耀平
执行总主编	张姣兰　陈胜利
执行副总主编	刘宝来　秦　洁
主审	刘　芳
秘书	朱　凌

分册主编

肾内科	李荣山　周晓霜
消化科	汪　嵘
内分泌科　神经内科	秦　洁　刘　毅
血液科　风湿免疫科	贺建霞　张改连
呼吸科　心内科	魏东光　杨五小　张　虹
普通外科	李耀平　孙化中
神经外科	陈胜利　刘宝来
妇产科	索玉平
口腔科	石　晶
骨科	李利军

总序

在全国医疗系统中，基层医疗机构是不可或缺的一环。作为健康服务的前线，基层医疗机构承担着保障广大人民群众健康的重任。然而，面对人力和资源的限制，基层医疗工作者在为当地患者提供高质量医疗服务的过程中，常常遇到重重挑战。为此，专为基层医生设计的《基层医院人才培养系列丛书》应运而生。《基层医院人才培养系列丛书》的出版旨在为基层医生提供必要的知识支持和实操指导。

《基层医院人才培养系列丛书》涵盖了从常见病症的诊治到紧急情况的处理等多方面的知识。《基层医院人才培养系列丛书》所列举的病例都基于真实的临床案例，将理论与实践紧密结合，确保基层医生能够理解并应用其中的知识。通过学习书中介绍的最新的疾病诊疗标准，借鉴专家诊疗疾病的经验，基层医生会更加准确地把握疾病的本质，从而提高诊疗水平。

《基层医院人才培养系列丛书》的编写团队由经验丰富的临床医生（他们都是从事医学教育和医学研究的学者、专家）组成，他们共同努力，确保内容的临床相关性和教育有效性。每个分册中每一小节的开头都设有“核心提示”，“核心提示”概括了章节的重点，可使忙碌的基层医生能迅速把握关键信息；每一小节的结尾都设有“科普小常识”，“科普小常识”可加深基层医生对疾病预防和健康促进的理解。

此外，《基层医院人才培养系列丛书》对每个典型病例都提供了疾病诊断思路和鉴别诊断方法。这些内容不仅能够帮助基层医生理清错综复杂的疾病，而且能够培养他们综合分析和临床判断的能力。通过集思广益，作者们分享了他们的诊疗经验，包括如何在资源有限的条件下制定有效的治疗计划。

《基层医院人才培养系列丛书》共有10个分册，包含13个临床学科，每个临床学科包含若干种疾病介绍，每种疾病都设有“要点与讨论”栏目。“要点与讨论”中介绍了单个疾病最新的研究成果，特别强调了持续医学教育的重要性，鼓励基层医生通过阅读最新研究成果来不断更新医学知识。每种疾病的创新治疗方法和研究进展都是基于最新的科学研究，旨在提供给基层医生最前沿的医学信息，从而更好地服务病患。

作为一位长期关注基层医疗发展的临床工作者，我深知这些内容对基层医生的重要性。《基层医院人才培养系列丛书》不仅是一本医学书籍，更是一份责任和承诺，旨在提升基层医疗服务的整体水平，使每一位患者都能得到科学、合理和人性化的治疗。

我衷心推荐每一位基层医疗工作者阅读这套丛书，相信在这套丛书的帮助下，他们会更加自信和专业地面对各种医疗挑战。

李荣山

前言

中共中央办公厅、国务院办公厅印发《关于进一步深化改革促进乡村医疗卫生体系健康发展的意见》中明确指出，完善乡村医疗卫生体系，把乡村医疗卫生工作摆在乡村振兴的重要位置，且坚持把人才队伍建设摆在重要位置，发展壮大医疗卫生队伍，把工作重点放在农村和社区，推动乡村医生向执业（助理）医师转化，打造一支专业化、规范化的乡村医生队伍。基于此任务，我们推出了该本《基层医院人才培养·口腔科》。本书是在对基层口腔医生的专业知识进行全面调研的基础上，以60个经典口腔案例为指引，共七章，内容覆盖了牙体牙髓病学、牙周病学、口腔黏膜病学、儿童口腔病学、口腔颌面外科学、口腔修复学和口腔正畸学等多个专业方向，以期为基层口腔医务工作者提供口腔常见病和多发病的规范化诊疗理念，推动重心下移、资源下沉，健全适应乡村特点、优质高效的基层口腔医护人员卫生体系，让广大人民群众能够就近获得更加公平可及、系统连续的口腔医疗卫生服务，为维护人民口腔健康提供有力保障。

石　晶

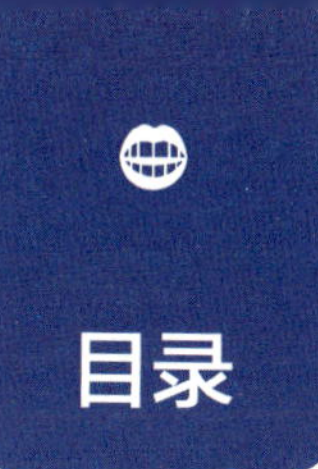

目录

第一章 牙体牙髓病学 001

第一节 中龋（案例 1） 002
第二节 楔状缺损（案例 2） 008
第三节 慢性牙髓炎（案例 3） 013
第四节 急性牙髓炎（案例 4） 018
第五节 急性根尖周炎（案例 5） 024
第六节 慢性根尖周炎（案例 6） 030
第七节 牙周－牙髓综合征（案例 7） 036
第八节 根管再治疗（案例 8） 041

第二章 牙周病学 047

第一节 菌斑性龈炎（案例 9） 048
第二节 牙周炎（案例 10） 054
第三节 药物性牙龈肥大（案例 11） 063
第四节 牙龈瘤（案例 12） 069

第三章 口腔颌面外科 075

第一节 拔牙术（案例 13） 076
第二节 牙种植术（案例 14） 091
第三节 颌骨囊肿（案例 15） 102
第四节 成釉细胞瘤（案例 16） 109
第五节 口腔癌（案例 17） 116
第六节 唾液腺结石病和下颌下腺炎（案例 18） 123
第七节 多形性腺瘤（案例 19） 128
第八节 黏液表皮样癌（案例 20） 132
第九节 颞下颌关节紊乱病（案例 21） 138
第十节 智齿冠周炎（案例 22） 144
第十一节 颌面部间隙感染（案例 23） 148
第十二节 颌面部损伤（案例 24） 153
第十三节 下颌骨骨折（案例 25） 159
第十四节 上颌骨骨折（案例 26） 164

第四章 口腔修复学 169

第一节 瓷贴面修复上前牙牙间隙及过小牙（案例 27） 170
第二节 牙体缺损的全冠及桩核冠修复（案例 28） 177
第三节 固定义齿修复前牙一例（案例 29） 190
第四节 固定义齿修复后牙一例（案例 30） 195
第五节 固定－活动联合修复义齿 1 例（案例 31） 202
第六节 牙列缺失的全口义齿修复（案例 32） 207
第七节 赝复体修复上颌骨缺损 1 例（案例 33） 218

第五章 儿童口腔医学 227

第一节 乳牙龋病及可复性牙髓炎（案例 34） 228
第二节 乳牙牙髓炎（案例 35） 234
第三节 年轻恒牙牙髓炎 （案例 36） 241
第四节 年轻恒牙根尖周炎（案例 37） 248
第五节 年轻恒牙外伤致牙体硬组织和牙髓组织损伤（案例 38） 254
第六节 年轻恒牙外伤致牙周组织损伤 （案例 39） 263

第六章 口腔黏膜病学 271

第一节 单纯疱疹（案例 40） 272
第二节 念珠菌病（案例 41） 276
第三节 药物过敏性口炎（案例 42） 280
第四节 血管性水肿（案例 43） 284
第五节 复发性阿弗他溃疡（轻型）（案例 44） 287
第六节 复发性阿弗他溃疡（重型）（案例 45） 291
第七节 天疱疮（案例 46） 295
第八节 口腔扁平苔藓（案例 47） 300
第九节 口腔白斑病（案例 48） 305
第十节 慢性唇炎（案例 49） 309
第十一节 口角炎（案例 50） 312
第十二节 地图舌（案例 51） 315

第七章 口腔正畸学 319

第一节 牙列拥挤（案例 52） 320

第二节 牙列间隙（案例 53） 329

第三节 前牙反殆（案例 54） 340

第四节 前牙深覆盖（案例 55） 354

第五节 深覆殆（案例 56） 365

第六节 双颌前突（案例 57） 374

第七节 锁殆（案例 58） 389

第八节 偏颌（案例 59） 400

第九节 牙周炎正畸治疗（案例 60） 410

第一章

牙体牙髓病学

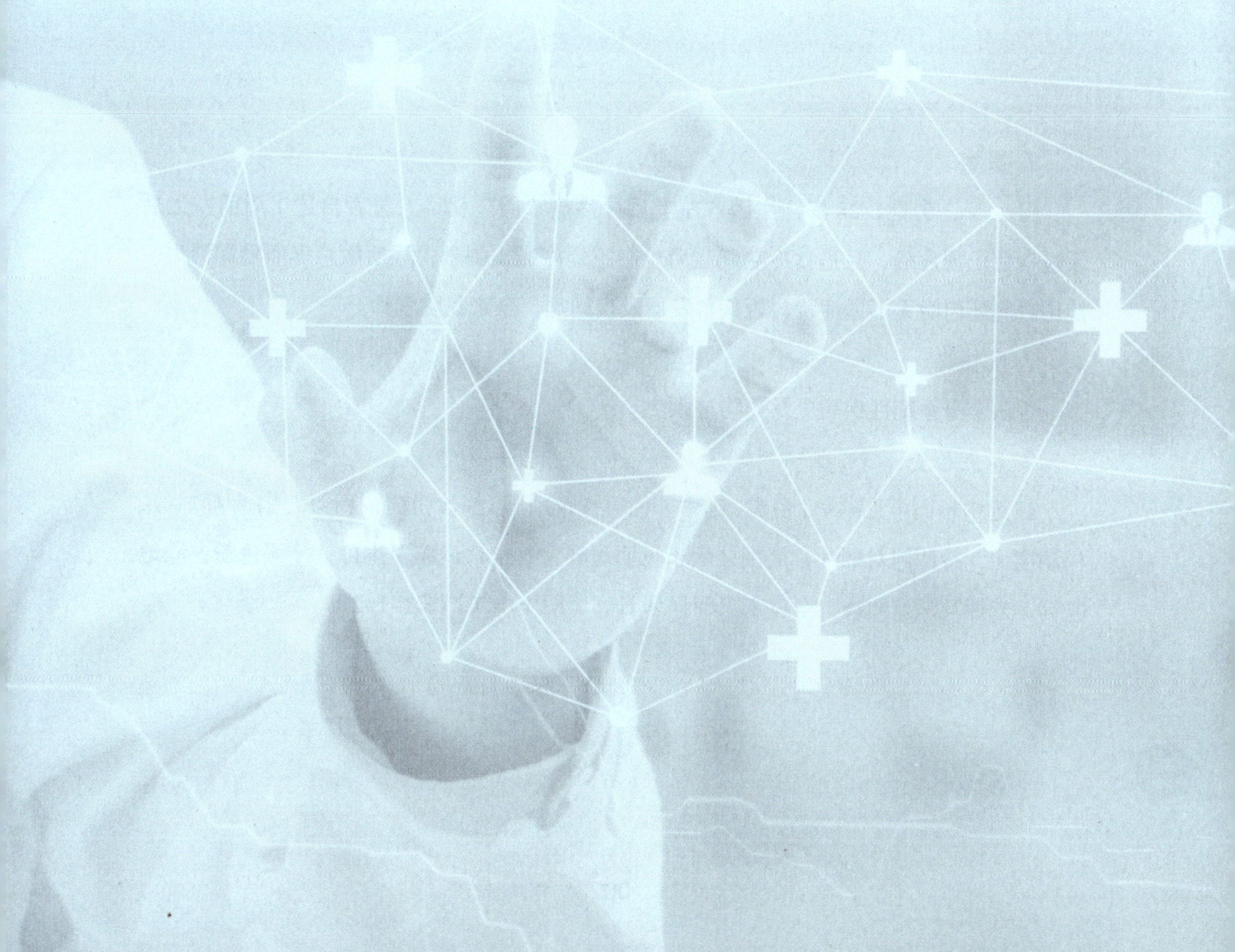

第一节　中龋（案例 1）

核心提示

❖龋病的临床分类有哪些?

❖龋病的病因有哪些?

❖龋病的临床表现、诊断标准有哪些?

❖不同类型的龋病的治疗原则是什么?

一、病历资料

1. 病史

程 ××，男性，28 岁，主因“左上后牙疼痛 1 周”就诊。患者自述 1 周前左上后牙进食后出现疼痛，且进食冷热刺激后也会感到疼痛，刺激去除后敏感疼痛随即消失，使用右侧牙齿时无不适症状，否认自发痛及夜间痛，今来我院就诊。

2. 既往史

否认全身系统性疾病史及药物过敏史。

3. 口腔检查

25 远中𬌗面可见龋晕，色黑，远中邻面可探及龋洞，探诊粗糙，探诊敏感，叩痛（–），松动度无，冷测同对照牙，周围牙龈未见明显异常；全口口腔卫生可，牙龈色粉，质地坚韧，未探及深牙周袋，全口未见明显牙石。（图 1–1–1、图 1–1–2）

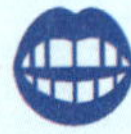

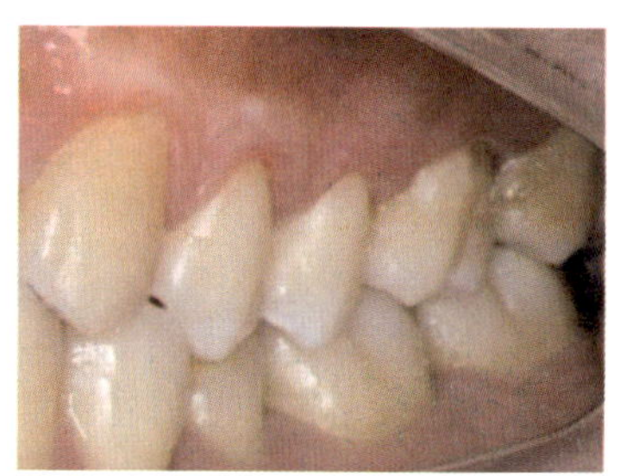

图 1–1–1　术前咬合照

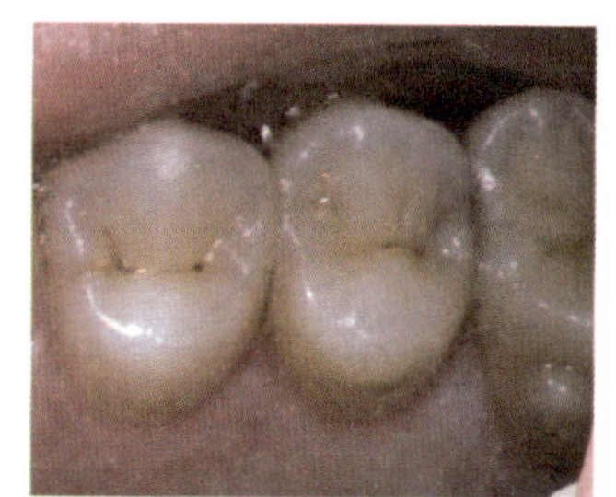

图 1–1–2　术前𬌗面照

4. 初步诊断

25 中龋。

二、诊治经过

25 橡皮障隔湿（图 1–1–3），去净腐质（图 1–1–4），达牙本质浅层，备洞，修整洞型，选择性酸蚀，冲洗，吹干，涂布自酸蚀粘接剂，V3 成型片 + 楔子 + 豆瓣环邻面成型，流动树脂垫底，松风 A3 复合树脂分层充填，调𬌗，修型，抛光。（图 1–1–5）

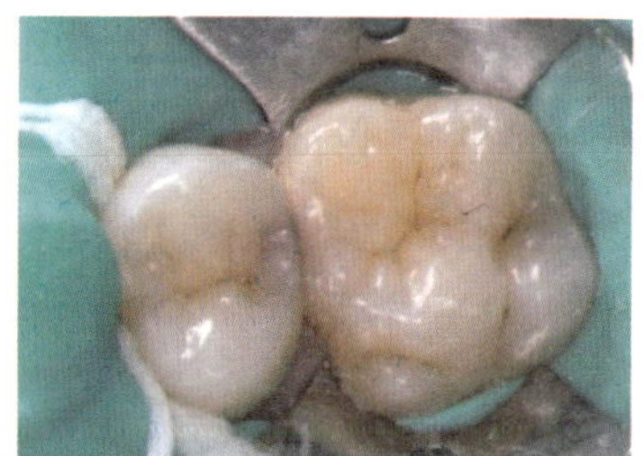

图 1–1–3　橡皮障隔湿

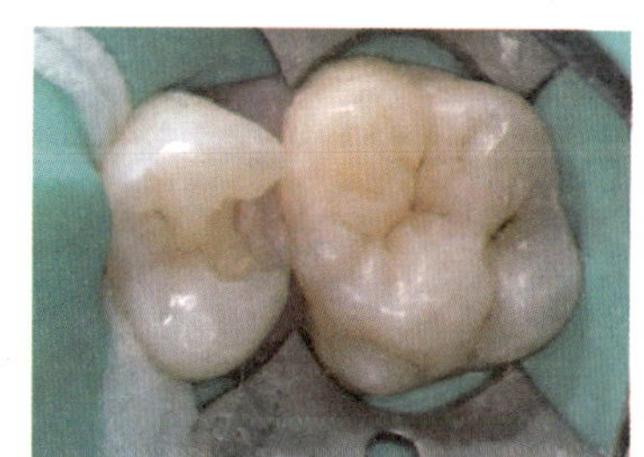

图 1–1–4　去净腐质

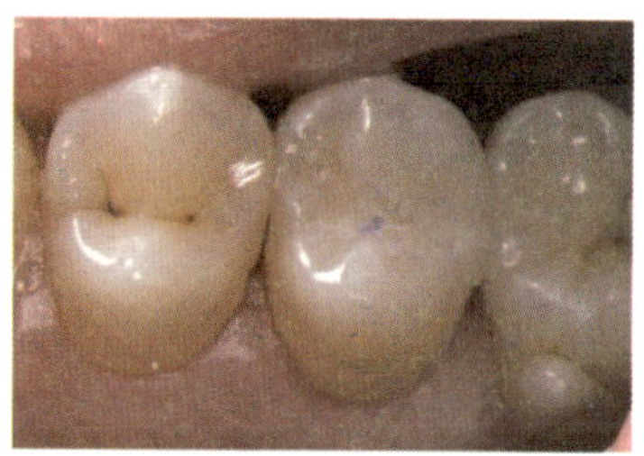

图 1–1–5　充填完成

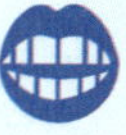

三、案例分析

1. 病史特点

（1）患者主因“左上后牙疼痛 1 周”就诊。

（2）口腔检查：25 远中䶖面可见龋晕，色黑，远中邻面可探及龋洞，探诊粗糙，探诊敏感，叩痛（-），松动度无，冷测同对照牙，周围牙龈未见明显异常；全口口腔卫生可，牙龈色粉，质地坚韧，未探及深牙周袋，全口未见明显牙石。

2. 诊断和诊断依据

（1）诊断：25 中龋。

（2）诊断依据：①遇冷热刺激时敏感不适，无自发痛、夜间痛；② 25 远中䶖面可见龋晕；③叩痛（-），无松动度；④另侧同对照牙。

四、处理方案及原则

（1）去净龋坏牙体组织、感染牙本质，消除感染源，中止龋病过程，避免产生继发龋。

（2）牙体修复是一种生物性治疗技术，在活的牙齿组织上进行治疗。在治疗的全过程中必须充分考虑牙体和牙齿周围组织的特殊生物学特性，严格遵守保守治疗的原则，尽可能地保留健康的牙体组织，在保护牙髓和牙本质复合体的前提下进行手术治疗。

（3）采用生物力学和机械力学的基本原理预备窝洞，包括抗力形和固位形结构，确保既防止充填体的松动、脱落，又防止因过度磨除牙体组织造成的牙齿折裂。

五、要点与讨论

1. 去除龋坏组织的目的

（1）保留健康和可再矿化的牙体组织；

（2）预备窝洞边缘和侧壁至正常牙釉质和牙本质，以获得完善的窝洞封闭；

（3）减轻疼痛；

（4）保留剩余牙本质，避免牙髓暴露，维护牙髓健康；

（5）为永久修复体创造条件，最大程度提高修复成功率，保持牙髓健康和最大程度延长修复体寿命，维持二者之间的平衡。

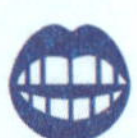

2. 龋坏牙本质的分类及如何辨别（图 1-1-6）

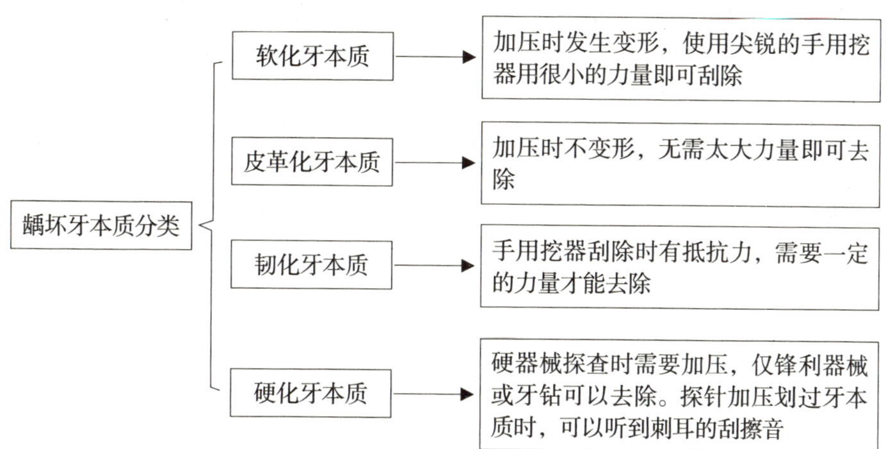

图 1-1-6　龋坏牙本质的分类辨别图

3. 选择性去腐的标准（图 1-1-7、表 1-1-1）

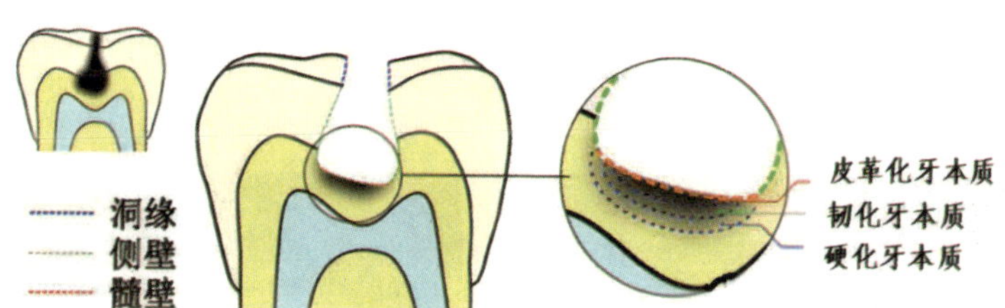

图 1-1-6 选择性去腐标准

表 1-1-1 选择性去腐标准

窝洞边缘	窝洞侧壁	窝洞髓壁	
		龋损未超过牙本质近髓 1/3 或 1/4	龋损超过牙本质近髓 1/3 或 1/4
健康牙釉质	硬化牙本质	韧化牙本质	保留部分软化牙本质

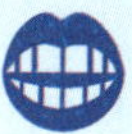

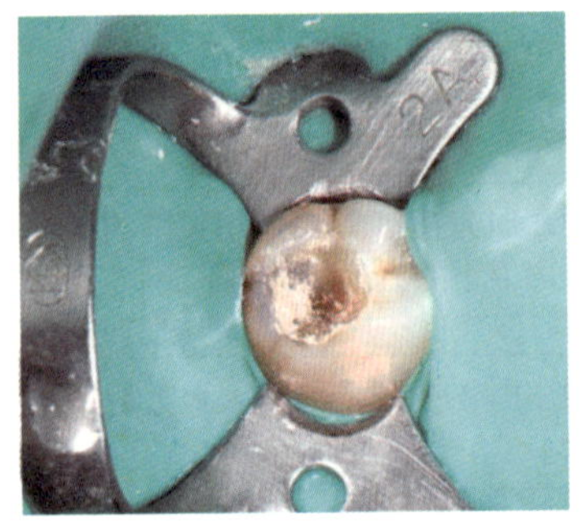

图 1-1-8　去腐净牙本质粉末状态

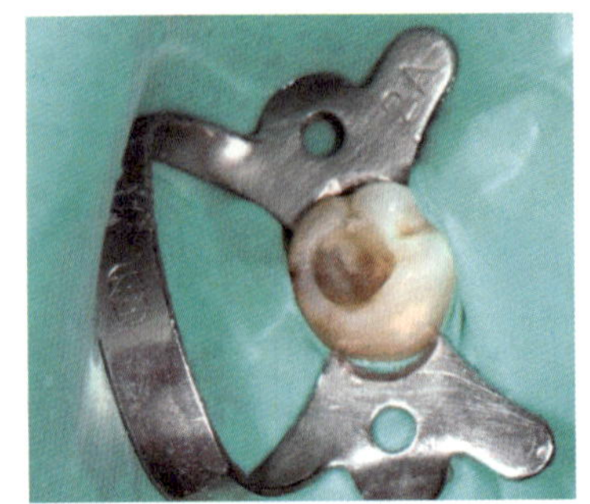

图 1-1-9　去腐净窝调状态

去腐净的标准（图 1-1-8）：慢球磨除时呈均匀的粉末状。

磨除结束后腐质去净（图 1-1-9）：去除龋洞中的腐质。

4. 如何邻面成型

（1）安置豆瓣成型片，至少超过龈壁边缘 1mm。（图 1-1-10）

（2）选择大小合适的楔子，从外展隙较大的一侧进入，动作要轻柔。（图 1-1-11）

（3）使成形片龈方紧贴龈壁及颊舌侧洞缘。（图 1-1-12）

（4）放置固定环，固定成型片及楔子的同时也起到分牙的作用。（图 1-1-13）

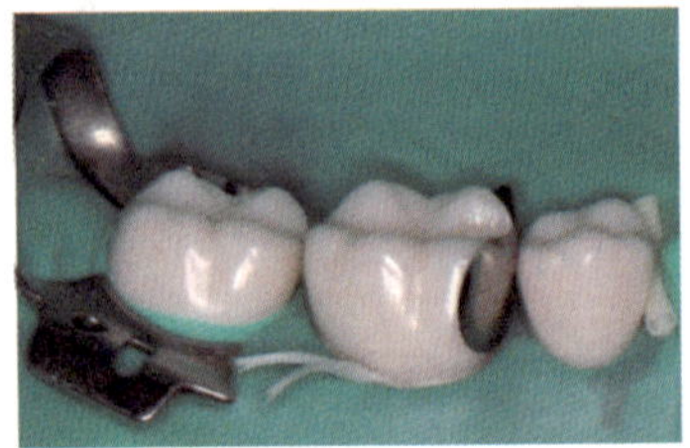

图 1-1-10　放置豆瓣成型片

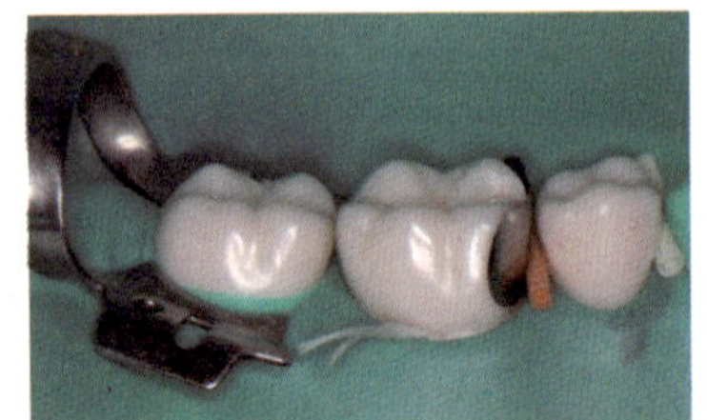

图 1-1-11　放置楔子

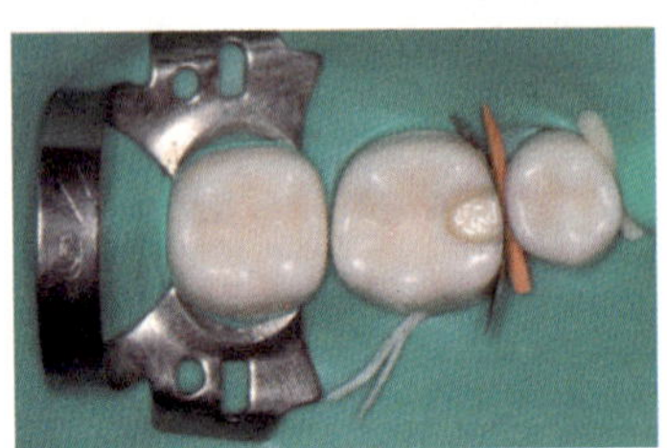

图 1-1-12　放置楔子后𬌗面观

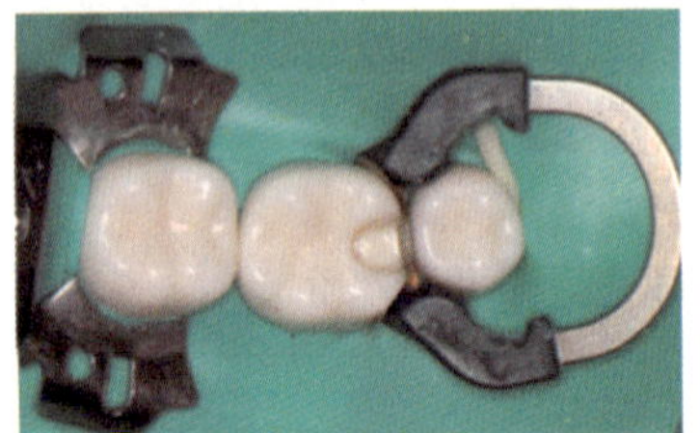

图 1-1-13　放置固定环后𬌗面观

六、思考题

1. 龋病的临床分类有哪些？

2. 如何充填可以减小树脂的聚合收缩？

七、科普小常识

避免龋齿的方法有哪些？

（1）定期刷牙：每天至少早晚各刷牙一次，使用合适的牙刷和牙膏；

（2）注意饮食习惯：减少食物中的糖分摄入，避免频繁食用含糖饮品；

（3）定期口腔检查：定期到医院进行口腔检查和清洁。

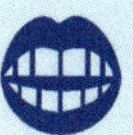

第二节　楔状缺损（案例2）

核心提示

❖楔状缺损的成因有哪些?

❖楔状缺损的临床表现有哪些?

❖楔状缺损的预防原则有哪些?

一、病历资料

1. 病史

张××，男性，67岁，主因“下前牙遇冷热食物酸痛不适1周”就诊。患者诉近半年来发现下前牙有洞，无不适，近1周来自觉该牙遇冷热食物酸痛不适，刷牙时敏感不适症状较重，否认自发痛、夜间痛及咬合痛，未行特殊处理，今来我院就诊。

2. 既往史

肾移植术后20年，现体健，否认其他系统性疾病史及药物过敏史。

3. 个人史

刷牙方式：横刷，刷牙时用力较大，刷牙频率为2次/日，喜咬硬物，无长期接触酸，否认胃酸反流病史。

4. 口腔检查

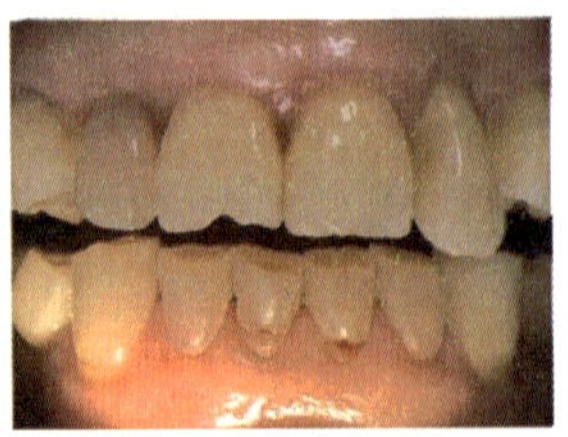
图 1-2-1　口内初诊照

31、41唇侧颈部1/3呈楔形缺损，达牙本质中层，探诊光滑、质硬，探诊缺损敏感不适，未探及穿髓孔，叩痛（–），无松动度，冷测同对照牙，下前牙切端可见不同程度磨耗，正中咬合及侧方咬合时未扪及震颤，牙龈退

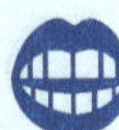

缩，牙根暴露。（图 1-2-1）

5. 初步诊断

31、41 楔状缺损。

二、诊治经过

31、41 橡皮障隔湿（图 1-2-2），去除玷污层，备洞，修整洞型，31 排龈，暴露远中龈下缺损部位，干燥，选择性酸蚀，冲洗，吹干，涂布自酸蚀粘接剂，松风 F00 垫底（图 1-2-3），松风 A3 复合树脂充填，修型，抛光。（图 1-2-4~ 图 1-2-7）

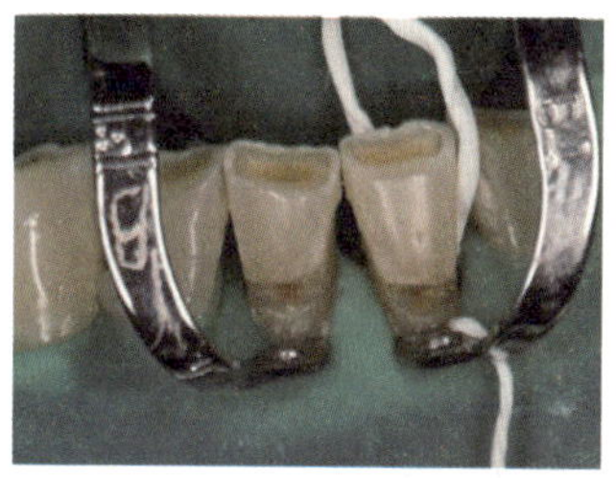

图 1-2-2 橡皮障隔湿

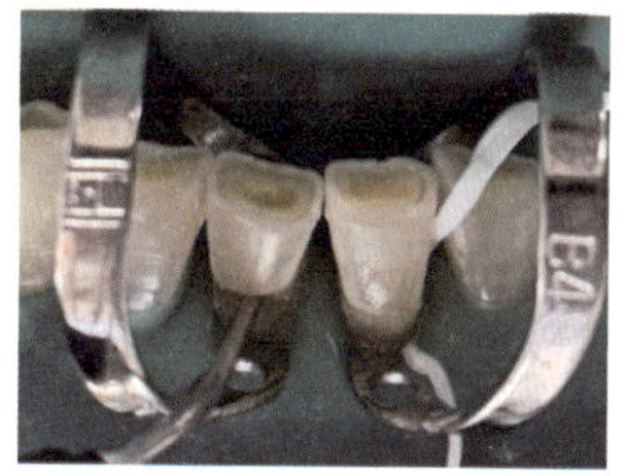

图 1-2-3 松风 F00 垫底

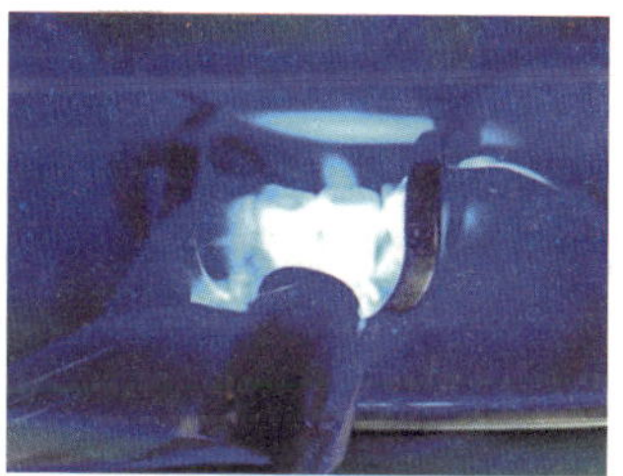

图 1-2-4 光固化

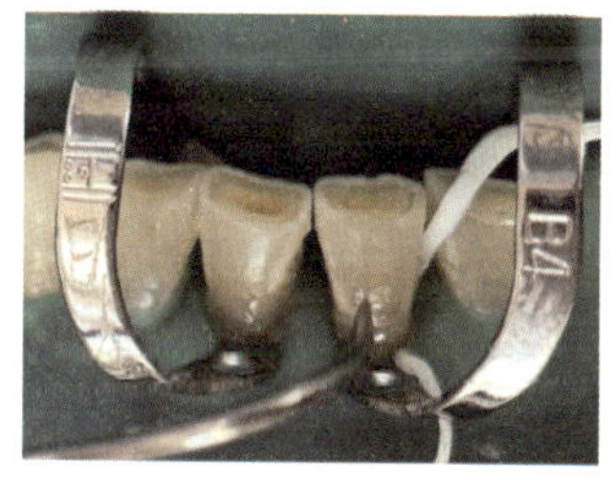

图 1-2-5 检查边缘密

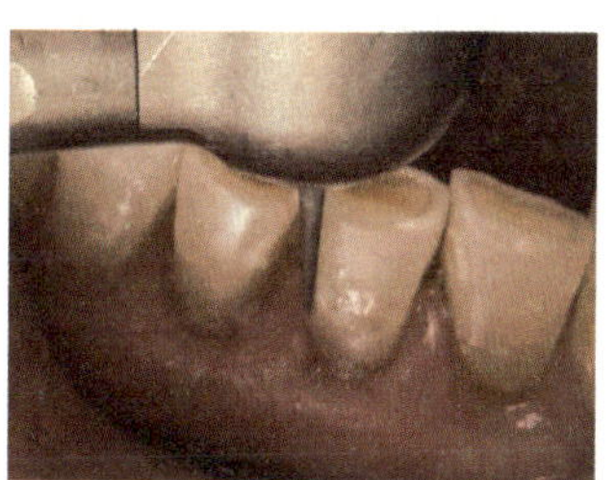

图 1-2-6 抛光

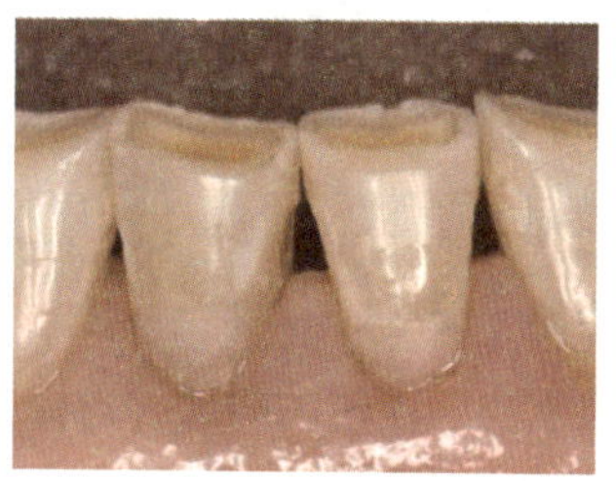

图 1-2-7 充填完成后

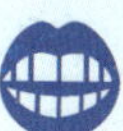

三、案例分析

1. 病史特点

（1）患者张 ××，男性，67 岁，主因“下前牙遇冷热食物酸痛不适 1 周”就诊。

（2）口腔检查：31、41 唇侧颈部 1/3 呈楔形缺损，达牙本质中层，探诊光滑、质硬，探诊缺损敏感不适，未探及穿髓孔，叩痛（–），无松动度，冷测同对照牙，下前牙切端可见不同程度磨耗，正中咬合及侧方咬合时未扪及震颤，牙龈退缩，牙根暴露。

2. 诊断及诊断依据

（1）诊断：31、41 楔状缺损。

（2）诊断依据：① 31、41 唇侧颈部 1/3 呈楔形缺损，达牙本质中层；②探诊光滑、质硬，探诊缺损敏感不适，未探及穿髓孔；③冷测同对照牙；④追问病史，刷牙时敏感不适症状较重，刷牙时用力较大，喜咬硬物。

3. 鉴别诊断

（1）深龋：牙颈部缺损处伴龋洞，探诊粗糙，探及腐质，质软。该案例中患者口腔检查时发现牙颈部探诊光滑，质硬。

（2）慢性牙髓炎：一般会有较长时间的冷、热刺激痛及自发痛病史，炎症多已波及全部牙髓及根尖部的牙周膜，致使患牙常表现有咬合不适或轻度叩痛，可查及近髓的牙体硬组织疾患。该案例中患者仅有遇冷、热刺激痛，对刷牙时的机械刺激更为敏感，无咬合不适或叩痛或自发痛。

（3）酸蚀症：酸蚀症是指因长期接触酸或酸酐造成牙体硬组织丧失的疾病，其脱敏过程与酸的关系明确。该案例中患者无长期接触酸，否认胃酸反流病史。

四、处理方案及预防原则

楔状缺损是一种非龋性牙颈部慢性损伤，是指发生在唇、颊面颈部的慢性硬组织缺损。典型的缺损由两个夹面组成，口大底小，呈楔形。楔状缺损往往发生在同一患者的多颗牙上，一般上颌牙重于下颌牙，口角附近的牙多于其他区域的牙。

1. 处理方案

（1）缺损不深，症状不明显者可以不做处理。

（2）缺损不深，有过敏症状者可行脱敏治疗。

（3）缺损深度在牙本质浅层、中层或深层，未暴露髓腔，且无牙髓病、根尖周病症状时可行充填治疗。

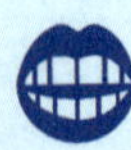

（4）当缺损较深导致牙髓腔暴露，有牙髓感染或根尖周病时，应做根管治疗。

（5）缺损深度已经或几乎导致牙齿横折者，可在根管治疗术完成后行桩核冠。

2. 预防原则

（1）正确刷牙：正确选用牙膏、牙刷，采用正确的刷牙方法。

（2）戒除不良习惯：避免咬异物、硬物等不良习惯。

（3）调整咬合：消除高耸的牙尖、锐利的边缘，必要时通过正畸、修复等方法恢复咬合关系。

五、要点与讨论

1. 楔状缺损的分类及不同缺损形态充填方式的选择

（1）楔状缺损的分类：

①形态分类：楔状、圆凹状、混合型。

②根据牙龈的位置分类：龈上边缘，平龈边缘，龈下边缘。

③根据深度分类：冠方边缘到龈边缘做平行于牙齿长轴的连线，测量该线到病损中心的垂直向距离，深度 < 1mm（浅），深度 1~2mm（中），深度 > 2mm（深）。

（2）不同缺损形态充填方式的选择：

①楔形面积大的可用流体树脂底衬 0.5mm，分 3 层充填：先充填龈壁、髓壁和龈方边缘（因为随着时间的延长，龈沟液会溢出），其次冠方壁和冠方边缘，最后表层。（图 1-2-8）

②圆凹面积较小的分 2 层充填：先充填髓壁，再充填表层。（图 1-2-9）

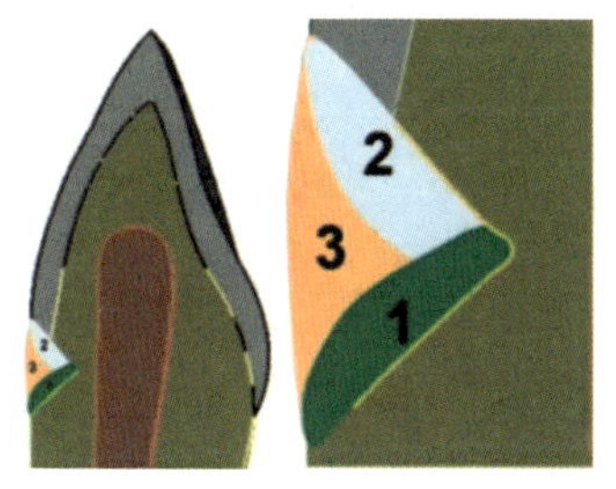

图 1-2-8　楔形面积大的充填方式

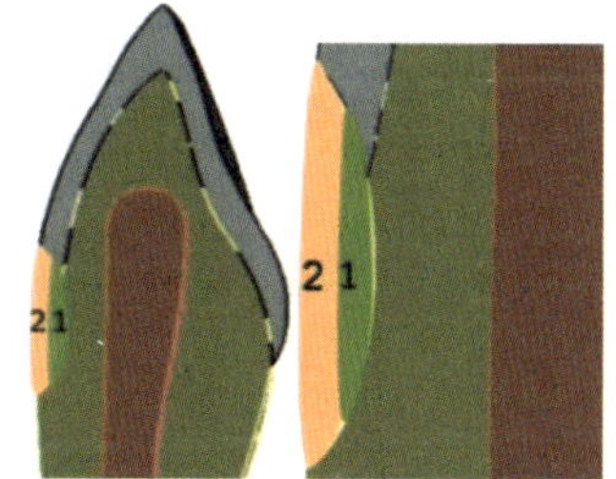

图 1-2-9　圆凹面积较小的充填方式

2. 楔状缺损的病因

楔状缺损是由牙颈部解剖结构薄弱、应力疲劳、横刷牙磨损和酸等综合作用在牙颈部形成的一种缺损。病因包括内、外两个方面。

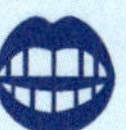

（1）内因：牙颈部标志性的解剖结构是釉质牙骨质界，当釉质牙骨质界表现为牙

釉质和牙骨质端端相接或两者不相连时，牙本质极易受到物理和化学因素的破坏。加之牙齿受力时，应力集中于牙颈部。长期应力集中会导致牙齿硬组织疲劳。牙齿舌面受到的主要是压应力，唇颊面是拉应力。因拉应力的破坏性更大，故楔状缺损主要发生在唇颊面；牙颈部的牙釉质薄，甚至缺如，加之被龈沟包绕，龈沟内有酸性渗出物，这些因素使牙颈部硬组织的破坏更易发生。

（2）外因：刷牙不当与楔状缺损有密切关系：①不刷牙的人较少发生楔状缺损，横向刷牙者，常有严重的楔状缺损；②楔状缺损不发生在牙齿的舌面；③唇向错位的牙楔状缺损常比较严重；④楔状缺损的牙常伴有牙龈萎缩，牙根暴露。研究还发现，楔状缺损的严重程度与牙刷刷毛的硬度、牙膏中颗粒的直径、刷牙的力度呈正相关关系。

六、思考题

1. 楔状缺损的临床表现有哪些？
2. 楔状缺损充填时的操作要点是什么？

七、科普小常识

楔状缺损的好发牙位有哪些，日常生活中应如何预防？

楔状缺损与年龄相关，即年龄越大，缺损越重。罹患的牙齿为多颗甚至全口。常以口角附近的牙齿（尖牙、前磨牙）为重。

日常生活中应正确选用颗粒直径较小的牙膏、软毛牙刷，采用正确的刷牙手法，避免横刷牙，戒除咬异物、硬物等不良习惯。

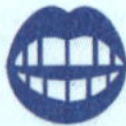

第三节　慢性牙髓炎（案例3）

核心提示

❖慢性牙髓炎的分类有哪些？

❖慢性牙髓炎的临床表现是什么？

❖牙髓息肉、牙龈息肉、牙周膜息肉如何鉴别？

一、病历资料

1. 病史

王××，女性，26岁，主因“右上后牙遇冷热刺激痛1个月”就诊。患者自诉1年前右上后牙偶有遇冷热刺激敏感感，症状逐渐加重，有食物嵌塞痛、夜间痛及自发痛病史，后症状逐渐减轻，近1个月来冷热刺激加重疼痛，阵发性钝痛，未行任何治疗，今要求治疗，遂来就诊。

2. 既往史

否认系统性疾病史及药物过敏史。

3. 口腔检查

15近中边缘嵴变色，近中邻面可探及龋洞，质软，探诊不适，叩痛（±），无松动度，热测较对照牙疼痛且持续一段时间，未探及深牙周袋。全口口腔卫生状况可，牙面及龈缘未见明显软垢，全口牙龈色粉红，质韧，牙周探诊出血（BOP）（-），未探及龈下牙石及深牙周袋。（图1-3-1、图1-3-2）

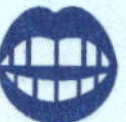

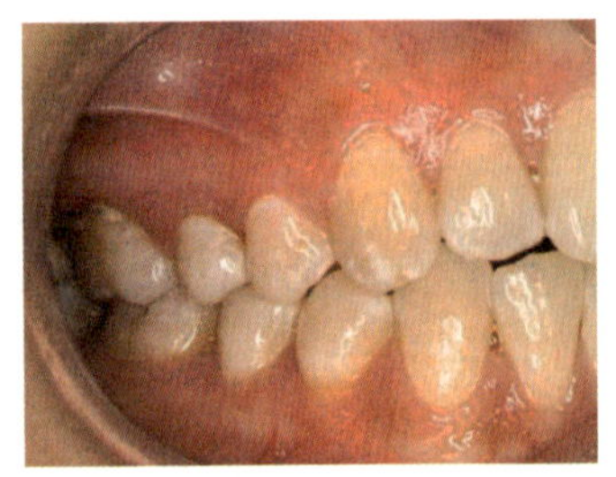
图 1-3-1　术前咬合照

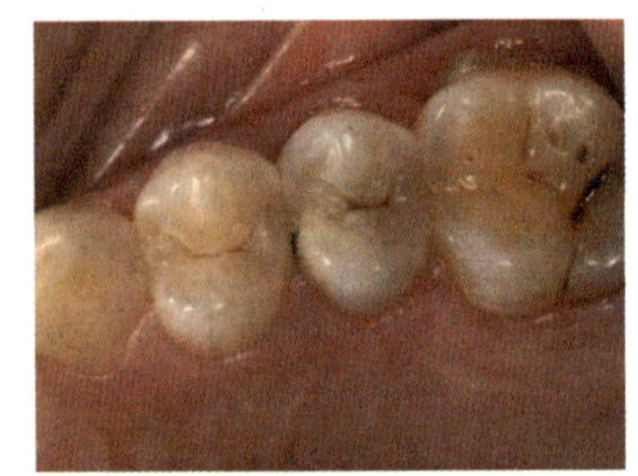
图 1-3-2　术前𬌗面照

4. 辅助检查

X 线示：15 冠方近中可见大面积低密度影及髓，根管内低密度影，根尖周膜间隙模糊。（图 1-3-3）

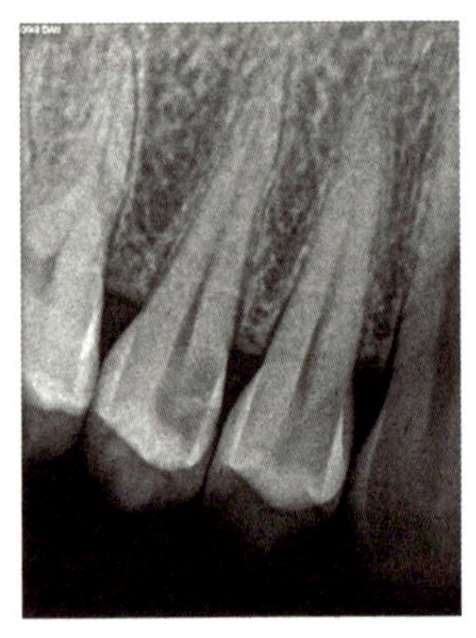
图 1-3-3　术前根尖片

5. 初步诊断

15 慢性牙髓炎。

二、诊治经过

1. 治疗计划

患牙为恒牙，已出现自发痛，查体探及牙体硬组织疾患，热测较对照牙疼痛且持续一段时间，不能保存活髓，则尽可能保存患牙继续行使功能，故建议 15 试行根管治疗 + 冠修复。

2. 治疗过程

（1）15 局麻下，橡皮障隔湿，去净腐质，根管预备及根管内置氢氧化钙糊剂，玻璃离子水门汀（GIC）暂封。

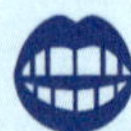

（2）1 周后复诊，患者无不适症状，15 暂封存，叩痛（–），行根管充填。

（3）1 周后无不适于修复科就诊行冠修复。

三、案例分析

1. 病史特点

（1）患者王 ××，女性，26 岁，主因“右上后牙遇冷热刺激痛 1 个月”就诊。

（2）口内检查：15 近中边缘嵴变色，近中邻面可探及龋洞，质软，探诊不适，叩痛（±），无松动度，热测较对照牙疼痛且持续一段时间，周围牙龈未见明显异常，未探及深牙周袋。

（3）辅助检查：

X 线示：15 冠方近中可见大面积低密度影及髓、根管内低密度影，根尖周膜间隙模糊。

2. 诊断和诊断依据

（1）诊断：15 慢性牙髓炎。

（2）诊断依据：①患者有自发痛及夜间痛病史，且有冷、热刺激加重疼痛病史；② 15 近中边缘嵴变色，近中邻面可探及龋洞；③叩痛（±）；④热测较对照牙疼痛且持续一段时间；⑤ X 线示：15 冠方近中可见大面积低密度影及髓，根管内低密度影，根尖周膜间隙模糊。

3. 鉴别诊断

（1）深龋：无典型自发痛症状的慢性牙髓炎有时与深龋不易鉴别，可参考温度测验结果进行判断。深龋对温度测验的反应与对照牙是相同的，只是当温度刺激进入洞内才出现敏感症状，刺激去除后症状立即消失；而慢性牙髓炎对温度刺激引起的疼痛反应会持续较长时间。慢性牙髓炎患者可出现轻叩痛，而深龋患牙的叩诊反应与正常对照牙相同。在该病例中，患者有自发痛病史，热测较对照牙疼痛且持续一段时间，叩诊不适，所以考虑诊断为慢性牙髓炎。

（2）可复性牙髓炎：可复性牙髓炎无自发痛，对温度刺激为一过性敏感。不可复性牙髓炎有自发痛病史，对温度刺激引起的疼痛反应较重，在该病例中考虑为不可复性牙髓炎。

（3）干槽症：此类型患者有近期拔牙史，检查可见牙槽窝空虚，骨面暴露，出现臭味。该案例中患者近期无拔牙史。

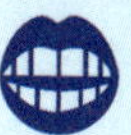

四、治疗原则及计划

1. 治疗原则

牙髓病和根尖周病的治疗原则是保存具有正常生理功能的牙髓以及保存患牙。

（1）保存活髓：

牙髓组织具有形成牙本质和营养硬组织的功能，对外来刺激能产生一系列防御反应，对牙髓病变还处于早期阶段的恒牙和根尖孔尚未形成的年轻恒牙，应注意保存活髓，维护牙髓的功能。

（2）保存患牙：

由于牙髓的增龄性变化和血液循环的特殊性，其修复再生能力有限，牙髓炎症不易治愈。对患有牙髓病而不能保存活髓的患牙，应去除病变牙髓组织，保存患牙，以维持牙列完整，恢复咀嚼功能。失去活髓后，牙体硬组织的营养代谢仅由牙周组织供给，牙体硬组织变脆并容易折裂。因此，还应选用不同类型的冠部修复体以保护牙体硬组织。

该病例中通过了解患者的病史及口腔内查体判断患牙牙髓病变处于晚期阶段，出现了不可逆性损伤，不能保存活髓，需行根管治疗后保存患牙。

2. 治疗计划

（1）治疗程序：

牙髓病和根尖周病的治疗首先应缓解疼痛并去除感染物，控制患牙的急性症状后，再进行全面检查和治疗。治疗程序：①控制急性牙髓疼痛或根尖周疼痛；②完成主诉患牙的牙髓治疗；③拔除无保留价值的患牙；④治疗其他牙髓病患牙，再处理根管治疗失败的患牙；⑤治疗其他牙体硬组织疾病的患牙；⑥开展牙周治疗；⑦进行修复治疗。

（2）术前谈话：

治疗前，医师和患者需进行良好而有效的交流。医护人员应向患者介绍病情，说明治疗方法，并可提供与牙髓治疗有关的读物及画册帮助解释治疗过程，让患者了解治疗的程序、预后和其他相关情况，从而避免患者在治疗过程中出现紧张、恐惧或不合作等不良情绪，减轻担忧和误解，使患者同意治疗计划并积极配合医护人员。

患者可能在了解病情及治疗计划后同意或放弃治疗。患者对治疗的认可必须建立在知情的基础上，尽量避免因未告知治疗的难度和风险而发生医患纠纷。

术前谈话要告知患者：①牙髓治疗通常成功率较高，但也存在失败的可能性，其预后与患者的个体差异有关；②术后可能出现短暂不适或轻度疼痛，偶有剧痛，必要时可服用对症药物缓解症状。

五、要点与讨论

1. 温度测验的注意事项

（1）对照牙的选择：先测正常对照牙，再测可疑牙，对照牙首选对侧同名牙，如果该牙丧失、有病变或经过治疗，可选其邻牙中萌出时间接近，体积相当的牙齿；

（2）测试牙面应完整无损，无充填体，一般在牙齿的唇颊面测试；

（3）测试时，对照牙与可疑牙测试条件应尽量一致。

2. 患牙牙髓对温度测验的反应分为4个级别

（1）正常：出现短暂的轻度感觉反应，反应随刺激源的撤离而立即消失，患牙的反应程度和时间与对照牙相同。

（2）敏感：出现明确的疼痛感觉，反应速度快，疼痛程度强，持续时间长。①“一过性敏感”指测试牙对温度刺激产生迅速的一过性的疼痛，温度刺激撤除，反应短暂，只持续几秒钟，一般为可复性牙髓炎患牙的反应。②“敏感”指测试牙对温度刺激产生疼痛，反应迅速，且有持续性，一般为慢性牙髓炎患牙的反应。③“激发痛”指测试时引起较剧烈的疼痛，且持续较长时间，一般为急性牙髓炎的表现。有些急性化脓性牙髓炎患牙，出现“热痛冷缓解”反应，即热刺激引起剧痛，冷刺激反而使疼痛缓解。

（3）迟钝：测试后片刻才有反应，或施加强烈刺激时才有微弱的感觉，有时在测试片刻后感觉一阵较为剧烈的疼痛，称为“迟缓反应痛”，多发生在慢性牙髓炎或部分牙髓已坏死的病例。

（4）无反应：反复测试，加大刺激强度均无反应，一般为失去牙髓活力的死髓牙或经过牙髓治疗的无髓牙。

六、思考题

1. 如何做温度测试？

2. 慢性牙髓炎的诊断标准是什么？

七、科普小常识

根管治疗是什么？

根管治疗术（RCT）是目前治疗牙髓病和根尖周病的最有效、最常用的方法。它采用专用的器械和方法对根管进行清理、成形（根管预备），有效的药物对根管进行消毒灭菌（根管消毒），最后严密填塞根管（根管充填），并行冠方修复，以控制感染、修复缺损，促进根尖周病变的愈合或防止根尖周病变发生。

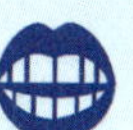

第四节 急性牙髓炎（案例4）

核心提示

❖急性牙髓炎的典型疼痛症状是什么？

❖急性牙髓炎的应急处理方案是什么？

❖牙髓病的临床诊断程序是什么？

一、病历资料

1. 病史

许××，女性，14岁，主因“左下后牙疼痛3日”就诊。患者自诉3日前感觉左下后牙疼痛不适，遇冷热刺激时疼痛加重，刺激去除后疼痛持续一段时间，夜间左下后牙疼痛剧烈，放射至左侧面部，不能定位，有自发痛，口服“布洛芬”后无明显缓解，今来我院就诊。

2. 既往史

否认系统性疾病史，青霉素过敏史。

3. 口腔检查

面部左右对称，无红肿，皮温正常，颜面部检查无触痛，未检及“扳机点”，上下颌牙列拥挤，全口口腔卫生状况欠佳，龈缘可见牙石，全口牙龈色暗红，龈乳头圆钝，牙周探诊出血（BOP）（+），出血指数（BI）：3–4，未探及龈下牙石及深牙周袋。36𬌗面窝沟可见深大龋洞，洞内嵌塞大量食物残渣及深褐色腐质，探诊质软，洞底探及穿髓孔，有探痛，探后有血性渗出，叩痛（–），无松动度，冷测较对照牙敏感疼痛，刺激去除后，疼痛持续一段时间，周围牙龈龈缘充血。

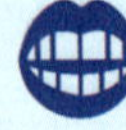

4. 辅助检查

X线示：36冠方中央可见大面积低密度影及髓，根管影像清晰，根尖周膜连续，根尖区无低密度影。（图1–4–1）

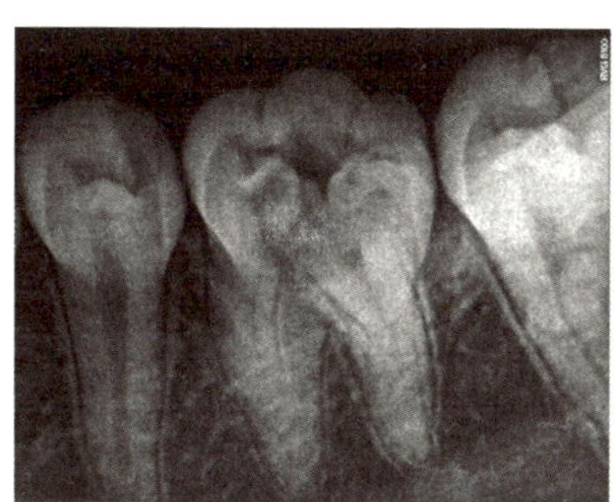

图1–4–1　术前根尖片

5. 初步诊断

36急性牙髓炎、菌斑性牙龈炎、牙列拥挤。

二、诊治经过

1. 治疗计划

①口腔卫生宣教；②建议36试行根管治疗＋树脂充填，因患者年龄14岁，待成年后及正畸治疗结束后36行冠修复；③行全口超声龈上洁治术；④与正畸科会诊。

2. 治疗过程

（1）签署知情同意书：介绍根管治疗的操作过程及可能出现的术中、术后反应，介绍治疗所需时间、就诊次数及治疗费用，介绍治疗过程中可能存在的风险，根管治疗后的疾病转归，及待成年后需行牙冠修复治疗。

（2）36局麻下橡皮障隔湿，去腐开髓，行根管预备及根管内置氢氧化钙糊剂，玻璃离子水门汀（GIC）暂封。

（3）行全口超声龈上洁治术。

（4）1周后复诊，患者无不适症状，36暂封存，叩痛（–），行根管充填及树脂充填。（图1–4–2）

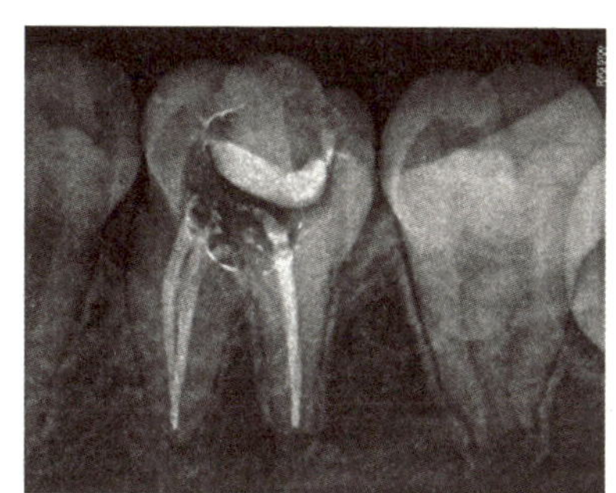

图1–4–2　根管充填即刻

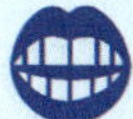

三、案例分析

1. 病史特点

（1）以疼痛为主诉的，尤其是伴有颜面部放射痛，且患者无法确认疼痛部位的，在诊断为牙源性疼痛之前必须排除头痛、颜面痛、关节痛等相关疾患，因此需详细询问疼痛病史，临床检查要全面细致。

（2）牙源性疼痛的推断：该病例中患者无法定位，并向左侧面部放射痛，查体未见左侧颜面部及头痛的阳性体征，结合病史中牙齿遇冷热刺激后疼痛加重的特点，查体发现患侧有龋齿，怀疑为牙源性疼痛。

（3）疼痛性质与诊断：该患者有典型的冷热刺激激发疼痛、夜间痛、疼痛无法定位，疼痛向颜面部放射，叩诊无不适，均符合急性牙髓炎疼痛的表现。

（4）口腔内检查：36 𬌗面窝沟深龋，洞底探及穿髓孔，有探痛，冷测较对照牙敏感疼痛，刺激去除后，疼痛持续一段时间。

（5）辅助检查：X 线片 36 冠方中央可见低密度影及髓，根尖区无低密度影。

2. 诊断及诊断依据

（1）诊断：36 急性牙髓炎。

（2）诊断依据：①典型的牙髓炎性疼痛症状；② 36 𬌗面窝沟深龋，洞底探及穿髓孔，有探痛；③冷测较对照牙敏感疼痛，刺激去除后，疼痛持续一段时间；④ X 线片 36 冠方中央可见低密度影及髓，根尖区无低密度影。

3. 鉴别诊断

（1）三叉神经痛：表现为突然发作的电击样或针刺样剧痛，一般有“扳机点”，患者每触及该点即诱发疼痛，时间短，最多数秒。较少在夜间发作，温度刺激也不引发疼痛。该病例中患者有自发痛、夜间痛以及有温度刺激加重疼痛病史，颜面部检查无触痛，未检及“扳机点”。

（2）龈乳头炎：可出现剧烈的自发痛，但疼痛性质为持续性胀痛，对温度刺激有敏感反应，一般不会出现激发痛，患者多可定位疼痛部位，查体时发现患者所指位置龈乳头充血、水肿，触痛明显，两牙之间有食物嵌塞病史，一般未查及引起牙髓炎的牙体硬组织损害及其他疾患。该案例中患者口腔卫生状况欠佳，龈乳头充血肿胀，龈乳头炎及急性牙髓炎症状相似，应根据温度刺激准确判断。

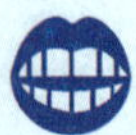

四、处理方案及原则

1. 处理方案

（1）控制急性牙髓疼痛；

（2）完成主诉患牙的牙髓治疗；

（3）开展牙周治疗；

（4）进行修复治疗。

2. 处理原则

保存患牙，以维持牙列完整，恢复咀嚼功能。该患者未成年，故不能行全冠修复，待成年后行全冠修复。

五、要点与讨论

1. 牙髓病的临床诊断程序

在牙髓病的临床诊断中，重点是正确诊断牙髓炎。确定患牙是诊断的关键，也是难点。在临床上要准确诊断牙髓病，特别是确定牙髓炎患牙，按照“诊断三部曲”的步骤，力求不发生误诊。

（1）了解主诉症状：①疼痛的部位（定位或放散）；②疼痛的性质（锐痛、钝痛、隐痛、跳痛、烧灼痛、肿痛）；③严重程度；④疼痛的时间（持续性、阵发性）；⑤诱发、加重或缓解疼痛的因素。

（2）寻找可疑牙：①疼痛侧的上下颌龋洞；②非龋性牙体硬组织疾患；③深牙周袋。需要特别注意下颌第二磨牙远中的龋洞及邻面靠近龈下的龋洞。（图 1-4-3、图 1-4-4）。

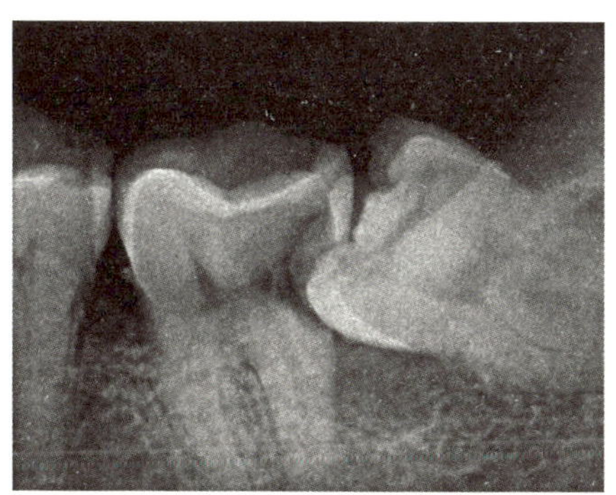

图 1-4-3　37 远中邻面

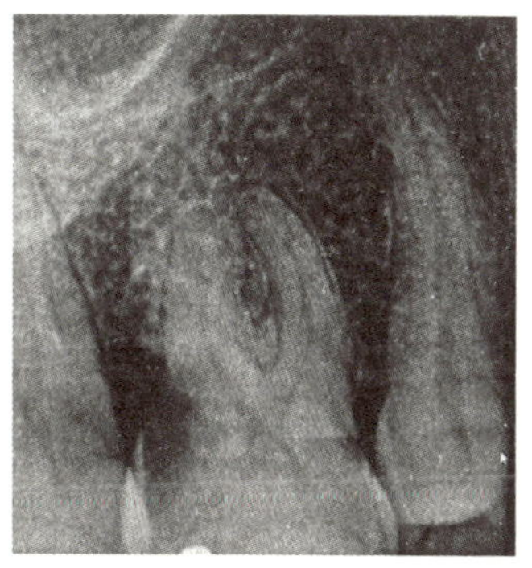

图 1-4-4　16 远中颈部

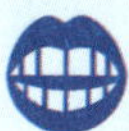

（3）明确诊断：

对于已怀疑患有牙髓炎，后续的工作应仔细检查疼痛侧的牙齿有无引起牙髓感染的途径，同时还需要通过冷热诊及 X 线辅助检查的手段，明确患牙，这是牙髓炎诊断过程中最重要的步骤。

当上、下颌都存在可疑牙齿，温度测验又难以确定时，还可用麻醉法鉴别，即对高度怀疑的患牙或其所在的单颌进行麻醉，如麻醉后疼痛消失，即可确定患牙。对于诊断十分困难的极少数病例，不要急于开髓，可先采取诊断性的保守治疗措施，通过观察一段时间，再行判断。要注意在没有确定患牙时，不要轻易对只是怀疑为牙髓炎的牙齿进行牙髓治疗，若判断错误，不但不能及时解除患者痛苦，还会造成对患者不必要的损害和增加更多的痛苦。

2. 牙髓病及根尖周病的感染途径

（1）牙本质小管：

牙本质内含有大量的牙本质小管，当牙釉质或牙骨质的完整性被破坏后，细菌可通过暴露的牙本质小管侵入牙髓，引发牙髓感染。

龋病是引起牙髓感染的最常见原因。细菌在感染牙髓之前，其毒性产物可通过牙本质小管引发牙髓炎症反应。研究表明，当细菌侵入牙本质的深度距牙髓 < 1.1mm 时，牙髓即可出现轻度的炎症反应；当细菌距牙髓 < 0.5mm 时，牙髓可发生明显的炎症反应；当细菌距牙髓 ≤ 0.2mm 时，牙髓内即可找到细菌。除龋病外，一些牙体硬组织的非龋疾病，如楔状缺损、磨损、牙体发育畸形等也可造成牙釉质或牙骨质的缺损。此外，在龋病治疗时，窝洞充填前未去净的细菌亦可通过牙本质小管引发牙髓感染。

（2）牙髓暴露：

龋病、牙折、楔状缺损、磨损、牙隐裂以及治疗不当等均可引起牙髓直接暴露于口腔环境，使细菌直接侵入牙髓。由于细菌毒力、宿主抵抗力、病变范围和引流情况的不同，暴露于口腔菌群的牙髓可以长期处于一种炎症状态，也可以迅速坏死。牙髓坏死后，根管即成为一个含有多种细菌的感染根管，根管内的细菌可通过根尖孔或侧支根管扩散至根尖周，引起根尖周病变。

（3）牙周袋途径：

根尖孔及侧支根管是牙髓和牙周组织联系的通道。一方面，感染或坏死的牙髓组织、根管内的细菌及毒性产物，通过根尖孔或侧支根管波及根尖周组织导致根尖周或根侧方的病变；另一方面，在牙周病变时，深牙周袋内的细菌可以通过根尖孔或侧支根管侵入牙髓，引起牙髓感染。这种由牙周袋途径导致的牙髓炎症被称为逆行性牙髓炎。

（4）血源性感染：

受过损伤或病变的组织能将血流中的细菌吸收到自身所在的部位，这种现象被称为引菌作用。当机体发生菌血症或败血症时，细菌、毒素可随血行进入牙髓，引起牙髓炎症。牙髓的血源性感染途径归于引菌作用，临床上极少见。

六、思考题

1. 牙痛的诊断思路和所需要鉴别的疾病有哪些？

2. 如何分析急性牙髓炎的发展和转归？

七、科普小常识

为什么“牙疼不是病，疼起来真要命”？

这是因为牙髓的特殊结构所致。牙髓处在坚硬组织封闭的空间内，当牙髓发炎的时候，血管充血渗出，对牙髓就造成一种压力，而牙髓对压力非常敏感，压力越大，牙髓的疼痛就越敏感，甚至会扩散到头部。所以牙疼引起头痛的时候，患者就会描述头痛欲裂是要命的感觉。

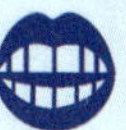

第五节　急性根尖周炎（案例5）

核心提示

❖急性根尖周脓肿和急性牙周脓肿如何鉴别？

❖急性根尖周炎的应急处理方案是什么？

一、病历资料

1. 病史

薛××，女性，47岁，主因“左下后牙肿胀1周余”就诊。患者自诉于1周前左下后牙疼痛剧烈，感觉牙齿有浮起感，呈持续性跳痛，不能咬合，影响进食，2天后牙齿疼痛症状稍有缓解，感觉左侧面部肿胀，自行口服“阿莫西林”3天后症状缓解，但仍觉左下后牙牙龈肿胀不适，否认冷热刺激加重疼痛，今来就诊。

2. 既往史

否认全身系统性疾病史及药物过敏史。

3. 口腔检查

面部左右不对称，左侧面下部稍肿胀（图1–5–1），皮温正常，开口度、开口型正常，33、34颊侧前庭沟处可见半球形隆起，扪诊不适，未扪及波动感。34颊侧颈部可见楔形缺损（图1–5–2），缺损内有龋坏组织，质软，探及穿髓孔，有脓液溢出，无探痛，叩痛（++），I度松动，冷测无反应，电活力测试（EPT）无反应，正常对照牙44：10，探诊深度（PD）：3。33牙体未见明显异常，叩痛（–），无松动度，冷测同对照牙，EPT：12，探诊深度（PD）：3。

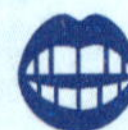

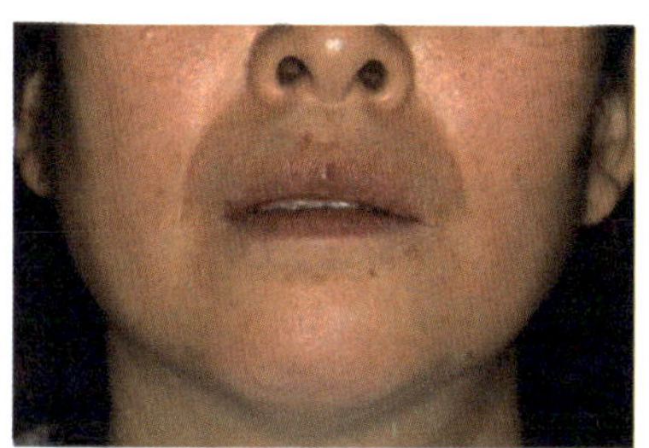
图 1-5-1　术前面部照

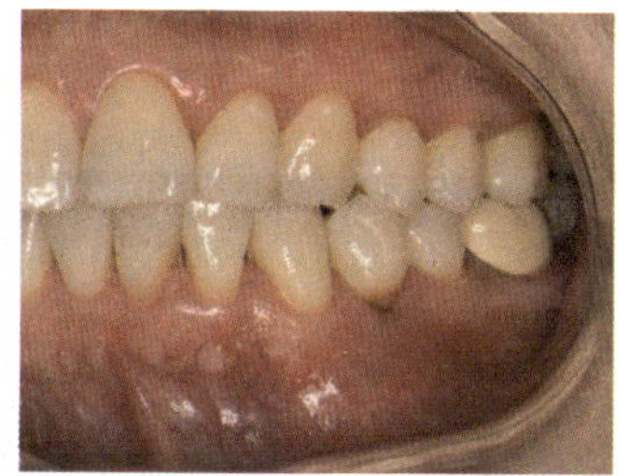
图 1-5-2　术前咬合照

4. 辅助检查

X 线示：34 冠方颈部可见密度减低区，根管内低密度影，根尖周膜间隙模糊，牙槽嵴顶模糊。（图 1-5-3）

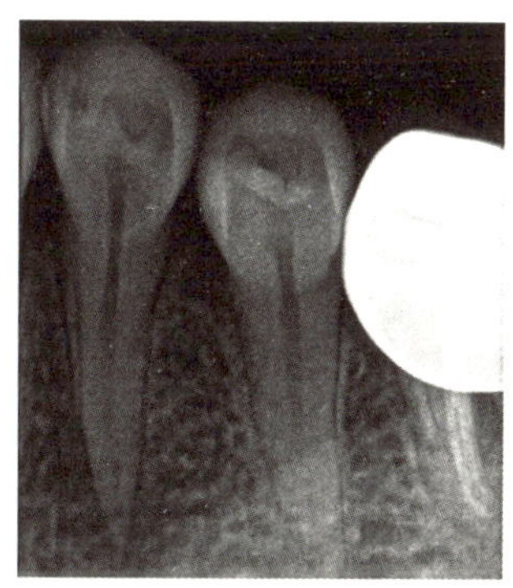
图 1-5-3　术前根尖片

5. 初步诊断

34 急性根尖周炎。

二、诊治经过

1. 治疗计划

建议 34 试行根管治疗 + 桩核冠修复。

2. 治疗过程

（1）34 降𬌗，去净颊侧颈部腐质，𬌗面开髓，疏通根管，根管内有溢脓，根管预备，髓腔内置樟脑酚（CP）棉球，玻璃离子水门汀（GIC）暂封。

（2）1 周后复诊，主诉症状明显缓解，33、34 颊侧前庭沟处肿胀消失（图 1-5-4），34 叩痛（±），无松动度，遂行 34 根管内换氢氧化钙，玻璃离子水门汀（GIC）暂封。

（3）2 周后复诊，主诉无不适症状，34 叩痛（-），根管内无渗出，行根管充填。（图 1-5-5）

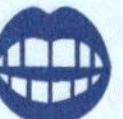

（4）1 周后 34 于修复科行桩核冠修复。

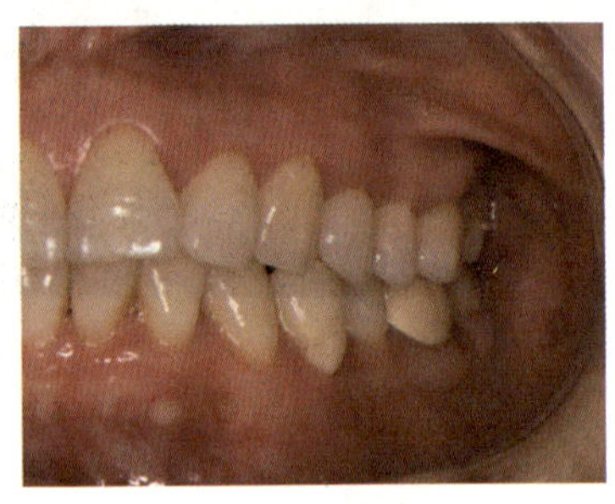
图 1-5-4　1 周后口内照

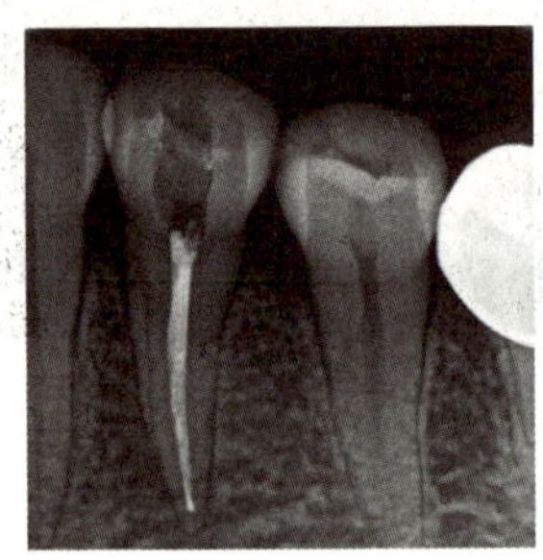
图 1-5-5　根管充填即刻

三、案例分析

1. 病史特点

（1）患者薛 ××，女性，47 岁，以“左下后牙肿胀 1 周余”为主诉。

（2）查体：34 颊侧颈部可见楔形缺损，缺损内有龋坏组织，质软，探及穿髓孔，有脓液溢出，无探痛，叩痛（++），I 度松动，冷测无反应，电活力测试（EPT）无反应，正常对照牙 44：10，探诊深度（PD）：3。33 牙体未见明显异常，叩痛（－），无松动度，冷测同对照牙，EPT：12，探诊深度（PD）：3。

2. 诊断及诊断依据

（1）诊断：34 急性根尖周炎。

（2）诊断依据：①患者有典型的疼痛症状病史，可明确定位；②左侧面下部稍肿胀；③ 33、34 颊侧前庭沟处可见半球形隆起，扪诊不适，未扪及波动感；④可寻及病源牙且发现有牙体硬组织疾患，34 颊侧颈部龋坏组织，探及穿髓孔，有脓液溢出，无探痛，叩痛（++），松动度 I°；⑤冷测无反应，电活力测试（EPT）无反应；⑥辅助检查，根尖片示 34 根尖周膜间隙模糊。

3. 鉴别诊断

（1）急性根尖周炎与慢性根尖周炎急性发作的鉴别：急性根尖周炎可以继发牙髓病而来，也可由慢性根尖周炎转化而来，后者又称慢性根尖周炎急性发作期。两者之间的区别在于 X 线片上所显示的影像不同：急性根尖周炎时，X 线片上根尖部无明显变化；慢性根尖周炎急性发作时，则从 X 线片上可见根尖部有不同程度的牙槽骨破坏所形成的透影区。该病例中 X 线片示患牙根尖区无明显变化。

（2）急性根尖周炎的各阶段的鉴别：

急性根尖周炎各阶段的鉴别：急性根尖周炎从浆液期到化脓期是一个移行过渡、连续发展的过程，不能截然分开，化脓期又分为根尖脓肿期、骨膜下脓肿期、黏膜下脓肿期 3 个阶段。在临床上只能相对地识别上述各阶段，根据症状及检查所见作出各阶段的诊断非常重要，因为每一阶段各有其相应有效的应急处理措施。在浆液期，患牙以咬合痛为突出表现。在根尖脓肿阶段，其持续性的跳动可与浆液期鉴别。骨膜下脓肿时，疼痛极为剧烈，根尖部红肿明显，扪诊有深部波动感，叩诊能引起最剧烈的疼痛，且伴有全身症状。发展到黏膜下脓肿时，则疼痛有所减轻，且黏膜下肿胀明显而局限。仔细询问患者病史，由持续性跳痛且疼痛剧烈，上下颌牙齿不能咬合的阶段初步判定为处于骨膜下脓肿，经全身用药后疼痛症状减轻，查体发现肿胀明显且局限，判定为处于黏膜下脓肿期。

（3）急性根尖周脓肿与急性牙周脓肿的鉴别（表 1–5–1）：

急性根尖周脓肿与急性牙周脓肿的鉴别思路可从病史和检查结果来获得，急性根尖周脓肿的患牙多有较长时间的牙体缺损（如龋洞）和 / 或曾有过牙痛史、牙髓治疗史；急性牙周脓肿患牙的病史则为长期牙周炎史。 从临床检查的角度来看，可以循着牙体 – 牙髓 – 牙周组织的顺序进行检查比较，着重注意牙体硬组织的完整性、牙髓的活力、有无深牙周袋、脓肿的位置及与牙周袋的关系，X 线片所显示的牙槽骨破坏情况和区域对于明确诊断有很大帮助。总之，两者的鉴别诊断应通过仔细询问病史，对牙体、牙髓和牙周组织进行全面的检查并辅助以 X 线片来进行综合分析。

表 1–5–1　急性根尖周脓肿与急性牙周脓肿鉴别诊断

		急性根尖周脓肿	急性牙周脓肿
鉴别要点	感染来源	感染根管	牙周袋
	病史	长期牙体缺损病史；牙痛史；牙髓治疗史。	长期牙周炎病史
	牙体情况	深龋洞；近髓的非龋疾病；修复体	一般无深及牙髓的牙体疾病
	牙髓活力	多无	多有
	牙周袋	无	有
	脓肿部位	靠近根尖部；中心位于龈颊沟附近	较接近龈缘
	脓肿范围	较弥散	局限于牙周袋壁
	疼痛程度	重	相对较轻
	牙松动度	相对轻，病愈后恢复稳固	明显，消肿后仍松动
	叩痛	很重	相对较轻
	X 线表现	无明显异常，若为慢性根尖周炎急性发作，根尖周牙槽骨显现透射影	牙槽骨嵴顶破坏，可有骨下袋
	病程	相对较长，脓液自根尖周向外排出的时间需 5~6 天	相对较短，一般 3~4 天可自溃

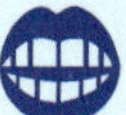

四、处理方案及原则

牙髓病和根尖周病患者的急性症状较为明显，可发生在初次治疗前、治疗期间、根管充填后即刻或再治疗时，需要通过应急处理减轻疼痛，缓解症状。

1. 开髓引流

急性根尖周炎的应急处理是开髓，疏通根尖孔，建立引流通道，使根尖渗出物及脓液通过根管得到引流，缓解根尖部的压力，解除疼痛。应急处理时应注意：①正确开髓并减少车针振动，可用手固定患牙以减轻疼痛；②初步清理扩大根管，使用生理盐水溶液反复冲洗，直至根管内无脓液溢出；③若根管内脓液持续溢出，可行开放引流髓腔，待急性炎症消退后再行常规治疗，一般在开放引流 1~2 天后复诊，尽量避免髓腔长期开放，以减少根管暴露于口腔环境中导致多重感染。

2. 切开排脓

急性根尖周炎发展至骨膜下或黏膜下脓肿期应在局部浸润麻醉或表面麻醉下切开排脓。把握切开排脓的时机非常重要，一般为局部有较为明确的波动感，不易判断时，可行穿刺检查，如果回抽有脓，即刻切开。

3. 调磨咬合

应调𬌗使患牙咬合降低，功能减轻，通过磨改，根尖周症状有可能消除。

4. 消炎止痛

全身症状较明显时，一般可采用口服或注射途径给予抗生素类药物或止痛药物。

五、要点与讨论

机用器械预备的注意事项有以下几点

（1）确定根管通畅：在使用镍钛器械进行根管预备之前，无论根管形态是否复杂、有无弯曲，均需先用手用不锈钢器械来疏通根管，确定根管通畅平滑。小号的镍钛器械可用于预敞根管、建立平滑通路。

（2）掌握预备技术：当掌握相关预备技术和有一定手感后再应用于临床，可减少器械折断的发生。

（3）正确选择适应证：钙化根管、有台阶形成的再治疗病例不要选用镍钛器械；对形态复杂的根管应谨慎选用镍钛器械；遇到根尖陡弯、下颌第三磨牙等复杂病例，根尖区的预备可用手用器械代替机用器械。

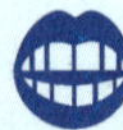

（4）制备直线通路：冠部入口和根管入口的制备应符合要求，以保证镍钛器械可循直线方向进入根管和根尖区，减少冠部阻力和器械所承受的应力。

（5）控制扭矩和转速：遵循厂家推荐的扭矩和转速。

（6）不要用力：使用机用器械时，建议采用较轻的接触而不向器械尖端加压和施力。在临床运用中过度用力是引起镍钛器械折断的主要原因之一。

（7）保持转动和移动：所有镍钛机用器械均应在转动状态下进、出根管，以减少扭转折断的发生。镍钛器械在根管中应保持上下移动，避免器械在根管弯曲处出现应力集中，以减少疲劳折断的发生。

（8）保证短时间：每支器械在每一根管内的工作时间不超过5秒钟；当器械到达工作长度后要立即退出，以降低器械疲劳折断的风险。

（9）根管冲洗和润滑：镍钛器械切割效率较高，操作时易产生大量的牙本质碎屑造成根管的阻塞。在临床实践中，每换一支器械时，需要使用次氯酸钠冲洗根管，并使用15号锉疏通根管，同时保持根管的润滑，可降低器械折断的风险。

（10）随时检查器械：每次使用前后均应清洁和仔细检查器械，一旦发现变形即应丢弃。因为变形的器械一定有损伤，再次使用会增加折断的风险，

（11）控制使用次数：通常镍钛机用器械预备4~5颗磨牙后即丢弃。而在遇到根管重度弯曲的病例时，要使用新器械且预备一次后即应丢弃。

六、思考题

1. 急性根尖周炎的临床分期、排脓通道和排脓方式是什么？
2. 切开排脓的时机如何把握？

七、科普小常识

为什么有的患者紧咬牙会缓解疼痛呢？

有的患者诉有咬紧患牙反而稍感舒服的症状，这是因为咬合的压力可暂时缓解局部血管的充血状态，使根尖牙周膜因组织水肿所形成的压力得到减轻。但是，当病变继续发展，根尖周膜内渗出物淤积，牙周间隙内压力升高，患牙浮出和伸长的感觉逐渐加重，出现自发性、持续性的钝痛，咬合时不仅不能缓解症状，反而因咬合压力增加了根尖部组织的负担，刺激神经导致更为剧烈的疼痛。患者因而不愿咀嚼，影响进食。

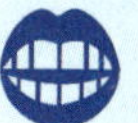

第六节　慢性根尖周炎（案例 6）

核心提示

❖慢性根尖周炎的诊断要点是什么?

❖牙源性皮瘘的发生机制是什么?

❖根尖周囊肿的形成机理是什么?

一、病历资料

1. 病史

王 ××，男性，26 岁，主因“下巴反复肿包 2 年余”就诊。患者下巴肿包 2 年余，其间多次挤破见有脓血，口服“阿莫西林、甲硝唑”等药物后脓包消退。近半年来自觉脓包经久不愈，1 周前就诊于“外院”建议“手术切除”。为求进一步治疗，来我院就诊。

2. 既往史

8 岁时有外伤史。否认全身系统性疾病。否认药物、食物过敏史。

3. 口腔检查

颏部见一结节，色粉红，0.6cm × 0.6cm × 0.4cm 大小，压痛明显，下前牙牙龈有憋

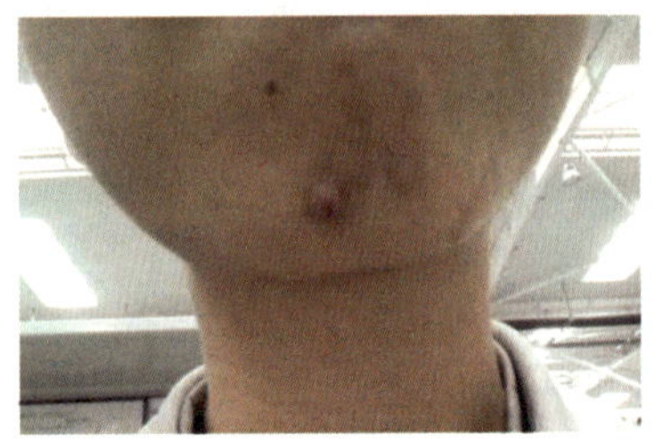

图 1-6-1　术前颏部照

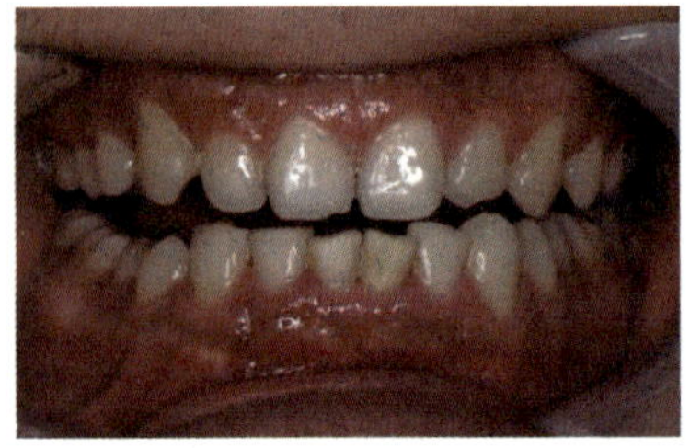

图 1-6-2 术前口内照

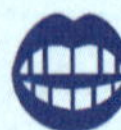

胀麻木，31 牙体完整，牙冠变色，叩痛（-），无松动度，冷热诊无反应，牙髓电活力测试（EPT）无反应，32、41 牙髓活力正常，全口口腔卫生状况尚可，牙石（+），牙龈轻微充血水肿，未探及附着丧失及深牙周袋。（图 1-6-1、图 1-6-2）

4. 辅助检查

X 线示：31、41 冠方未见异常，根管内低密度影，根尖周可见低密度影，31 根尖孔未闭合。（图 1-6-3）

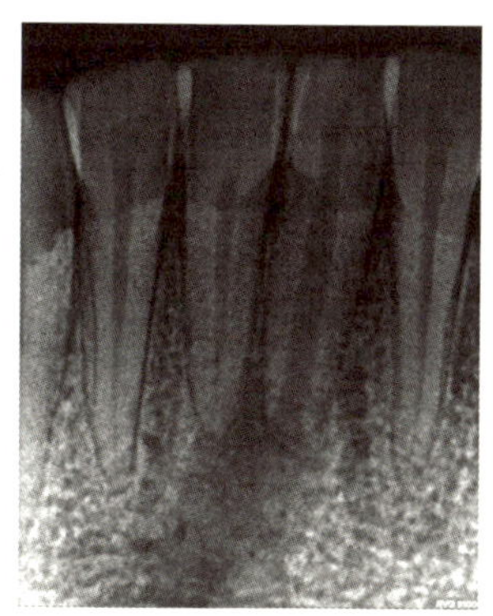

图 1-6-3　术前根尖片

5. 初步诊断

31 慢性根尖周炎伴颏瘘、菌斑性牙龈炎。

二、诊治经过

1. 治疗计划

① 31 试行根管治疗术 + 树脂充填，其间需定期复诊换药，观察颏瘘的愈合及根尖周低密度影有无缩小趋势；②建议行全口龈上洁治术；③必要时行皮窦切除术。

2. 治疗过程

（1）初诊：31 橡皮障隔湿，舌侧开髓，揭顶，探及 1 个根管口，测长，镍钛根管锉（S3）+ 乙二胺四乙酸（EDTA）+1% 次氯酸钠交替充填 + 超声荡洗行根管预备，干燥根管，根管内置氢氧化钙糊剂，玻璃离子水门汀（GIC）暂封，调𬌗，抛光，涂凡士林。

（2）2 周后患者感觉下前牙牙龈憋胀不适好转，根管内换 Vitapex 糊剂，玻璃离子水门汀（GIC）暂封，调𬌗，抛光，涂凡士林。

（3）3 个月后颏部皮瘘较 3 个月前缩小，根尖片示 31 根尖区低密度影较 3 个月前有缩小趋势（图 1-6-4），根管内换 Vitapex 糊剂，玻璃离子水门汀（GIC）暂封，调𬌗，抛光，涂凡士林。

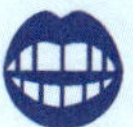

（4）6 个月后颏部皮瘘明显缩小，根尖片示 31 根尖区低密度影较 6 个月前呈明显缩小趋势，根尖已形成钙化桥，行二氧化矿物凝聚体（MTA）根尖屏障术，玻璃离子水门汀（GIC）暂封，调𬌗，抛光，涂凡士林（图 1-6-5）。

（5）1 周后复诊，31 根管中上段行热牙胶充填，树脂充填。（图 1-6-6）

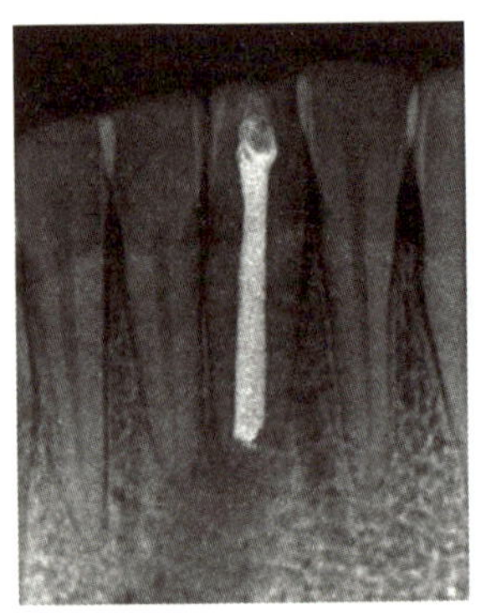

图 1-6-4　封 Vitapex3 个月

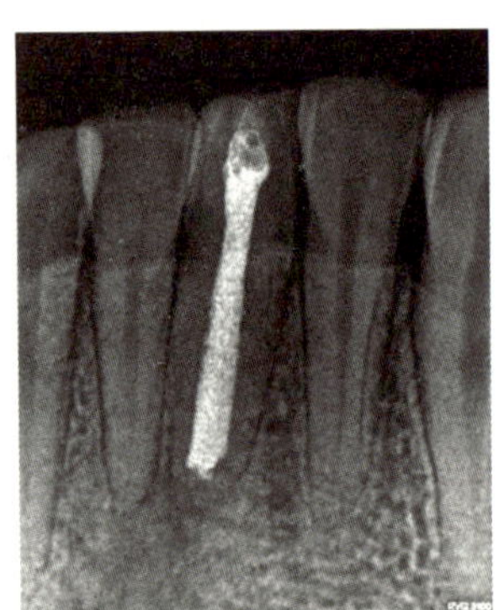

图 1-6-5　封 Vitapex6 个月

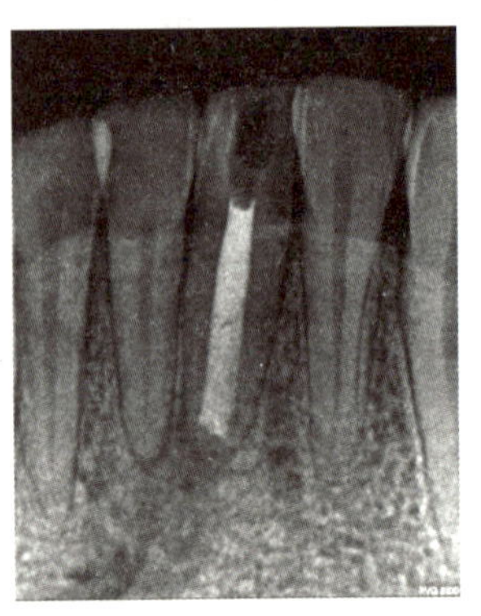

图 1-6-6　根管充填即刻

三、案例分析

1. 病史特点

（1）患者王 ××，男性，26 岁，以“下巴反复肿包 2 年余”为主诉。

（2）既往史：8 岁时有外伤史。否认全身系统性疾病。否认药物、食物过敏史。

（3）口腔检查：颏部见一结节，色粉红，0.6cm×0.6cm×0.4cm 大小，压痛明显，下前牙牙龈有憋胀麻木，31 牙体完整，牙冠变色，叩痛（-），无松动度，冷热诊无反应，牙髓电活力测试（EPT）无反应，32、41 牙髓活力正常。

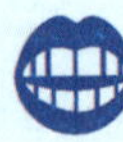

（4）辅助检查：X 线示 31、41 冠方未见异常，31 根管内低密度影，根尖周可见

低密度影，31 根尖孔未闭合。

2. 诊断和诊断依据

（1）诊断：31 慢性根尖周炎伴颏瘘。

（2）诊断依据：①颏部见一结节；② 31 牙冠变色；③叩痛（–），无松动度；④冷热诊无反应，牙髓电活力测试（EPT）无反应；⑤辅助检查：X 线示 31、41 根尖周可见低密度影，31 根尖孔未闭合。

3. 鉴别诊断

（1）化脓性颌骨骨髓炎导致的皮肤窦道：主要依据 X 线片，X 线片上牙源性皮瘘可以发现病灶牙以及病灶牙的根尖周病变，而颌骨骨髓炎可以发现慢性骨质破坏或增生，可有死骨形成。该患者 X 线可见病灶牙的根尖周病变。

（2）结核性皮瘘：主要由结核性淋巴结炎引起，患者一般有结核病史或者全身症状，分泌物一般呈灰白色豆渣样，分泌物涂片或培养可以发现结核杆菌，可与牙源性皮瘘鉴别。

（3）皮脂腺囊肿：小的囊肿仅米粒大小，大的囊肿可长至鸡蛋大小，局部皮肤光滑，隆起的边界清楚，囊肿中心会有黑色的小凹陷，按压时可溢出黄白色、豆渣样分泌物，伴有臭味。

四、处理方案及原则

治疗以保留患牙为原则，保存患牙对恒牙列的完整性和正常殆关系具有重要意义。制订出完善的个性化治疗方案， 病源牙与瘘道的联合根治和严密完整的根管治疗，是治愈牙源性颏瘘的关键。在病源牙治疗上， 根端发育完全和根端未发育完全的患牙， 需区别治疗，对根端未发育完全的患牙， 应先用药物根充或碘仿糊剂根充， 尽可能诱导根尖形成， 根尖形成后适时再做永久性根管充填术，对于瘘道的治疗， 通过碘酊瘘道通过术，瘘道搔刮术等治疗一般均能愈合。对于瘘口较小， 周围炎性肉芽较少的病损，通过瘘道搔刮术 1~2 周后愈合；对于瘘口较大， 周围炎性肉芽较多的病损必须进行手术切除， 严密缝合。若不能缝合的可采用碘仿纱条填塞， 促进创口愈合。牙源性颏瘘病史长者， 治愈后颏部多有凹陷问题， 影响患者美貌和身心健康，疤痕明显者最好在皮瘘愈合半年后施行整形手术。

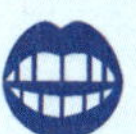

五、要点与讨论

1. 牙源性皮窦为什么多见于下颌病源牙

牙源性皮窦病源牙下颌牙占 80%–85%，多发生于下颌角、颏部，上颌牙占 20% 左右，这是因为上颌骨板薄，较多营养孔，多为纤薄的表情肌附着，易在牙槽黏膜形成窦道。下颌相反，根尖及牙位多有变异，脓液排出途径复杂多变，易形成异位窦道。

2. 慢性根尖周炎的 4 种分型

X 线检查显示出患牙根尖区骨质变化的影像。不同的 X 线影像有时可提示慢性根尖周炎的类型：①根尖部透射影呈圆形，范围较小，直径小于 1cm，边界清晰，周围骨质正常或稍显致密，多考虑为根尖周肉芽肿；②根尖区透射影边界不清楚，形状也不规则，周围骨质较疏松呈云雾状，慢性根尖周脓肿的可能性大；③较小的根尖周囊肿在根尖片上显示的透射影像与根尖周肉芽肿难以区别，大的根尖周囊肿可见有较大的圆形透影区，边界很清楚，并有一圈由致密骨组成的阻射白线围绕；④根尖周致密性骨炎表现为根尖部骨质呈局限性的致密阻射影像，无透射区，多在下颌后牙发现。

根尖周肉芽肿、根尖周脓肿、根尖周囊肿和根尖周致密性骨炎是慢性根尖周炎的 4 种不同的类型，在病史、临床表现和 X 线片表现上有相似之处，在一定的条件下可以相互转化，因此单纯靠临床表现很难鉴别。

3. 根管充填的时机

根管治疗可以分多次完成，也可以一次完成，当达到下列条件时可以进行根管充填：

（1）已经过严格的根管预备和消毒：根管被制备成良好的形态且根管内的感染物质已被彻底清理是根管充填的基本条件。

（2）患牙无疼痛或其他不适：患牙有明显叩痛或其他不适，通常提示炎症或感染的存在。在炎症或感染未控制时进行充填，可导致术后症状加重，增加治疗失败的风险。

（3）暂封材料完整：暂封材料的破损或移位常常意味着根管再次受到污染。

4. 根管无异味、无明显渗出物

干燥的根管有利于根管充填材料与根管壁的紧密结合。如果根管内存在渗出物，则提示根尖周组织处于急性炎症期或有根尖周囊肿。根管内异味或恶臭提示根管或根尖周组织处于较严重的感染状态。

窦道的存在并不是根管充填的绝对禁忌证。在初诊时通过根管预备和消毒处理，大多数窦道会愈合，此时可以完成根管充填。但是当窦道仍未完全愈合时，只要符合上述条件，仍可进行根管充填。根管充填后窦道通常会愈合，对于不愈合的病例，可选择根尖外科手术治疗。

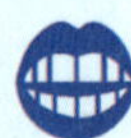

六、思考题

1. 各型慢性根尖周炎的特点是什么？

2. 牙源性皮瘘的预防措施有哪些？

七、科普小常识

什么是牙源性皮瘘？

牙源性皮瘘是指发生在口腔牙齿周围软组织中的、与牙齿或牙根有关的一种疾病。

牙源性皮瘘的形成通常是由于牙齿或牙根发生了损伤，导致菌斑和细菌感染，最终形成了局部的牙周炎症，使得患处组织产生了坏死、溃烂或脓肿等病变，周围组织的炎性反应也随之而来。

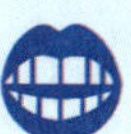

第七节　牙周－牙髓综合征（案例 7）

核心提示

❖牙周－牙髓综合征的分类有哪些?

❖逆行性牙髓炎的诊断标准有哪些?

❖不同类型的牙周牙髓综合征的治疗原则是什么?

一、病历资料

1. 病史

胡 ××，男性，58 岁，主因“左上后牙咬物疼痛不适半年余”就诊。患者诉近半年来发现左上后牙咬物时疼痛不适，食物嵌塞及遇冷热刺激时疼痛症状较明显，有自发痛病史，自行口服“阿莫西林、甲硝唑”无明显缓解，今来就诊。

2. 既往史

否认系统性疾病史及药物过敏史。有吸烟史，10 支 / 日。

3. 个人史

刷牙频率：2 次 / 日，刷牙方式：横刷，否认使用牙线等辅助清洁牙齿。

4. 口腔检查

26 远中邻面近颈部可探及龋洞，色黑，质硬，探及牙本质深层，探诊无不适，叩痛（＋），I 度松动，冷测较对照牙反应敏感疼痛且持续一段时间，腭侧牙龈肿胀，中央可探及深约 8mm 牙周袋，可探及龈下牙结石，牙周探诊出血（BOP）(＋)，出血指数（BI）：4，27 近中邻面可探及龋洞，色黑，质硬，探及牙本质层，探诊无不适，叩痛（－），无松动度，冷刺激入洞后疼痛，刺激去除后疼痛消失，龈缘红肿，探及深约 5mm 牙周袋。

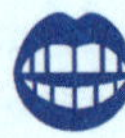

全口口腔卫生状况差，全部牙齿表面附着菌斑软垢，牙石(++)，全口牙龈色暗红伴肿胀，质软，牙周探诊出血（BOP）（+），出血指数（BI）：2–4，探诊深度（PD）：5–8，可探及龈下牙石。

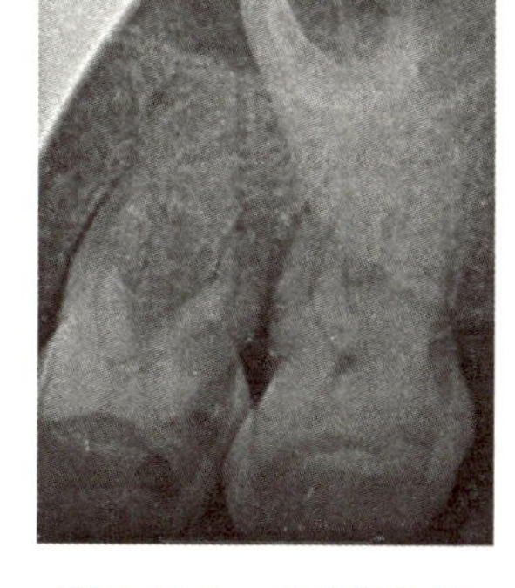
图 1–7–1　术前根尖片

5. 辅助检查

X 线示：26 冠方远中可见低密度影达牙本质深层，根管内低密度影，近中牙周膜间隙增宽，牙槽嵴顶消失。（图 1–7–1）

6. 初步诊断

26 牙周牙髓综合征、27 深龋、慢性牙周炎。

二、诊治经过

1. 治疗计划

（1）口腔卫生指导（OHI）；

（2）建议 26 行根管治疗 + 牙周基础治疗 + 冠修复；

（3）建议 27 行复合树脂充填治疗；

（4）建议行曲面断层片、血常规、凝血、空腹血糖，若结果无异常则行全口牙周基础治疗。

2. 治疗经过

（1）26 常规消毒，甲哌卡因局麻下去净远中邻面腐质，未探及穿髓孔，𬌗面开髓，行根管预备及根管内置氢氧化钙糊剂，玻璃离子水门汀（GIC）暂封；

（2）26 行超声龈下刮治术 + 手工龈下刮治术 + 手工根面平整术，冲洗，抛光，上药（派力奥）；

（3）1 周后患者无不适症状，叩痛（–），行根管充填；（图 1–7–2）

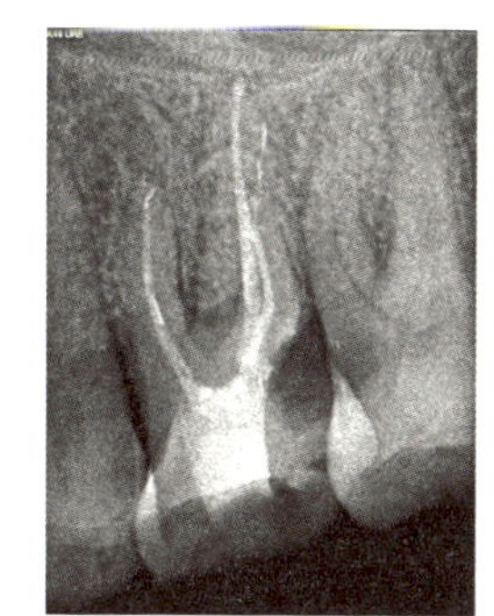
图 1–7–2　根管充填后即刻

（4）1 周后 26 于口腔修复科行冠部修复。

三、案例分析

1. 病史特点

（1）患者：男性，58 岁，主因“左上后牙咬物疼痛不适半年余”就诊。

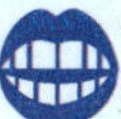

（2）口腔检查：①26远中邻面近颈部可探及龋洞，探及牙本质深层，探诊无不适，②叩痛（+），Ⅰ度松动，③冷测较对照牙反应敏感疼痛且持续一段时间，④腭侧牙龈肿胀，中央可探及深约8mm牙周袋。

（3）辅助检查：

X线示：26冠方远中可见低密度影达牙本质深层，根管内低密度影，近中牙周膜间隙增宽，牙槽嵴顶消失。

2. 诊断和诊断依据

（1）诊断：26牙周牙髓综合征、27深龋、慢性牙周炎。

（2）诊断依据：①26远中邻面近颈部可探及龋洞，探及牙本质深层，探诊无不适；②叩痛（+），Ⅰ度松动；③冷测较对照牙反应敏感疼痛且持续一段时间；④腭侧牙龈肿胀，中央可探及深约8mm牙周袋；⑤辅助检查：X线示：26冠方远中可见低密度影达牙本质深层，根管内低密度影，近中牙周膜间隙增宽，牙槽嵴顶消失。

3. 鉴别诊断

（1）可复性牙髓炎：冷刺激疼痛一过性敏感，该病例中冷刺激较对照牙反应敏感疼痛，刺激去除后疼痛症状持续一段时间。

（2）龈乳头炎：可以出现剧烈的自发性牙痛，但疼痛性质为持续性胀痛，对冷热刺激不会出现激发痛，龈乳头充血、水肿，触痛明显，一般未查及引起牙髓炎的牙体硬组织损害。该病例中26腭侧牙龈可见肿胀，冷测较对照牙反应敏感疼痛且持续一段时间。

（3）三叉神经痛：表现为突然发作的电击样和针刺样剧痛，疼痛的发作一般有“扳机点”，发作时间短，较少在夜间发作，冷热刺激不会引发疼痛。该病例中温度刺激会加重疼痛，疼痛性质为持续性疼痛，且无“扳机点”。

四、处理方案及原则

有牙周－牙髓病变时，应尽量找出原发病变，彻底消除感染源，同时也要积极地治疗牙周、牙髓两方面的病变。牙髓根尖周围的病损经彻底、正规的根管治疗后大多预后较好；而牙周病损的疗效则依病情严重程度而定，预测性不如牙髓病。因此，牙周－牙髓联合病变的预后在很大程度上取决于牙周病损的预后，只要牙周破坏不太严重，牙不是太松动，治疗并保留患牙的概率还是很大的。在该病例中，患牙远中邻面龋洞去净腐质后未穿通髓腔，所以原发病变为牙周病损，预后较差。

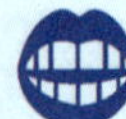

（1）由牙髓根尖病变引起牙周病变的患牙，牙髓多已坏死或大部分坏死，应尽早进行根管治疗。病程短者，单纯进行根管治疗后，牙周病损即可完全愈合。若病程长久，

牙周袋已存在多时则应在根管治疗开始后，同时或尽快开始常规的牙周治疗，消除袋内的感染，促使组织愈合。应强调对此种患牙的根管治疗力求彻底消除感染源，并严密封闭根管系统，做完善的根管充填。在接受上述双重治疗后，可以观察数月至 6 个月，以待根尖和牙周骨质修复。若数月后骨质仍无修复，或牙周袋仍较深且炎症不能控制，可再行进一步的牙周治疗如翻瓣手术等。本型的预后一般较好，根尖和牙周病变常能在数月内愈合。

（2）有的患牙在就诊时已有深牙周袋，而牙髓尚有较好的活力，则也可先行牙周治疗，消除袋内感染，必要时行牙周翻瓣手术，以待牙周病变愈合。但对一些病程长且反复急性发作、袋很深、根分叉区受累的患牙，或虽经彻底的牙周治疗仍效果不佳者，应采用多种手段进一步检测牙髓的活力，以确定是否须进行牙髓治疗。在多根牙中，可能某一根髓已坏死，而其他根髓仍存活，此时该牙对活力测验可能仍有反应；有些牙髓存在慢性炎症或变性，甚至局部发生坏死，但仍可对温度或电流有反应性。因此，对牙周袋较深而牙髓活力虽尚存但已迟钝的牙齿，不宜过于保守，应同时做牙髓治疗，这有利于牙周病变的愈合。

（3）逆行性牙髓炎的患牙能否保留，主要取决于该牙牙周病变的程度和牙周治疗的效果。如果牙周袋能消除或变浅，病变能得到控制，则可先做牙髓治疗，同时开始牙周炎的序列治疗。如果多根牙只有一个牙根有深牙周袋引起的牙髓炎，且患牙不太松动，则可在根管治疗和牙周炎症控制后，将患根截除，保留患牙。如牙周病变已十分严重，不易彻底控制炎症，或患牙过于松动，则可直接拔牙止痛。

总之，尽量查清病源，确定治疗的主次。在不能确定的情况下，死髓牙先做根管治疗，配以规范的牙周治疗；活髓牙则先做系统的牙周治疗和调𬌗，若疗效不佳，再视情况行牙髓治疗。

五、要点与讨论

1. 牙髓、牙周之间感染能否相通

（1）根尖孔：是牙周组织和牙髓的重要通道，血管、神经和淋巴通过根尖孔互相通连，使感染和炎症也容易交互扩散。

（2）侧支根管：在牙根发育形成过程中，Hertwig 上皮根鞘发生穿孔，使牙囊结缔组织与牙髓组织相通，形成根管的侧支（也称根管侧支）。在牙齿发育成熟后，有些侧支逐渐变窄或封闭，但仍有一部分残存下来。在乳牙和年轻恒牙中较多见，成年后也可有直径 10~250μm 的侧支，数目不等。

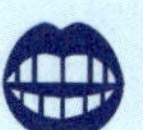

（3）牙本质小管：正常的牙根表面有牙骨质覆盖，保护着牙本质。但是，牙颈部的牙骨质通常很薄，较容易被硬毛牙刷磨除，或在治疗时被刮除，使下方的牙本质暴露，约有10%的牙齿在牙颈部根本无牙骨质覆盖，牙本质直接暴露，构成牙髓和牙周的通道。

（4）其他：某些解剖异常或病理情况如根面的发育沟、组织内陷、牙根上的裂纹、牙骨质发育不良。

2. 牙周－牙髓病变的分类

（1）原发性牙髓病继发牙周感染：

①根尖周感染急性发作时形成牙槽脓肿，脓液沿阻力较小的途径向牙周组织排出；

②牙髓治疗过程中造成的牙周病；

③牙根纵裂造成的牙髓－牙周联合病变。

（2）牙周感染继发牙髓病：

①牙周病变引起的逆行性牙髓炎；

②长期存在的牙周病变引起牙髓的慢性炎症、变性、钙化甚至坏死；

③牙体解剖结构异常造成牙周组织破坏从而引起牙髓病变。

（3）各为独立的牙髓牙周病变：

①指两种病变同时发生在同一牙，但各自为独立病变；

②创伤引起的牙周病变与牙髓病变并存。

（4）真正的牙周－牙髓联合病变：

牙槽嵴骨缺损与根侧或根尖骨缺损相通。

六、思考题

1. 牙周病变是否会引起牙髓坏死？

2. 牙周治疗是否会刺激牙髓组织，引发牙髓病变？

七、科普小常识

牙周－牙髓联合病变牙齿还能保留吗？

当患牙有牙周－牙髓病变时，应尽量找出原发病变，彻底消除其感染源，同时也要积极地治疗牙周－牙髓联合的病变。牙髓根尖周围的病损经彻底、正规的根管治疗后大多预后较好；而牙周病损的疗效则依病情严重程度而定，预测性不如牙髓病。因此，牙周－牙髓联合病变的预后在很大程度上取决于牙周病损的预后。只要牙周破坏不太严重，牙不是太松动，治疗并保留患牙的概率还是很大的。

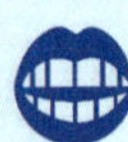

第八节　根管再治疗（案例8）

核心提示

❖根管再治疗的适应证是什么？

❖根管再治疗的难点有哪些？

❖根管再治疗的术前评估有哪些？

一、病历资料

1. 病史

郭 ××，女性，26 岁，主因“左下后牙有缺损 1 周”就诊。患者自述于 1 周前发现左下后牙有缺损，无疼痛不适症状，该牙于 10 年前有治疗病史，经治疗后无不适症状，今要求充填左下后牙缺损，遂来就诊。

2. 既往史

否认全身系统疾病及药敏史；左下后牙 10 年前有治疗史。

3. 口腔检查

37 船面可见牙色充填材料，边缘密合，远中边缘可见小部分牙体组织缺损，边缘锐利，探诊无不适，叩痛（-），无松动度，冷测无反应，咬诊不适，船面窝沟点隙未见早接触，周围牙龈正常，未探及深牙周袋。

4. 辅助检查

CBCT 示：37 冠方可见高密度影及髓，根管呈“C”形，根管内高密度影稀疏，示欠填，根尖周未见明显异常。（图 1-8-1~ 图 1-8-3）

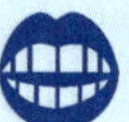

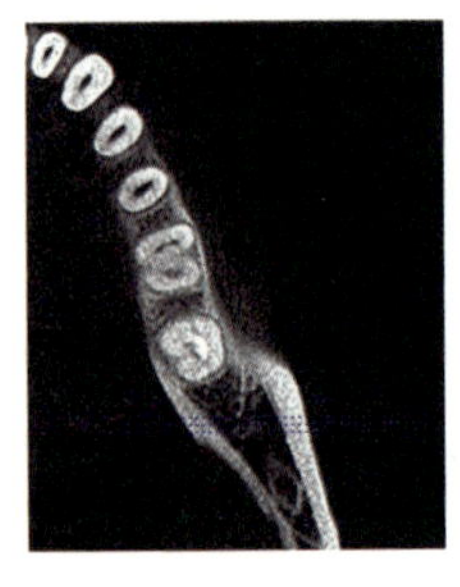
图 1-8-1　冠状位（牙根中 1/3）

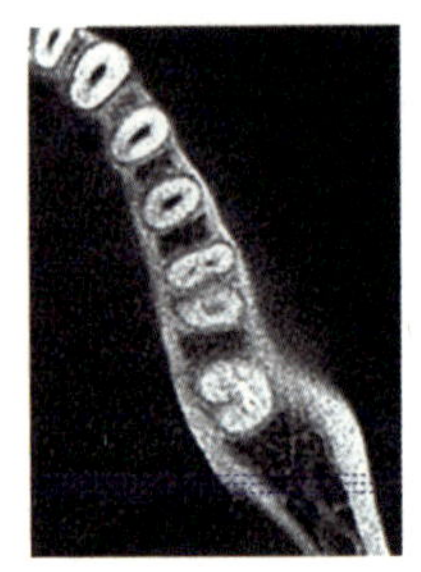
图 1-8-2　冠状位（根尖 1/3）

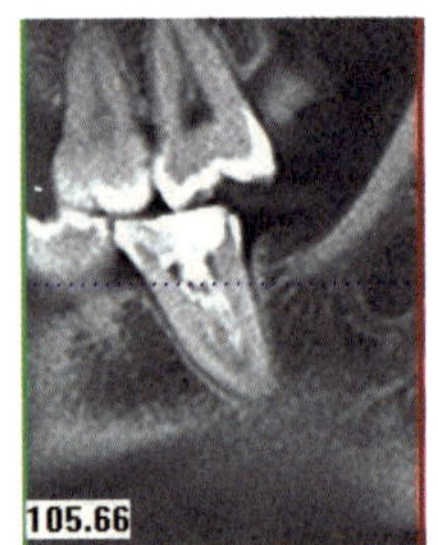

图 1-8-3　矢状位

5. 初步诊断

37 不完善根管治疗。

二、诊治经过

1. 治疗计划

建议 37 试行根管再治疗 + 冠修复。

2. 治疗经过

（1）术前评估：①患牙的保存价值，患牙无牙周组织的破坏且剩余牙体组织较多，经根管再治疗后可恢复咬合功能；②患者的全身状况，根管再治疗无绝对的禁忌证，该患者无全身系统疾病；③患牙的状况，根管内充填材料充填不密合，根管影像清晰，根管内无器械分离，难点在于 C 形根管的预备与充填，无根尖周病变及牙槽骨吸收，患牙经根管再治疗后预后良好；④根管再治疗的难度分析：患牙根管内只有单纯的牙胶，无其他并发症，难度较小。

（2）充分与患者沟通交流，包括患牙的病情、治疗方法、可能遇到的并发症、预后及费用，患者知情后并签署知情同意书。

（3）37 橡皮障隔湿，去原充填，暴露髓腔，显微镜下可见坏死牙髓组织及牙胶，根管口呈 C 形，为冷牙胶侧方加压充填，牙胶之间及牙胶与根管壁之间缝隙较大，不锈钢 H 锉去净后测长，未能准确测出长度，拍摄试尖片确定其长度，镍钛根管锉（S3）机用镍钛锉预备根管，超声荡洗 +1% 次氯酸钠交替冲洗清理根管，干燥根管，根管内封氢氧化钙，玻璃离子水门汀（GIC）暂封，调𬌗，抛光，涂凡士林。（图 1-8-4）

（4）1 周后主诉无不适症状，37 叩痛（–），橡皮障隔湿，显微镜下 iRoot SP 单尖法 + 主牙胶尖 + 侧方加压充填根管，纳米复合树脂分层充填。（图 1-8-5）

（5）1 周后无不适于修复科行冠部修复。

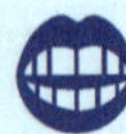

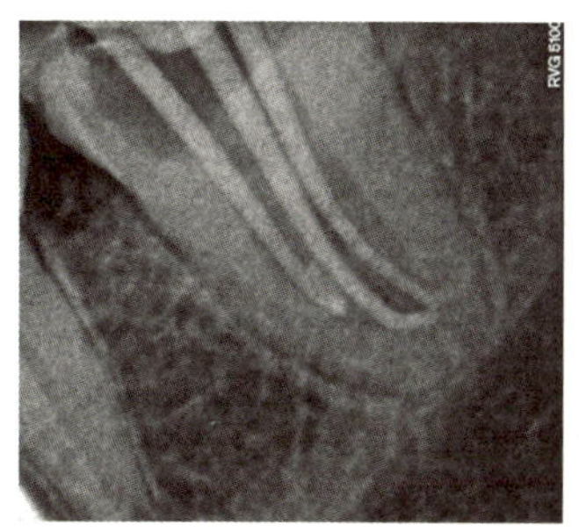

图 1-8-4 术中试尖片

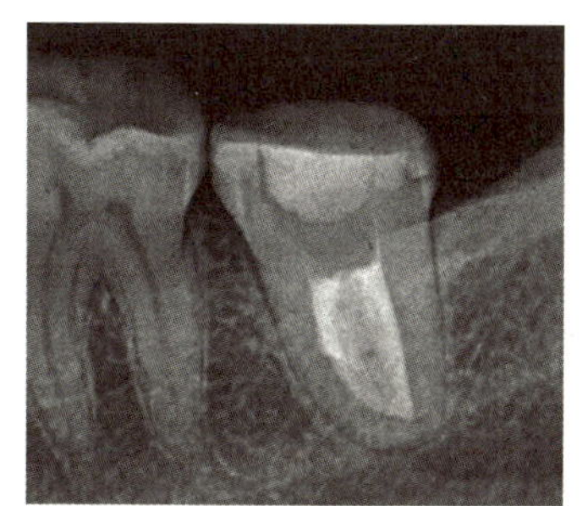

图 1-8-5 根管充填即刻

三、案例分析

1. 病史特点

（1）患者郭 ××，女性，26 岁，主诉左下后牙有缺损 1 周。

（2）口腔检查：① 37 䅢面可见牙色充填材料，远中边缘可见小部分牙体组织缺损，边缘锐利，探诊无不适；②叩痛（-），无松动度；③冷测无反应，咬诊不适，䅢面窝沟点隙未见早接触，周围牙龈正常，未探及深牙周袋。

（3）辅助检查：CBCT 示：37 冠方可见高密度影及髓，根管呈“C”形，根管内高密度影稀疏，示欠填，根尖周未见明显异常。

2. 诊断和诊断依据

（1）诊断：37 不完善根管治疗。

（2）诊断依据：① 37 䅢面可见牙色充填材料，远中边缘可见小部分牙体组织缺损，边缘锐利，探诊无不适；②叩痛（-），无松动度；③冷测无反应，咬诊不适，䅢面窝沟点隙未见早接触，周围牙龈正常，未探及深牙周袋；④辅助检查：CBCT 示：37 冠方可见高密度影及髓，根管呈“C”形，根管内高密度影稀疏，示欠填，根尖周未见明显异常。

四、处理方案及原则

（1）患牙缺损面积较大，直接树脂充填无良好的固位，充填材料易脱落。

（2）患牙有根管治疗病史，及存在根管欠填的患牙，尽管根管治疗后无临床症状和体征，在行新的修复体前应考虑进行根管再治疗。

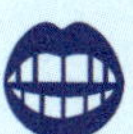

五、要点与讨论

1. 根管再治疗的适应证

（1）根管治疗后出现临床症状和体征的患牙，包括根管感染引起的疼痛、牙龈肿胀、瘘管、叩痛和压痛。X 线片检查患牙根管充填不良，经评估通过根管再治疗能够提高根管治疗质量的病例。

（2）由根管感染所引起的根尖周病变，经根管治疗后病损未愈合，在随访期内病变范围有扩大的患牙。

（3）由根管感染所引发根尖周新病损的根管治疗牙。

（4）根管治疗后 4~5 年根尖周病损仍持续存在的根管治疗牙。

（5）根管治疗牙旧的修复体出现破损和裂隙，唾液进入根管系统超过 30 天，尽管原根充质量好，但在重新进行牙体修复前需根管再治疗。

（6）根管欠填的患牙，尽管根管治疗后无临床症状和体征，在行新的修复体前应考虑根管再治疗。

在该病例中，虽然患者无不适症状且临床检查均无阳性体征，但患者因牙体缺损需行冠修复，故此需要接受根管再治疗。

2. 根管内牙胶的取出

牙胶能否被清除干净主要与牙胶充填的致密度、超充还是欠充、根管形态以及去除技术等四个方面有关。充填越致密，去除难度越大；欠充的牙胶容易去除，而超出根尖孔的牙胶在操作中常常易与根管内牙胶分离，留在根尖周组织中。根管内牙胶的去除技术包括溶剂溶解、加热软化、手用或机用器械去除等。

在该病例中，根管内充填不佳，根充物稀疏，且未超出根尖孔，所以采用以下方法去除牙胶：①不锈钢锉去除法：充填不良的根管，在牙胶尖和根管壁间常存在空隙，选择合适大小的 H 锉或 K 锉顺着根管壁做 1/4 圈的顺时针旋转深入，使锉刃与牙胶嵌合，然后提拉取出牙胶。反复数次即可将牙胶去除干净。②镍钛旋转器械去除牙胶充填物：选择适当大小的镍钛旋转器械，逐步深入去除牙胶。在使用过程中注意器械只去除牙胶而不破坏根管壁，切削的牙胶容易从根管内排出，操作时勿加压，必要时可在根管内滴入溶剂。优点是提高了效率，缺点是易发生器械分离。③超声波法：根管形态为 C 形，峡部的牙胶不易取出，利用超声波的振动和冲洗作用将牙胶振松，然后冲洗出来。

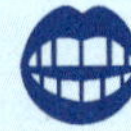

充填致密的根管，因充填材料与根管壁间无缝隙，器械无法直接插入充填材料而导致去除比较困难，因此在去除该类根管内材料时，可首先加热或利用溶剂软化牙胶，然后以器械进入材料内分段分层逐步去除牙胶。

3. 热牙胶垂直加压法与 iRoot SP 冷侧压法行 C 形根管充填治疗的比较

由于 C 形根管系统非常复杂，若治疗不彻底或治疗不及时，随着病变时间的延长，根尖周炎还会累及牙周，导致牙周支持组织丧失，对患者咀嚼功能和发音功能均会造成影响，进而降低生活质量，因此，选择适宜的治疗方案对治疗效果和预后均有重要影响。

热牙胶垂直加压法主要利用牙胶加热软化后具有较好的流动性和可塑性的特点，在压力的作用下软化后的牙胶适应性强，可顺着根管的形态灌注到管腔各个部分，包括不易到达的副根管、侧支根管和根管交通支等，使根管充填更密合，达到更好的充填效果。但因热牙胶流动性较好，不易精确控制牙胶尖进入的长度，需要进行充分的根管预备，一定程度上增加了技术操作的复杂难度，同时高温软化牙胶产生的热量会引起根管表面温度升高，高温可能会对牙周组织造成生物性损伤并增加牙周疼痛感；且热牙胶冷却后其体积会有所收缩，导致牙体组织与根管充填材料之间形成微缝隙，进而影响根管封闭性，存在再次感染的风险。iRoot SP 是一种新型生物陶瓷制品根管封闭剂，具有很好的生物相容性、理化性质和抗折强度，且操作更加简单，在根尖周炎的治疗中应用逐渐增多，iRoot SP 主要成分有氧化锆、氧化钽、硅酸钙、硫酸钙等，其中氧化锆和氧化钽作为阻射剂不会引起牙齿变色；iRoot SP 不溶于水，但遇水后可迅速凝固硬化且不会出现凝固收缩的情况，凝固后产生具有良好生物学特性的羟基磷灰石。充填时将 iRoot SP 运输至根管内部，可在牙本质中所含水的作用下使其凝固，进而与牙本质紧密贴合在一起，使封闭更严密，阻断了细菌的营养来源，可有效减少根尖微渗漏情况的发生，并产生抑菌效果，降低再次感染风险和疾病复发，此外，iRoot SP 初始 pH 值在 12 左右，固化过程中 pH 值会升高，使根管局部呈高 pH 环境，可有效抑制根管系统中残存细菌的生长繁殖，进一步增强抑菌效果，有利于提高远期预后。

4. 根管充填质量的评价

理想的根管充填应符合下列标准：充填物与根管壁紧密贴合，严密封闭整个根管系统，充填物内部致密、均匀、无空隙，充填物末端到达根骨壁牙本质界，最小限度地使用根管封闭剂，X 线片上无明显的超填和欠填。

恰填：X 线片示充填物致密，充填物间以及充填物与根管壁间无空隙，严密封闭整个根管系统，充填物距根尖 0.5~2mm。预后较好。（图 1-8-6）

欠填：X 线片显示以下影像之一或多个同时存在，均为欠填。包括：充填物稀疏；根充物间不致密；根充物与根管壁间存在空隙；根尖 1/3 只有糊剂而无牙胶尖；根充物距根尖大于 2mm，欠填因根管预备未达根管工作长度，根管系统的微渗漏而导致治疗失败。（图 1-8-7）

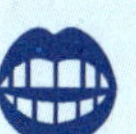

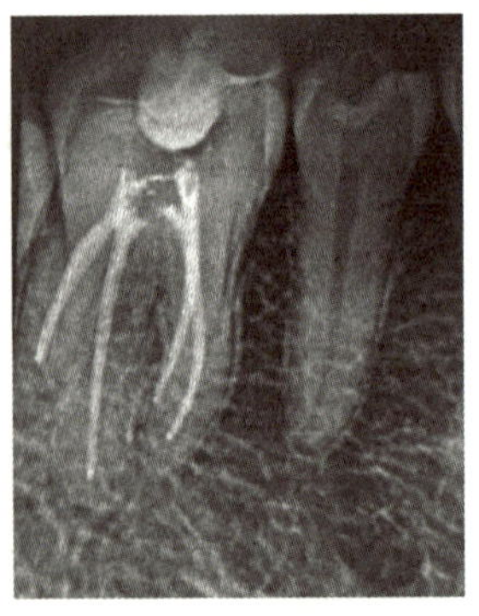

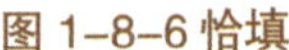
图 1-8-6 恰填

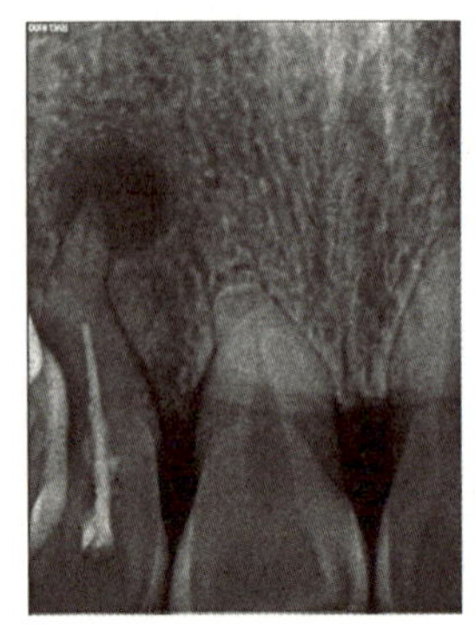
图 1-8-7 欠填

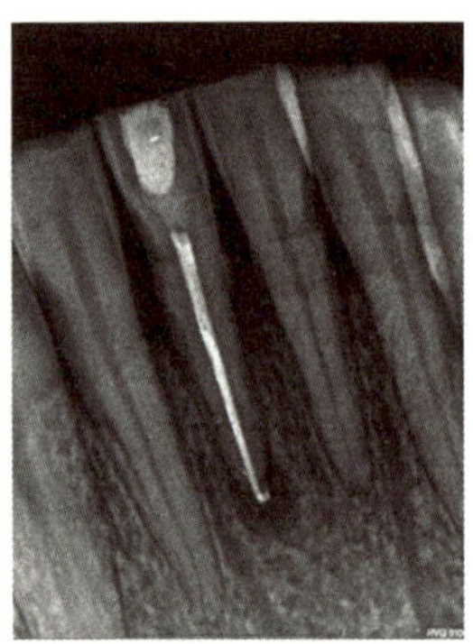
图 1-8-8 超填

超填：在严密封闭根管系统情况下充填材料超出根尖孔到达根尖周组织，超填可能会引起术后不适和疼痛，但对远期预后影响不大。（图 1-8-8）

超充：尽管根管充填材料超出根尖孔到达根尖周组织，但根管系统未实现严密封闭，根管内感染物质仍与根尖周组织相通，这种情况治疗预后效果差。

六、思考题

1. 患牙选择根管再治疗应该考虑的因素有哪些？

2. 根管再治疗术的主要步骤是什么？

七、科普小常识

C 形根管的识别方法有哪些？

从临床牙冠的形态很难判断 C 形根管的存在，一般是通过根尖片、CBCT、开髓后使用显微镜或内镜观察来识别。

（本章作者：李永新　武红梅　杨　博）

第二章

牙周病学

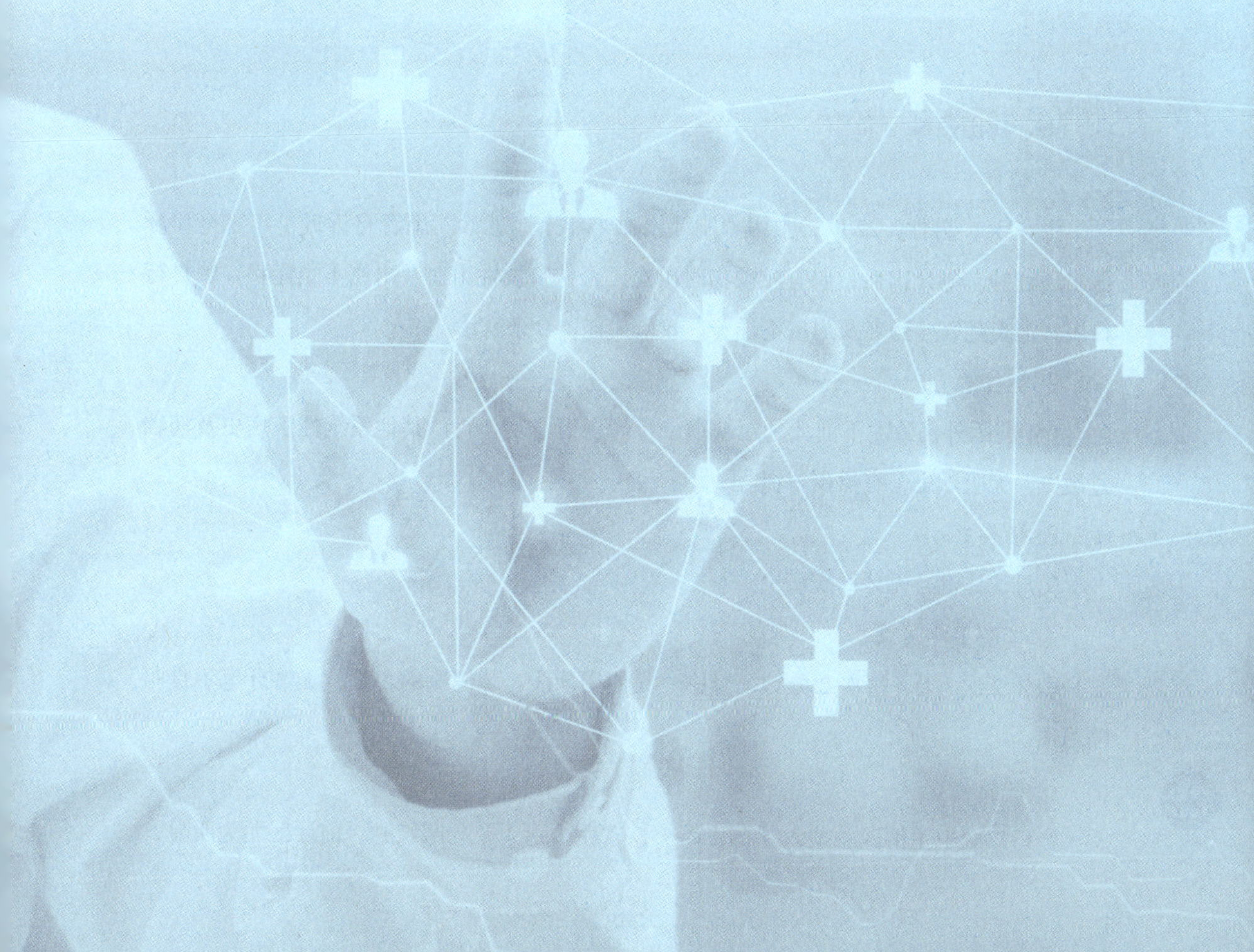

第一节　菌斑性龈炎（案例9）

核心提示

❖菌斑性龈炎的治疗原则是什么？

❖菌斑性龈炎的诊断标准是什么？

一、病历资料

1. 病史

张××，男性，22岁，主因“刷牙出血半年余”就诊。患者自诉近半年来全口牙龈出现红肿，刷牙出血，偶有咬硬物时出血，否认自发性出血及出血不止症状，曾自行口服“消炎药”（药名及剂量不详），效果欠佳，今来就诊。

2. 既往史

5年前因外伤致左下前牙牙冠缺损，行烤瓷冠修复。否认其他系统性疾病史及药物过敏史，无吸烟史，有熬夜习惯。

3. 家族史

父母均体健，无牙周疾病史。

4. 口腔卫生习惯

刷牙2次/天，每次2分钟，竖刷。无使用牙线、牙缝刷的习惯；无磨牙等不良咀嚼习惯。

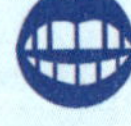

5. 口腔检查

全口口腔卫生情况较差，牙石（++），软垢（++），牙龈红肿，前牙区尤为明显，色泽暗红，质地松软脆弱，未紧贴牙面，探之易出血，可探及龈下牙石，未探及深牙周袋及附着丧失，11 远中切角缺损及牙釉质层。31、32、33 烤瓷冠修复，冠边缘不密合，位于龈下 3mm；26 残根。28 伸长。前牙Ⅱ° 深覆殆、深覆盖，后牙区中性关系。（图 2-1-1）

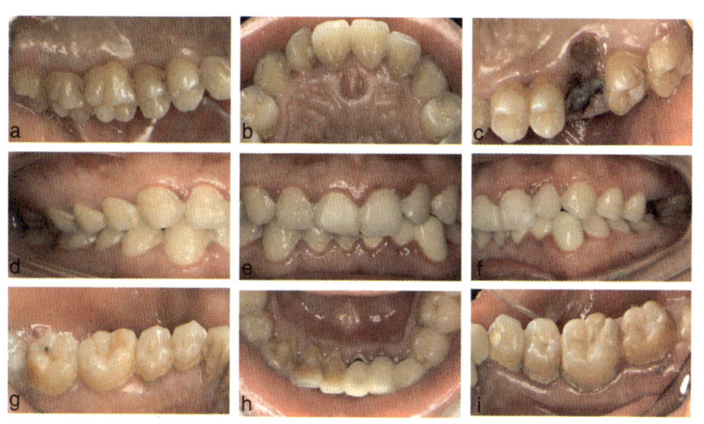

图 2-1-1　初诊口内照

a. 右侧上颌后牙腭侧照　b. 上颌前牙区腭侧照；c. 左侧上颌后牙腭侧照
d. 右侧后牙颊侧照　e. 前牙区唇侧照　f. 左侧后牙颊侧照
g. 右侧下颌后牙舌侧照　h. 下颌前牙区舌侧照　i. 左侧下颌后牙舌侧照

6. 影像学检查

曲面断层片示：全口牙槽骨未见明显吸收。32 可见根管内高密度影像，欠填，根尖周可见低密度阴影。38、48 近中阻生，26 根尖区低密度影像。（图 2-1-2）

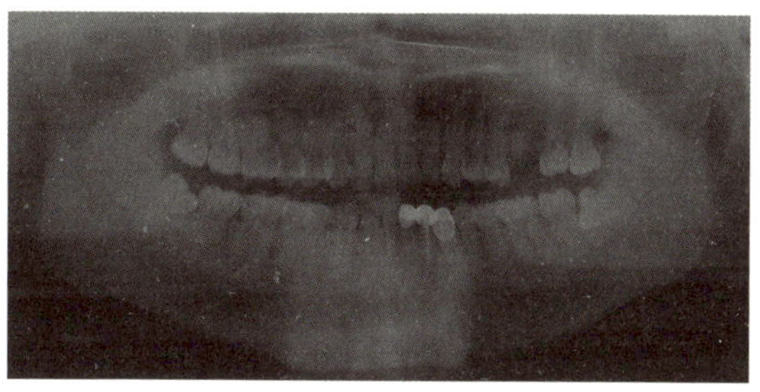

图 2-1-2　初诊曲面断层片

7. 初步诊断

菌斑性龈炎，32 慢性根尖炎，26 残脓，38、48 阻生齿，11 牙体缺损，错殆畸形。

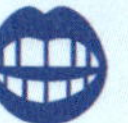

二、诊治经过

1. 治疗计划

（1）行血常规、凝血系列、传染病系列检查；

（2）口腔卫生宣教；

（3）行龈上洁治术；

（4）建议正畸科会诊，纠正咬合关系；

（5）建议口外拔除 18、26、28、38、48；26 择期修复；

（7）32 行根管再治疗后，31、32、33 重新修复；

（8）11 美学树脂修复。

2. 治疗过程

患者实验室检查结果均正常，故启动治疗流程。

（1）第一次治疗：① 3% 双氧水含漱 1 分钟，碘伏棉球消毒，全口牙齿行超声龈上洁治术；② 3% 双氧水冲洗龈袋，抛光，龈沟内置碘甘油；嘱患者 30 分钟内禁饮食，勿食过冷过热及带色素食物；③口腔卫生宣教。

（2）龈上洁治术后 1 周，口腔卫生情况一般，上前牙软垢（+），牙龈色形质较上次明显好转，前牙区牙龈略红（图 2–1–3），探诊有少量出血及龈下牙石，故进行二次洁治。

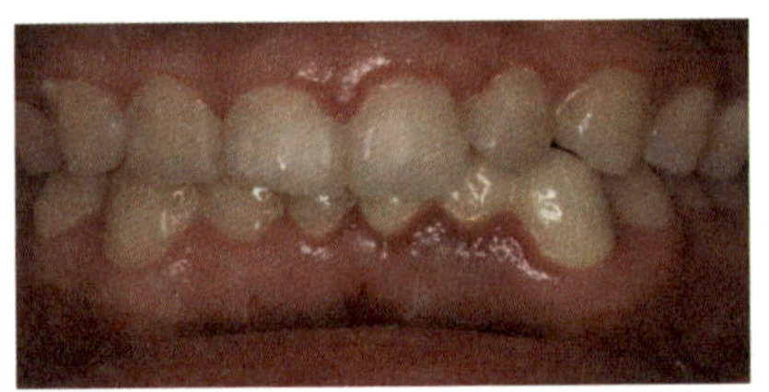

图 2–1–3 洁治后 1 周口内照

（3）龈上洁治术后 2 周，口腔卫生情况尚可，左下前牙烤瓷边缘牙龈略红，余牙龈色形质较上次明显好转，再次指导患者控制菌斑方法（刷牙 + 牙线），嘱患者尽快重新修复左下前牙、定期复查和维护（每 6~12 个月 1 次）。（图 2–1–4）

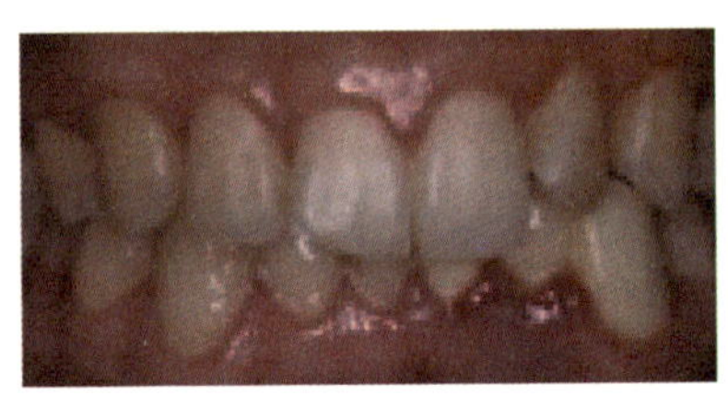

图 2–1–4 洁治后 2 周口内照

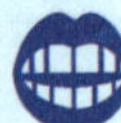

三、案例分析

1. 病史特点

（1）患者以刷牙出血半年余为主诉，有熬夜习惯、自我菌斑控制较差。

（2）牙周专业检查结果：

①口腔卫生状态：全口口腔卫生情况较差，牙石（++），软垢（++）；

②牙龈状态（色、形、质的改变）：牙龈红肿，前牙区尤为明显，色泽暗红，质地松软脆弱，未紧贴牙面；

③牙周探诊检查：探之易出血，可探及龈下牙石，未及深牙周袋及附着丧失。

（3）咬合关系检查：前牙Ⅱ° 深覆𬌗、深覆盖，后牙区中性关系。

（4）牙体专业检查结果：11 远中切角缺损及牙釉质层，31、32、33 烤瓷冠修复，冠边缘不密合，可见软垢附着，26 残根。

（5）辅助检查结果：

全景示：全口牙槽骨未见明显吸收。32 可见根管内高密度影像，欠填，根尖可见低密度阴影。38、48 近中阻生，26 根尖区低密度影像。

2. 诊断及诊断依据

（1）诊断：①菌斑性龈炎；② 32 慢性根尖炎；③ 38、48 阻生齿；④ 11 牙体缺损；⑤错𬌗畸形。

（2）诊断依据：①该患者以牙龈出血为主诉症状；②患者牙龈红肿，探诊出血，牙龈色、形、质均有改变；③龈沟深度加深，但无附着丧失；④影像学检查显示无牙槽骨吸收。

3. 鉴别诊断

患者主要表现为全口的牙龈红肿、出血，但无明显牙槽骨的吸收，且该患者为年轻男性，需与早期牙周炎、血液病引起的牙龈出血、坏死性溃疡性龈炎以及艾滋病相关性龈炎等相鉴别。

（1）与早期牙周炎鉴别：在牙周炎早期，由于骨吸收和附着丧失不明显，不论是菌斑性龈炎还是早期牙周炎，均表现为牙龈色、形、质的改变，故牙龈炎与早期牙周炎的鉴别是最重要也是最难的鉴别诊断之一。部分长期存在的龈炎可逐渐发展为牙周炎，出现附着丧失和牙槽骨吸收，所以有无附着丧失是二者最大的鉴别要点。

（2）血液病引起的牙龈出血：从病史、出血的程度和性状以及全身症状等方面进行鉴别，血液病相关的牙龈出血一般出血量比较大，且为自发出血，难以自行停止，患者还可能伴有低热、疲惫以及皮下淤斑等全身症状，必要时应进行血液学检查。白血病

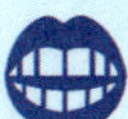

患者往往最早就诊于口腔科。

（3）坏死性溃疡性龈炎：牙龈自发性出血、龈乳头和龈缘坏死，疼痛明显。菌斑性龈炎没有自发痛。

（4）HIV 相关性龈炎：牙龈线性红斑，自发性出血，刺激因素去除后，牙龈充血仍不消退。血清学检测有助于确诊。

四、处理方案及基本原则

1. 去除病因

菌斑性龈炎是最常见的牙龈病，主要致病因素是牙菌斑，通过龈上洁治术彻底清除菌斑、牙石，消除造成菌斑滞留的局部刺激因素，形成光洁的牙面，延缓菌斑附着，一周左右牙龈炎症即可消退，即牙龈色、形、质可完全恢复正常。该案例中患者的局部刺激因素中还包含左下前牙区存在不良修复体，因此仅通过龈上洁治术治疗此区域效果欠佳，需结合修复手段联合治疗才能达到理想效果。

2. 防止复发

菌斑性龈炎治疗并不难，疗效也较理想，重要的是要防止疾病的复发。口腔卫生宣教是预防此疾病的前提，指导并教会患者控制菌斑的方法，持之以恒地保持良好的口腔卫生状况并定期（每 6~12 个月 1 次）进行复查和维护，才能保持疗效，防止复发。

五、要点与讨论

菌斑性龈炎的诊断

菌斑性龈炎就是以往的慢性牙龈炎，菌斑性龈炎这一诊断更强调了病因，即发生牙龈炎的始动因子。传统的菌斑性龈炎诊断标准主要包括两个方面，一是牙龈炎症性改变，主要表现为牙龈颜色、形态和质地的变化以及探诊后出血；二是无临床附着丧失，即临床检查时不能探及釉牙骨质界。

《菌斑性龈炎诊疗指南（2022）》指出，2018 年国际牙周病新分类在原有标准基础上，增加了伴有附着丧失的菌斑性龈炎，患者可以有附着丧失但探诊深度不超过 3mm，且伴探诊后出血，拓宽了传统意义上菌斑性龈炎的范围。

综上，菌斑性龈炎的诊断要点如下：

①全口探诊后出血阳性位点百分比≥ 10%，牙龈可有不同程度红肿，无临床附着丧失，探诊深度可以超过 3mm；

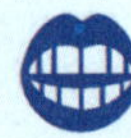

②全口探诊后出血阳性位点百分比≥ 10%，全口探诊深度≤ 3mm，可伴有附着丧失；

满足上述条件之一者，即可诊断为菌斑性龈炎。

探诊出血阳性位点百分比：探诊后出血阳性位点数 / 探查总位点数 ×100%。

六、思考题

1. 菌斑性龈炎的诊断要点是什么？

2. 菌斑性龈炎与早期牙周炎的鉴别要点是什么?

七、科普小常识

1. 哪些症状可能是牙龈炎?

排除全身疾病后（如血液系统疾病），在使用牙线或刷牙时或咬硬物时牙龈容易出血；牙龈变成鲜红色或紫色；牙龈疼痛，有时为触痛；口臭；牙龈肿胀；牙龈退缩等情况。

2. 牙龈炎会复发吗?

牙龈炎是一种可逆性病变，易治愈，也易复发。发生牙龈炎后要积极治疗，洗牙是最常见的治疗方式，除了洗牙，日常护理也是保持牙龈健康的关键因素。每个人都应该认真刷牙，因为口腔护理不仅能使口腔清洁、舒适，避免牙疼的烦恼，还能对呼吸道感染、消化道感染起到预防作用。因此，每个人都应持之以恒保持口腔卫生，并定期（每6~12 个月 1 次）进行复查和维护，才能巩固疗效，防止复发。

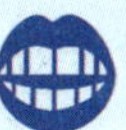

第二节　牙周炎（案例10）

核心提示

- ❖牙周炎的基本临床表现有哪些?
- ❖牙周炎的基础治疗包括哪些内容?
- ❖如何判断患牙的预后?

一、病历资料

1. 病史

张 ××，女性，45 岁，主因“牙龈萎缩 5 年余”就诊。患者发现 5 年内牙龈明显萎缩，且逐渐加重，并伴有上门牙牙缝逐渐变宽，在当地医院就诊，行“洗牙”，其主治医生发现患者牙齿松动，牙龈退缩，建议行牙周治疗，遂来我院就诊。

2. 既往史

否认药物过敏史；否认高血压、心脏病等系统性疾病史；否认出血性疾病史；否认肝炎、艾滋病等传染性疾病史。

3. 家族史

无牙周疾病史。

4. 口腔卫生习惯

刷牙 1 次 / 天，每次 2 分钟，竖刷法，无使用牙线、牙缝刷习惯；无抽烟等不良嗜好；无磨牙等不良咀嚼习惯。

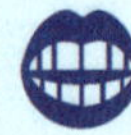

5. 口腔检查

全口口腔卫生状况一般，牙龈色红，质软，稍有肿胀，下颌前牙区散在间隙，牙龈退缩约 3~4mm，全口可探及约 5~6mm 深牙周袋，部分牙位探及龈下牙石。16、17、26、27 、36、37、46、47 可探及根分叉病变Ⅱ ~ Ⅲ度，31 Ⅲ度松动，32 缺失，18、28 残根，34、44 楔状缺损，17 远中邻面龋坏，色黑，探及质软，探痛（+），腭根可见纵折线，叩痛（-），冷热刺激敏感。

6. 初步诊断

牙周炎Ⅲ期 C 级、下颌牙列缺损、17 根折。

二、诊治经过

1. 牙周专科检查

全口菌斑阳性检出率：57%；探诊深度（probing depth，PD）：2~6 mm；探诊深度（PD）≥ 3 mm 位点百分比：73%；全口探诊出血阳性位点占比：72%；全口溢脓位点占比：0%；松动度：31 松动Ⅲ度；16、26、27、36、37、46、47 均探及根分叉病变。（图 2-2-1）

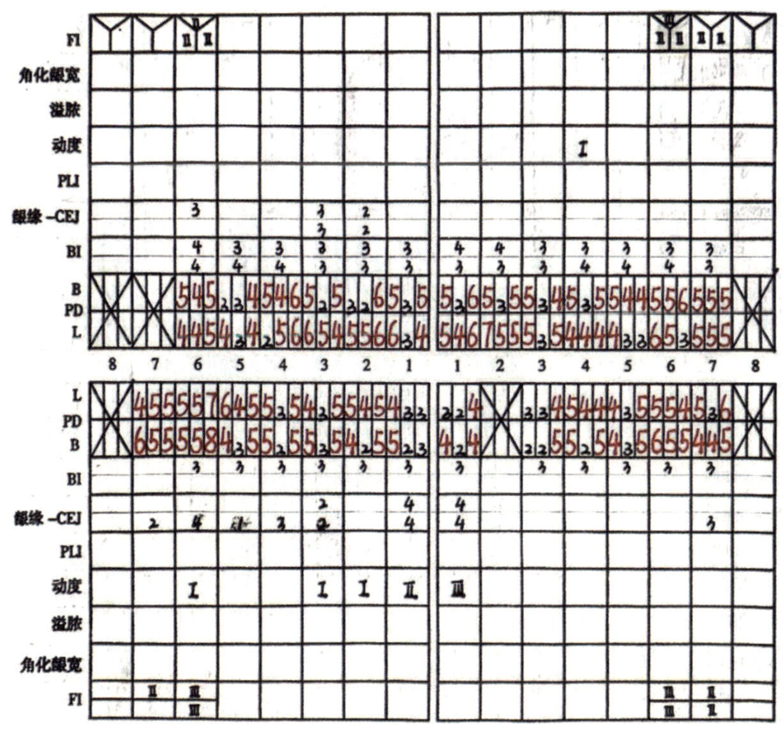

图 2-2-1　初诊牙周大表

2. 影像学检查

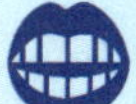

全口牙不同程度牙槽骨吸收，下颌前牙牙槽骨吸收至根尖 1/3 处，下颌后牙根分叉

区密度减低。（图 2-2-2）

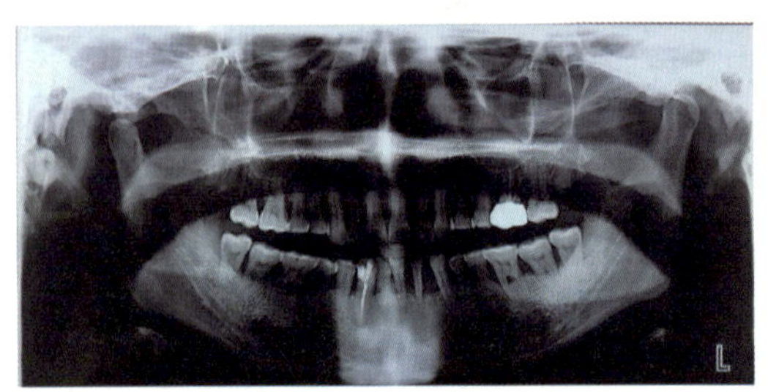

图 2-2-2 初诊曲面断层片

3. 危险因素评估（图 2-2-3）

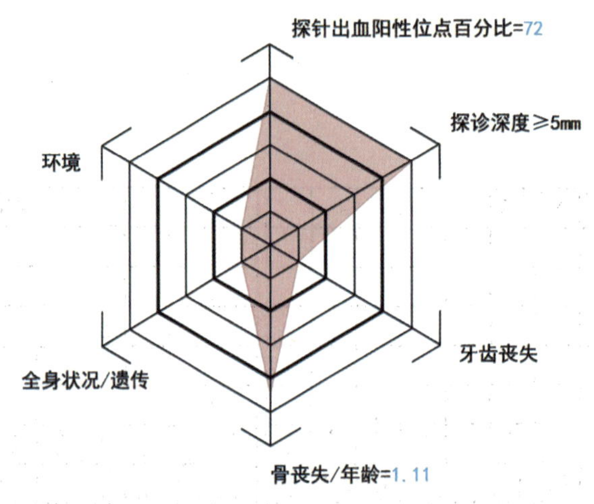

图 2-2-3 危险因素分析

√ 无不良嗜好　　× 牙周破坏严重

√ 全身健康　　× 家族史

√依从性尚可

4. 治疗计划

（1）口腔卫生宣教（Bass 刷牙法、牙线及牙间隙刷的使用）；

（2）全口牙行龈下刮治术 + 根面平整术；

（3）定期复查；

（4）6 周复诊查看疗效，若疗效差，则建议行牙周手术治疗；

（5）试行保留 31，若治疗效果不佳，建议口外拔除；

（6）17、18、28 建议口外拔除；

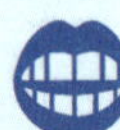

（7）建议修复科会诊修复失牙。

5. 治疗过程

（1）首先对该患者继续行牙周基础治疗包括口腔卫生宣教，超声龈下刮治及手工龈下刮治。基础治疗后 1 周，牙龈红肿明显改善，行下前牙区松动牙固定术，对患者进行菌斑染色，个性化口腔卫生指导。

（2）基础治疗后 8 周，患者口腔卫生控制良好，龈缘未见明显软垢，牙龈色粉，组织致密，复查牙周大表，探及双侧上下颌后牙区牙周袋深度约 4mm，个别牙位探及龈下牙石，余牙探诊深度约 2mm~3mm，牙周探诊出血（BOP）（-）；对有龈下牙石区域再次行局部龈下刮治术。（图 2-2-4、图 2-2-5）

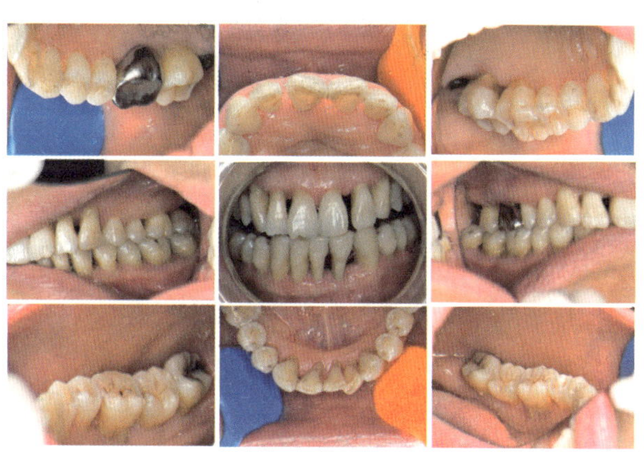

图 2-2-4　基础治疗后 8 周口内照

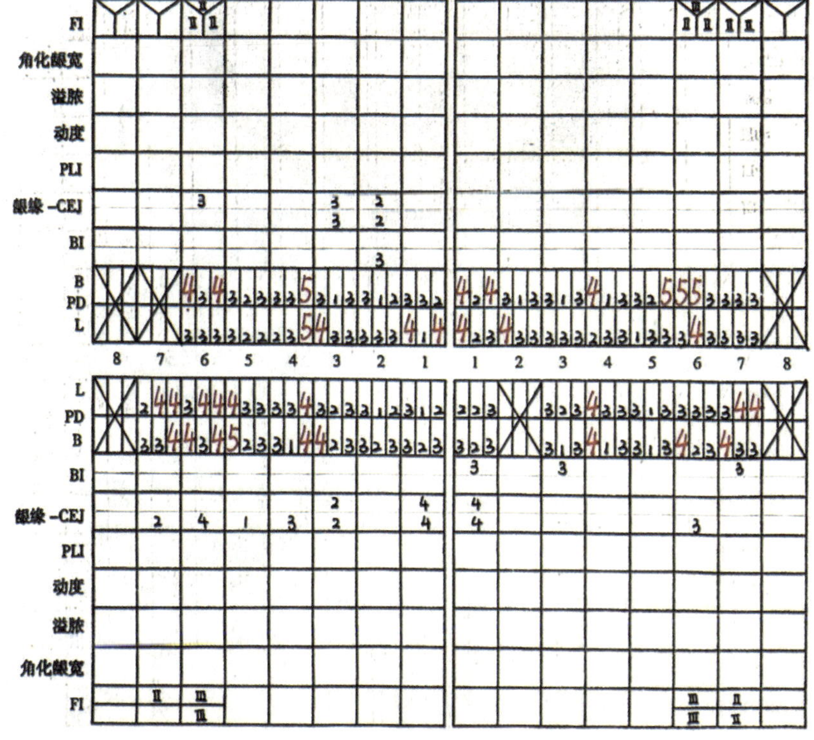

图 2-2-5　基础治疗后 8 周牙周大表

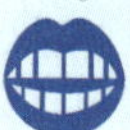

（3）基础治疗后 8 周，鉴于患者牙周情况比较稳定，因 21、22 间牙缝较宽，患者决定行前牙美学修复并关闭牙缝。（图 2–2–6）

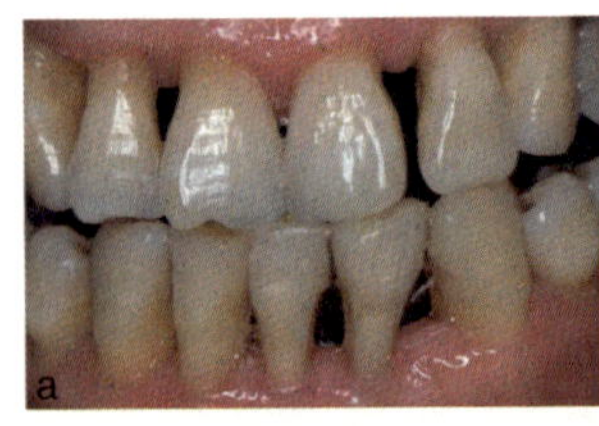
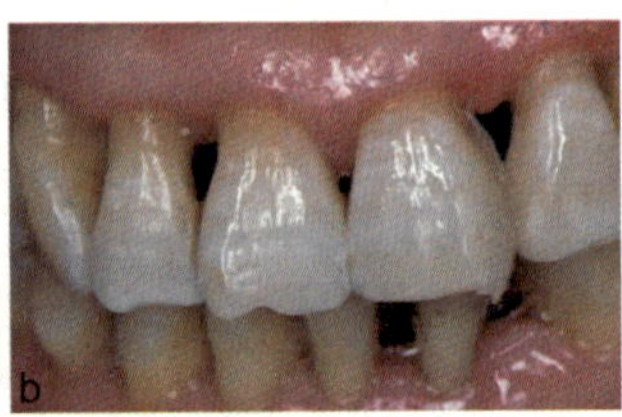
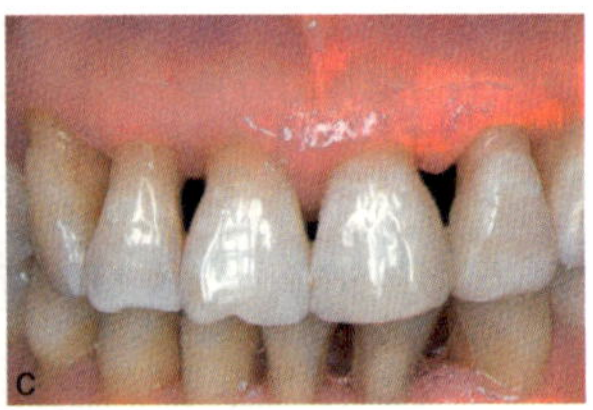

图 2–2–6　21、22 牙间隙充填过程
a.21、22 牙间隙　b. 树脂充填　c. 充填完成

（4）基础治疗后 6 个月，患者口腔卫生状况尚可，下颌前牙舌侧见少量牙结石，牙周探诊结果：16、26、37、46、47 探诊深度约 4mm，牙周探诊出血（BOP）（–），余牙探诊深度约 2~3mm，36、46 探及Ⅲ度根分叉病变，下颌前牙牙龈退缩约 4mm，31 松牙固定可，未见明显松动，18 残根，38 近中颈部探及龋坏，余牙未见明显异常。（图 2–2–7）

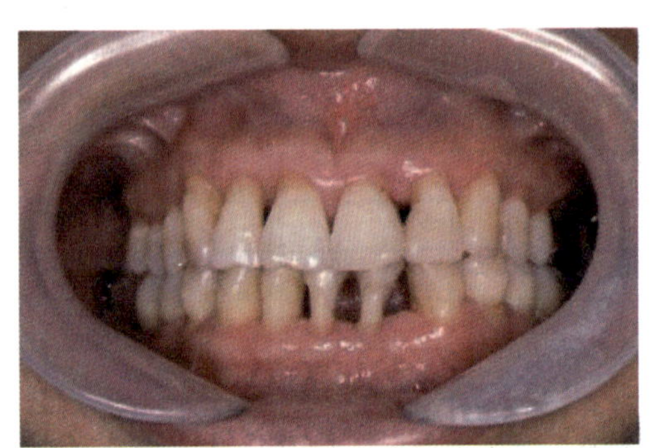

图 2–2–7　基础治疗后 6 月口内照

三、案例分析

1. 病史特点

（1）患者：女性，45 岁，以牙龈萎缩 5 年余为主诉。

（2）体格检查结果：全口菌斑阳性检出率：57%；探诊深度（PD）：2~6 mm；探诊深度（PD）≥ 3 mm 位点百分比：73%；全口探诊出血阳性位点占比：72%；全口溢脓位点占比：0%；松动度：31 松动Ⅲ度；16、26、27、36、37、46、47 均探及根分叉病变。

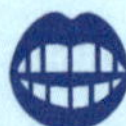

（3）辅助检查结果：全口牙不同程度牙槽骨吸收，下颌前牙牙槽骨吸收至根尖 1/3 处，下颌后牙根分叉区密度减低，符合牙周炎的影像学表现。

2. 诊断及诊断依据

（1）诊断：慢性牙周炎，下颌牙列缺损，17 根折。

（2）诊断依据：①患者为中年女性；②符合典型的慢性牙周炎四大临床表现，包括：牙龈炎症、牙周袋形成、牙槽骨吸收、牙齿松动和移位；③该患者菌斑、牙石等局部刺激因素与疾病严重程度相一致。

3. 鉴别诊断

患者主要表现为全口的牙龈红肿以及牙槽骨的吸收，且该患者为中年女性，需与牙龈炎、侵袭性牙周炎等相鉴别。

（1）与牙龈炎相鉴别：两者均可能以“牙龈红肿、刷牙出血”等症状来就诊，牙龈色、形、质均有一定程度的改变，牙龈炎只是牙龈的炎症改变，并不伴有牙槽骨的吸收，临床主要依据是否存在附着丧失进行鉴别。

（2）与侵袭性牙周炎相鉴别：两者均有不同程度的附着丧失及牙槽骨吸收。值得注意的是侵袭性牙周炎患者往往发病年龄较小，体格检查发现菌斑等局部刺激因素与疾病严重程度不一致，且有明显的家族遗传倾向，这是慢性牙周炎与侵袭性牙周炎的几个主要鉴别点。

四、处理方案及基本原则

1. 清除牙菌斑生物膜，控制感染

牙菌斑是造成慢性牙周炎的始动因子，因此清除牙面的细菌生物膜和牙石是控制牙周感染的第一步。用机械方法清除牙石和菌斑仍是目前最有效的基础治疗手段。除了清除龈下牙石和菌斑外，将暴露在牙周袋内病变的牙骨质刮除，有利于牙周支持组织重新附着于根面，亦称为根面平整术。龈下深部刮治的主要目的是尽量清除牙石、搅乱牙菌斑生物膜和减少细菌数量，并防止或延缓龈下菌斑的重新形成。

此外，凡是能促进菌斑堆积的因素，例如粗糙的牙石或修复体表面、不合理的修复体、牙齿解剖异常、未充填的龋齿等均是牙周炎发生和复发的危险因素，在治疗过程中也应尽量消除或纠正这些因素。

2. 牙周手术

基础治疗后 6~8 周，应复查疗效，若仍有 5mm 以上的牙周袋，且探诊仍有出血，或有些部位的牙石难以彻底清除，则可视情况决定再次龈下刮治，或需进行牙周翻瓣手术。对于角形吸收的牙周袋，牙周组织引导性再生手术能使病变区的牙根面形成新的牙骨质、牙周膜和牙槽骨的正常附着关系。

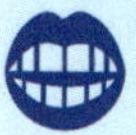

3. 建立平衡的殆关系

可通过松动牙的结扎或粘接固定、各种夹板、调殆等治疗使患牙消除继发性或原发性咬合创伤而减轻松动度、改善咀嚼功能并有利于组织修复。有些患者还可通过正畸治疗来矫正错殆或病理移位的牙齿，以建立合理的咬合关系。

4. 药物治疗

少数患者对基础治疗反应不佳，或仍有个别深牙周袋以及器械不易到达的解剖部位难以彻底刮治，残留的炎症得不到控制，或有急性发作等，则可适当地局部或全身应用抗菌药物。但药物治疗只能作为机械清除菌斑牙石的辅助治疗，一般只在龈下刮治后视需要才用药，抗菌药物绝不能取代除石治疗，因为只有刮治后，龈下生物膜被搅乱，细菌大量减少的状态下，药物才得以接触微生物并杀灭之。

吸烟者对牙周治疗的反应较差，应劝患者戒烟。在戒烟的初期，牙龈的炎症可能有一过性的“加重”，探诊后出血量有所增加。这是由于烟草使小血管收缩、使牙龈角化加重的作用被消除的结果。经过戒烟和彻底的牙周治疗后，将出现良好的疗效。

5. 拔除患牙

对于有深牙周袋、过于松动的严重患牙，如确已无保留价值者，应尽早拔除，以避免患处牙槽骨的继续吸收，保留牙槽的高度和宽度，同时有利于邻牙的彻底治疗。

6. 疗效维护和防止复发

牙周炎的治疗不能单靠医师的治疗，患者必须充分理解坚持不懈地清除菌斑的重要性，并掌握正确的方法。此种健康教育应贯穿于治疗的全过程。患者每次就诊时，医师应检查和记录其菌斑控制的程度，并将结果反馈给患者，以便进行个性化的口腔卫生宣教。只有患者的积极配合才能使治疗效果长久保持。

牙周炎维护治疗包括两个方面：一是患者具有持续地自我控制菌斑以及定期复查的良好依从性；二是医师对治疗后病情的长期监控和后续治疗。只有两者完美的结合才能使疗效长期维持。

五、要点与讨论

1. 慢性牙周炎的诊断

牙周炎的特征是附着丧失（AL），而未经治疗的牙周炎通常都并存牙周袋和炎症。2018 年牙周病新分类中，对于牙周炎病例的临床诊断标准定义：两个或两个以上不相邻牙齿的邻面有 AL 或有 ≥ 2 个牙的颊（舌）面出现 3mm 的 AL，并有 > 3mm 的牙周袋。

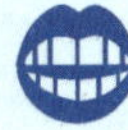

需要强调的是除了AL 外，牙周袋和炎症也是诊断牙周炎的必要条件。如果只有AL

而无牙周袋，则可能有以下几种情况：①因创伤导致牙龈退缩；②超过牙颈部的龋病；③第三磨牙错位 / 拔除后第二磨牙远中；④牙髓病损通过牙周组织排脓；⑤牙根纵裂。还有一种情况是原有的牙周炎经过治疗后牙龈退缩而无牙周袋及炎症，此时可称为“健康但降低了的牙周支持组织”。因此，牙周炎的诊断必须满足上述条件方可诊断。

2. 牙周炎患者拔牙的注意事项

患牙拔除的基本原则：尽可能保留天然牙，兼顾功能和美观。

（1）完整牙列慎拔牙；

（2）有稳定邻牙的前牙慎拔牙；

（3）多学科设计的重要性（修复、正畸）；

（4）非医学因素的影响，包括患者自我的意愿等。

3. 牙周炎危险因素评估方法

牙周炎的发生发展受到多种全身或局部因素的影响，对牙周炎患者进行危险因素分析有利于理解患者的病情进展，对判断预后有重要意义。牙周风险评估模型用来评价患者牙周病进展的风险，模型中包括了6个与牙周炎预后相关的危险因素（图2-2-8）：

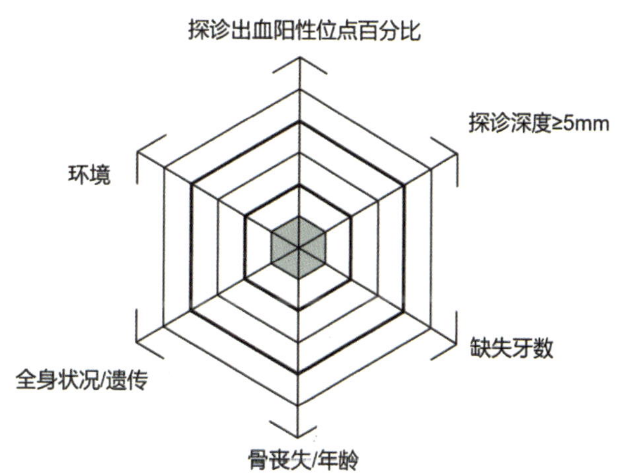

图 2-2-8 牙周炎风险评估模型（Lang 和 Tonetti 设计）

①牙周探诊出血（BOP）阳性位点的百分比，低风险：牙周探诊出血（BOP）< 10%；中风险：牙周探诊出血（BOP）10%~25%；高风险：牙周探诊出血（BOP）> 25%；

②探诊深度（PD）≥ 5mm 位点数，低风险：位点数 < 4；中风险：位点数 4~8；高风险：位点数 > 8；

③缺失牙数，低风险：缺失数 < 4；中风险：缺失数 4~8；高风险：缺失数 > 8；

④骨吸收与年龄的比值，低风险：< 0.5；中风险：0.5~1.0；高风险：> 1.0（用牙周破坏最严重的一颗牙的骨吸收占根长的百分比值除以患者的年龄，如本病例患者45岁，骨吸收占根长的比值为 50%，则这一比值为 50/45=1.11）；

⑤全身系统疾病或易感基因（例如糖尿病）；

⑥环境因素，如吸烟，低风险：戒烟五年以上或不吸烟；高风险：每日 20 支以上。

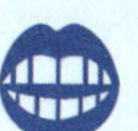

六、思考题

1. 慢性牙周炎的诊断要点有哪些？

2. 牙周基础治疗的内容有哪些?

七、科普小常识

1. 什么是牙周病?

牙周病早期最常见的症状是牙龈出血，随后出现牙周袋、牙槽骨吸收、牙齿松动。到了晚期会出现牙齿胀痛、酸痛甚至剧烈疼痛，最终导致牙齿松动、脱落。因此，如果我们在日常生活中出现牙龈出血、牙龈萎缩或牙齿松动脱落等症状，需及时就医。

打个简单的比喻，可以将牙齿比作大树，牙槽骨比作大树周围的土壤，而牙周病就如同大树周围的水土流失。如今，牙周病是成年人牙齿缺失的主要原因，很多人的牙周健康意识差，易使牙周炎逐渐发展，破坏牙周组织，最终导致牙齿脱落。

2. 牙周病对身体有没有危害?

牙周病不仅会造成牙龈红肿、牙龈出血等症状，与全身疾病的发生发展也密切相关，如心脑血管疾病、糖尿病、类风湿关节炎、呼吸道疾病等。

3. 牙周病应该如何预防?

①正确的刷牙方法。成年人应学会 Bass 刷牙法，早晚各 1 次，可有效控制牙菌斑，还可以通过按摩牙龈，促进牙龈的血液循环，增强牙龈组织的抵抗力；

②定期洗牙，戒除吸烟等不良习惯。建议每年至少洗牙 1~2 次，有效清除牙垢和牙结石；

③积极治疗牙周炎症。牙周支持组织的损伤通常是不可逆的，早发现和早治疗是牙周疾病治疗的关键，一旦出现牙周病的早期症状，如牙龈出血、牙龈肿胀等，应及时检查和治疗，建议牙周病患者要定期到专业的口腔牙周病专科就诊，进行完善的牙周基础治疗，基础治疗之后也要遵医嘱按时复诊，晚期的治疗效果较差；

④控制全身系统性疾病。牙周炎和系统性疾病之间是双向关系，互相影响，积极治疗系统性疾病能够有效缓解牙周炎的症状。

第三节　药物性牙龈肥大（案例11）

核心提示

❖药物性牙龈肥大的临床表现和诊断要点是什么？

❖药物性牙龈肥大的治疗原则有哪些？

一、病历资料

1. 病史

李××，男性，53岁，主因“牙龈肿胀3年”就诊。患者3年内发现牙龈肿胀明显，近几个月加重，半年前出现刷牙出血，出血量不大，可自行停止，无自发性出血，遂来我科就诊。

2. 既往史

高血压病史2年余，口服“硝苯地平缓释片”，其间未曾停药。否认血液系统疾病及其他系统性疾病史。否认有食物药物过敏史。

3. 家族史

无牙龈肥大病史。

4. 口腔卫生习惯

刷牙2次/天，每次1分钟，竖刷法。无使用牙线、牙缝刷习惯；无抽烟等不良嗜好；无磨牙等不良咀嚼习惯。

5. 口腔检查

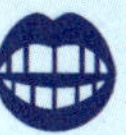

全口口腔卫生状况差，牙石（++），牙龈色鲜红，质地韧，龈缘及龈乳头增生肥大，

覆盖 1/3 牙面，尤其以后牙区为重，牙龈呈分叶状。全口牙周探诊出血（BOP）（+），全口探诊深度（PD）普遍 5~6mm，探及龈下石，全口牙齿无松动。（图 2-3-1）

6. 实验室检查

白细胞 10.06×10^9/L，中性粒细胞 69%，淋巴细胞 22.6%，嗜酸性粒细胞 1.5%。

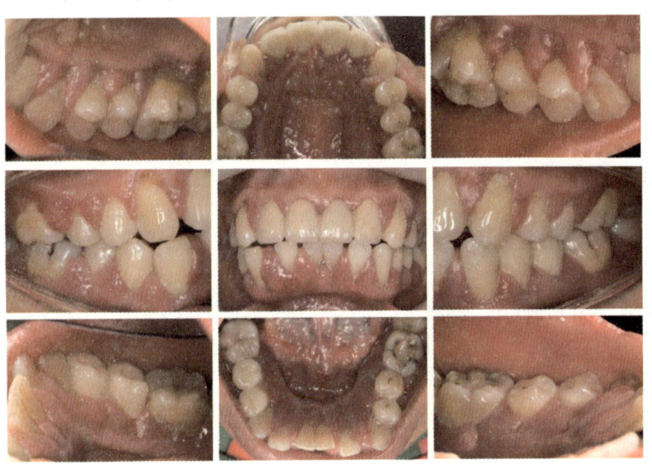

图 2-3-1　初诊口内照

7. 影像学检查

全口牙槽骨以水平吸收为主，普遍吸收达根中 1/3，31、32、41 吸收达根尖 1/3，46 近中根角形吸收达根尖，根分叉可见低密度影像。（图 2-3-2）

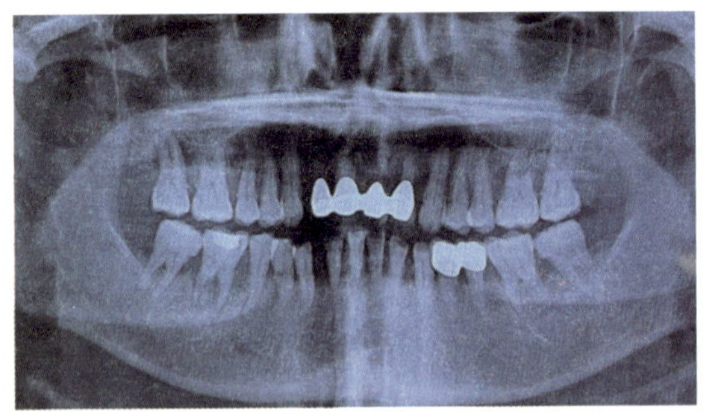

图 2-3-2　初诊曲面断层片

8. 初步诊断

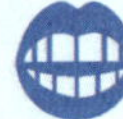

慢性牙周炎伴药物性牙龈肥大。

二、诊治经过

1. 治疗计划

（1）口腔卫生宣教（Bass 刷牙法、牙线及牙间隙刷的使用）；

（2）全口牙行龈下刮治术 + 根面平整术；

（3）6 周复诊，根据牙周恢复情况决定是否行牙周手术治疗；

（4）定期复查。

2. 治疗过程

（1）对该患者进行口腔卫生宣教；

（2）超声龈下刮治、手工龈下刮治及根面平整术；

（3）基础治疗后 1 月，患者的牙龈情况有明显好转，牙面上附着少量菌斑，继续牙周支持治疗。（图 2–3–3）

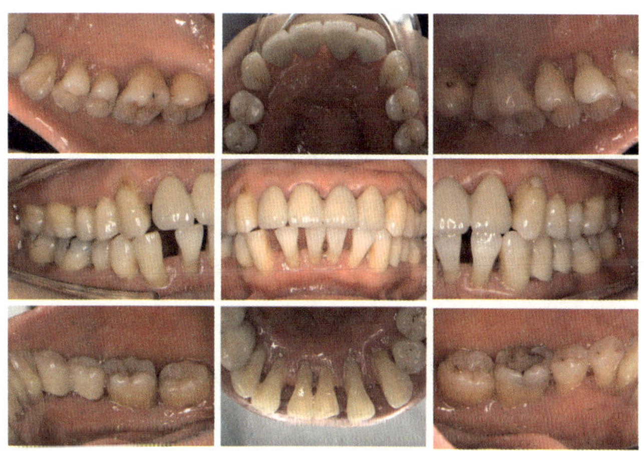

图 2–3–3　基础治疗后 1 月口内照

三、案例分析

1. 病史特点

（1）患者李 ××，男性，53 岁，以牙龈肿胀 3 年为主诉，可能的原因有以牙龈增生为主要表现的慢性牙龈炎，遗传性牙龈纤维瘤病，药物性牙龈肥大等，该患者有高血压病史并服用钙通道阻滞剂，符合药物性牙龈肥大的特点。

（2）体格检查结果：全口口腔卫生状况差，牙龈色鲜红，质地韧，龈缘及龈乳头增生肥大，尤其以后牙区为重，牙龈呈分叶状。

（3）实验室检查：白细胞 10.06×10^9/L，中性粒细胞 69%，淋巴细胞 22.6%，嗜酸性粒细胞 1.5%。

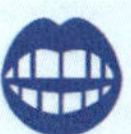

（4）辅助检查结果：全口牙槽骨以水平吸收为主，普遍吸收达根中 1/3，31、32、41 吸收达根尖 1/3，46 近中根角形吸收达根尖，根分叉可见低密度影像。

2. 诊断及诊断依据

（1）诊断：慢性牙周炎伴药物性牙龈肥大。

（2）诊断依据：典型的药物性牙龈肥大符合三大条件，一是有引起牙龈炎症的菌斑及局部刺激因素，如牙石，不良修复体等；二是牙龈的色、形、质发生改变，本案例中也符合；三是有可使牙龈增生的药物，本病例中的患者服用“硝苯地平缓释片”，是造成药物性牙龈肥大的三类药物之一。

3. 鉴别诊断

患者主要表现为全口的牙龈肿胀、增生明显，需与增生性龈炎、遗传性牙龈纤维瘤病及白血病性龈病损等相鉴别。

（1）与牙龈增生相鉴别：二者均表现为牙龈增生，一般炎症较明显，增生程度轻，无明显局部刺激及不良习惯，覆盖牙冠一般不超过 1/3，无长期服药史。

（2）与遗传性牙龈纤维瘤病相鉴别：药物性牙龈肥大有服药史而无家族史，牙龈增生主要累及龈缘和龈乳头，一般不波及附着龈。而遗传性牙龈纤维瘤病可同时波及龈乳头、游离龈及附着龈。药物性牙龈增生程度相对较轻，增生牙龈一般覆盖牙冠 1/3 左右，而牙龈纤维瘤病常覆盖牙冠的 2/3 以上。药物性牙龈增生者伴发慢性龈炎者较多，而牙龈纤维瘤病偶有轻度炎症。

（3）白血病性牙龈病损：出血不易止住，无长期服药史，血象异常，有明显的自发性出血。本案例中患者血象基本正常，可排除白血病性牙龈病损。

四、处理方案及基本原则

（1）去除局部刺激因素：通过洁治、刮治以清除菌斑、牙石，并消除其他一切导致菌斑滞留的因素。一些症状较轻的病例甚至牙龈肥大很明显的病例，经上述处理后，牙龈肥大状况可明显好转或消退。

（2）以往认为，停止使用或更换引起牙龈肥大的药物是对药物性牙龈增生的最根本的治疗，但是许多临床资料显示患者不停药经认真细致的牙周基础治疗即可获得理想的效果。对牙周治疗后牙龈肥大状况改善不明显的患者应考虑停止使用钙拮抗剂，与相关的专科医师协商更换使用其他药物。

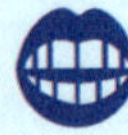

（3）手术治疗：对于牙龈增生明显的患者，即使经上述治疗，增生的牙龈仍不能完全消退者，可采用牙龈切除并成形的手术治疗。手术应选择在全身病情稳定时进行。

（4） 指导患者严格控制菌斑，以减轻服药其间的牙龈增生程度，减少和避免术后的复发。

五、要点与讨论

1. 与牙龈增生有关的常见药物有三类

钙通道阻滞剂——硝苯地平（抗高血压药）；

抗惊厥药——苯妥英钠（治疗癫痫）；

免疫抑制剂——环孢菌素。

2. 药物性牙龈肥大的治疗流程

（1）去除局部刺激因素；

（2）牙周基础治疗；

（3）局部药物治疗；

（4）手术治疗；

（5）必要时与相关科室协商，停止使用或更换引起牙龈增生的药物；

（6）指导患者严格控制菌斑。

3. 药物性牙龈肥大是否更换其他类型药物

药物性牙龈增生主要还是菌斑介导下引起的，在牙周病学疾病新分类（2018 年）中，该诊断名：Gingivitis-dental biofilm-induced ，再次反映本类疾病在治疗过程中， 菌斑控制的重要性。

硝苯地平类引起的药物性牙龈增生，在一些书上建议更换药物，但是也有文献表明更换药物可能导致血压失控，引发更严重的全身问题。因此，本案例的治疗过程中，决定不更换药物。

患者牙龈增生严重，牙龈呈现结节状的增生，容易在增生处滞留菌斑，不利于菌斑的控制。在初诊时，调动患者的依从性，并尽快让患者掌握良好的口腔卫生方法。牙周基础治疗， 不断强化口腔卫生宣教，且在疾病治疗的初期密切地进行回访和维护治疗， 这些都是为了达到良好的菌斑控制。在不更换高血压药物的情况下，药物性牙龈增生是完全有可能恢复的。间接表明药物的使用和机体易感性是次要的病因，主要还是菌斑作为始发因素扮演重要角色，因此以菌斑为导向的治疗对药物性牙龈增生的预后有重要意义。

4. 药物性牙龈肥大是否需要手术治疗

本例药物性牙龈增生的患者， 在通过牙周基础治疗以后， 牙龈形态获得改善， 但是一开始并没有立即恢复正常的外形。不理想的牙龈外形也会导致菌斑更容易滞留及影

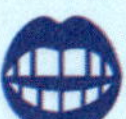

响患者的心理健康。因此是否需要早期的手术介入，一度成为讨论的焦点。手术介入的方式虽然可以立竿见影，但是如果在菌斑控制良好的基础下，耐心地等待牙龈的自我改建，可无需手术治疗。

5. 小结

对药物性牙龈增生的个体进行基础治疗（反复强调自我菌斑控制的重要性），联合牙周维护治疗，通过良好的菌斑控制，在不更换高血压药物，不行手术治疗的情况下，药物性牙龈增生仍有可能恢复正常形态，并且稳定不再复发。

六、思考题

1. 引起药物性牙龈肥大的药物有哪些？
2. 药物性牙龈增生的治疗流程是什么？
3. 什么情况下需要停药及手术？

七、科普小常识

什么是药物性牙龈肥大？

药物性牙龈肥大是指长期服用某些药物而引起的牙龈纤维性肥大和体积增大。与药物性牙龈肥大有关的三类常用药物：①抗癫痫药物，如苯妥英钠；②免疫抑制剂，如环孢菌素；③钙通道阻滞剂，如硝苯地平、维拉帕米等。

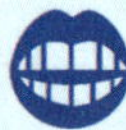

第四节　牙龈瘤（案例 12）

核心提示

❖ 牙龈瘤的临床表现有哪些？

❖ 牙龈瘤的治疗方案是什么？

一、病历资料

1. 病史

陈 ××，女性，51 岁，主因“上前牙牙龈肿物复发 1 月余”就诊。患者自述 8 年前于社区医院行“上前牙区肿物切除”（具体不详），术后无不适。1 月前发现上前牙牙龈处肿物复发，刷牙与咬硬物时出血，无疼痛，今来就诊。

2. 既往史

高血压 5 年，口服“地平类”药物控制血压，自诉血压能够控制。否认抗凝血药物服用史。

3. 口腔检查

11、21 间隙较大，唇侧龈乳头增生肥厚，覆盖部分牙面，腭侧半球状增生物带蒂，直径约 0.8cm，色暗红，有动度，无触痛，牙周探诊出血（BOP）（+），可探及龈下牙石及菌斑。（图 2-4-1）

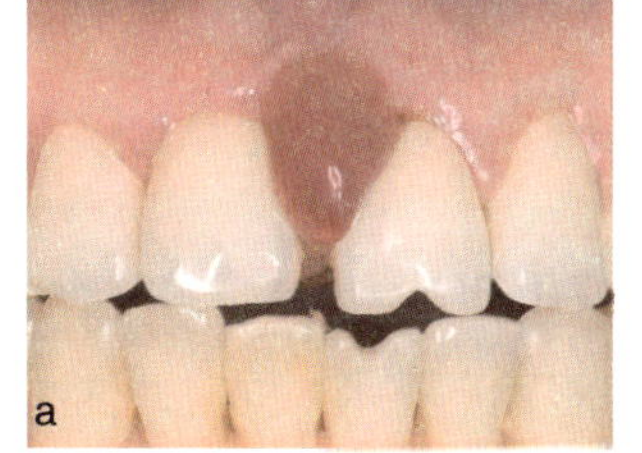

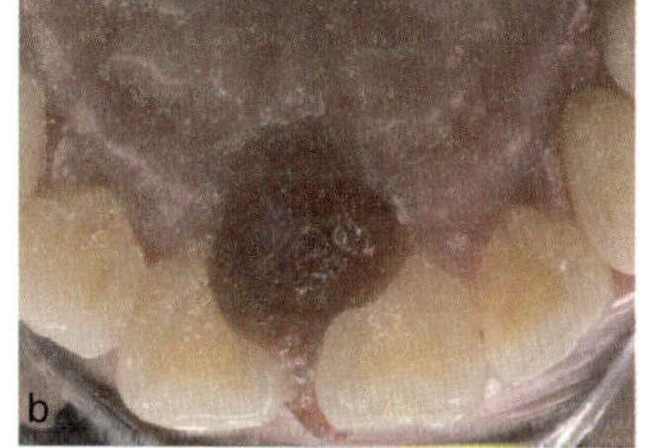

图 2-4-1　初诊口内照
a.11、21 牙龈唇面观　b.11、21 牙龈腭面观

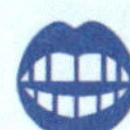

11、21近中牙面可见软垢、结石，叩痛（–），I度松动，冷热测同对照牙。口腔卫生一般，尤以下前牙舌侧结石较多，全口牙龈红肿，探诊出血，未探及明显附着丧失（AL），余牙无明显牙齿松动。

4. 影像学检查

11、21牙槽骨吸收约根长的1/3，牙周膜增宽。根尖未见明显低密度影像。（图2–4–2）

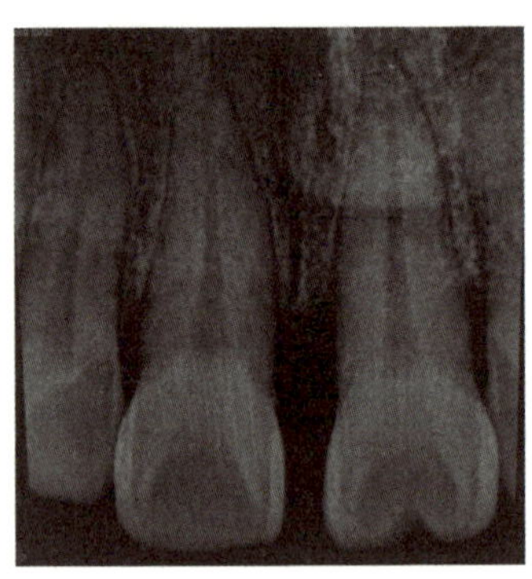

图2–4–2　初诊11、21根尖片

5. 初步诊断

牙龈瘤。

二、诊治经过

1. 治疗计划

（1）实验室检查，排除禁忌，行全口龈上洁治术+11、21龈下刮治术；

（2）肿物切除术及牙龈成形术；

（3）将切除物进行组织病理学检查，明确诊断，若为牙龈瘤，告知患者此病复发率较高，若反复发作，不排除拔牙可能。

2. 治疗过程

（1）第一次治疗：治疗时使用3%双氧水含漱1分钟，然后进行全口龈上洁治；11、21在局麻下行龈下刮治术+根面平整术，同时冲洗、抛光，龈沟内置碘甘油。

（2）基础治疗后1周：口腔卫生情况尚可，牙龈色、形、质较上次明显好转，前牙区瘤体明显缩小。（图2–4–3）

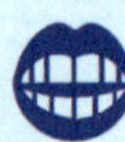

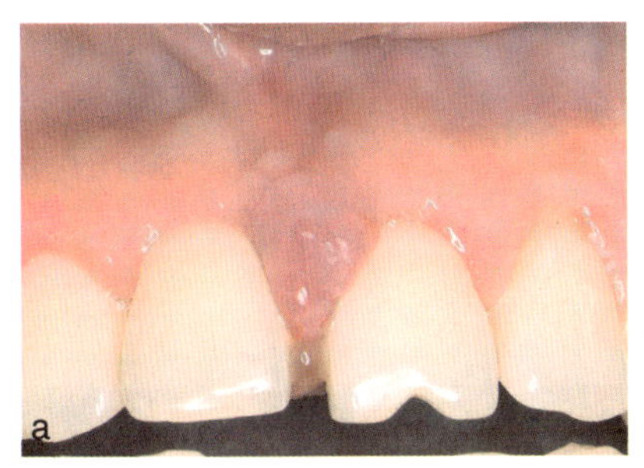

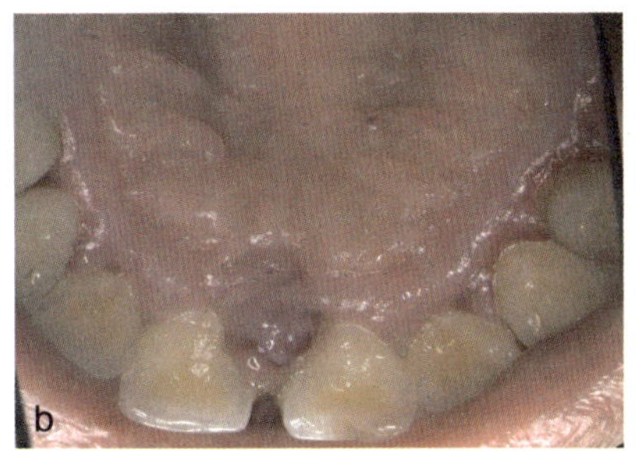

图 2-4-3　基础治疗后 1 周

a.11、21 治疗后 1 周牙龈唇面观　b.11、21 治疗后 1 周牙龈腭面观

（3）上前牙区牙龈炎症明显消除，考虑行牙龈瘤切除术。碘伏消毒，甲哌卡因局麻下，牙周探针定位瘤体基底深度，尽量保留唇腭侧角化龈，将瘤体完整切除（切除物置于福尔马林溶液中），11、21 牙龈翻瓣，去除肉芽组织，刮除病变累及牙周膜与骨膜，球钻修整牙槽骨，冲洗，修整龈瓣。压迫止血，对位缝合，术毕。（图 2-4-4）

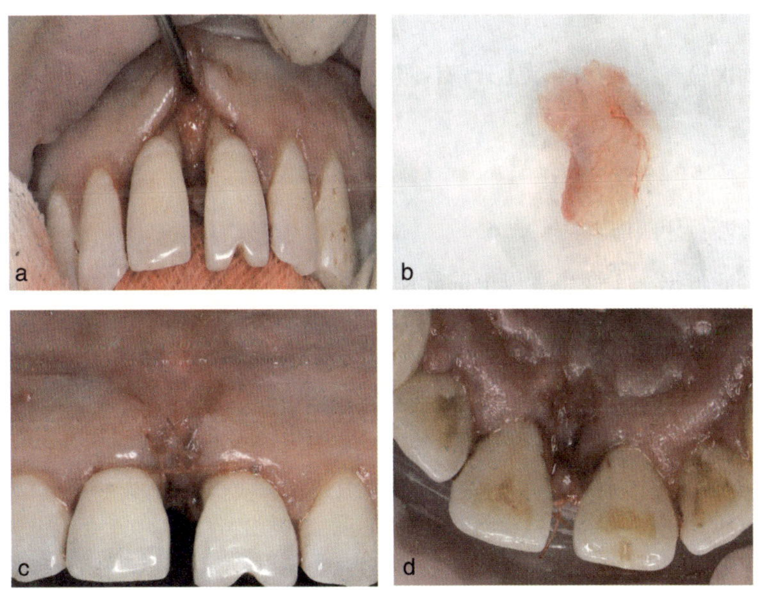

图 2-4-4

a. 术中翻瓣　b. 肿物切除　c. 术后唇侧观　d. 术后腭侧观

（4）术后 2 周：口腔卫生情况尚可，牙龈基本恢复（图 2-4-5）。医嘱：定期复查，日常用牙间隙刷清理牙间隙，3 月后复查。

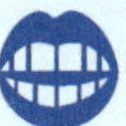

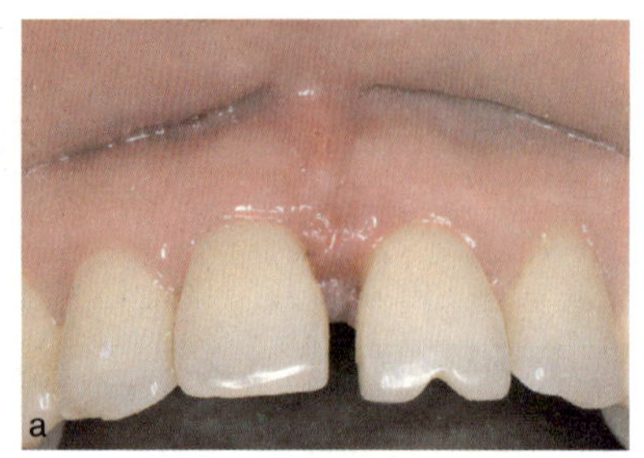
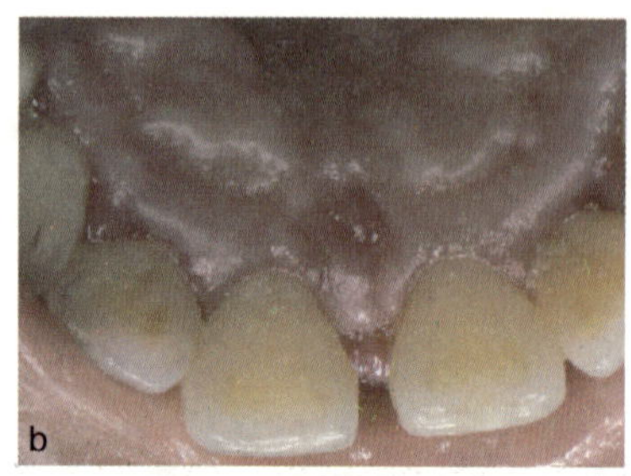

图 2-4-5 术后 2 周口内照
a.11、21 术后 2 周牙龈唇面观 b.11、21 术后 2 周牙龈腭面观

三、案例分析

1. 病史特点

（1）患者陈 × ×，女性，51 岁，以上前牙牙龈肿物复发 1 月余为主诉。

（2）体格检查结果：11、21 间隙较大，唇侧龈乳头增生肥厚，覆盖部分牙面，腭侧半球状增生物带蒂，直径约 0.8cm，色暗红，有动度，无触痛，牙周探诊出血（BOP）（+）。

（3）辅助检查结果：11、21 牙槽骨吸收约根长的 1/3，牙周膜增宽。根尖未见明显低密度影像。

2. 诊断及诊断依据

（1）诊断：牙龈瘤。

（2）诊断依据：①该患者以上前牙瘤样增生为主诉；②患者主要临床表现为上前牙区牙龈增生，带蒂，易出血，周围有局部刺激反应；③病理结果报告为牙龈瘤。

3. 鉴别诊断

本病应与发生于牙龈的恶性肿瘤相鉴别。若增生物表面呈菜花状溃疡，易出血，发生坏死，应与牙龈癌鉴别。瘤体切除后应做组织病理学检查以确诊。

四、处理方案及基本原则

牙龈瘤的主要治疗方法是手术切除。切除必须彻底，否则易复发。手术时，应在肿块基底部周围的正常组织上做切口，将瘤体组织连同骨膜完全切除，刮除相应部位的牙周膜，以防止复发。创面可用牙周塞治剂保护。复发后一般仍可按上述方法切除，若复发次数多，即使病变波及的牙无松动，也应将牙拔除，防止再发。

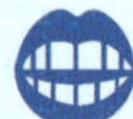

五、要点与讨论

牙龈瘤的治疗要点有以下几方面

（1）对于病因明确的炎性牙龈瘤，首先是去除一切局部刺激，如洁治、龈下刮治、拆除不合适的假牙等。其次是认真做好个人口腔健康的维护工作。经上述治疗后牙龈瘤体会明显缩小或消失，因此对于牙龈瘤的患者应待牙龈色、形、质接近于正常健康牙龈，无探诊出血，且形态稳定后再重新考虑是否需要切除，手术时在保证瘤体完全切除的基础上，尽量保证唇颊侧角化龈的完整性，避免骨面暴露引起的牙槽骨进行性吸收。

（2）如果经过前期治疗瘤体没有完全消失或者瘤体本身范围过大影响进食，可考虑手术切除，但在切除前要持续强化患者的日常菌斑控制（使用牙线 / 牙缝刷）和严格定期观察。如最终决定切除，应在术前谨慎设计切口，尽量降低美学风险。手术应到达骨面，去除对应位置的骨膜和少量牙槽骨，并刮除该处的牙周膜。

（3）要注意牙龈瘤有复发的可能性。如果复发次数多，即使病变波及的牙齿无松动，也应及时将牙拔除防止再发。

（4）牙龈瘤的切除尽量由牙周医生和口腔外科医生共同完成，过大的牙龈瘤切除后可能会造成附着龈的减少，必要时要做软组织增量手术。

六、思考题

牙龈瘤的诊疗思路是什么？

七、科普小常识

1. 什么是牙龈瘤？

牙龈瘤是牙龈上皮特别是龈乳头处局限生长的炎症反应性瘤样增生物。牙龈瘤虽然长相可怕，但并无肿瘤的生物学特征和结构，所以不是真性肿瘤。一般长在牙齿之间的牙龈（龈乳头）处。

2. 牙龈瘤好发人群有哪些？

牙龈瘤女性较多见，以青年和中年人为常见。

3. 为什么会得牙龈瘤？

牙龈瘤一般由残根、牙石、不良修复体等局部因素引起，与机械刺激或慢性炎症刺激有关，此外还与内分泌因素有关，如妇女怀孕期间容易发生牙龈瘤，分娩后则牙龈瘤缩小或停止生长。

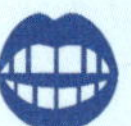

4. 牙龈瘤有哪些危害？

牙龈瘤的危害主要在局部，一般可引起牙龈反复发炎、肿胀、疼痛、出血。发展到一定时期，由于瘤体范围较大，时间较长，可破坏牙槽骨，最终导致牙齿松动、脱落、瘤体破溃，可导致大量出血及感染，但一般不会引起恶变，经治疗可缓解。

5. 怎么治疗牙龈瘤？治疗后的效果怎么样？

去除菌斑、牙石和不良修复体等刺激因素，手术切除牙龈瘤，术后预后一般较好。如术后反复复发，则需要在手术时将病变肿块完全切除，并拔除牙龈瘤波及的牙，同时用刮匙或者骨钳将病变波及的牙周膜、骨膜以及邻近的骨组织去除，术后治疗效果较好。

（本章作者：那颖旭　张丽娟）

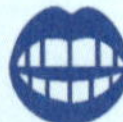

第三章
口腔颌面外科

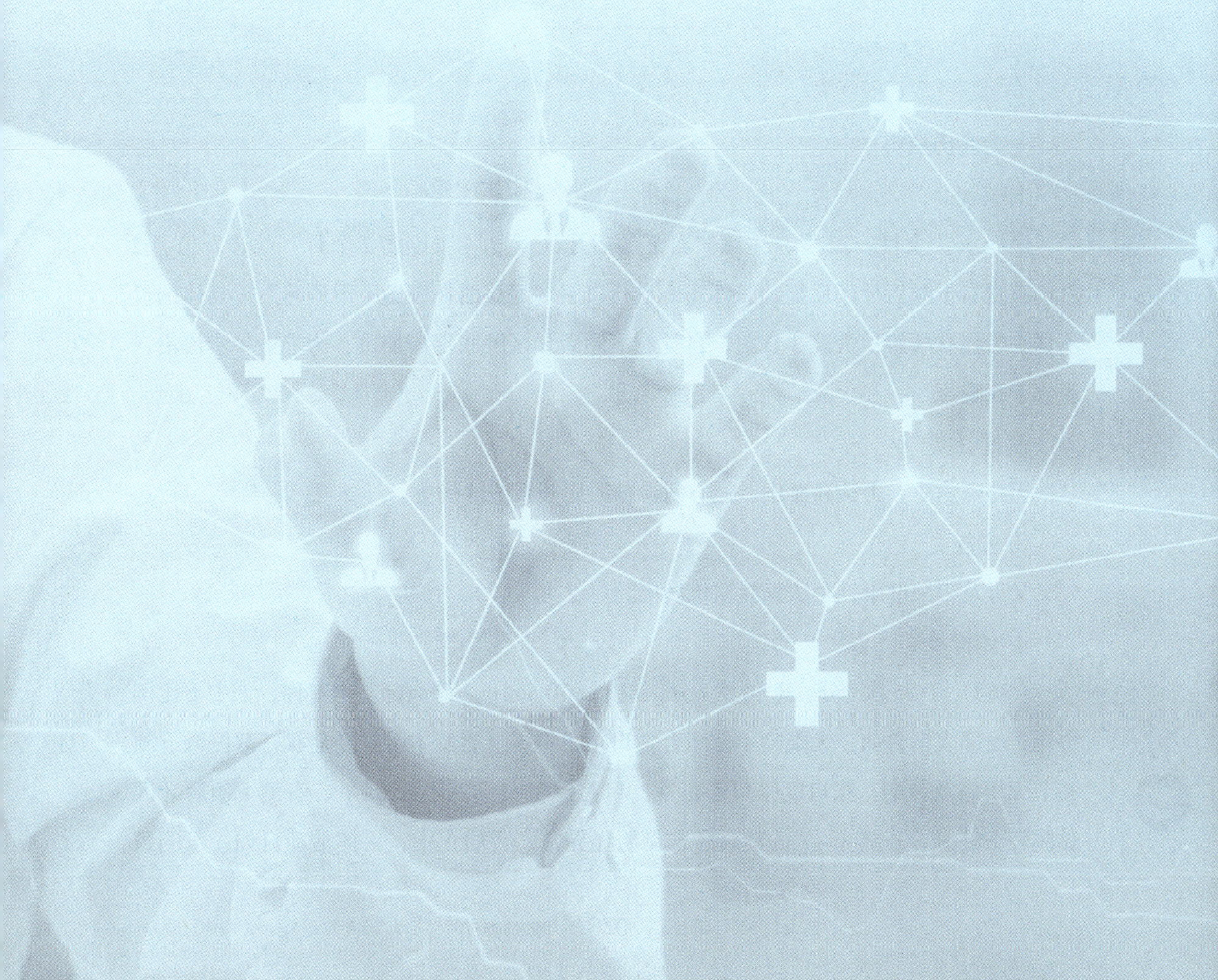

第一节　拔牙术（案例 13）

核心提示

- ❖拔牙术中术后常见并发症处理方案及防治原则。
- ❖拔牙的适应证及禁忌证。
- ❖拔牙的器械及麻醉。
- ❖各类牙的拔除。

一、病历资料

1. 病史

康 ××，女性，22 岁，主因“右下颌后牙区反复肿胀疼痛 2 个月”就诊。患者 2 月前自觉右下颌后牙区反复肿胀疼痛，自行口服“阿莫西林胶囊 + 甲硝唑”（具体剂量不详）后症状缓解；入院 3 日前，自觉右下颌后牙区肿胀疼痛加重，为求进一步诊治，就诊于我院。

2. 既往史

无特殊病史，否认高血压、冠心病、糖尿病等系统性病史。

3. 家族史

父母及弟弟健康，否认家族遗传病史。

4. 体格检查

T 36℃，P 85 次 / 分，R 20 次 / 分，BP121/70mmHg，颌面部基本对称，上中下比例协调，面部表情自如，无眼睑不能闭合、口角歪斜、下唇麻木等神经症状，双侧颞下颌关节无压痛及弹响。张口度张口型正常，口腔卫生一般，牙石（+），右侧下颌后牙区黏膜轻微红肿，压痛（-），其余牙未见明显异常，舌居正中，舌体活动自如。双侧颈

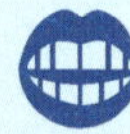

部及颌下区未触及肿大淋巴结。

5. 辅助检查

CBCT示：38水平中位阻生，48近中中位阻生，与下颌神经管关系密切。左侧上颌窦底可见边缘清晰的不规则密度增高影。（图3-1-1）

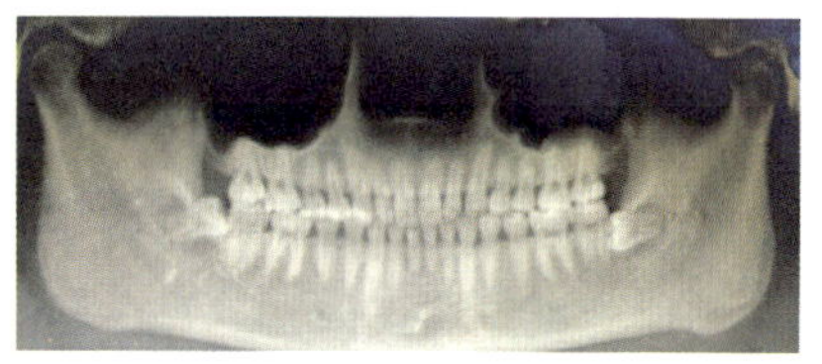

图3-1-1 术前CBCT

二、诊治经过

1. 初步诊断

①38水平中位阻生，48近中中位阻生；②左侧上颌窦炎。

2. 诊治计划

手术室全麻下拔除38、48；完善术前相关化验检查，排除全麻禁忌证，做好术前准备；告知患者及家属手术风险并签署手术同意书。

3. 手术过程（图3-1-2）

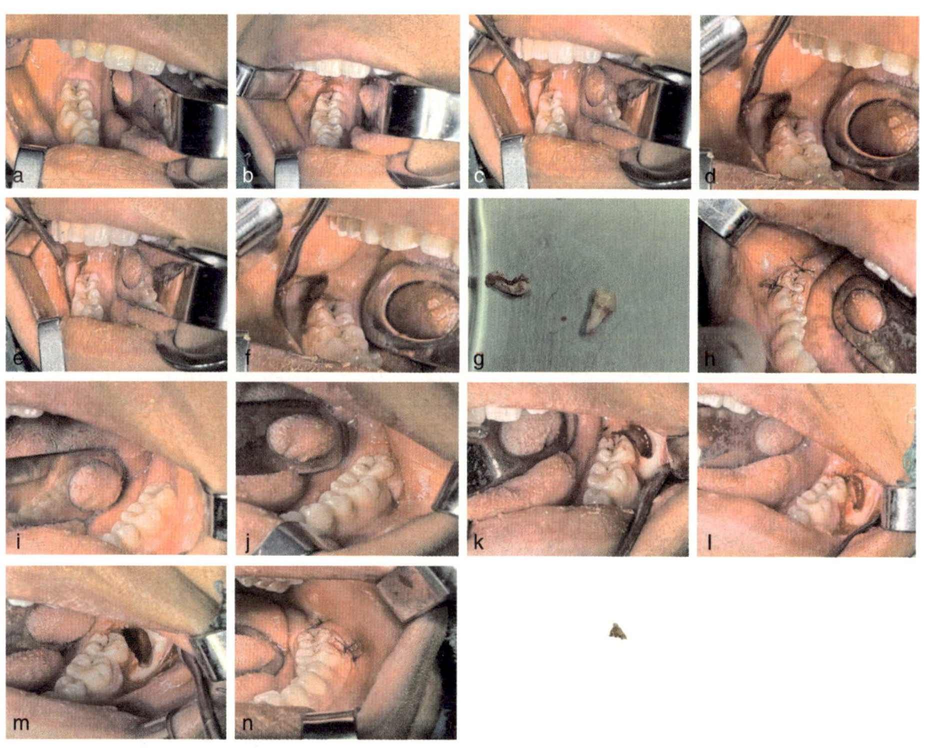

图3-1-2 38拔除过程图

a. 暴露47远中 b. 切开牙龈 c. 翻开龈瓣，暴露骨面及患牙 d. 动力系统分开近远牙根 e. 牙挺挺出远中牙根 f. 牙挺挺出近中牙根 g. 拔除的48患牙 h. 缝合48伤口 i. 暴露37远中 j. 切开牙龈 k. 翻开龈瓣，暴露骨面及患牙 l. 动力系统去除近中阻力 m. 牙挺挺出牙根 n. 缝合38伤口

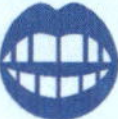

手术后行抗生素抗炎治疗及补液治疗。

三、拔牙术中术后常见并发症处理方案及防治原则

1. 晕厥

局部麻醉及拔牙术中患者可能会发生晕厥，一般是因为恐惧、饥饿、疲劳、全身状况较差等因素所引起的。临床表现：前驱症状有头晕、胸闷、面色苍白、全身冷汗、四肢厥冷无力、脉快而弱、恶心及呼吸困难；未经处理则出现心率减慢，血压急剧下降，短暂的意识丧失。防治原则：做好患者术中及术前的思想准备，消除紧张情绪，避免空腹进行手术，一旦发生晕厥，应立即停止麻醉及手术，把座椅放平，使患者处于头低位；保持呼吸道畅通，芳香氨乙醇或氨水刺激呼吸，针刺人中穴，迅速吸氧及建立静脉通路。

医护人员要重视患者所表述出来的所有不适，并及时处理。晕厥患者经适当处理恢复后，一般仍可继续拔牙手术。

2. 麻药过敏反应

在进行局部麻醉时，有部分患者可能会出现对麻药过敏的情况要详细询问患者的过敏史，是否之前使用过麻药。临床表现：分为延迟反应及即刻反应，对于轻症过敏反应，可以肌肉注射糖皮质激素及异丙嗪，迅速吸氧；针对重症过敏患者，出现抽搐及惊厥时，立即静注地西泮，或两次静注 2.5% 硫喷妥钠，每次 3~5mL，直至惊厥停止；若出现呼吸骤停，则立马开始心肺复苏抢救。

3. 牙根折断、牙及断根移位

牙根折断是拔牙术中常出现的并发症。造成牙根折断的原因主要有操作不当、牙体组织条件差，以及解剖等因素。首先在行拔牙术之前，应向患者说明拔牙风险及牙根折断风险，若发生了牙根的折断，无法看清折断牙根及情况不明者必须拍摄 X 线片或 CBCT，确定折断牙根的位置及形态，制定手术方案，选择合适手术器械，并向患者说明情况及取断根所造成的创伤及风险，需要强调的是并非所有的断根均需取出，需综合分析患者状况、断根及根周情况、创伤大小、可能发生的更严重并发症等多个因素后，如对患者有利，可以不取。

断根移位通常是由于根尖周区域解剖上存在薄弱点，加上取根过程中盲目操作，器械顶在断根的断面上，并向根尖方向施力造成的。移位后的断根成为组织内的异物，原则上均应术中取出或者择期取出。

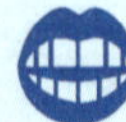

上颌磨牙区及前磨牙区的上方有上颌窦，如果上颌窦的位置低或者患牙有根尖周病变，上颌窦底的骨质破坏的话，容易使断根进入上颌窦。牙根进入上颌窦后可能出现三

种情况。①牙根完全进入上颌窦：表现为阻力突然消失，牙槽窝内不见牙根，窝底出血，根尖上方探及大空腔；鼻腔鼓气时，出现牙槽窝漏气征，X 线检查可见牙根位于窦腔内。②窦底已穿破而牙根黏附于窦底黏膜上：一般是有慢性炎症的较小断根，可能出现牙槽窝漏气现象；X 线检查牙根位于窦底穿通处的边缘，未远移。③牙根移至窦底下方，未穿破黏膜：检查时可发现牙根向深方移动，但无牙槽窝漏气征，X 线检查牙根未超越上颌窦底。

对于进入上颌窦的牙根可以使用翻瓣去骨法取出：在颊侧做一较大的梯形瓣，近中切口应考虑到作上颌窦前壁开窗的可能性，而应留有向前上延伸的余地，去除颊侧骨板至窦底水平，取腭根时应去除牙槽中隔；如牙根未完全进入窦腔内，此时通常可直视下发现并取出断根；如在窦底水平未找到牙根，可向上去除窦前壁骨板，直至找到牙根，前壁开窗要尽量小。也有报道牙根进入无炎症的上颌窦未取出并未发生不良反应的情况。

下牙槽突舌侧骨板越向后越薄弱，故下颌磨牙的断根甚至整个牙(多为阻生第三磨牙)会因操作不当被推向舌侧，进入下颌骨舌侧骨膜下，或穿破骨膜进入舌下间隙、咽旁间隙。断根如在黏膜下，一般可触及，用左手手指向上向颊侧推挤，有时可使之推入牙槽窝；也可去除部分舌侧骨板后，左手手指固定牙根，用止血钳或刮匙将其取出。如牙根远离牙槽窝，先拍摄 X 线片定位，然后根据牙根所在的位置选择进入牙槽窝入路，舌侧翻瓣入路、或直接黏膜切开入路等方法取出。术中动作要稳和准，避免将牙根进一步推向深部。

4. 软组织及骨组织损伤

拔牙造成的软组织损伤多由于在安放牙钳时，牙龈分离不彻底，将牙龈夹入钳喙与牙之间，随牙拔出而发生牙龈撕裂；在骨凿、牙挺使用时，支点不牢、用力过大、保护不到位导致器械滑脱，会刺伤腭、口底等邻近组织；或者在使用高速涡轮钻时，若对周围软组织保护隔离不当，会将软组织缠卷损伤。软组织损伤后，可能会导致组织出血、肿胀、疼痛，甚至感染。操作时保持可靠的支点，使用有控制的力，稳妥有效地保护，避免过度的牵拉是防止发生软组织损伤的要点，必要时可对撕裂的软组织进行缝合治疗。

牙槽突骨折多因拔牙用力不当、牙根与牙槽骨粘连或牙根形态异常所致，拔除上颌第三磨牙时，如挺出方向不当，向远中施力过大，易造成上颌结节骨折。拔除下颌第三磨牙时，可造成舌侧骨板骨折。上颌尖牙拔除时，容易发生唇侧骨板骨折。发现牙槽突骨折后，如骨折片与牙根粘连，不可强行将其拔出，应用分离器仔细分离黏骨膜后再取出，避免牙龈撕裂。如牙已拔出，骨片一半以上无骨膜附着，应取出骨片，修整锐利边缘后缝合。若骨片大部有骨膜附着，可将其复位，牙龈拉拢缝合。牙槽突骨折后可引起术后

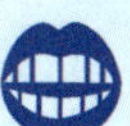

出血，较严重的肿胀及疼痛，且常伴有牙龈的撕裂。防治原则在于术前充分估计拔牙的困难程度，操作中勿使用突然的暴力，逐步加力扩大牙槽窝。对于牙根分叉大、根肥大的牙以及牙槽骨粘连紧密的牙齿，应采取动力系统辅助分牙分根的方法拔除。

拔牙造成下颌骨骨折的并发症极为罕见，且几乎皆在拔除下颌第三磨牙时发生。暴力是发生骨折的直接原因，在埋伏位置极深的阻生牙，或诸如骨质疏松症、囊肿、甲状旁腺功能亢进等病理情况下更易发生。术前应仔细地分析阻生牙的位置和骨质情况，避免术中暴力，可防止骨折的发生。一旦发生下颌骨骨折，要及早发现，按颌骨骨折的处理原则及时处置。

5. 神经损伤

拔牙时可能损伤的神经包括颏神经、舌神经、鼻腭神经、颊神经和下牙槽神经。鼻腭神经和颊神经不易损伤。

颏神经损伤发生在下颌前磨牙区手术时，多由于切开翻瓣或器械滑脱造成，如为牵拉或触压造成，可能在数月后恢复功能。

下牙槽神经损伤 90% 是由拔下颌阻生第三磨牙引起，其发生原因与下颌第三磨牙和下颌管解剖上邻近密切相关，也与拔牙难易、拔牙方法、拔牙技术有关；下牙槽神经损伤后，出现下唇及颏部皮肤不完全性麻木或兼有烧灼、刺痛、蚁走等异常感；为预防下牙槽神经的损伤，应术前仔细观察 X 线片，了解牙根与下颌管的位置关系，术中尽量减少对根尖方向的施力，深部取根要避免盲目操作，估计取出困难者可留置不取；治疗下牙槽神经损伤可使用减轻水肿、减压的药物，如地塞米松、地巴唑；促进神经恢复药物，如维生素 B_6、维生素 B_{12} 等；亦可用理疗；下牙槽神经损伤多可在半年内恢复，但也有相当一部分不能恢复，不能恢复者的麻木区域会缩小，部分痛觉可恢复。

舌下神经损伤发生率较低，易发生于舌侧骨板折断或器械滑脱的情况下。损伤主要表现为分布区域的感觉异常，如麻木、感觉迟钝、味觉障碍等。有人认为舌神经损伤后的恢复较下牙槽神经慢。

6. 术中出血

拔牙术涉及的软硬组织层次表浅且不复杂，但是术中有时仍会发生出血过多的情况。通过术前评估，因凝血功能异常及高血压引起的创面渗血的情况是应该避免的。

拔牙术中的软组织出血最常见于下颌阻生第三磨牙翻起黏膜骨膜瓣时，在切口范围内存在小血管，或者是切口超过颊侧前庭沟底，切断了面动脉的颊部分支所致，这种出血必须结扎血管。

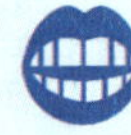

牙槽窝的出血来自牙槽骨内的无名小血管，需要骨蜡填塞出血口，如果是牙槽窝底

部明显出血，需要填塞可吸收性明胶海绵，甚至需要填塞碘仿纱条缝合止血。

四、要点与讨论

1. 拔牙的适应证

①牙体病损：牙体组织龋坏或破坏严重，用现有的修复手段已无法恢复的患牙。

②根尖周病：不能用根管治疗、根尖切除等方法治愈者可拔除。

③牙周病：牙周骨组织支持大部丧失，采用常规和手术治疗已无法取得牙的稳固和功能。

④牙折：冠折通常经过治疗处理一般是可以保留的。根中 1/3 折断一般为拔牙适应证。根尖 1/3 折断可经治疗后观察。脱位或半脱位的牙，如牙体组织基本完整，均应复位保留。

⑤错位牙：影响功能、美观、导致邻近组织病变或邻牙龋坏，不能通过正畸等方法恢复正常位置的牙。

⑥额外牙：常会引起正常牙的萌出障碍或错位，造成错𬌗畸形。

⑦埋伏牙、阻生牙：引起邻牙牙根吸收、冠周炎、牙列不齐、邻牙龋坏者均应拔除。

⑧滞留乳牙：影响恒牙萌出者应当拔除。如成人牙列滞留的乳牙，但对应恒牙先天缺失或无法就位，可暂保留。

⑨治疗需要：因正畸治疗需要进行减数的牙；因义齿修复需要拔除的牙；囊肿或良性肿瘤累及的牙；恶性肿瘤放疗前，为减少并发症的发生，拔牙适应证可适当放宽。

⑩病灶牙：引起颌骨骨髓炎、牙源性上颌窦炎等局部病变的病灶牙。

⑪颌骨骨折：颌骨骨折线上的牙或牙槽突骨折所累及的牙，应根据牙本身的情况决定，尽可能保留。

2. 拔牙的禁忌证

在每个患者拔牙之前都应询问患者全身状况，是否有糖尿病、高血压及心脏病等全身系统性疾病；是否有长期服用的药物比如活血、抗凝等药物；是否有吃早饭；女性患者还要询问是否在月经期；拍摄 X 线片及 CBCT，告知患者拔牙的风险及价格，签署拔牙知情同意书后，再进行拔牙。

①心脏病：6 个月内有心肌梗死的患者；近期心绞痛频繁发作；心功能Ⅲ－Ⅳ级或有端坐呼吸、发绀、颈静脉怒张、下肢水肿等症状；心脏病合并高血压者，应先控制血压后拔牙；有三度或二度Ⅱ型房室传导阻滞、双束支阻滞、阿斯综合征的患者。

②高血压：如血压高于 180/100mmHg, 则应先控制后再行拔牙；在注意血压的同时还应注意患者的自觉症状，如果患者自觉头晕、头痛，血压波动大，则应暂缓拔牙。

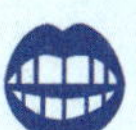

③血液病：血红蛋白在 80g/L，血细胞比容在 30% 以上，血小板计数高于 100×10^9/L 时，一般可以拔牙；急性白血病为拔牙的禁忌证；恶性淋巴瘤低度恶性者经合理治疗可有较长的生存期，可在有关专科医师合作下拔牙，但高度恶性者预后差，拔牙应慎重。

④糖尿病：空腹血糖应控制在 8.88mmol/L 以下；糖尿病患者接受胰岛素治疗者，拔牙最好在早餐后 1 ~ 2 小时进行，此时药物作用最佳。

⑤甲状腺功能亢进：静息脉搏在 100 次 / 分以下，基础代谢率在 +20% 以下方可进行。尽量减少对患者的精神刺激，麻药中勿加肾上腺素。

⑥肾脏疾病：内生肌酐清除率 >50%, 血肌酐 <132.6 μ mol/L（1.5mg/dL）， 临床无明显症状，则可以拔牙。应预防感染，避免肾功能恶化。

⑦肝炎：急性肝炎为拔牙禁忌证，慢性肝炎有肝功能损害者，术前应作凝血检查，术中加止血药物。

⑧妊娠及月经期：妊娠 4~6 个月为拔牙安全期；月经期应暂缓拔牙。

⑨急性感染期：一般牙齿处于急性感染期则暂缓拔牙，可局部冲洗换药，待炎症消除后拔牙；但是如果病变是牙源性的，拔牙有助于去除病灶及引流，且容易拔除的牙，应在拔牙后服用抗生素。

⑩长期服用抗凝药物：有部分患者长期使用华法林、阿司匹林等抗凝血药物，一般建议停药 7 日后，再拔除牙齿；长期使用肝素的患者，通常肝素静脉注射 6 小时后、皮下注射 24 小时后，方可拔除牙齿。

⑪恶性肿瘤：有恶性肿瘤牙齿已被累及的患者，单纯拔牙可能激惹肿瘤，并引起扩散；有放射治疗史的患者，放疗后 3~5 年内不应拔牙，否则会引起放射性骨坏死。

3. 拔牙的器械

（1）牙钳：

①牙钳的基本概念：是牙拔除术所使用的最基本器械，也是造成创伤最小的拔牙器械，因此牙钳应作为牙拔除术的首选器械。是由钳柄、关节和钳喙构成。（图 3–1–3）

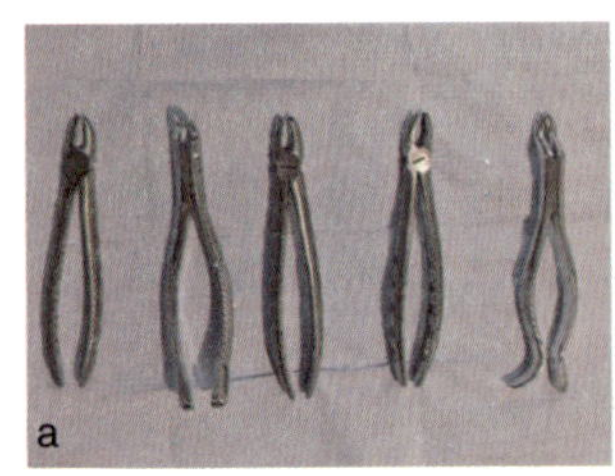

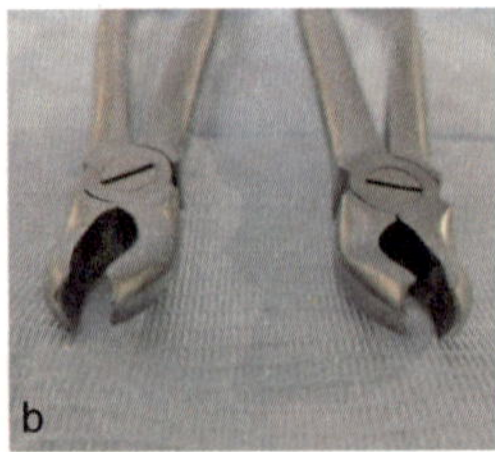

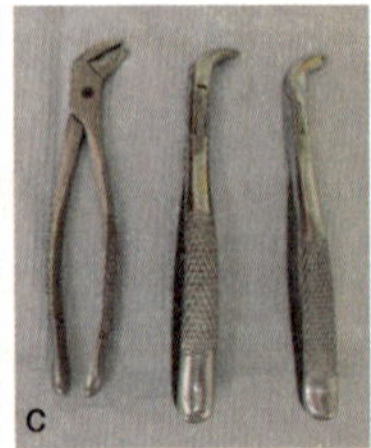

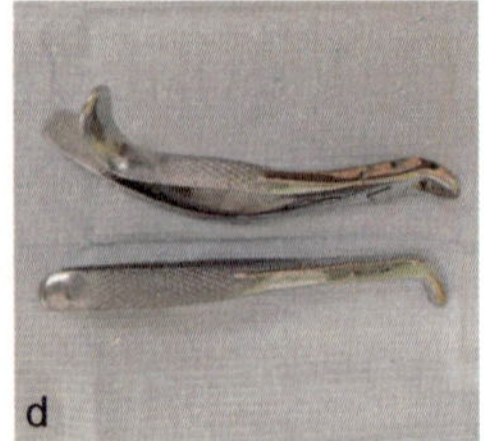

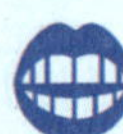

图 3–1–3　牙钳的种类

a. 上颌拔牙钳　b. 左侧及右侧上颌磨牙钳　c. 下颌拔牙钳　d. 上颌与下颌拔牙钳

②牙钳的使用方法：钳喙内侧凹面应与牙冠唇（颊）、舌（腭）侧面，牙颈部牙骨质，以及牙根面成面与牙钳面广泛接触。（图 3–1–4）

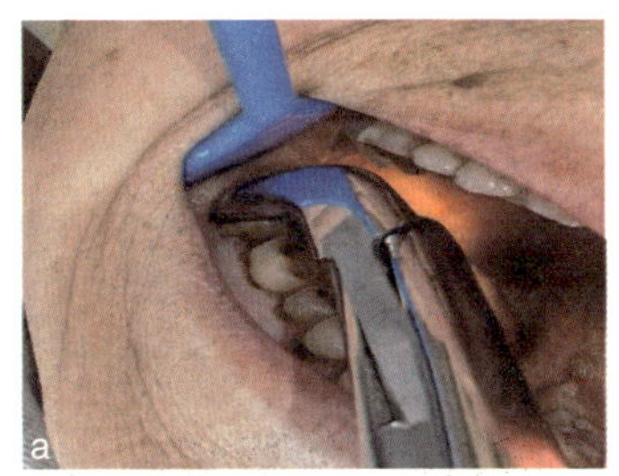
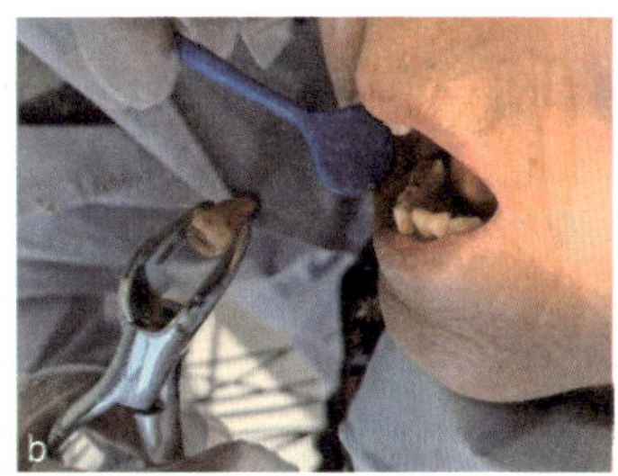

图 3–1–4 拔牙钳的使用
a. 拔牙钳在拔牙中的放置 b. 拔牙钳拔除患牙

（2）牙挺：

①牙挺的基本概念：是拔牙主要的器械，对牢固的或无法直接夹持的患牙，牙挺常为首选使用的器械（图 3–1–5）。牙挺由刃、柄和杆三部分组成。常常与牙钳配合使用。

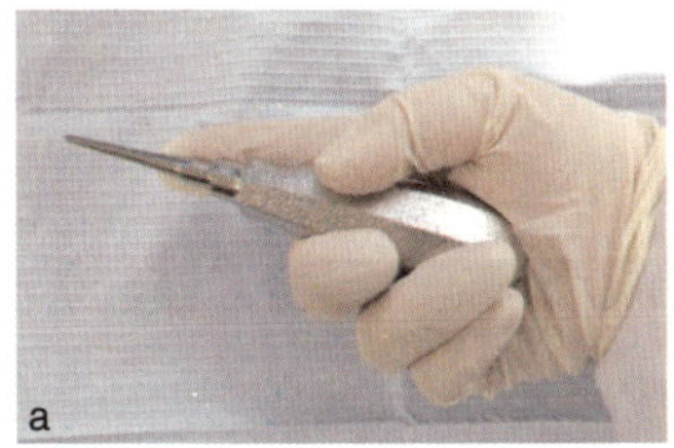
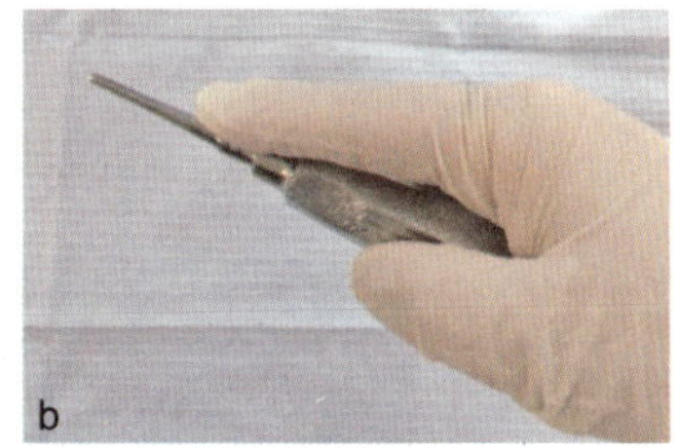

图 3–1–5 直牙挺的握持
a. 下颌牙—正握持 b. 上颌牙—反握持

②牙挺的使用方法：常用于拔除阻生牙、埋伏牙、错位牙、残根、残冠、断根以及较为牢固的患牙；不能以邻牙为支点；龈缘水平处的颊、舌侧骨板一般不应作为支点；必须用手指保护周围组织，用力的方向应准确，力量大小必须加以控制。（图 3–1–6）

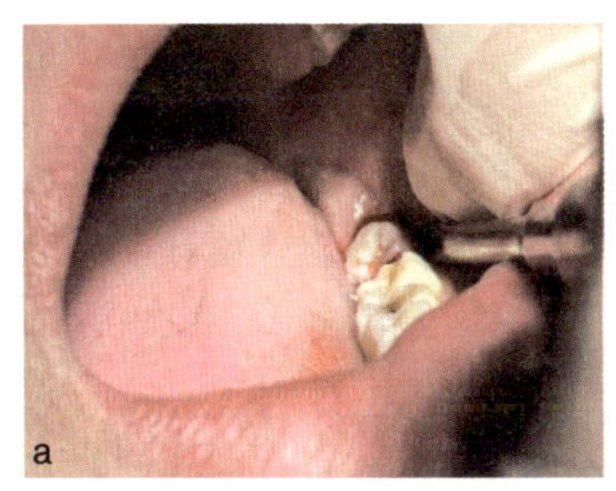
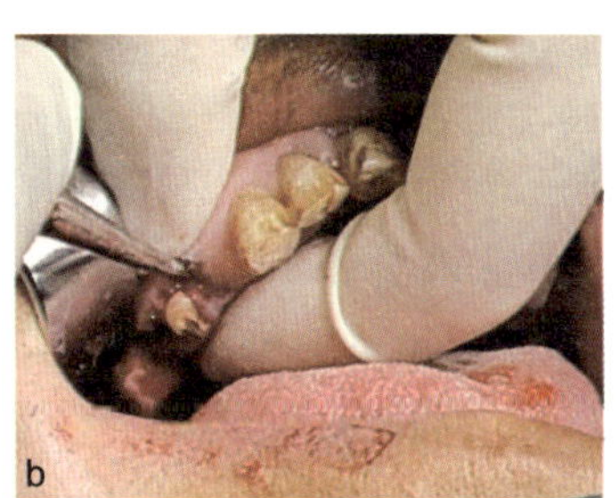

图 3–1–6 牙挺的使用方法
a. 牙挺拔除下颌牙 b. 牙挺拔除上颌牙

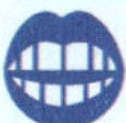

（3）动力系统：

拔牙术中最常用的动力系统为外科专用涡轮手机，由治疗椅提供动力源，切割能力强，振动小；它的头部呈 45° 仰角，且手柄长，这种结构可以便于手机进入口腔后部，并且有利于阻生牙的去骨和截冠。（图 3–1–7）

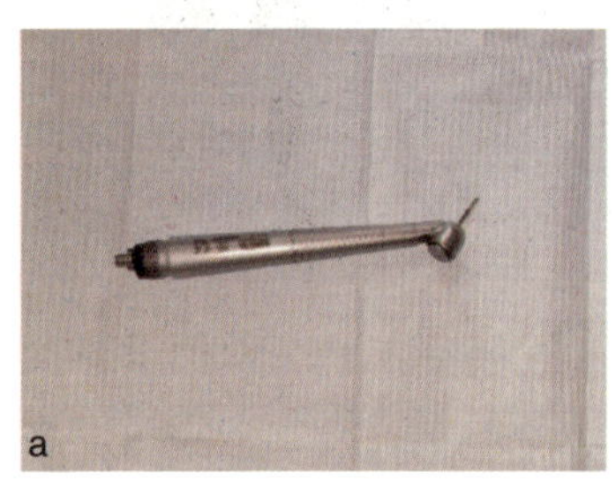

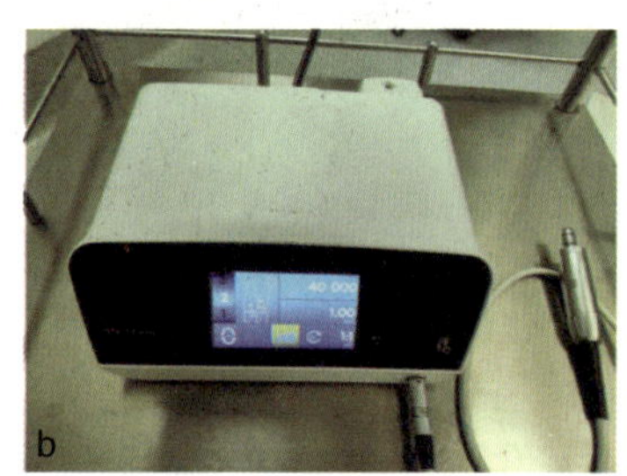

图 3–1–7　动力系统
a.45° 仰角涡轮手机　b. 电动驱动系统

（4）其他器械：

牙龈分离器、刮匙、手术刀、剪刀、骨膜剥离器、骨凿、锤子、骨锉、咬骨钳、缝合器械等。（图 3–1–8）

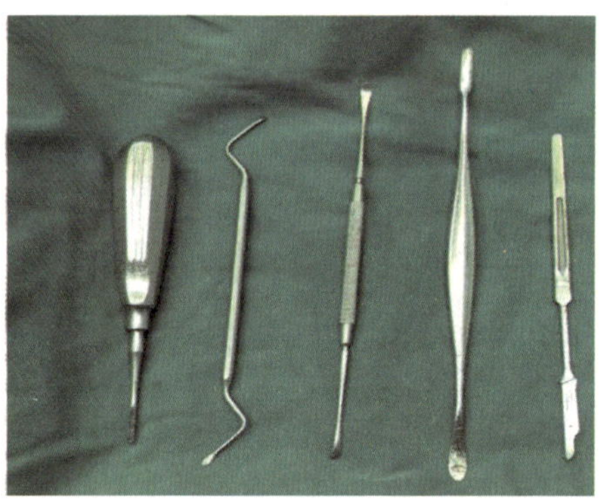

图 3–1–8　牙挺、刮匙、骨膜剥离器、手术刀、持针器

4. 拔牙前的麻醉

在拔牙术中，最常见的两种麻醉方式是局部浸润麻醉及神经阻滞麻醉两种方式。

（1）局部浸润麻醉：

是将局部麻醉药物注射于组织内，以阻断用药部位神经末梢的传导，产生镇痛的麻醉效果。浸润麻醉适用于口腔颌面部软组织范围内的手术以及牙、牙槽突的手术。常用药物为 1%~2% 的利多卡因、甲哌卡因肾上腺素注射液及阿替卡因肾上腺素注射液（碧

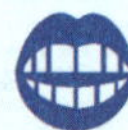

蓝麻）。（图 3-1-9~ 图 3-1-13）

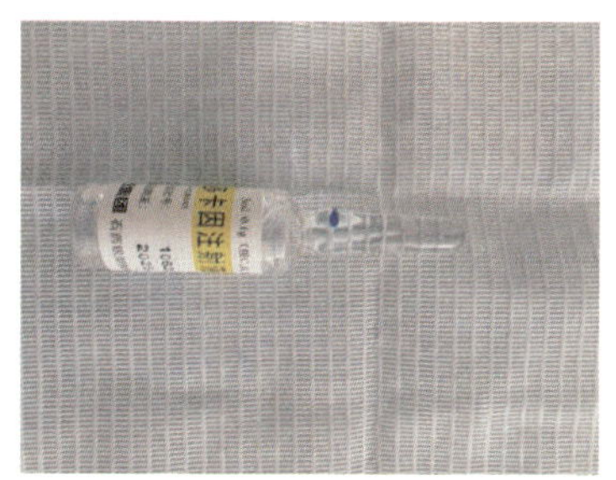

图 3-1-9　利多卡因注射液

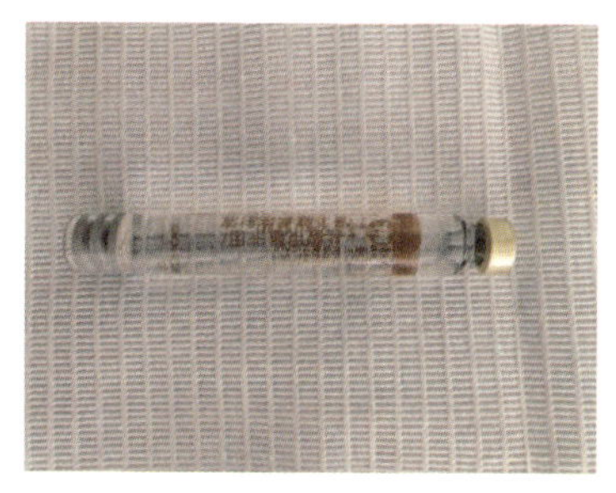

图 3-1-10　甲哌卡因肾上腺素注射液

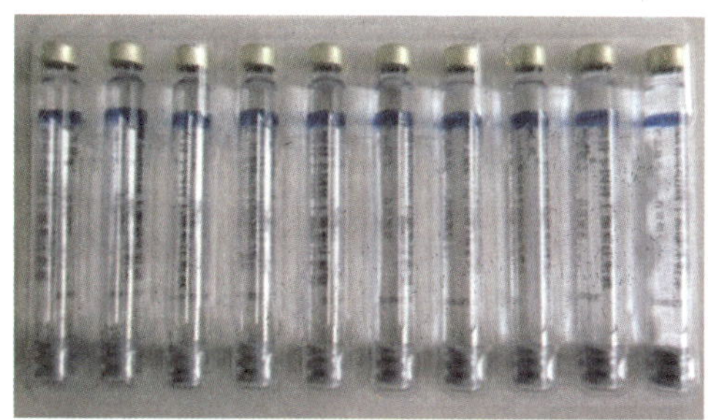

图 3-1-11　阿替卡因肾上腺素注射液

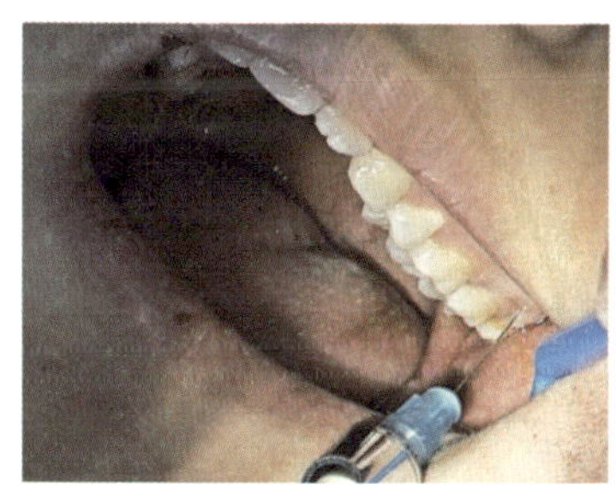

图 3-1-12　颊侧局部浸润麻醉

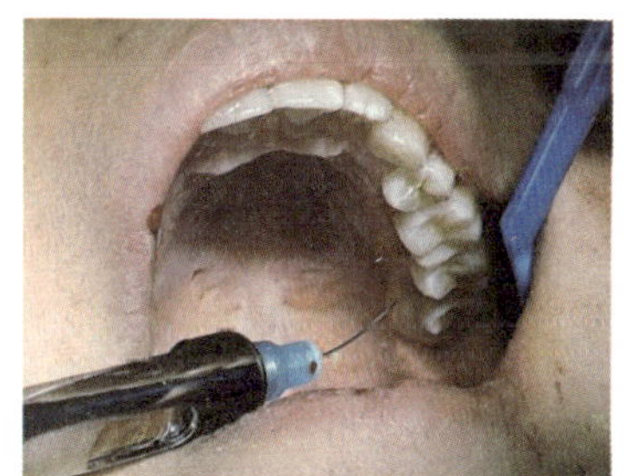

图 3-1-13　腭侧局部浸润麻醉

（2）神经阻滞麻醉：

是将局部麻醉药物注射到神经干或主要分支周围，以阻断神经末梢传入的刺激，使该神经分布区域产生麻醉效果。此法能麻醉比较广泛的区域，可以避免多次注射带来的疼痛，使用药物剂量小，麻醉效果完全，麻醉作用深，维持时间长。临床上常用的神经阻滞麻醉为下牙槽神经、舌神经及颊神经阻滞麻醉。

下牙槽神经阻滞麻醉是将局部麻醉药物注射到下颌孔的上方，麻醉下牙槽神经，又称下颌孔注射法。下牙槽神经阻滞麻醉有口内和口外等多种注射法，临床上常用口内注射法。 口内注射法的进针点为颊脂垫尖或翼下颌韧带中点外侧 0.3~0.4cm，下颌磨牙牙

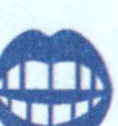

合平面上 1cm。注射时，患者取坐位，大张口，下颌牙牙合平面与地平面平行。注射器在对侧下颌前磨牙区，注射针与中线成 45° 角向后外方刺入进针点，深达 2~2.5cm，针尖触及下颌神经后缘的骨面，回吸无血，可推注药物 2~3mL。

舌神经阻滞麻醉是在进行下牙槽神经阻滞口内注射后，退出 1cm，再注射药物 1mL，或边退边注射药物可麻醉舌神经。

颊神经阻滞麻醉是在进行下牙槽神经和舌神经阻滞麻醉后，针尖退至黏膜下，推注药物 1mL。（图 3-1-14）

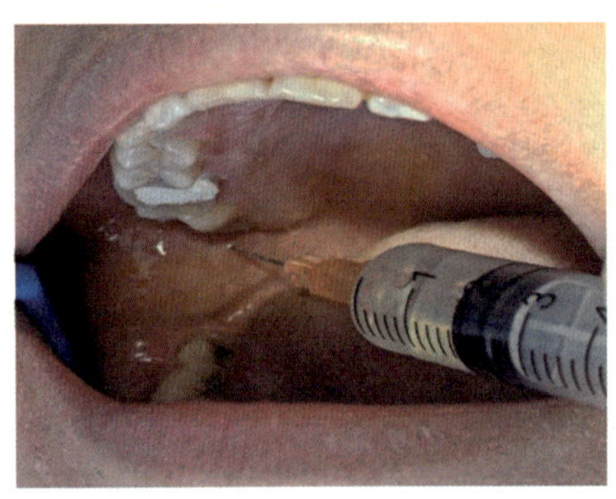

图 3-1-14　下牙槽神经阻滞麻醉

5. 下颌阻生牙的拔除

阻生牙是指由于邻牙、骨或软组织的阻碍，只能部分萌出或完全不能萌出的牙。常见的阻生牙有下颌第三磨牙、上颌第三磨牙、上颌尖牙以及某些多生牙。下颌第三磨牙是最易发生阻生的牙，较易引起冠周炎并反复发作，常需拔除。

下颌阻生第三磨牙的临床分类：

（1）根据牙在骨内的深度：高位、中位、低位。

（2）根据阻生牙的长轴与第二磨牙长轴的关系：垂直阻生、水平阻生、近中阻生、远中阻生、颊向阻生、舌向阻生以及倒置阻生。

（3）根据在牙列中的位置：颊侧移位、舌侧移位、正中位。

五、各类牙的拔除

1. 上颌前牙的拔除

拔除时先向唇侧和腭侧摇动，唇侧力度大些，反复摇动，然后向左右两侧加用旋转力，顺扭转方向向前下方牵引拔出。（图 3-1-15）

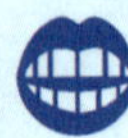

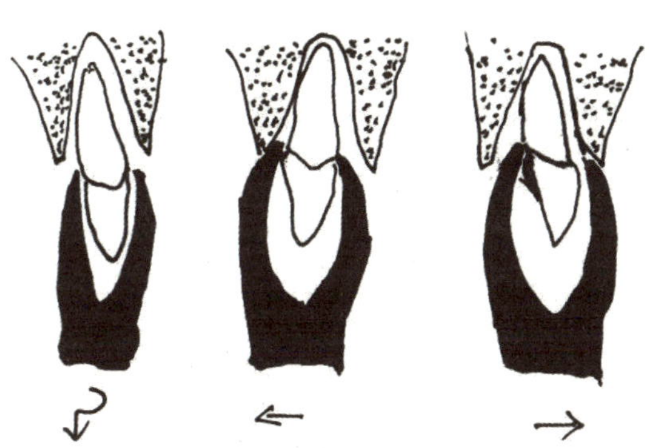

图 3–1–15　上颌前牙的拔除

2. 上颌前磨牙的拔除

先向颊侧，再腭侧摇动，开始摇动的力量和幅度均不能过大，反复摇动，逐渐加力，摇松后顺牙长轴从颊侧方向牵引拔出。避免使用旋转力。（图 3–1–16）

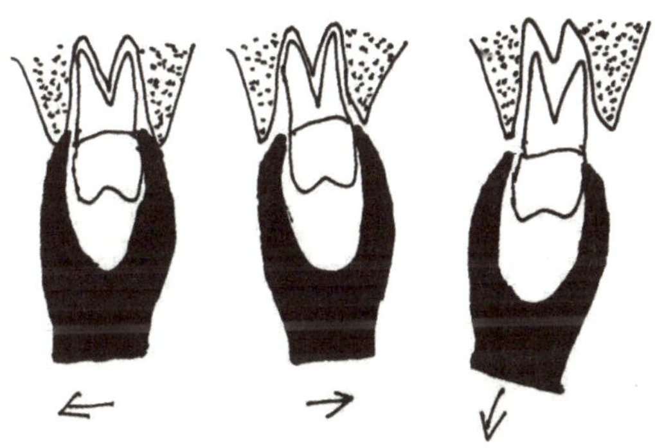

图 3–1–16　上颌前磨牙的拔除

3. 上颌第一二磨牙的拔除

拔除时主要使用摇动的力量，向颊侧的力量应比腭侧大，反复而缓慢地摇动，使牙松动后，可沿阻力较小的颊侧牵引拔出。避免使用旋转力。（图 3–1–17）

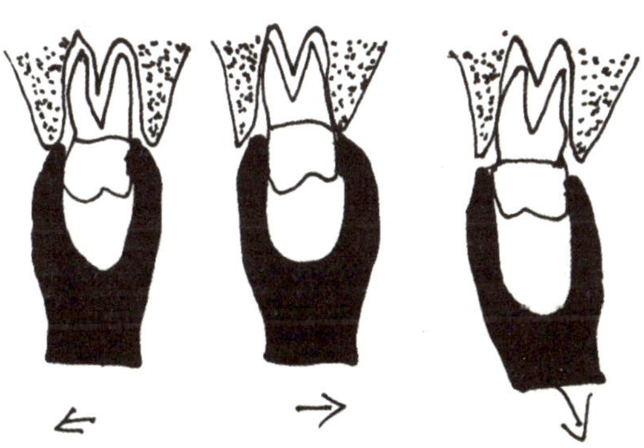

图 3–1–17　上颌第一二磨牙的拔除

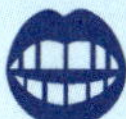

4. 上颌第三磨牙的拔除

因牙根变异较大，术前应拍 X 线片以了解牙根变异情况，尽量避免断根。一般用牙挺向远中方向挺出，可不用牙钳。如用牙钳应先向颊侧后腭侧摇动，摇松后向颊侧面牵引拔出。（图 3–1–18）

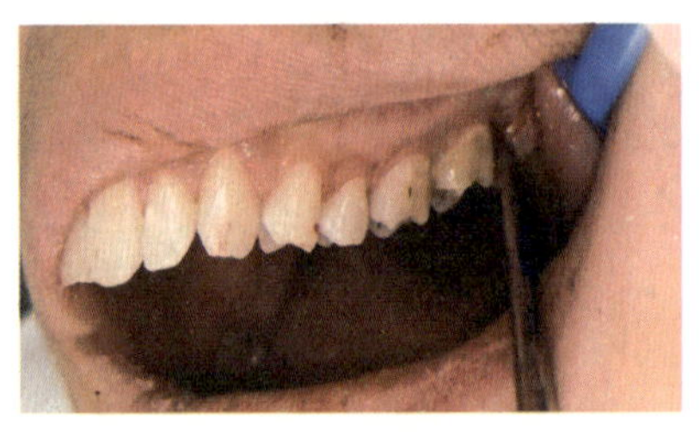

图 3–1–18　上颌第三磨牙的拔除

5. 下颌前牙的拔除

下颌前牙拔除时，充分地向唇及舌侧摇动，使牙松动后向外上方牵引拔出；尖牙拔除时，摇动的力量不够时，可稍加旋转力，然后向外上方牵引拔出。（图 3–1–19）

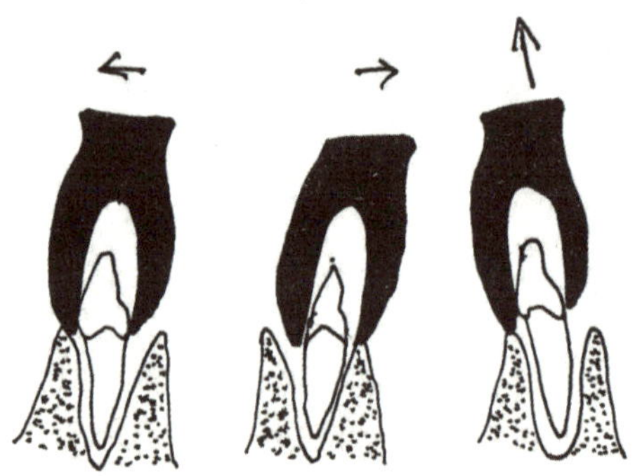

图 3–1–19　下颌前牙的拔除

6. 下颌前磨牙的拔除

主要应用颊舌向的摇动力，颊侧用力可较大，然后向颊侧上外方牵引拔出。有时可稍加旋转力，但弧度应很小。（图 3–1–20）

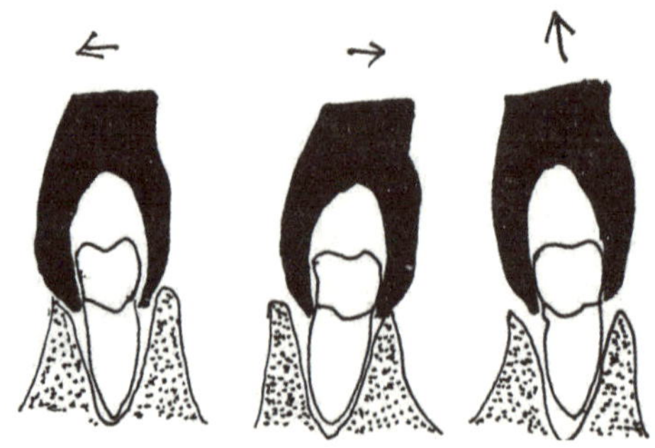

图 3–1–20　下颌前磨牙的拔除

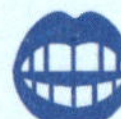

7. 下颌第一、第二磨牙的拔除

下颌第一、第二磨牙颊侧骨板厚而坚实，拔牙时摇动需较大的力量，且要反复多次，有时可借助牙挺，挺松患牙后，再将患牙从颊侧上外方牵引拔出。（图 3-1-21）

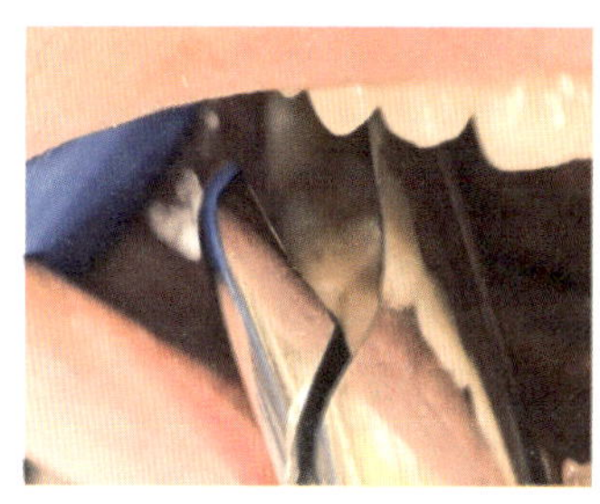
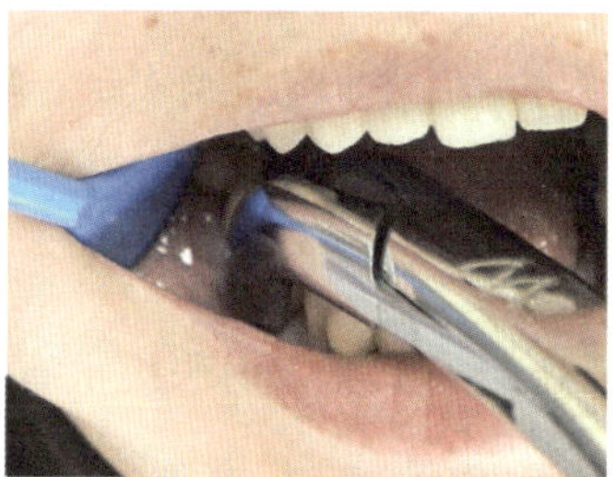

图 3-1-21　下颌第一、第二磨牙的拔除

8. 下颌第三磨牙的拔除

因其生长位置、方向、牙根形态变异较大，正位和颊向错位的下颌第三磨牙可轻易拔除，摇动时向舌侧多用力再拔出，也可用牙挺将下颌第三磨牙向远中舌侧方向挺出。（图 3-1-22）

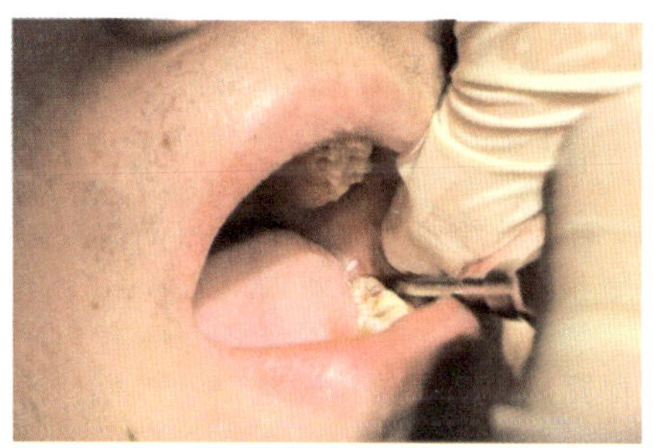

图 3-1-22　下颌第三磨牙的拔除

六、思考题

1. 熟悉拔牙的适应证及禁忌证。
2. 熟悉并发症及其处理。
3. 了解常用拔牙器械。
4. 了解拔牙麻醉方式的选择。
5. 了解阻生牙拔除法。

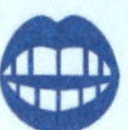

七、科普小常识

1. 拔牙后的注意事项。

（1）拔牙后咬紧棉球，30 分钟后吐出棉球，24 小时不能漱口刷牙，次日可进行；

（2）勿用舌尖舔或吸吮伤口，以免拔牙创口内的血凝块脱落；

（3）拔牙 2 小时后进半流质或软食，食物不宜过热，避免用拔牙侧咀嚼；

（4）拔牙当天口内有少量血液渗出，唾液内带有血丝属正常现象；若有大量鲜血流出，应及时就诊；

（5）术后创口疼痛，必要时服用止痛药物；如术后 2 ~ 3 天再次出现疼痛并逐级加重，可能发生了继发感染，应就诊检查处理；

（6）拔牙后一般可不给予抗生素药物治疗。如是急性炎症期拔牙，复杂牙或阻生牙拔除，可在术前、术后给予抗生素控制感染。

（7）若有缝线，则一周后拆除缝线。

2. 拔牙后牙槽窝的愈合。

在牙拔除术后，拔牙创愈合过程中，同时进行着牙槽骨的改建，有骨的吸收和增生现象，因此理论上义齿修复应在拔牙术后 2 ~ 3 个月进行。

（1）牙拔除后，牙槽窝内充满血液，约 15 分钟形成血凝块，同时牙槽窝周围的牙龈缘发生收缩内卷将创口缩小；

（2）术后 24 小时后，有成纤维细胞从牙槽骨壁向血凝块内延伸生长，使血凝块发生机化；

（3）3 ~ 4 天后，牙槽窝周围牙龈缘的上皮组织向创口表面增殖；

（4）7 天后上皮组织完全覆盖拔牙创，牙槽窝内形成肉芽组织，并有新骨生成；

（5）4 周后新骨可充满牙槽窝，3 个月左右完全形成新骨。

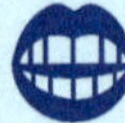

第二节　牙种植术（案例 14）

核心提示

- ❖口腔种植的适应证及手术原则？
- ❖骨量不足如何处理？
- ❖术中术后常见的并发症？

一、病历资料

1. 病史

张 ××，男性，38 岁，主因“左侧上颌后牙缺失 2 年余”就诊。患者自诉 2 年前左侧上颌后牙松动直至脱落，其间未行任何治疗。今考虑种植修复，遂来我院诊治。

2. 既往史

既往体健，否认系统疾病史，否认药物过敏史，有吸烟史，20 支 / 天 ×10 年，近期戒烟 2 周。

3. 家族史

配偶及子女健康，否认家族遗传病史。

4. 体格检查

颌面部左右基本对称，上中下比列协调，面部表情自如，无面部麻木等不适。张口度三指，张口型如常，左侧咬合关系一般，右侧咬合关系如常。口内：口腔卫生较差，牙石（+），烟斑（+），全口牙龈黏膜略红肿，牙周探诊出血（BOP）（+），可及附着丧失，25 缺失，余未见明显异常。

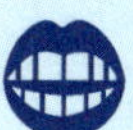

5. 实验室检查和辅助检查

血常规，凝血系列，传染病系列未见明显异常。

颌面部 CBCT 示缺牙区骨质 3 类，有足够的高度与宽度。（图 3-2-1）

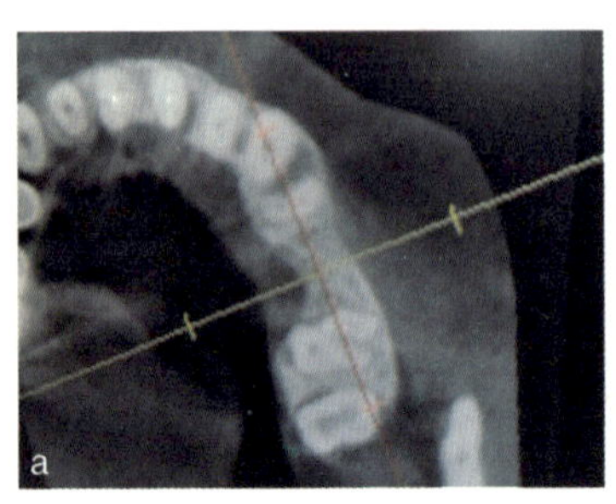
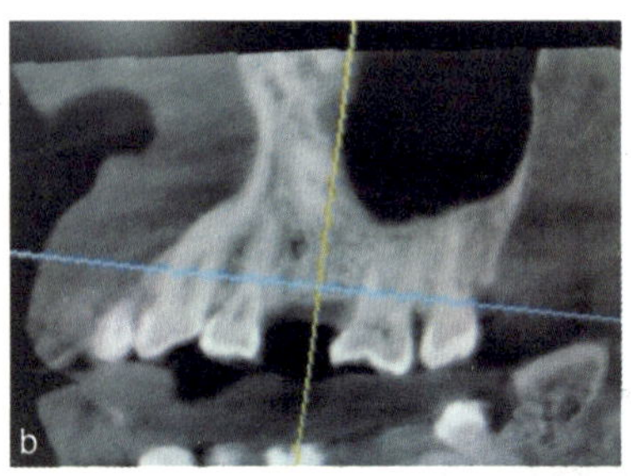

图 3-2-1　颌面部 CBCT

a. 颌面部缺牙区高度　b. 颌面部缺牙区宽度

5. 初步诊断

左侧上颌牙列缺损、慢性牙周炎。

二、诊治经过

完善门诊术前相关化验检查，邀请口腔内科专家会诊，行牙周治疗；后行 25 种植修复术。（图 3-2-2）

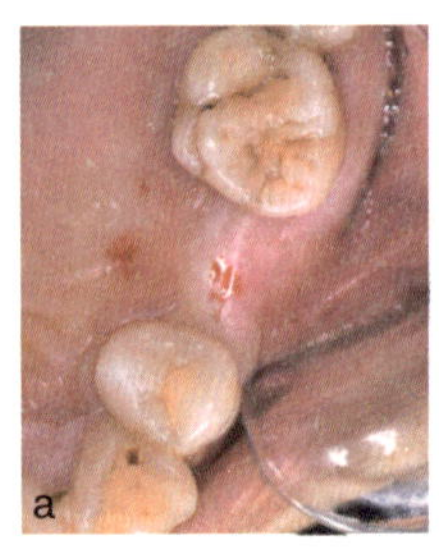
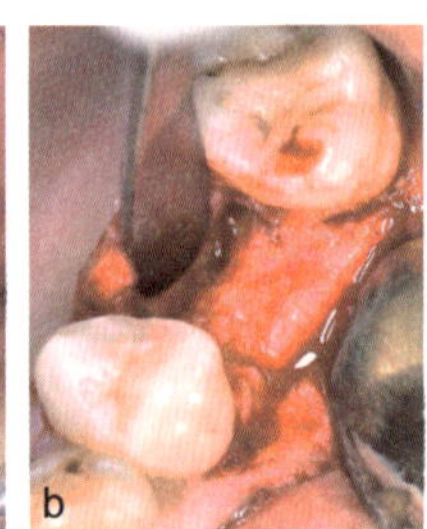
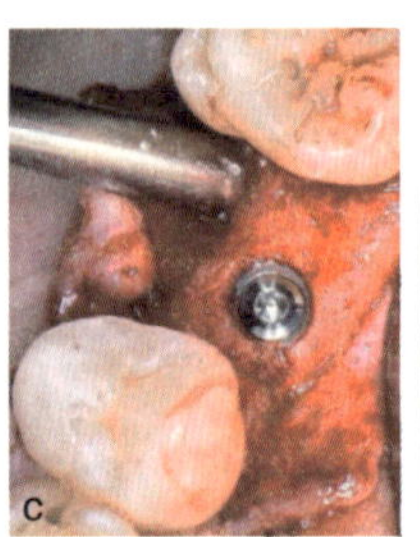
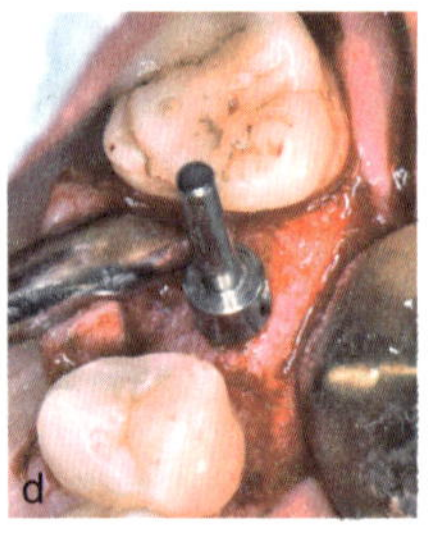

图 3-2-2　手术经过，术后 CBCT 示植体轴向、深度可

a. 局部浸润麻醉　b. 牙槽正中切开翻瓣

c. 方向指示杆测量，检测种植体高度设备的深度轴向　d. 缝入种胚体，覆盖合基台

三、案例分析

1. 病史特点

（1）患者张 ××，男性，38 岁，主因“左侧后牙缺失 2 年余”就诊。

（2）颌面部左右基本对称，上中下比列协调，面部表情自如，无面部麻木等不适。张口度三指，张口型如常，左侧咬合关系一般，右侧咬合关系如常。口内：口腔卫生较差，

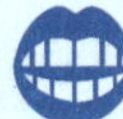

牙石（+），烟斑（+），全口牙龈黏膜略红肿，牙周探诊出血（BOP）（+），可及附着丧失，25 缺失，余未见明显异常。

（3）辅助检查颌面部 CBCT 示：25 缺失，缺牙区骨质 3 类，有足够的高度与宽度。

2. 诊断及诊断依据

（1）诊断：①左侧上颌牙列缺损；②慢性牙周炎。

（2）诊断依据：①左侧上颌牙列缺损：25 缺失，左侧咬合关系一般；②慢性牙周炎：口腔卫生较差，牙石（+），烟斑（+），全口牙龈黏膜略红肿，牙周探诊出血（BOP）（+），可及附着丧失。

四、手术方案及基本原则

（一）术前准备

1. 患者全身情况检查与评估

主要包括血常规、凝血时间、血糖、心血管系统、肝、肾功能检查及传染性疾病筛查等。检查应在术前 1 周之内进行，了解患者近期的身体状况。

完善术前相关检查，评估患者全身状况，是种植手术的第一步。（1）主要的绝对禁忌证有：①心脏瓣膜置换术后及心肌梗死发生 6 个月内的患者；②有血液系统疾病，如血友病、血小板减少症等凝血功能不全的患者或服用抗凝血药或其他可以导致凝血功能障碍的药物患者；③存有心理障碍或精神疾患的患者，或者对美观要求过高的患者；④任何感染急性期的患者；⑤ 1 型糖尿病。（2）相对禁忌证有：① 2 型糖尿病，术后感染风险较大，应术前或术后应用抗生素；②颌骨放疗患者，对于放射量小于 40Gy 且放射后两年以上的患者，可酌情手术，同时加强术后随访；③双磷酸盐类药物使用史的患者；④长期吸烟的患者，进行健康卫生宣教，倡导戒烟；⑤骨质疏松以及长期使用糖皮质激素的患者。

2. 口腔检查

包括缺牙间隙、颌弓形态、邻牙和对颌牙列健康状况、咬合关系、术区软组织厚度、附着龈宽度以及口腔卫生状况等。缺牙间隙近远中径至少 6.0 mm，殆龈距离至少 7.0 mm。当出现牙列缺损以后，上颌颊侧骨吸收较舌侧快，下颌反之，形成骨性反殆，无法采用种植固定修复方式，严重者须通过覆盖义齿调整关系。龈乳头是术后种植修复美学的关键，大量研究表明，邻面接触点到牙槽嵴顶的最大距离，种植体之间为 3.5mm，种植体与天然牙为 4.5mm 时，可以获得良好的美学修复。

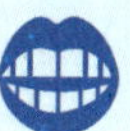

3. 影像学检查

用于了解种植区骨量、判断骨质、上颌窦内有无炎症、窦底、颏孔及下颌管等重要解剖结构位置，并根据以上信息选择合适的种植体（种植体直径以及长度）。

骨的近远中径宽度应满足种植体距邻牙至少 1.5 mm，相邻种植体间距至少 3.0 mm，颊舌径厚度应满足种植体两侧各有 1.0 mm，以减少骨板吸收的风险。种植体植入方向应距离重要解剖结构如下牙槽神经管、颏孔至少 2.0 mm 安全距离。种植区骨的质量与种植体的存活率直接相关，Lekholm 和 Zarb（1985 年）将骨质分为 4 类：Ⅰ型：大部分由皮质骨组成；Ⅱ型：较厚的皮质骨包绕致密的松质骨；Ⅲ型：薄的皮质骨包绕致密的松质骨；Ⅳ型：较薄的皮质骨包绕疏松的松质骨。Ⅱ型骨质是较为理想的骨质，Ⅰ型骨质种植过程中易造成皮质骨热损失，应注意保护，Ⅳ型骨质不易获得良好的初期稳定性，愈合时间因适当加长，种植体要渐进性负重。

4. 牙周治疗

种植术前进行全口牙周洁治，确保口腔卫生状况良好，牙周无活动性炎症。对口腔卫生条件不佳的患者需要进行口腔宣教，减少口内菌斑数量。

5. 患者签署术前知情同意书

种植术前应向患者讲述种植手术治疗方案、手术步骤、手术效果和费用，可能发生的并发症如下牙槽神经损伤、上颌窦黏膜穿孔、种植体失败等，及术中可能发生的无法预期的情况及处理方法，征得患者同意并签署手术知情同意书。

6. 获取术前口腔内资料

使用专业的照相机记录患者口内情况，包括口腔内正、侧面咬合像和缺失牙列的颌面像，缺牙较多的患者还应记录其正面像和侧面像。制取研究模型，转移颌位关系，设计确定种植体的植入方向、位置、数目及分布等，确定种植义齿修复后应达到的效果。制作种植定位定向导板。

7. 术前用药

（1）预防性应用抗生素，口腔种植手术属于Ⅱ类切口手术（清洁 – 污染切口），术前半小时可服用阿莫西林做常规预防性用药。对于有心脏瓣膜疾病，糖尿病等高感染患者更应术前常规服用抗生素。

（2）局部麻醉：目前种植手术常规使用阿替卡因作为局部麻醉药，其属于酰胺类麻醉药，该药脂溶性更高，组织渗透性强且相对安全。

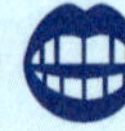

8. 术区消毒

术区消毒包括口腔周围皮肤消毒和口腔内消毒。口内口外应该分别进行消毒。一般口外消毒范围为上至眶上缘，下至颈缘线，两侧至耳前线。

常用的消毒剂包括：①碘酊：杀菌效果好，刺激性大，颌面部消毒浓度为2%，口腔内为1%。②氯己定：广谱消毒剂，刺激性小，一般面部消毒浓度0.5%，口内0.1%。③碘伏：含有效碘0.5%的碘伏水，具有消毒彻底，刺激小，着色浅等优点。

（二）种植外科基本技术

1. 治疗程序

以两段式骨水平种植体为例，一期手术种植体植入缺牙部位的牙槽骨内，术后7~10天拆线。术后3~4个月（上颌4个月，下颌3个月）行二期手术，可安装穿龈的愈合基台。二期手术后14~30天取模，制作种植桥架及义齿。

2. 手术原则

（1）手术微创性：手术对术区骨主要损伤为机械创伤及热灼伤。适当的机械刺激是骨愈合过程的启动因素，但较大的创伤势必降低周围骨组织的成骨能力，甚至造成种植体周骨原细胞的坏死。实验证明制备种植窝时骨床的温度不应超过47℃，种植时要注意转速以及水冷却。

（2）牙种植体表面无污染：严格执行外科手术无菌原则，防止细菌感染；种植专用手术器械在消毒灭菌前，应采取物理化学净化处理，术中防止种植体与口腔唾液、皮肤汗渍等接触，防止脂类及异种蛋白污染，减少脂类及异种蛋白与骨组织排斥反应；避免钛种植体与异种金属接触，使用钛质专用器械。

（3）保证牙种植体的初期稳定性：在制备种植窝时应采用逐级扩大的方法，在同一轴线上垂直提拉钻头，避免摆动。保证种植窝与种植体匹配的精确性，使之获得足够的初期稳定性。一般种植体旋入的扭力应≥0.35N·m时视为初期固位良好，低于此值应采用埋入式植入或延长愈合期。

（4）种植体愈合的无干扰性：种植体植入后牙龈应严密缝合，同时不要过早负载，一次法种植也一般是在愈合1个月后才开始逐渐负载。若种植体满足旋入扭力＞0.35N·m，术后控制其微动（50~150μm），则可行即刻负重。

（5）受植区的要求：种植体唇颊、舌腭侧骨质应健康且厚度不能少于1.5mm。种植体间距离不能少于3mm，种植体与天然邻牙间的距离不能少于2mm。种植体根端距离下颌管上缘不能少于2mm。一般情况下，种植体长度不应少于8mm。在种植体植入过程中要尽量保留牙龈组织，特别是附着龈。

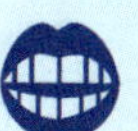

3. 手术过程（图 3-2-3）

（1）外科切口设计及翻瓣：

切口的设计要考虑如下几点：软组织瓣有足够的血供支持；保留牙槽嵴、龈颊沟以及龈乳头的形态；提供良好的手术视野，为手术器械提供宽敞的术区；避免损伤相邻的重要解剖结构；当需要植骨时，软组织瓣能做到良好的软组织闭合；无菌原则；有利于二期手术形成种植体周围的附着龈结构。

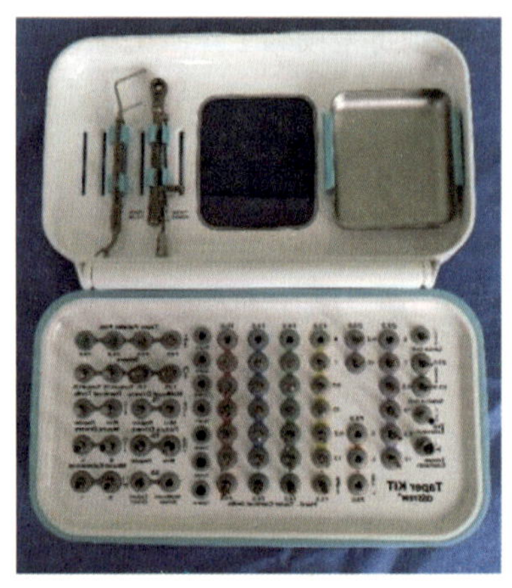

图 3-2-3　种植器械盒

牙种植体植入常用的手术切口有“H 形切口”“T 形切口”“梯形切口”“一字形切口”。

美学区种植中，可以引用整形外科的切口原则。①斜面形切口：刀刃与组织表面成近 45° 角，朝向瓣中心，该切口可以扩展创缘边缘面积，增加复位后瓣的表面贴合面积，增强瓣的初期稳定性，获得更好的美观效果。②曲线松弛切口的应用：曲线切口的长度要长于直线切口，使切瓣包含的黏膜组织量更大，更有弹性，有利于瓣的被动适应。③反折切口的应用：指在纵行切口的龈缘做一反折切口，可进一步增加切口线长度，从而避免骨膜松弛切口的使用，不影响骨瓣边缘的血液循环。

（2）逐级备洞：

基本手术步骤：①球钻定位：采用直径 2.0mm 球钻，做深度抵达松质骨的圆孔。②先锋麻花钻确定种植的深度与轴向。③方向指示杆测量，检测种植体窝洞初步预备的深度、轴向等。④扩大钻：扩大备洞。⑤终末钻：成形。⑥植入种植体：可以使用机动工具植入种植体的 2/3 后，使用手动扳手继续旋入至预定深度。一般植入扭矩为 0.35N · m，若超过 0.5N · m，应考虑退出种植体，重新攻丝甚至窝洞重新预备后再植入种植体。

（3）严密缝合。

（4）种植二期手术：

种植体植入后，一般根据是否植骨，3~6 个月后可行二期手术，暴露种植体，连接愈合基台。

手术步骤：根据一期手术记录，影像学资料以及临床检查，初步判断种植体位置，一般选用牙槽嵴正中切口，暴露种植体愈合帽（若愈合帽上方有多余骨质，可快速手机磨出多余骨质），旋出愈合帽，选择合适的愈合基台，旋入就位，严密缝合。

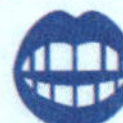

4. 术后注意事项

（1）术后需要常规拍摄 X 线片，检查种植体在骨内的位置，确定种植体与邻近重要解剖结构的关系，手术当日尽快拍摄，如有问题，早发现早处理。低风险临床情况下，也可于复诊时再拍摄术后 X 线片，作为后期检查边缘骨吸收的依据。

（2）术后应针对具体术式给予详细医嘱：术后 24 小时内不要刷牙和过频漱口。术后 24 小时内可用冰袋进行冷敷，减轻术后肿胀。术后尽量不吸烟饮酒。术后注意休息，避免剧烈运动。

（3）术后常规使用口服广谱抗生素 3~5 天，口腔消毒含漱液餐后含漱 1~2 周。手术创伤较大的患者，可适量口服地塞米松 3 天，减轻局部水肿。术后 1~2 日可口服止痛剂。

（4）调改临时义齿，不能压迫组织面而影响伤口的愈合。

（5）术后 7~10 天拆线。采用可吸收缝线不需拆线的患者，通常也应于术后 1~2 周复诊，观察伤口愈合情况，对于并发症需及时发现处理。

（三）种植牙区骨量不足的处理

1. 引导骨再生术

引导骨再生（GBR）术基于引导组织再生（GTR）技术发展而来。其原理是根据各类组织细胞迁移速度不同的特点，将屏障膜置于软组织和骨缺损之间建立生物屏障，创造一个相对封闭的组织环境，阻止结缔组织细胞和上皮细胞进入骨缺损区，允许有潜在生长能力、迁移速度较慢的前体成骨细胞优先进入骨缺损区，优势生长，同时保护血凝块，减缓压力，实现缺损区的骨再生。

GBR 适用于拔牙术后的牙槽嵴保存术，种植术前牙槽骨局部骨缺损或骨量不足，种植术中种植体周围骨缺损，种植体周围炎引起的颈部骨质缺损。

GBR 的临床操作步骤：①术前准备。②手术切口及软组织瓣。③种植体植入。④测量骨缺损大小，小球钻在周围骨质钻孔，造成骨面出血。⑤植骨：可以选择填充自体碎骨或人工骨移植材料或两者的混合材料。⑥膜的放置：根据骨缺损的范围，选择并修剪生物膜，保证膜边缘超过骨缺损边缘 2~3 mm 以上，同时距离邻牙 1~2 mm。⑦膜固定：采用可吸收缝线固定到种植体的覆盖帽或膜钉固位。⑧软组织无张力缝合：可做潜行分离，使黏膜骨膜瓣在充分缓冲无张力下关闭创口。

2. 上颌窦底提升

上颌磨牙区，尤其是上颌窦底到牙槽嵴的距离过小，缺乏足够的骨组织支持时，一般采用上颌窦底提升术来解决骨量不足的问题。

（1）侧壁开窗法（上颌窦外提升）：

适应证：磨牙、前磨牙缺失，牙槽嵴极度萎缩，上颌窦底至牙槽嵴之间骨量不足 3mm。

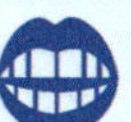

临床操作步骤：①麻醉：浸润麻醉范围应包括整个一侧上颌骨颊侧范围，适当向腭

侧和后方麻醉。②切口：切口一般应在缺牙区牙槽嵴顶正中或偏腭侧，向近中延伸，绕近中邻牙颈部至近中牙尖乳头，然后拐向前庭沟做松弛切口，向远中切口至远中牙颈部、远中牙尖乳头，拐向前庭沟做松弛切口。③开窗：窗的形状一般为卵圆形，其近远中向一般应大于 8mm，垂直向应大于 5mm，窗口的下界应至少高于上颌窦底 2mm，窗口的上界至牙槽嵴顶距离应不少于计划植入种植体的长度，前界应尽量接近窦底前壁，后界距窦底后壁 5mm。

（2）骨凿冲顶法（上颌窦内提升）：

适应证：种植区基底剩余骨高度 > 5mm，需要提升的高度 < 5mm，牙槽嵴有足够宽度的个别牙种植。

临床操作步骤：①应用骨挤压器提升上颌窦底黏膜同期种植技术：局麻下牙槽嵴顶切口。翻起黏骨膜瓣，暴露牙槽嵴顶，球钻定点，2 mm 先锋钻确定种植方向，深度距上颌窦底 1~2mm，即达到窦底皮质骨，根据骨质情况，采用不同直径的钻序列制备窝洞至终末钻，深度距上颌窦底 1~2 mm，选择专用上颌窦内提升骨挤压器，顶端为凹形，直径 3.5~5.0mm，逐级预备，轻轻敲击，造成窦底骨质青枝骨折，连同上颌窦底黏膜向上抬起 2mm，植入相应长度的种植体，若抬起高度 3~5mm，则需先植入骨替代材料再植入相应长度种植体，同时直接安装愈合基台，软组织瓣对位缝合，种植体直接暴露于口腔，不需进行Ⅱ期手术，愈合 4 个月后进行修复。②经牙槽嵴水囊挤压法上颌窦底黏膜提升同期植骨种植技术：该方法的优点是经牙槽突入路可提升上颌窦底黏膜 5 mm 以上。局部浸润麻醉后行牙槽嵴顶切口，无需做垂直附加切口，翻起黏骨膜瓣，范围不超过牙槽嵴顶。球钻定点后，分别用直径 2.0mm、2.8mm 的先锋钻备洞，深度为距离上颌窦底 1.0mm 处停止。选择专用的冲击上颌窦底器械逐级冲击上颌窦底，直至完整将上颌窦黏膜抬起 1mm，器械终末直径视解剖条件可选择 3.8 mm/4.3 mm 之一。检查上颌窦黏膜是否完整，方法是捏住患者鼻翼，让患者鼓气，观察有无气泡从牙槽突预备窝洞内溢出，若没有，则安装水囊装置，将注射器内吸入 2ml 无菌生理盐水，排除气泡，轻轻缓慢推动注射器，反复几次逐步将水囊打起，抬起上颌窦黏膜。根据剩余骨量计算提升骨高度。采用同样的鼓气方法再次检查上颌窦黏膜是否完整，如上颌窦黏膜完整，则退出水囊后将骨替代材料用专用器械植入提升后的间隙内，骨替代材料为 Bio-Oss 和患者自体血制备的富血小板纤维凝胶，以 3 ： 1 比例混合。植骨完成后植入相对应直径种植体，可吸收线缝合关闭伤口。如发现黏膜穿破，则关闭伤口，1 个月后采用外侧壁开窗法进行上颌窦底提升植骨种植术。

（3）上颌窦底提升术的并发症：

黏膜穿孔：常穿孔容易发生于上颌窦底分隔附近、窦底转折处、骨窗青枝骨折处以及开窗口的前上象限内侧黏膜。若穿孔小于 5mm，建议首先充分抬起穿孔周围黏膜，使穿孔周围黏膜无张力后自然重叠，然后用可吸收胶原膜盖住穿孔，再行植骨术。若穿孔大于 5mm，则植骨材料极易进入上颌窦腔，引起感染，一般建议采用显微外科技术缝合大于 5mm 的穿孔，或中止手术。

术中出血：术中明显出血多发生于骨壁开窗过程中，器械损伤上颌骨外侧壁上的血管束时，建议使用少量骨蜡准确封闭位于骨壁中的小血管束后继续抬起上颌窦黏膜，应用超声骨刀可以减少骨壁血管损伤的风险。

邻牙损伤：上颌窦开窗过大易造成邻牙损伤，术前应仔细阅读 CBCT，定位解剖结构，设计手术入路，避免盲目过大开窗。

3. 即刻种植

适应证：①种植位点无急性根尖周病和牙周病。②无法保留的患牙根尖区有根尖周肉芽肿但范围局限。③牙槽窝根方有至少 3~5mm 骨量，保证种植体能获得足够的初期稳定性。④尤其适用于单根牙拔除后。

临床操作步骤：

①微创拔牙与拔牙创处理：即刻种植应遵循无创拔牙原则，拔除患牙过程中应尤其注意保护唇颊侧牙槽骨壁的完整性。种植窝预备之前，应用刮匙、挖器彻底去除牙槽窝内的软组织、肉芽及其他异物，操作时应反复用生理盐水冲洗。若在拔牙后发现根尖周有脓性分泌物，则停止即刻种植，将拔牙窝清创后再行早期种植或延期种植。

②备洞与植入种植体：种植体的初期稳定性是骨结合能否成功的决定性因素。钻头方向紧贴腭侧骨板，根据骨质情况采用逐级备洞或级差备洞方法制备植牙窝，术中保持 4℃生理盐水冷却。制备过程尽量避免扩大原拔牙窝，深度比原拔牙窝增加 3~5 mm、避免对唇颊侧骨壁产生过度的压力。选择合适长度和直径的种植体植入，植入扭矩应在 15~50 N·cm。当扭矩 $<$ 35N·cm 时，选择延期修复；当扭矩 $\geq$ 35 N·cm 时，可选择即刻修复；当扭矩 $>$ 50 N·cm，则重新攻丝获得合适扭矩后再植入。

③关闭创口：即刻种植同期行引导骨再生术时要求松弛龈瓣后严密缝合创口，或者同期行软组织移植封闭创口，减少移植物感染的风险。

④术后护理：术后使用抗生素 3~5 天，复方氯己定含漱液含漱至少 1 周，要求患者禁烟，保持良好的口腔卫生，7~10 天拆线。

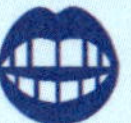

（四）种植手术并发症

1. 术中并发症

（1）术中出血：

手术切开黏膜、翻瓣和备洞时会有少许出血，如果术区有明显出血，可能出现的原因：①翻开黏膜骨膜瓣时损伤血管未给予缝扎处理；②高血压没有控制；③患者长期服用波立维、阿司匹林等抗凝血药物；④备孔或去骨时伤及血管。术中出血的处理主要是针对出血来源予以止血。严重的术中出血多发生在备孔时钻头穿出下颌舌侧骨板，伤及舌侧骨膜下走行的血管，导致口底血肿，严重时可致窒息。

（2）窦腔黏膜穿孔：

上颌种植骨量不足时，由于操作不当或解剖因素影响，容易穿通上颌窦黏膜或鼻底黏膜，如造成种植体周感染，应及时去除。

（3）神经损伤：

因切割、牵拉、压迫及其他医源性原因致使神经的完整性或功能受到破坏。种植手术时有可能损伤的神经包括下牙槽神经、颏神经、下颌切牙神经和舌神经，其中最常见的是下牙槽神经损伤。神经损伤后的主要症状是其支配区域的皮肤黏膜麻木。

（4）邻牙损伤及侧壁穿孔：

种植体与邻牙及侧壁必须保持至少 1.5mm 间距，如备孔时方向偏斜，有可能造成邻牙损伤或侧壁穿孔。

（5）全身并发证：

因手术和麻醉引起的全身并发证，如心脑血管意外、麻醉意外等。 一旦发生，后果严重。

2. 术后并发症

（1）术后急性感染：

术后急性感染主要表现：种植区肿胀、疼痛、创口红肿，有分泌物渗出，后期可有脓肿或窦道形成。严重时可伴有张口受限和头痛，也可能伴有发热和区域性淋巴结肿大。

（2）种植体骨结合不良：

种植体骨结合不良指种植体在植入后至修复前，种植体和骨组织之间的骨结合不完整，或没有骨结合，只有纤维结合，造成种植体松动或脱落。

（3）术后出血及皮下淤斑：

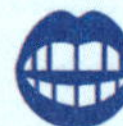

种植手术后 24 小时若仍有持续性的活动性出血或明显的血块形成，则属于术后出血，要及时止血。皮下淤斑 一般在手术后 1~2 天出现。

（4）创口裂开：

缝合不当、患者年龄过大、附着龈缺乏、创口感染、过渡性义齿的压迫、术区有瘢痕组织以及吸烟与酗酒等不良生活习惯等都是引起创口裂开的风险因素。创口裂开后要加强口腔卫生，根据裂口大小和是否伴有感染决定是否重新缝合。

六、思考题

1. 熟悉种植修复的基本外科技巧。

2. 了解种植修复的并发症及其处理原则。

七、科普小常识

种植手术术后的注意事项。

（1）拔牙后咬紧棉球，30 分钟后吐出棉球，24 小时不能漱口刷牙，次日可进行；

（2）勿用舌尖舔或吸吮伤口，以免拔牙创口内的血凝块脱落；

（3）拔牙 2 小时后进半流质或软食，食物不宜过热，避免用拔牙侧咀嚼；

（4）拔牙当天口内有少量血液渗出，唾液内带有血丝属正常现象；若有大量鲜血流出，应及时就诊；

（5）术后创口疼痛，必要时服用止痛药物；如术后 2 ~ 3 天再次出现疼痛并逐级加重，可能发生了继发感染，应就诊检查处理；

（6）拔牙术后一般可不给予抗生素药物治疗。如是急性炎症期拔牙，复杂牙或阻生牙拔除，可在术前、术后给予抗生素控制感染。

（7）若有缝线，则一周后拆除缝线。

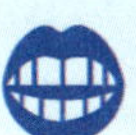

第三节　颌骨囊肿（案例 15）

核心提示

❖颌骨囊肿病人如何诊断?

❖颌骨囊肿病人如何鉴别?

❖颌骨囊肿病人的病因有哪些?

❖颌骨囊肿治疗方法有哪些，如何选择?

一、病历资料

1. 病史

赵 ××，女性，20 岁，主因“左侧下颌后牙区肿痛不适 2 月余”就诊，患者 2 个月前自觉左侧下颌后牙区肿胀疼痛，就诊于当地门诊，给予口服消炎药治疗（奥硝唑、头孢胶囊，具体剂量不详），肿胀有所缓解，后局部持续有脓液流出，现为求进一步诊治，特来我院就诊，我科门诊以“左侧下颌骨肿物”收治入院。患者自发病以来神志清、精神可，无发热、寒战、咳嗽、咳痰等症状，饮食可，睡眠可，二便如常，体重未见明显减轻。

2. 既往史

既往体健，否认高血压、糖尿病、心脏病，否认药物及食物过敏史，否认头颈部感染史。否认肝炎、结核、梅毒等传染病史。否认外伤手术史。

3. 专科检查

颌面部左右基本对称，上中下比例协调，面部表情自如，无面部麻木等不适。双侧颞下颌关节区未扪及疼痛。张口度张口型如常，咬合关系可，口腔卫生可，伸舌居中，舌体活动自如，左侧下唇无麻木，37 无松动，叩痛（-），挤压可见黄色豆渣样液体渗出，压痛（-），37 远中舌侧下颌骨可触及骨质缺如，未触及明显波动感。双侧颈部未触及肿大的淋巴结。

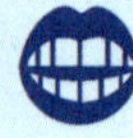

4. 辅助检查

CBCT：37 根尖远中可见一大面积不规则低密度影像，下至下颌骨下缘，上达下颌升支乙状切迹处，边界清，未见明显骨白线，内可见埋伏牙一枚。（图 3-3-1）

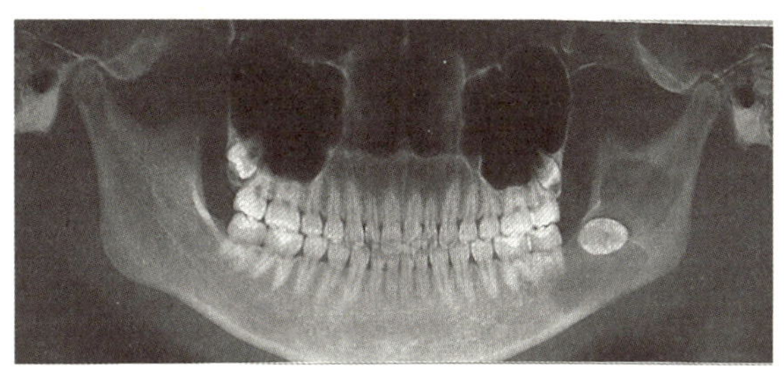

图 3-3-1　曲面断层片

5. 初步诊断

下颌骨肿物（牙源性角化囊性瘤）。

二、诊治经过

完善术前相关化验检查，做好术前准备，拟行左侧下颌骨埋伏牙拔除术＋下颌骨肿物开窗减压术；术后佩戴囊肿阻塞器，半年后复查。

三、案例分析

1. 病史特点

（1）患者赵 ××，女性，20 岁，主因“左侧下颌后牙区肿痛不适 2 月余”就诊。

（2）患者 2 个月前自觉左侧下颌后牙区肿胀疼痛，就诊于当地门诊，给予口服消炎药后，肿胀有所缓解，后局部持续有脓液流出。

（3）37 无松动，叩痛（–），挤压颊侧可见黄色豆渣样液体渗出，压痛（–），37 远中舌侧下颌骨可触及骨质缺如，未触及明显波动感，左侧下唇无麻木，双侧颈部未触及肿大淋巴结。

（4）CBCT 示：37 根尖远中可见一大面积不规则低密度影像，下至下颌骨下缘，上达下颌升支乙状切迹处，边界清，未见明显骨白线，内可见埋伏牙一枚。

2. 诊断和诊断依据

（1）诊断：下颌骨肿物（牙源性角化囊性瘤）。

（2）诊断依据：患者 2 个月前自觉左侧下颌后牙区肿胀疼痛，后局部持续有脓液流出，查体见 37 无松动，叩痛（–），挤压颊侧可见黄色豆渣样液体渗出，37 远中舌侧

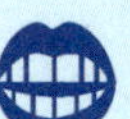

下颌骨可触及骨质缺如，未触及明显波动感，左侧下唇无麻木，CBCT 示 37 远中可见一大面积不规则低密度影，边界清，未见明显骨白线，内可见埋伏牙一枚。

3. 鉴别诊断

（1）牙源性角化囊肿，来源于原始的牙胚或牙板残余。

特点：

1）年龄：发病年龄广泛，10~29 岁，50~70 岁为高峰期。

2）性别：男性 > 女性。

3）部位：好发于下颌第三磨牙区及下颌支。

4）表现：大多向颊侧膨胀，但有 1/3 病例向舌侧膨胀，初期无自觉症状，表面骨质变得很薄时可扪及乒乓球样，羊皮纸样感或波动感。

5）囊液：白色或黄色的角化物或油脂样物质。

6）X 线片：具有一般颌骨囊肿的特点。囊壁光滑，多为一条骨密质线包绕。囊肿呈低密度 X 线透射影，多囊者约占 2% ~30%。病变沿下颌骨长轴生长，相较于其他牙源性肿瘤，牙源性角化囊肿所致颌骨膨胀改变者并不多见。病变内可含牙，可推移邻牙或致病变内牙根吸收，压迫下颌神经管向下移位。

7）多发时：可单发或多发，多发性角化囊肿同时伴发皮肤基底细胞痣或基底细胞癌，分叉肋、眶距增宽、颅骨异常、小脑镰钙化等症状，称为“痣样基底细胞癌综合征”或“多发性基底细胞痣综合征”。如临床上仅为多发性角化囊肿并无基底细胞痣（癌）等症状时，也可称为角化囊肿综合征。

8）癌变：癌变率为 2.65%，特点是年龄多在 40 岁以上，多囊性，有反复感染史，病理呈典型鳞癌。

9）复发：复发率较高，可高达 60%。

诊断鉴别依据：囊液呈白色或黄色的角化物或油脂样物质。

（2）根端囊肿：

较为常见的颌骨囊肿之一，也称作根尖周囊肿，主要是由于根尖周肉芽肿长期慢性炎症的刺激使牙周膜内上皮残存增生，上皮团内中央变性液化导致，从而逐渐形成囊肿。当根尖周肉芽肿在拔牙后未作适当处理，仍残留在颌骨内而发生的囊肿，称为残余囊肿。

特点：

1）年龄：多发于成年人，20~29 岁居多。

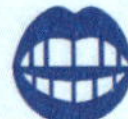

2）性别：男性 > 女性。

3）部位：上前牙和下磨牙区为好发部位。

4）表现：乒乓球样，羊皮纸样感或波动感。

5）囊液：草黄色透明液体，涂片镜检可见胆固醇结晶。

6）X 线片：根尖区圆形或卵圆形的低密度阴影，边界清晰，边缘整齐，周围常呈现一明晰白色骨质反应线；病灶牙的根尖不同程度位于其中，其周围的牙周膜及硬骨板影像消失。

诊断鉴别依据：存在牙髓病灶。

（3）含牙囊肿：

又称滤泡囊肿，囊肿发生于牙冠或牙根形成之后，在缩余釉上皮与牙冠面之间出现液体渗出而形成含牙囊肿。可以来自一个牙胚或多个牙胚。

特点：

1）年龄：10~39 岁，儿童期，含牙囊肿的发生率较其他颌骨囊肿略高。

2）性别：男性 > 女性。

3）部位：（10 岁以内），多位于下颌前磨牙；（10~20 岁）多位于上颌恒尖牙、下颌第三磨牙和下颌第二前磨牙，（20 岁以上）病变多位于下颌第三磨牙。

4）表现：囊肿生长缓慢，为膨胀性生长。

5）囊液：草黄色囊液，显微镜下可见到胆固醇晶体。

6）X 线表现为圆形或椭圆形透射区，边缘清晰整齐，囊腔内含有牙冠，多为单房性，少数为多房性。

7）诊断鉴别依据：X 线表现，囊腔内含有牙冠，多为单房。

四、治疗原则及处理方案

1. 外科手术治疗。

2. 如伴有感染，需先用抗生素或其他抗菌药物控制炎症后再行手术治疗。

3. 手术治疗方案的选择

（1）囊肿刮治术：

传统方式为囊肿刮除术，适用于大部分颌骨囊肿的治疗。手术通过口内切口，暴露颌骨囊肿，将囊壁完整摘除。对于较易复发的角化囊肿，在刮除囊壁后，可用苯酚或硝酸银等腐蚀剂处理骨创面。（图 3-3-2）

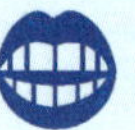

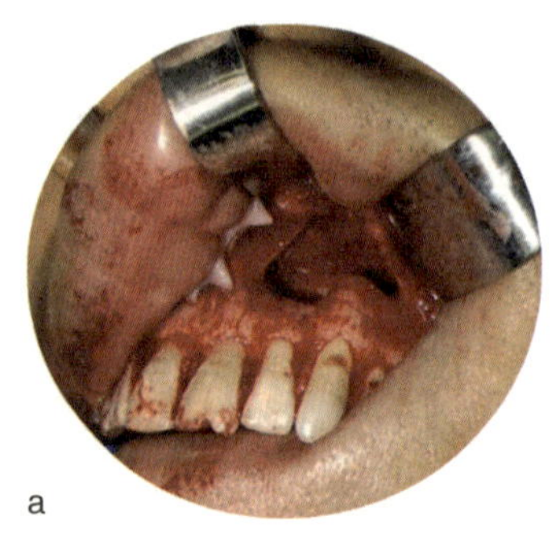

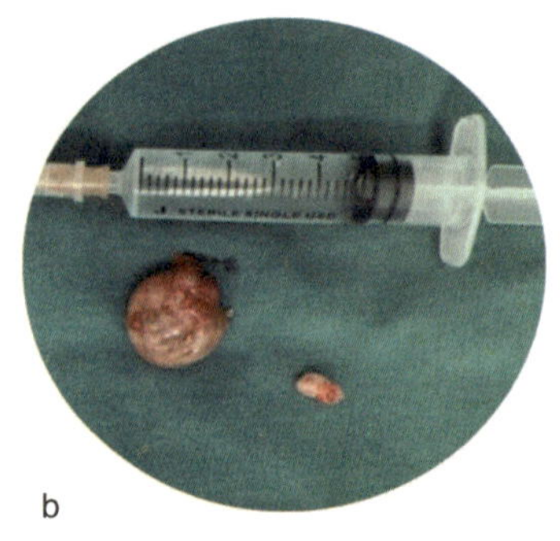

a b

图 3-3-2 上颌骨囊肿刮治术
a. 术中压 b. 完整取出囊肿

（2）囊肿减压成形术：

适用于囊肿病变范围较大的病例，当囊肿病变范围过大，常规手术后剩余骨组织量过少，容易造成病理性骨折。对于处于混合牙列囊肿波及未萌出恒牙或牙胚的患者，常规手术容易损伤恒牙，囊肿减压成形术可以通过在囊肿表面开窗的方式，将囊肿引流减压，术后通过佩戴塞治器保持囊腔处于开放状态，从而促进囊肿缩小，颌骨再生。后期如果囊腔完全消失可不再予以手术，如果不能完全消失可通过二期手术将囊肿刮除。此时，囊肿往往会明显缩小，可以有效保留大部分颌骨。（图 3-3-3）

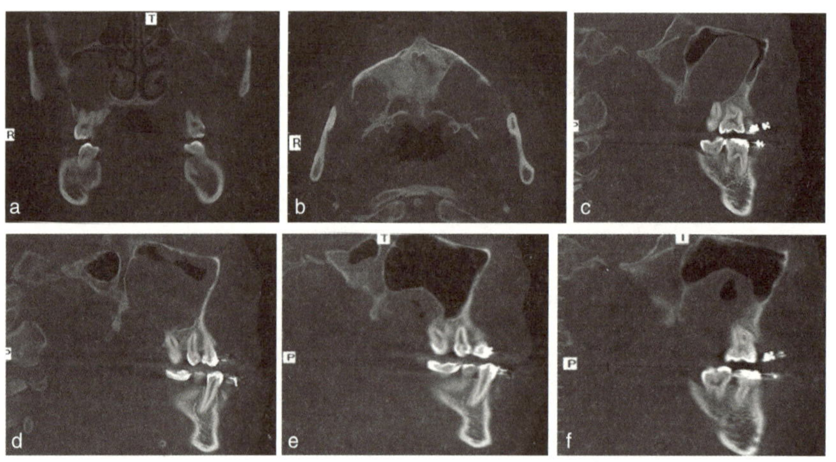

图 3-3-3 多发性角化囊肿开窗减压成形术 CBCT 影像
a. 多发性角化囊肿术前 CBCT 影像（冠状位） b. 多发性角化囊肿术前横断位影像
c. 右侧上颌骨囊肿术前影像（矢状位） d. 左侧上颌骨囊肿术前影像（矢状位）
e. 右侧上颌骨囊肿术后 5 个月影像（矢状位）
f. 左侧上颌骨囊肿术后 5 个月影像（矢状位）（术前及术后 6 个月囊腔变化）

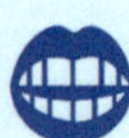

（3）颌骨切除术：

适用于颌骨囊肿范围过大，病变范围不能通过刮治解决，或囊肿减压成形术治疗失败，例如多次复发的角化囊肿。通过手术将颌骨连同病变的软组织一起切除，同期可通过植骨来修复缺损。（图 3-3-4）

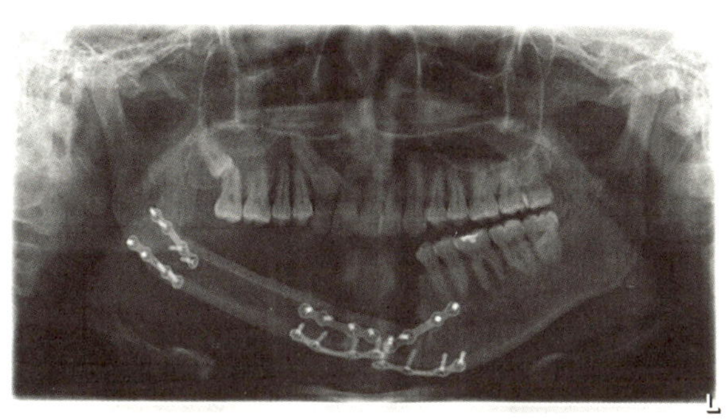

图 3-3-4 下颌骨部分切除术 + 同期行带血管蒂的腓骨游离移植术修复

五、要点与讨论

1. 囊肿的一般临床表现有哪些？

（1）触感：膨胀性生长，大到一定程度，表面骨质消失，骨质压迫变薄，触诊时可有乒乓球样弹性感或羊皮纸样感，骨质消失时触诊有波动感。

（2）牙：可见龋、残根或死髓牙等；如周围牙齿受压，可出现牙齿松动、移位、倾斜。

（3）下颌骨：当囊肿发展过大时，可能出现病理性骨折。

（4）上颌骨：可侵入鼻腔及上颌窦，将眶下缘上推，而使眼球受到压迫，影响视力，甚或产生复视。

（5）感染时：破溃或切开引流处口腔黏膜上留下瘘管。

（6）影像学特点（X 线片）：典型牙源性颌骨囊肿表现为清晰圆形或卵圆形透明阴影，边缘整齐，周围常呈现明显白色骨质反应线。

2. 手术注意要点有哪些？

（1）术前应拍摄 CBCT，明确囊肿的范围及与邻近组织的关系。

（2）切口根据囊肿范围决定，以能充分显露手术野，彻底清除囊壁为原则。

（3）可以选择弧形切口，或者牙龈缘切口。黏膜骨膜瓣底部要保证有充分的血液供应，切口底部要宽，缝合处要有骨壁的支持。

（4）口内切口：切开黏膜及骨膜，翻瓣，囊肿表面位置通过动力系统进行骨壁开窗，暴露囊肿，用骨膜分离器或刮匙将囊膜从骨壁剥离，全部摘除囊壁。

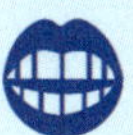

（5）口外切口：囊肿累及范围较广，口内入路无法完成时可行口外切口。切开皮肤、皮下组织、颈阔肌、翻起骨膜暴露下颌骨，直视下颌骨后将囊肿摘除。

（6）牙齿的保留：尽量保存患牙，如囊腔内有牙根尖暴露，牙根完整活力正常，可暂不处理，如牙髓活力异常，需行根管治疗，术中进行根尖切除。牙齿松动、移位、牙根吸收，则需要拔除换牙。

（7）上颌骨囊肿如与上颌窦穿通，或上颌窦有炎症，均应同时进行上颌窦根治术。

六、思考题

1. 颌骨囊肿病人牙齿是否需要做根管治疗？

2. 颌骨囊肿病人如何选择手术治疗方式？

七、科普小常识

如何检查自己是否长了颌骨囊肿？

颌骨囊肿的症状可能包括颌骨进行性无痛性肿大、扪诊时有乒乓球样压弹感、牙齿病变或缺牙，以及穿刺抽出草黄色液体等。在一些情况下，囊肿可能没有症状。颌骨囊肿如果不及时治疗，可能会破坏周围骨质，导致牙齿移位或病理性骨折，甚至可能引起面部畸形。通常是在进行常规 X 线检查时被发现的。

诊断颌骨囊肿通常需要进行影像学检查，如 X 线片、CT 扫描，以及可能需要的穿刺检查和病理组织学检查。

一旦发现颌骨囊肿，应及时就医，并根据医生的建议进行治疗。

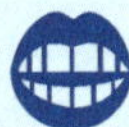

第四节　成釉细胞瘤（案例 16）

核心提示

❖成釉细胞瘤的临床表现?

❖成釉细胞瘤的鉴别诊断?

❖成釉细胞瘤的治疗方案有哪些?

一、病历资料

1. 病史

张 × ×，女性，29 岁，主因“右侧下后牙疼痛不适一年，近一月发现面形改变”就诊。患者一年前进食时偶然发现右下后牙有疼痛不适感，刺激停止后疼痛可消失，曾于外院就诊，未予明确诊断；九个月前患者感觉该处疼痛牙齿逐渐松动，偶有自行脱落感，一个月前，患者发现右侧面部形态异常，左右不对称，并发现面部有一硬物，拍摄曲面断层片，发现右侧下颌有一低密度囊性阴影，遂以“右侧下颌骨肿物”收治入院。患者自发病以来精神状态良好，饮食二便如常。

2. 既往史

既往体健，否认高血压、糖尿病、心脏病病史，否认药物及食物过敏史，否认头颈部感染史。否认肝炎、结核、梅毒等传染病史。否认外伤手术史。

3. 专科检查

颌面部左右不对称，右侧面下 1/3 略肿胀，颏部稍向右偏，张口度正常，约 3.7cm，张口型↓，右侧下颌磨牙及前磨牙区前庭沟处可触及一骨性膨隆，大小约 4.0cm × 2.5cm（图 3-4-1），前界至右侧下颌侧切牙近中，后界至磨牙后三角顶部所对颊侧骨面，上界

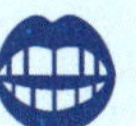

至牙龈缘，下界至前庭沟处，肿物质地不均，右侧下颌侧切牙根方，磨牙后区所对颊侧骨面可触及明显骨性缺如，囊性感较强，其余骨质较硬，未见明显乒乓球感；右侧下颌舌侧骨质膨隆不明显，侧切牙至第二前磨牙根方感骨性缺如，大小约1cm×2cm，囊性感强。44–46 Ⅰ°松动，叩诊无不适。下唇无麻木，痛觉、温度觉未见异常。

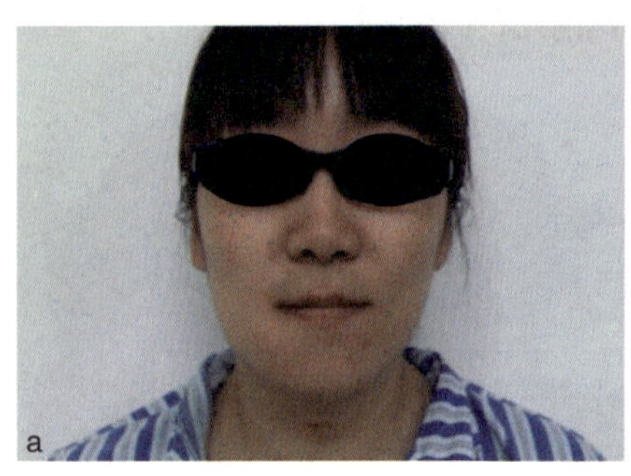

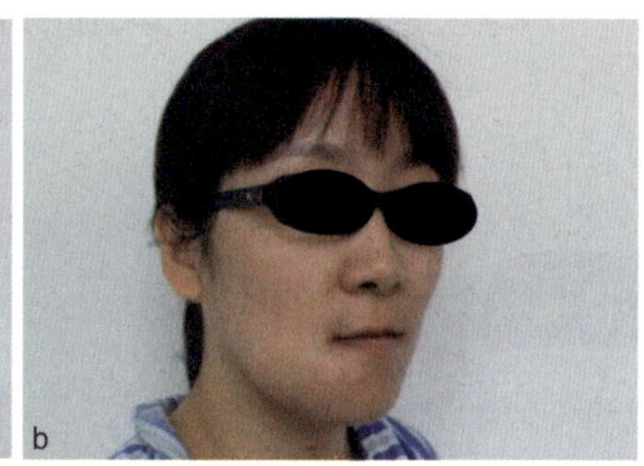

图 3–4–1　右侧下颌骨成釉细胞瘤患者正侧面头像
a. 患者正面像　b. 患者侧面像

4. 辅助检查

曲面断层片：下颌骨左侧切牙至右侧第二磨牙区可见一低密度影，边界尚清，可见骨白线，未见牙根吸收。（图 3–4–2）

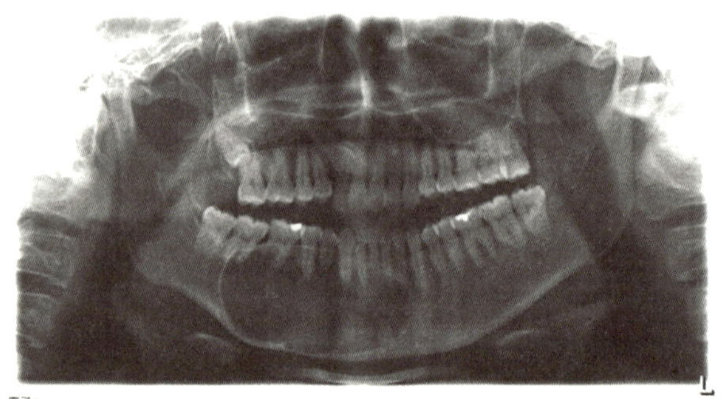

图 3–4–2　右侧下颌骨成釉细胞瘤患者曲面断层片

5. 初步诊断

下颌骨肿物（成釉细胞瘤？）。

二、诊疗经过

完善术前相关化验检查，做好术前准备，拟行颌骨肿物开窗减压术，术中发现肿物为实性肿物，改为局部组织切取活检术，术后病理结果示：成釉细胞瘤。全麻下行下颌

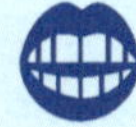

骨部分切除术，带血管蒂的腓骨肌皮瓣修复术。

三、案例分析

1. 病史特点

（1）患者张 ××，女性，29 岁，主因“右下后牙疼痛不适 1 年，近一月发现面形改变”就诊。

（2）患者一年前发现右下后牙有疼痛不适感，九个月前发现患牙松动，一个月前，发现右侧面部形态异常，并发现面部有一硬物。

（3）右侧面下 1/3 略肿胀，下颌骨体处可触及一大小约 4.0cm × 2.5cm 骨性膨隆，右侧下颌磨牙及前磨牙区前庭沟处可触及一骨性膨隆，肿物质地不均，44–46 Ⅰ度松动，下唇无麻木，痛觉、温度觉未见异常。

（4）辅助检查：

曲面断层片：下颌骨左侧切牙至右侧第二磨牙区可见一低密度影，边界尚清，可见骨白线，未见牙根吸收。

2. 诊断和诊断依据

（1）诊断：成釉细胞瘤

（2）诊断依据：临床表现右侧面下 1/3 肿胀，下颌骨体处可触及骨性膨隆，44–46 Ⅰ度松动；影像学检查：下颌骨体部可见一低密度影，边界尚清，可见骨白线。

3. 鉴别诊断

（1）成釉细胞瘤：成釉细胞瘤在下颌骨多发，以下颌体及下颌角好发。生长缓慢，初期无自觉症状，逐渐发展造成颌骨膨隆，侵犯牙槽骨时引起牙齿松动、移位或脱落，压迫下牙槽神经时引起下唇及颏部麻木。X 线示囊肿样阴影，边缘不整齐，囊内牙根有移位。囊液为褐色液体，患者病史虽短，但其表现及检查均与此病相似，暂不排除该诊断。

（2）牙源性角化囊肿：好发于下颌第三磨牙区及下颌升支，膨胀生长，多向颊侧膨隆。X 线显示为一清晰圆形或卵圆形透明阴影，边缘整齐，有明显的白色骨质反应线。由于该患者临床表现类似，故不能排除。

注意：牙源性囊肿与成釉细胞瘤，特别是二者呈多房改变时，临床上需借助病理方能确诊。

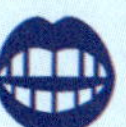

四、处理方案及基本原则

治疗方案：下颌骨部分切除术伴重建术，下颌骨肿物切除术，带血管蒂腓骨移植术，牙齿拔除术，颌下腺切除术，上下颌牙弓夹板固定术。

1. 治疗原则

外科手术治疗，临床上应根据病变分型、大小、是否复发等因素决定术式（多数情况需在病变外约 0.5cm 处切除肿瘤）。

2. 手术治疗

主要手术治疗方式包括病灶刮治术、病灶减压成形术、颌骨切除术。

①病灶刮治术：适用于单囊成釉细胞瘤，刮除肿瘤后可采用球钻对骨腔骨壁进行一定磨除，以减少复发。

②病灶减压成形术：适用于范围较大、难以手术刮治的单囊成釉细胞瘤。如病灶未完全消失者可行二期手术刮除缩小的病灶。

③颌骨切除术：适用于大多数的经典型成釉细胞瘤，或者范围较大、难以行囊肿刮治术、或经减压成形术或刮治术治疗失败的单囊成釉细胞瘤。（图 3–4–3）

颌骨骨质缺损，尤其是颌骨节段性缺损，一般同期行自体骨植骨修复。（图 3–4–4、图 3–4–5）

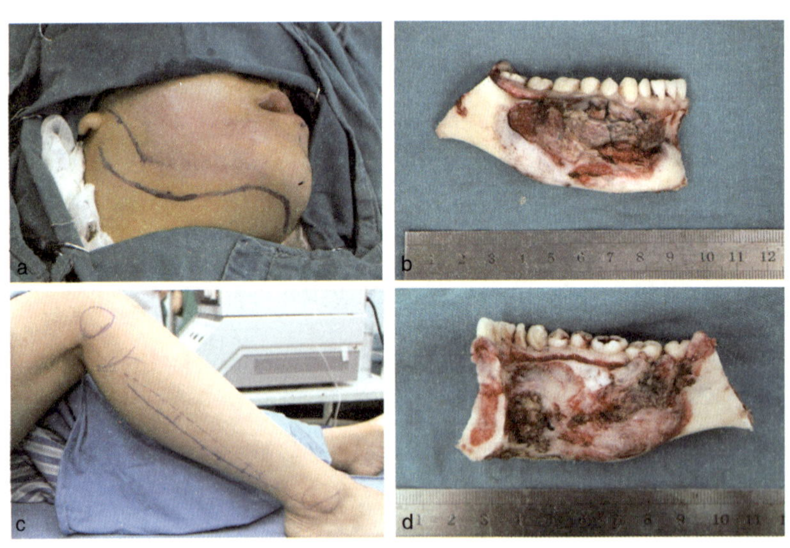

图 3–4–3　右侧下颌骨成釉细胞瘤患者术中图

a. 右侧下颌骨成釉细胞瘤术前切口照片　b. 下颌骨成釉细胞瘤颊侧面
c. 颌骨供区腓骨手术切口照片　d. 下颌骨成釉细胞瘤舌侧面

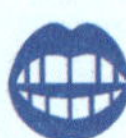

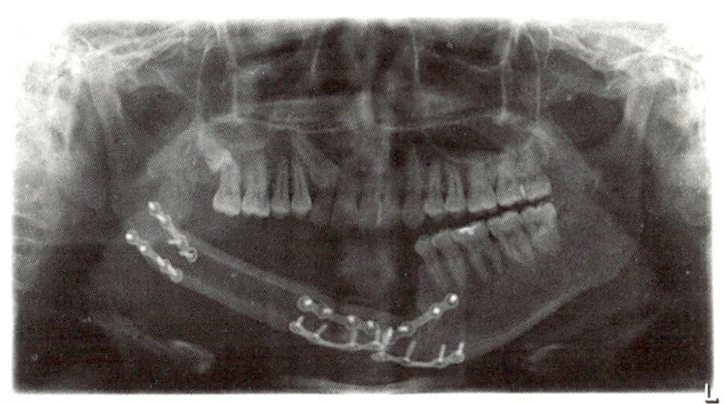

图 3-4-4　右侧下颌骨成釉细胞瘤患者术后曲面断层片

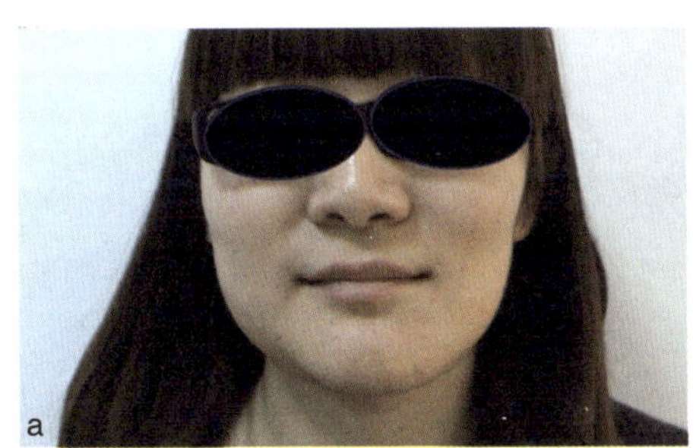
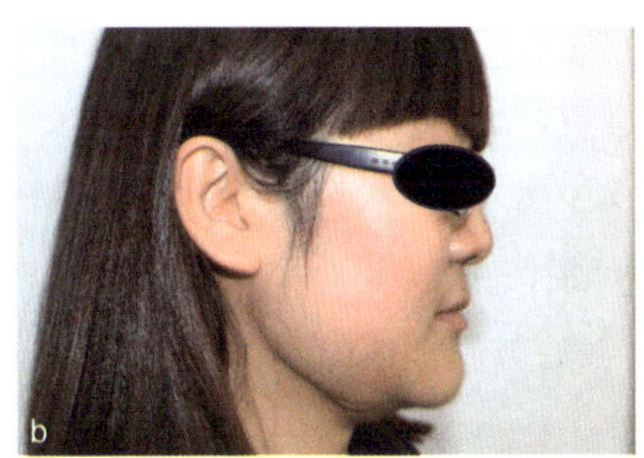

图 3-4-5　右侧下颌骨成釉细胞瘤患者术后正侧面像
a. 患者术后正面像　b. 患者术后侧面像

五、要点与讨论

1. 如何选择合适的治疗方案？

（1）肿瘤较小时：下颌骨方块切除。优点：保存下颌骨的连续性；

（2）肿瘤较大时：颌骨节段性切除。优点：减少术后复发；

（3）壁性成釉细胞瘤：可采用开窗减压术，定期随访；

（4）成釉细胞瘤行刮除术。优点：保存功能及容貌的缺点：复发率高，亦应慎用。

（5）修复方法：立即植骨，如血管化腓骨肌皮瓣移植术，或用重建板固定断端，以保持缺隙，后期再行植骨手术。

（6）如有恶性病变时，按恶性肿瘤手术原则处理。

2. 一般成釉细胞瘤病例的特点有哪些？

（1）年龄：多发生于青壮年；

（2）性别：无明显性别差异；

（3）部位：下颌骨比上颌骨多，极少数可发生在胫骨或脑垂体内；

（4）表现：早期无症状，逐渐生长表现为无痛性颌骨肿胀、牙松动移位、咬合

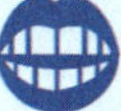

不正、感觉异常、疼痛和扪之有乒乓球感；

（5）囊液：穿刺检查可抽出褐色液体；

（6）X 线：早期呈蜂房状，以后形成多房性囊肿样阴影，单房比较少。周围囊壁边缘常不整齐、呈半月形切迹。在囊内的牙根尖可有不同程度的吸收现象。

诊断鉴别依据：① X 线表现，多为多房状，囊壁边缘常不整齐，呈半月形切迹；②牙根可有不同程度的吸收；③穿刺检查可抽出褐色液体，病理结果。

3. 术后并发症及处理手段有哪些？

（1）术后感染：

处理：切开引流冲洗换药和抗生素治疗。

（2）下牙槽神经损伤：

处理：如神经保持完整者，术后可给予糖皮质激素类药物、维生素 B_1、B_{12} 等药物，促进神经损伤的恢复。

4. 随访及预后评估

（1）术后应严密随访，防止复发。

（2）采用病灶减压成形术治疗者，每 1~2 个月复诊 1 次，直至病灶彻底消除。

六、思考题

1. 成釉细胞瘤为实性时应该如何治疗？

2. 成釉细胞瘤的影像学表现和牙源性角化囊肿有什么区别？

七、科普小常识

成釉细胞瘤可以通过哪些影像学检查来诊断？

X 线检查：这是诊断成釉细胞瘤的常规方法，可以显示肿瘤的位置、大小和形态。成釉细胞瘤的典型 X 线表现为早期蜂房状，以后形成多房性囊肿样阴影，分房大小不等，互相重叠，边界清晰，房间隔呈半月形切迹。

锥形束 CT（CBCT）：CBCT 提供了更清晰的三维图像，有助于更精确地评估肿瘤的范围和周围骨质的情况。成釉细胞瘤在 CBCT 上可能表现为多房型、单房型、蜂窝型等，肿瘤边缘清晰，有时可见骨质破坏或牙根吸收。

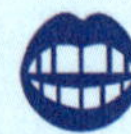

CT 扫描：CT 扫描可以提供更详细的横断面图像，有助于评估肿瘤的内部结构和骨质变化。CT 扫描中，成釉细胞瘤可能显示为边界清晰的实质性肿瘤，内部可能含有骨化结构。

MRI：虽然不是常规使用，但 MRI 在某些情况下可以帮助区分成釉细胞瘤与其他软组织肿瘤，尤其是在肿瘤与周围软组织的关系不明确时。

穿刺检查：在某些情况下，可能需要进行穿刺检查以抽取肿瘤内容物进行分析，这有助于区分成釉细胞瘤和其他类型的囊肿。

影像学检查的结果通常与临床症状和体征结合使用，以确定最终诊断。病理检查是确诊成釉细胞瘤的金标准。

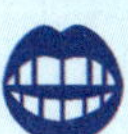

第五节　口腔癌（案例 17）

核心提示

❖ 良、恶性肿瘤的鉴别要点有哪些？

❖ 口腔癌的临床表现及 TMN 分期是什么？

❖ 舌癌的治疗规范包括哪些内容？

一、病历资料

1. 病史

苏 ××，女性，73 岁，主因“右侧舌部肿物 1 年余”就诊，患者 1 年前无意中发现右侧舌根部有一“绿豆”样白点，自发疼痛不适，进食有发涩感，其间自服中药 20 天（具体药名及剂量不详），间断服用维生素 B2、维生素 C、阿莫西林（具体剂量不详），症状未见明显好转，于 2023 年 2 月就诊于当地医院，未行任何治疗，近半年自觉白点渐进性增大至“蚕豆”大小，特来我院，我科门诊以“舌肿物”收入院治疗。患者自发病以来精神可，食欲可，二便如常，体重未见明显减轻。

2. 既往史

既往体质差，有高血压病史 30 年，阿司匹林 1 片／2 日，近两日未服用，复方丹参片 8 粒／日，倍他乐克 1 粒／日，盐酸贝尼地平片 1 片／日，血压控制不稳定，否认糖尿病病史；否认肾脏病史，否认冠心病史，无脑血管意外疾病史。否认手术史；有外伤史于 2002 年不慎被车撞伤，于当地医院清创缝合术，术后时有心慌不适，未行规范治疗；否认输血史，否认肝炎史，否认结核病史，无传染病病史，预防接种史不详，有食物过敏史，牛肉食物过敏，无药物过敏史。

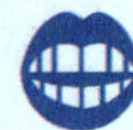

3. 个人史

生于山西省朔州市朔城区，居住于现住址，否认近期外出旅居史，否认疫区久居史，否认有害物接触史，否认放射性物质接触史，否认吸烟史；否认饮酒史；否认冶游史。

4. 专科检查

患者颌面部左右对称，上中下比例协调，面部表情自如，双侧颞区未触及明显肿胀，开口度如常，咬合关系正常，口内口腔卫生一般，右侧舌缘中后部见一白色斑片，类圆形，大小约 1.5cm × 1.5cm，边界欠清，表面欠光滑，表面结节样，触痛（+），无明显活动度，伸舌居中，舌体活动度自如，无舌体麻木等症状，双侧颈部未触及明显肿大淋巴结。

5. 初步诊断

舌鳞状细胞癌、高血压。

二、诊疗经过

完善术前相关化验检查，做好术前准备，行局部组织切取活检术，病理结果回报：中分化鳞状细胞癌，全麻下行“舌恶性肿物扩大切除术 + 颈部淋巴结清扫术”。

三、案例分析

1. 病史特点

（1）患者苏 × ×，女性，73 岁，主因“右侧舌部肿物 1 年余”就诊。

（2）患者 1 年前无意中发现右侧舌根部有一“绿豆”样白点，自发疼痛不适，进食有发涩感，其间自行服药症状未见明显好转，近半年自觉白点渐进性增大至“蚕豆”大小。

（3）右侧舌缘中后部见一白色斑片，类圆形，大小约 1.5cm × 1.5cm，边界欠清，表面欠光滑，表面结节样，触痛（+），无明显活动度，伸舌居中，舌体活动度自如，无舌体麻木等症状，双侧颈部未触及明显肿大淋巴结。

2. 诊断和诊断依据

（1）诊断：舌鳞状细胞癌（$T_1N_0M_0$）。

（2）诊断依据：右侧舌部肿物 1 年余，自发疼痛不适，进食有发涩感，服药未见明显好转，查体见右侧舌缘中部后方见一白色斑片，类圆形，边界欠清，大小约 1.5cm × 1.5cm，触痛（+），无明显活动度。病理诊断：舌鳞状细胞癌。

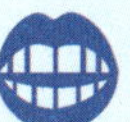

3. 鉴别诊断

（1）舌癌：男性多于女性，多数为鳞癌，多发生于舌缘，其次为舌尖、舌背，常为溃疡型或浸润型，一般恶性程度较高，浸润性较强，常波及舌肌，致舌运动限制。有时说话、进食及吞咽均发生困难，舌侧缘的癌多向下颌下及颈深淋巴结上、中群转移。舌癌可发生远处转移，一般多转移至肺部。

（2）炎性增生：多为刺激引起局部增生，质地偏硬，可找到明显刺激来源，去除病变后，部分增生可消除。

（3）良性肿瘤：肿瘤生长较慢，边界清楚，与周围组织无粘连，一般无疼痛，出血倾向不明显，无转移，对机体影响较小，一般无明显的体重减轻。

四、处理方案及基本原则

1. 处理方案

患者舌鳞状细胞癌临床分期为 $T_1N_0M_0$，根据指南，该患者选择舌恶性肿物扩大切除术 + 右侧肩胛舌骨上淋巴结清扫术。

2. 治疗的基本原则

治疗原则：舌癌的治疗应贯彻以手术为主的多学科综合治疗。根据病情，确定治疗方案。

（1）手术治疗：

根据病情 TNM 分期选择，确定手术方案。

①原发肿瘤：一般需要在肿瘤边界外 1.0~1.5cm 行对肿瘤的扩大切除。

②颈部淋巴结处理：

舌癌的手术治疗在切除原发灶的同时需要行同侧的颈部的淋巴清扫术；对侧转移或者肿瘤侵犯越过中线的患者，还应行对侧的颈淋巴结清扫手术。

对于 $cT_1N_0M_0$ 的患者，颈部淋巴结的处理存在争议，可以观察随访、选择性颈淋巴结清扫或者前哨淋巴结活检。

颈部淋巴清扫术式选择：

N_0 患者：肩胛舌骨上淋巴清扫术。

N_1 患者：肩胛舌骨上淋巴清扫术或根治性颈淋巴结清扫术。

N_2 及以上的患者：根治性颈淋巴结清扫术。

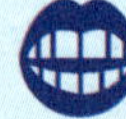

③整复手术：

切除后舌缺损 <1/3 时，直接拉拢缝合；

缺损 > 1/3 时，可以采用邻位瓣、带蒂瓣或者血管化游离皮瓣来修复；

对于侵犯下颌骨，切除后存在下颌骨缺损的情况可以采用血管化骨瓣修复。

（2）放射治疗：

①早期病例首先手术，如因各种原因无法接受手术，可行根治性放疗。

②对于手术后存在不良预后因素的，应行辅助放疗。

例如：边缘阳性、颈部淋巴结转移（单个淋巴结转移是否需要放疗存在争议）、神经周围侵犯等。

③术前诱导放疗（需谨慎采用）。

（3）全身综合治疗：

包括化疗、靶向治疗、免疫治疗和基因治疗等，对于晚期病例常作为辅助性治疗方法酌情使用。

（4）其他治疗：

营养支持、镇痛、心理干预、中医中药等可用于提高患者生活质量、增强治疗信心。

五、要点与讨论

1. 舌癌的发病特点是什么？

（1）舌前 2/3 癌（舌体）属口腔癌范畴；舌后 1/3（舌根）则应属口咽癌范畴。舌癌男性多于女性，但近年来有女性增多及发病年龄呈年轻化的趋势。

（2）好发部位：舌癌多发生于舌缘，其次为舌尖、舌背。常为溃疡型或浸润型。

（3）恶性程度：一般恶性程度较高，生长快，浸润性较强，常波及舌肌，致舌运动受限。有时说话、进食及吞咽均发生困难。晚期舌癌可蔓延至口底肌肉及下颌骨，使全舌固定；向后发展可以侵犯腭舌弓及扁桃体。如有继发感染或侵犯舌根常发生剧烈疼痛，疼痛可反射至耳颞部及整个同侧的头面部。

2. 口腔癌等恶性肿瘤的特点有哪些？

（1）生长较快；

（2）呈侵袭性生长，无包膜，边界不清，肿块固定，与周围组织粘连；

（3）浸润型肿瘤：向深部与周围组织生长，侵入黏膜下层和肌组织，表面稍隆起而粗糙不平，深部可扪及不易移动的硬块；

（4）外生型肿瘤：向表面增生，可呈菜花样；

（5）溃疡型肿瘤：多发生于皮肤或黏膜浅部，中间凹陷、边缘隆起的火山口状溃疡；

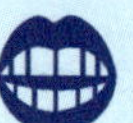

（6）常发生表面坏死、溃烂出血，伴有恶臭、疼痛。

（7）可以发生功能障碍。例如面瘫、疼痛、感觉迟钝或消失、张口困难、病理性颌骨骨折等。

（8）形成局部（区域性）淋巴结转移。

（9）可沿血道发生远处转移。腺样囊性癌、未分化癌、恶性黑色素瘤、骨肉瘤等。可向肺、肝、骨等处转移。

（10）晚期患者多出现“恶病质”。表现为消瘦、贫血、机体衰竭等症状。

3. 如何进行 TNM 分期？

TNM 分类中，T 是指原发肿瘤（表 3-5-1，图 3-5-1），N 是指区域性淋巴结（表 3-5-2，图 3-5-2），M 是指有无远处转移（表 3-5-3，图 3-5-3）。将不同的 TNM 分类再进行排列组合，即可得出临床分期。

表 3-5-1 第八版（2017 年）美国癌症联合委员会口腔肿瘤 的 TNM 分期（T）

原发肿瘤（T）	
Tx	原发肿瘤不能评估
Tis	原位癌
T1	肿瘤最大直径≤ 2cm，浸润深度≤ 5mm
T2	肿瘤最大直径≤ 2cm，浸润深度 > 5mm 且≤ 10mm；或肿瘤最大直径 > 2cm，≤ 4cm，且浸润深度≤ 10mm
T3	肿瘤最大直径 > 4cm；或浸润深度 > 10mm
T4a	重度局部晚期病例：肿瘤侵犯临近结构（例如：穿破上颌骨或下颌骨的骨皮质，侵入上颌窦、面部皮肤）
T4b	重度局部晚期病例：肿瘤侵犯咀嚼肌间隙、翼板或颅底和（或）包绕颈内动脉

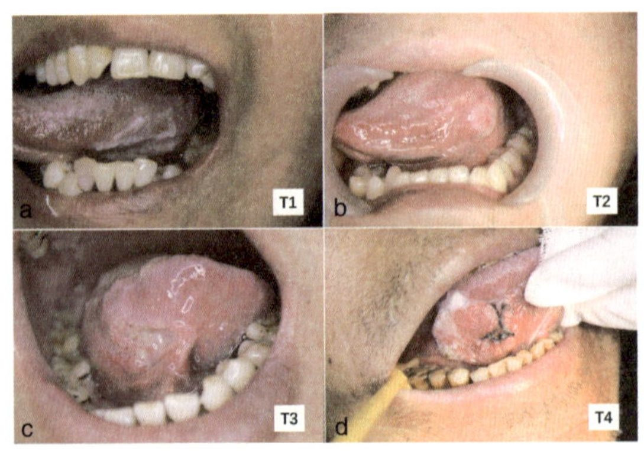

图 3-5-1 舌癌 TNM 不同分期患者

a.T1 期舌癌病损 b.T2 期舌癌病损 c.T3 期舌癌病损 d.T4 期舌癌病损

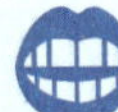

表 3-5-2　第八版（2017 年）美国癌症联合委员会口腔肿瘤的 TNM 分期（N）

区域性淋巴结（N）	
Nx	不能评估有无区域性淋巴结转移
N0	无区域性淋巴结转移
N1	同侧单个淋巴结转移，最大直径≦ 3cm，且无淋巴结外侵犯
N2a	同侧单个淋巴结转移，最大直径≦ 3cm，有淋巴结外侵犯；或同侧单个淋巴结转移，最大直径 > 3cm 且≦ 6cm，无淋巴结外侵犯
N2b	同侧多个淋巴结转移，其中最大直径≦ 6cm，无淋巴结外侵犯
N2c	双侧或对侧淋巴结转移，其中最大直径≦ 6cm，无淋巴结外侵犯
N3a	转移淋巴结最大直径 > 6cm，无淋巴结外侵犯
N3b	同侧单个淋巴结转移，最大直径 > 3cm，有淋巴结外侵犯；或同侧、对侧或双侧多个淋巴结转移，有淋巴结外侵犯；或对侧单个大小不限的淋巴结转移，有淋巴结外侵犯

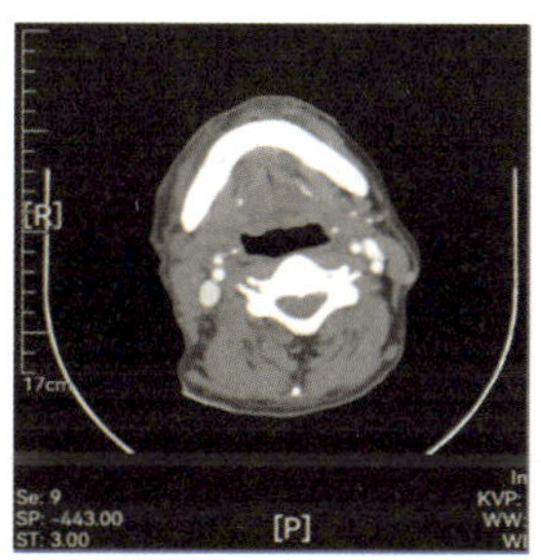

图 3-5-2　恶性肿瘤患者右侧颈部多发淋巴结转移

表 3-5-3　第八版（2017 年）美国癌症联合委员会口腔肿瘤的 TNM 分期（M）

远处转移（M）	
Mx	远处转移不能评估
M0	无远处转移
M1	有远处转移

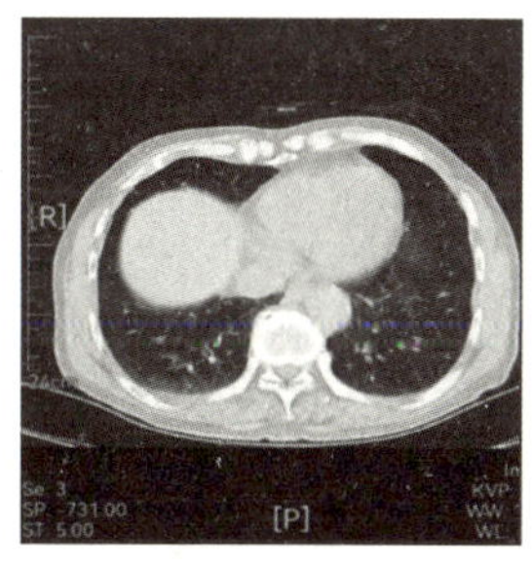

图 3-5-3　恶性肿瘤患者肺转移

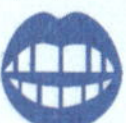

4. 舌癌的淋巴结转移情况如何？

舌癌常发生早期颈淋巴结转移，且转移率较高，因舌体具有丰富的淋巴管和血液循环，加以舌的机械运动频繁，这些都是促使舌癌转移的因素。舌癌的颈淋巴结转移常在一侧，如发生于舌背或越过舌体中线的舌癌可以向对侧颈淋巴结转移；位于舌侧缘的癌多向下颌下及颈深淋巴结上、中群转移；舌尖部癌可以转移至颏下或直接跳跃转移至颈深中群淋巴结，此外，舌癌可发生远处转移，一般多转移至肺部。

六、思考题

1. 如何对良、恶性肿瘤进行鉴别？
2. 舌恶性肿物患者如何确定治疗方案？

七、科普小常识

最常见的口腔癌相关危险因素有哪些？

（1）烟草制品：使用烟草制品（如香烟、雪茄和烟斗）是发生头颈癌的一个重要危险因素。重度吸烟者发生头颈癌的风险是不吸烟者的 5~25 倍。

（2）酒精：饮酒可独立增加上呼吸消化道癌症的发生风险。

（3）阿片：使用阿片与发生喉癌的风险增加相关，且呈剂量依赖性。

（4）病毒感染：多种类型的病毒感染与头颈癌发生风险增加有关，尤其包括 EBV、HPV、丙型肝炎病毒（HCV）和 HIV。

（5）免疫缺陷：HIV 感染或实体器官移植造成的免疫缺陷与头颈癌风险增加相关。

（6）咀嚼槟榔：咀嚼槟榔是发生头颈鳞状细胞癌的一个独立危险因素。

（7）职业暴露：多种职业或环境毒素与头颈癌存在潜在关联，如干洗剂四氯乙烯、石棉等。

（8）照射：既往因恶性或良性疾病接受过照射与甲状腺癌、唾液腺肿瘤、SCC 和肉瘤的发生有关。

（9）饮食：某些饮食因素可能在预防头颈癌方面有一定作用。

（10）遗传因素：多种遗传因素和途径可能促使头颈癌风险增加，包括影响烟草烟雾中致癌物暴露的代谢多态性；等等。

（11）其他危险因素：其他因素也可能促使特定患者发生头颈癌，包括口腔卫生不良和牙周病，这两者与口腔癌有关。

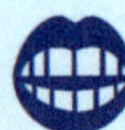

第六节　唾液腺结石病和下颌下腺炎（案例18）

核心提示

❖唾液腺结石病的临床表现是什么？

❖唾液腺结石病的治疗方法有哪些？

❖唾液腺结石病的病因是什么？

一、病历资料

1. 病史

范××，男性，45岁，右侧颌下区肿胀8年余就诊，患者8年前自觉右侧颌下区肿胀，进食后疼痛加重，自行口服抗炎药物后、肿痛稍有减轻，此后未行任何治疗，2个月前肿痛加重，给予静脉滴注药物（药剂名称不详）10日，自觉症状缓解。

2. 既往史

有高血压病史5年，服用盐酸贝尼地平片，血压控制稳定，否认糖尿病病史，否认肾脏病史，否认冠心病史，无脑血管意外疾病史。

3. 体格检查

右侧颌下区触及硬化颌下腺，质地较硬，有压痛，口腔卫生情况差，口底双合诊右侧磨牙后区所对口底可触及质硬肿物，压痛（+），舌体左右活动自如、舌及下唇无麻木等不适症状。双侧颈部未触及明显肿大的淋巴结。

4. 辅助检查

CBCT：右侧颌下区可见大小约7mm×4mm×5mm卵圆形高密度影，边界清楚。（图3-6-1）

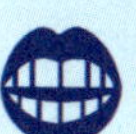

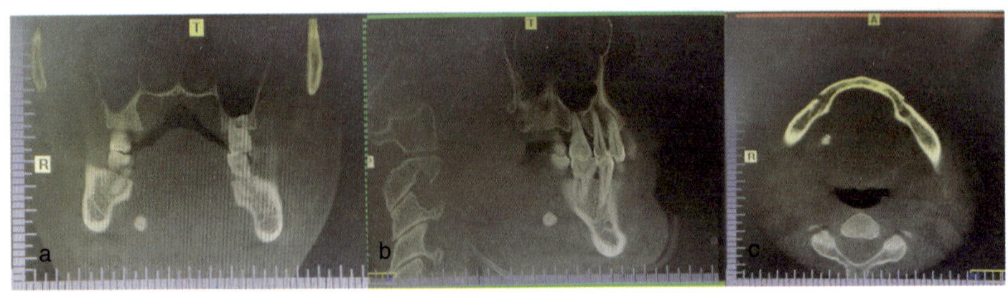

图 3–6–1　右侧颌下腺导管结石 CBCT 影像
a. 冠状位　b. 矢状位　c. 横断位

5. 初步诊断

右侧慢性颌下腺炎、右侧颌下腺导管结石。

二、诊治经过

完善术前相关化验检查，全麻下行下颌下腺切除术 + 导管结石取出术。

三、案例分析

1. 病史特点

（1）患者范 ××，男性，45 岁，右侧颌下区反复肿胀 8 年。

（2）既往史：有高血压病史 5 年，服用盐酸贝尼地平片，血压控制稳定。

（3）体格检查：右侧颌下区触及硬化颌下腺，口底双合诊可触及质硬肿物，压痛（+），舌及下唇无麻木等不适症状。

（4）辅助检查：CBCT 示右侧颌下区可见卵圆形高密度影，边界清楚。

2. 诊断和诊断依据

（1）诊断：右侧慢性颌下腺炎、右侧颌下腺导管结石。

（2）诊断依据：颌下区有反复消长史，口底双合诊可触及质硬肿物，CBCT 示颌下区可见卵圆形高密度影。

3. 鉴别诊断

（1）舌下腺肿瘤、下颌下腺肿瘤：无进食肿胀或下颌下腺炎症发作史，肿物呈进行性肿大，X 线检查无阳性结石。

（2）慢性硬化性下颌下腺炎：可有无进食肿胀或下颌下腺炎症发作史，可有排出唾液腺结石的病史，其肿块虽硬但一般不大，无进行性增大但不能自行消退。

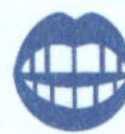

（3）下颌下腺淋巴结炎：反复肿大，常有触痛，但位置较表浅，与进食无关。

（4）下颌下腺间隙感染：感染来源多为病灶牙，无唾液腺结石阻塞症状，下颌下区肿胀呈硬性浸润，皮肤潮红、可有凹陷性水肿。

（5）口底静脉畸形伴静脉石等疾病：静脉畸形伴有静脉石时，如发生于口底区可能与下颌下腺导管结石相混淆。静脉石不规则分布，与下颌下腺导管多发结石沿导管排列多不一致。口腔专科检查也可发现黏膜下蓝紫色病变区。

四、处理方案及基本原则

1. 处理方案

患者右侧颌下区反复肿胀 8 年，继发感染造成腺体急性或反复发作的炎症。予以全身抗感染治疗。炎症消退后，全麻下行下颌下腺切除术 + 结石取出术。

2. 治疗方法的选择

（1）保守治疗：

适用条件：唾液腺结石较小，可通过促使唾液分泌，帮助结石排出。

术后口含蘸有柠檬酸的棉签、维生素 C 片、进食酸性水果或食物。

（2）取石术：

①口内切开取石术：

适用条件：下颌下腺导管前部结石，口内能扪及（相当于下颌第二磨牙以前部位的；无反复感染史，腺体功能存在者。（图 3-6-2）

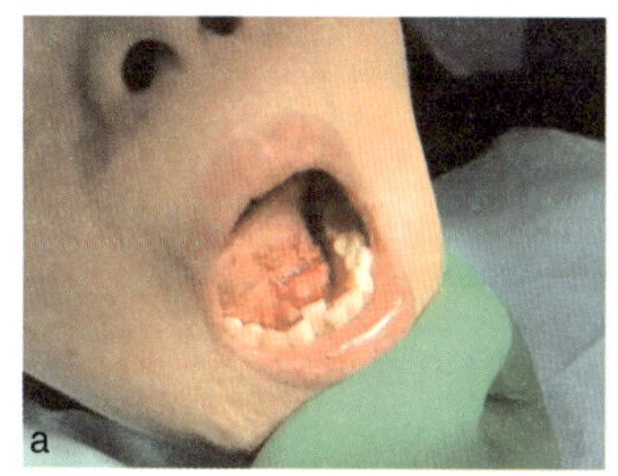

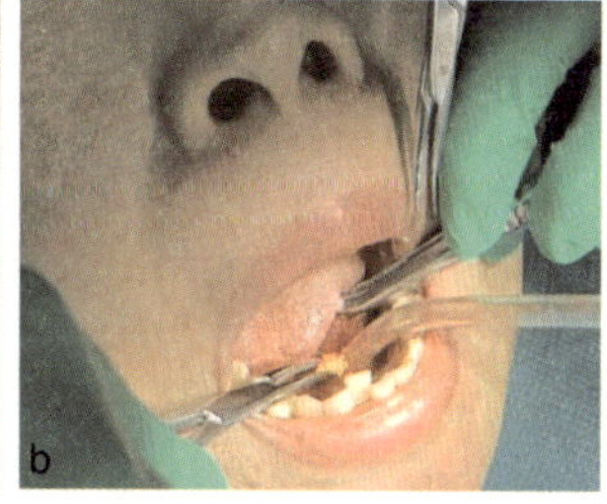

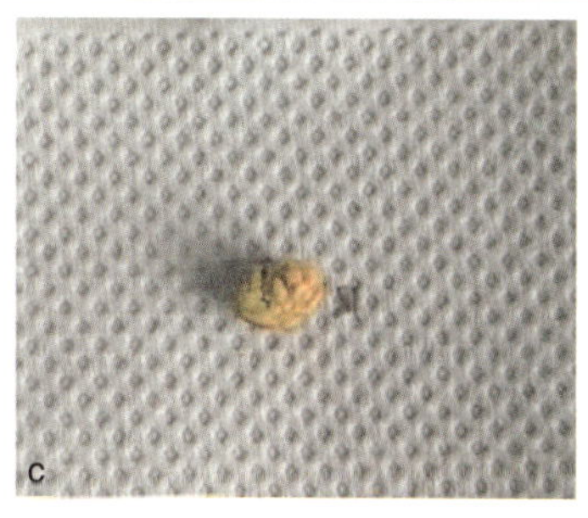

图 3-6-2　下颌下腺导管结石口内切开取石
a. 术前口内照片　b 术中照片　c. 结石照片

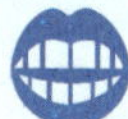

②唾液腺内镜辅助下切开取石术：

适用条件：位于下颌下腺导管、腺门及部分腺内导管、体积不很大以及多发性结石。

通过唾液腺内镜从导管口进入下颌下腺导管，采用钳子或套石篮取出结石。

③下颌下腺切除术：

适用条件：以上方法无法取出的结石、下颌下腺反复感染或继发慢性硬化性下颌下腺炎、腺体萎缩，已失去摄取及分泌功能者。

五、要点与讨论

1. 病因

原因不清楚，一般认为与某些局部因素有关，如异物、炎症、唾液滞留等，也可能与机体钙磷代谢紊乱有关。

2. 下颌下腺结石多发的影响因素

（1）唾液性质：下颌下腺为混合性腺体，分泌的唾液富含黏蛋白，较腮腺分泌液黏滞，钙的含量也高出 2 倍，钙盐容易沉积。

（2）解剖因素：下颌下腺导管自下向上走行，在口底后部有一弯曲部，导管全程较曲折，腺体分泌液逆重力方向流动，使唾液易于淤滞，导致唾液腺结石形成。

3. 一般临床特点

（1）年龄：可见于任何年龄，但以 20~40 岁的青、中年多见。

（2）性别：无性别差异。

（3）部位：下颌下腺 > 腮腺 > 上唇及颊部的小唾液腺。

（4）临床表现：

①结石较小时，一般无阻塞症状，结石较大时出现阻塞症状；

②肿大：进食时，腺体肿大；

③疼痛：疼痛剧烈，呈针刺样，称为“涎绞痛”。可伴舌或舌尖痛，并放射至耳颞部或颈部；

④消长史：腺体肿胀可自行恢复，疼痛消失。但有些阻塞严重的病例，腺体肿胀可持续数小时、数天，甚至不能完全消退；

⑤导管口：黏膜红肿，可见少许脓性分泌物；

⑥口底双合诊：可触及硬块，为导管内结石；

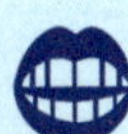

⑦炎症扩散，可导致下颌下间隙感染；

⑧慢性下颌下腺炎：可表现腺体呈硬结性肿块，导管口见脓性或黏液脓性分泌物。

诊断鉴别依据："涎绞痛"，口底双合诊可触及硬块，影像见高密度阴影。

六、思考题

1. 下颌下腺导管结石的患者是否可以吃酸性食物？

2. 下颌下腺导管结石患者如何选择切除颌下腺手术治疗？

七、科普小常识

下颌下腺炎如何进行初级保健治疗？

（1）患者保持充足的水分。

（2）湿热敷受累区域。

（3）按摩腺体并像"挤奶"一样挤导管。

（4）服用增加唾液流量的非药物性措施（如柠檬糖等），根据患者耐受情况全天尽可能频繁使用。

（5）如果可能，患者应该停止使用具有抗胆碱能作用（减少唾液流量）的药物。

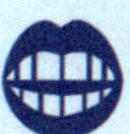

第七节　多形性腺瘤（案例 19）

核心提示

- ❖多形性腺瘤的临床表现是什么？
- ❖多形性腺瘤的诊断依据有哪些？
- ❖多形性腺瘤如何进行鉴别诊断？
- ❖ 多形性腺瘤如何治疗？
- ❖唾液腺良、恶性肿瘤的鉴别？

一、病历资料

1. 病史

任 ××，男性，50 岁，主因“右侧面部肿物 2 年余”就诊，患者 2 年前无意发现右侧面部有一 “花生”大小肿物，无疼痛及其他不适症状，其间未进行任何治疗，现肿物缓慢增长至“鸡蛋”大小，无疼痛及其他不适症状，当地拍摄超声检查提示：右侧腮腺下有极异常回声，遂来我院就诊。患者自入院来神志清，精神可，无发热、寒战、咳嗽、咳痰等症状，睡眠饮食良好，体重未见明显减轻。

2. 既往史

既往体质欠佳，有高血压病史 1 年，最高血压 160/100mmHg，未服药物，血压控制不稳定，否认糖尿病、心脏病，否认药物及食物过敏史，否认头颈部感染史。否认肝炎、结核、梅毒等传染病史。否认外伤手术史。

3. 个人史

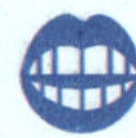

生于山西省忻州市，居住于现住址，否认近期外出旅居史，否认疫区久居史，否认有害物接触史，否认放射性物质接触史，有吸烟史 35 年，40 支 / 日；否认饮酒史；否认冶游史。

4. 体格检查

右侧耳下区可触及一肿物，大小约 2.5cm × 2.0cm，肿物类圆形，结节样，质地中等，边界清晰，活动度良好，无触压痛，面部表情自如，无眼睑闭合不全、口角歪斜等面瘫症状，双侧颈部未触及明显肿大淋巴结。

5. 实验室检查和辅助检查

双侧腮腺超声：形态位置正常，右侧腮腺内可见低回声结节，大小约 2.9cm × 2.4cm，边界清，形态规则，可见血流信号，余实质回声均匀，血流正常。超声提示：右侧腮腺结节（混合瘤可能）；左侧腮腺未见明显异常。

6. 初步诊断

右侧腮腺多形性腺瘤、高血压。

二、诊治经过

入院后积极完善各项相关检查，排除手术禁忌证，择期行“解剖面神经腮腺浅叶及肿物摘除术”治疗。

三、案例分析

1. 病史特点

（1）患者任 × ×，男性，50 岁，主因“右侧面部肿物 2 年余”就诊。

（2）患者 2 年前无意发现右侧面部有一“花生”大小肿物，无疼痛及其他不适症状，其间未进行任何治疗，现肿物缓慢增长至“鸡蛋”大小，无疼痛及其他不适症状，当地超声检查提示：右侧腮腺下有极异常回声。

（3）右侧耳下区可触及一肿物，大小约 2.5cm × 2.0cm，肿物类圆形，结节样，质地中等，边界清晰，活动度良好，无触压痛，面部表情自如，无眼睑闭合不全、口角歪斜等面瘫症状，双侧颈部未触及明显肿大淋巴结。

（4）辅助检查：双侧腮腺超声：形态位置正常，右侧腮腺内可见低回声结节，大小约 2.9cm × 2.4cm，边界清，形态规则，可见血流信号，余实质回声均匀，血流正常。超声提示：右侧腮腺结节（混合瘤可能）；左侧腮腺未见明显异常。

2. 诊断和诊断依据

（1）诊断：右侧腮腺多形性腺瘤。

（2）诊断依据：右侧腮腺肿物缓慢增大，无疼痛及其他不适症状，右侧耳下区可触及一肿物，肿物类圆形，结节样，质地中等，边界清晰，活动度良好，无触压痛，面

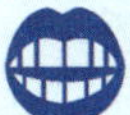

部表情自如，无眼睑闭合不全、口角歪斜等面瘫症状，双侧颈部未触及明显肿大淋巴结。辅助检查：双侧腮腺超声：形态位置正常，右侧腮腺内可见低回声结节，大小约2.9cm × 2.4cm，边界清，形态规则，可见血流信号，余实质回声均匀，血流正常。超声提示：右侧腮腺结节（混合瘤可能）；左侧腮腺未见明显异常。

3. 鉴别诊断

（1）多形性腺瘤：最常见于腮腺，常位于耳垂周围。任何年龄均可发生，但以30~50岁为多见，女性多于男性。肿瘤界限清楚，质地中等，扪诊呈结节状，高起处常较软，可有囊性变，低凹处较硬，多为实质性组织。一般可活动，但位于硬腭部或者下颌后区者可固定而不活动。病史长者，肿瘤可长至巨大，导致面部畸形。

（2）腺淋巴瘤：多见于男性，男女比例约为6：1；好发于年龄在40~70岁的中老年；患者常有吸烟史，其发病可能与吸烟有关；可有消长史；绝大多数肿瘤位于腮腺后下极；扪诊肿瘤呈圆形或卵圆形，表面光滑，质地较软，有时有弹性感；肿瘤常呈多发性，约有12%患者为双侧腮腺肿瘤，也可以在一侧腮腺出现多个肿瘤，有些患者术后又出现肿瘤，不是复发而是多发；mTc核素显像呈“热”结节，具有特征性。

（3）黏液表皮样癌：女性多于男性，发生于腮腺者居多，其次是腭部和下颌下腺，也可发生于其他小唾液腺，高分化黏液表皮样癌的临床表现有时与多形性腺瘤相似，呈无痛性肿块、生长缓慢。肿瘤体积大小不等，边界可清或不清，质地中等偏硬，表面可呈结节状。

四、处理方案及基本原则

以手术为主，多数肿瘤，即使是良性肿瘤，包膜也不完整。采用单纯沿包膜剥离的方法，常有复发，故手术原则应从包膜外正常组织进行，同时切除部分或整个腺体。

肿瘤及腮腺浅叶切除＋面神经解剖术：是治疗腮腺浅叶良性肿瘤的经典术式，适用于肿瘤体积较大或位置偏深的病例。通常采用S形切口，先寻找面神经（顺行法或逆行法）并沿面神经走行浅面完整切除腮腺浅叶和其内的肿瘤。

五、要点与讨论

唾液腺肿瘤的发病情况有何区别？

（1）肿瘤的良恶性分布：

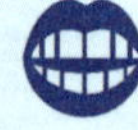

腮腺：良性肿瘤占大多数（约75%），恶性肿瘤只占少数（约25%）；

下颌下腺：良、恶性比例比较，良性肿瘤占（约55%），恶性肿瘤占（约45%）；

舌下腺：良性肿瘤只占极少数（10%），恶性肿瘤占 90%；

小唾液腺：良性肿瘤占（40%），恶性肿瘤（约占 60%）。

（2）肿瘤的发病部位：

腮腺：肿瘤的发生率最高，约占 80%；下颌下腺：肿瘤发生率占 10%；舌下腺：肿瘤发生率占 1%；小唾液腺：肿瘤发生率 9%，腭腺最常见。

（3）不同组织类型肿瘤在各个部位的分布特点（表 3–7–1）：

表 3–7–1　各型肿瘤分布特点

唾液腺肿瘤	好发部位
沃辛瘤、嗜酸性腺瘤	仅发生于腮腺
腺泡细胞癌、唾液腺导管癌、上皮 – 肌上皮癌	多见于腮腺
多形性低度恶性腺癌	多见于腭部
管状腺瘤	90% 位于唇腺
黏液表皮样癌	磨牙后区最常见
腺样囊性癌（ACC）	舌下腺肿瘤很少见，发生很可能是 ACC

六、思考题

1. 腮腺良、恶性肿瘤的区别有哪些？

2. 如何判定腮腺肿物为多形性腺瘤？

七、科普小常识

腮腺肿瘤患者术后对饮食有哪些要求？

鼓励患者进食高蛋白、高维生素、易消化的饮食，避免辛辣及酸性等刺激性食物，以减少残余腺体分泌，促进伤口的愈合。

第八节　黏液表皮样癌（案例 20）

核心提示

❖黏液表皮样癌如何进行诊断与评估?

❖黏液表皮样癌的治疗方式有哪些，如何选择?

❖黏液表皮样癌手术的并发症有哪些?

一、病历资料

1. 病史

王 ××，女性，65 岁，主因“左上腭肿物 4 年”收入院。患者 4 年前拔牙后一直自觉左上腭不适，有一肿物，4 年来自觉稍有增大，无明显疼痛不适，不影响吞咽，不影响言语，不影响张口。自起病以来精神状况好。睡眠情况好。饮食情况好。大小便正常，体重无明显减轻。全身情况良好。

2. 既往史

既往患高血压病 10 余年，血压控制尚可。否认肝炎结核等传染病史，否认外伤史，否认手术史，否认输血史，否认食物药物过敏史。

3. 体格检查

体温 36.5℃，脉搏 80 次 / 分，呼吸 18 次 / 分，血压 100/70mmHg，神志清楚，自主体位，言语流利，对答切题，查体合作。左上后牙区腭侧黏膜有一大小约 2cm × 1cm 的膨隆，色暗，质韧，未触及波动感，其他牙龈及口腔黏膜未见，口腔卫生状况好，未触及肿大颈部淋巴结肿大（图 3-8-1、图 3-8-2）。

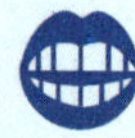

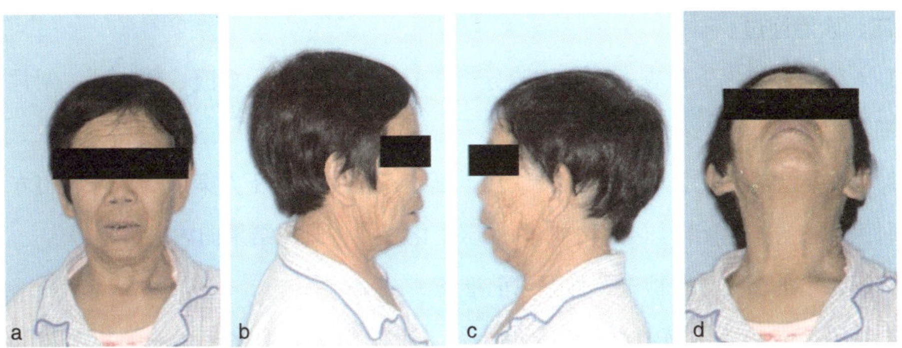

图 3-8-1　患者颌面部像

a. 手术前正面像　b. 手术前右侧面像　c. 手术前左侧面像　d. 手术前仰头像

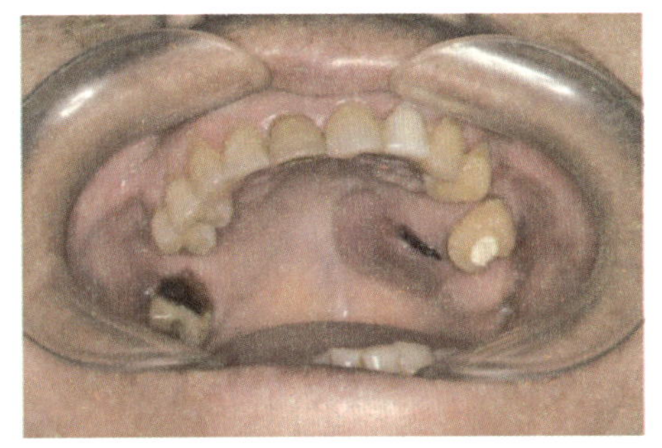

图 3-8-2　左上后牙区腭侧黏膜有一大小约 2cm×1cm 的膨隆，色暗

4. 辅助检查 CBCT 片示，左上腭有一半球形低密度影，左上腭有不规则骨质破坏（图 3-8-3）。

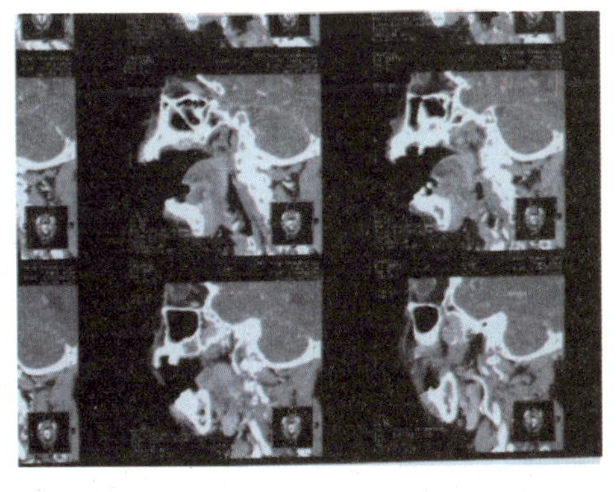

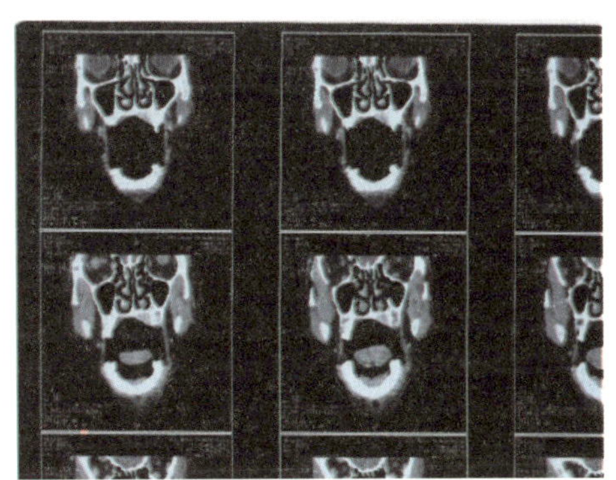

图 3-8-3（A-B）　患者 CBCT

5. 初步诊断

左上腭肿物；高血压病。

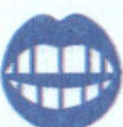

二、诊治经过

1. 入院后完成以下检查：全血细胞分析、ABO 血型鉴定、血凝、尿十项、便常规、心电图、生化 3、胸片。

2. 高血压患者住院其间低盐低钠饮食，延续入院前的降压方案，药物与服用方法：请内科医师指导，制定降压方案，监测血压变化，并将监测结果向内科医师报告。

3. 完善术前相关化验检查，做好术前准备。

4. 手术方式：①术前消毒；②全麻下行左上颌骨次全切除术 + 左侧颈部淋巴结清扫术；③对症支持治疗。

5. 术后定期随访。

三、案例分析

1. 病史特点

（1）王 ××，女性，65 岁，主因“左上腭肿物 4 年”就诊；

（2）既往患高血压病 10 余年，血压控制尚可。否认肝炎结核等传染病史，否认外伤史，否认手术史，否认输血史，否认食物药物过敏史；

（3）体格检查：体温 36.5℃，脉搏 80 次 / 分，呼吸 18 次 / 分，血压 100/70mmHg，神志清楚，自主体位，言语流利，对答切题，查体合作。左上后牙区腭侧黏膜有一大小约 2cm × 1cm 的膨隆，色暗，质韧，未触及波动感，其他牙龈及口腔黏膜未见，口腔卫生状况好，未触及肿大颈部淋巴结。

（4）辅助检查：CBCT 片示，左上腭有一半球形低密度影，左上腭有不规则骨质破坏。

2. 诊断和诊断依据

（1）诊断：左上腭黏液表皮样癌；高血压病。

（2）诊断依据：左上后牙区腭侧黏膜有一大小约 2cm × 1cm 的膨隆，色暗，质韧，未触及波动感；术中病理：符合黏液表皮样癌。（图 3–8–4）

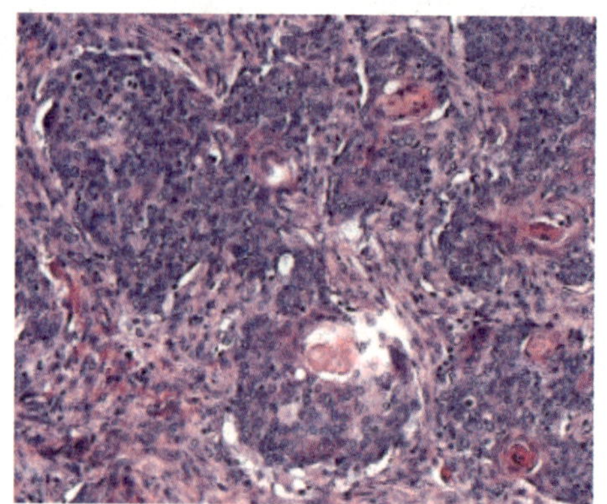

图 3–8–4　黏液表皮样癌病理切片镜下观察

3. 鉴别诊断

（1）黏液表皮样癌：发生于小唾液腺，磨牙后区、颊部、上下唇等部位也可见，高分化者常呈现无疼痛性包块，生长缓慢，质地中等偏硬，表面呈结节状，侵犯神经可迅

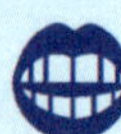

速出现神经症状。

（2）多形性腺瘤：多见于腮腺，其次为腭部及颌下腺其他部位，唇部、舌部也可见，肿瘤生长缓慢，病程长，肿瘤表面光滑，呈结节状，质地中等或偏硬，边界清楚，无粘连，恶变时可出现生长加快，并出现疼痛等症状。

四、处理方案及基本原则

治疗以手术为主，高分化者应尽量保留面神经，除非神经穿入肿瘤。分离后的神经可加用术中液氮冷冻及术后放疗，以杀灭可能残留的肿瘤细胞。高分化者如手术切除彻底，可不加术后放疗，而低分化者宜加用术后放疗。高分化者不必做选择性颈淋巴清扫术，低分化者则可考虑选择性颈淋巴清扫术。因此，对于黏液表皮样癌，病理分级是指导治疗的重要指标。

五、要点与讨论

1. 黏液表皮样癌的分型与表现

（1）高分化黏液表皮样癌的临床表现有时与多形性腺瘤相似，呈无痛性肿块，生长缓慢。肿瘤体积大小不等，边界可清或不清，质地中等偏硬，表面可呈结节状。位于腭部及磨牙后区的高分化黏液表皮样癌，有时可呈囊性，表面黏膜呈浅蓝色应与囊肿相鉴别。在手术中可以发现，肿瘤常无包膜或包膜不完整，与周围腺体组织无明显界限。有时可见面神经与肿瘤粘连，甚至被肿瘤包裹，但很少出现面瘫症状。高分化黏液表皮样癌如手术切除不彻底，术后可以复发，但很少发生颈淋巴结转移，血行性转移更为少见。患者术后生存率较高，预后较好。

（2）低分化黏液表皮样癌生长较快，可有疼痛，边界不清，与周围组织粘连。腮腺肿瘤常累及面神经，淋巴结转移率较高，且可出现血行性转移。术后易于复发，患者预后较差。

2. 黏液表皮样癌的病理

高分化（低度恶性）型：以黏液细胞和表皮样细胞为主，占肿瘤细胞的50%以上，中间细胞较少，缺乏异型性和核分裂象。肿瘤细胞排列成巢状或片状，常形成囊腔和腺腔、内衬黏液细胞，可形成乳头突入囊腔，周围为表皮样细胞和中间细胞，内有粉染的黏液，如果囊壁破裂、黏液溢出，形成黏液湖，肿瘤间质较多常见结缔组织玻璃样变性和/或黏液外溢引起的炎症反应，有时形成生发中心。5年生存率超过90%。

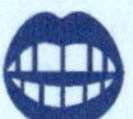

低分化（高度恶性）型：构成细胞主要是中间细胞和表皮样细胞，黏液细胞较少，

低于10%，散在于表皮样细胞之间。肿瘤细胞异型性及核分裂象明显，排列成片或实性上皮团，缺乏囊腔和腺腔结构，向周围组织呈浸润性生长。有时易误诊为鳞状细胞癌，用黏液染色证明含少数的黏液细胞即可诊断。肿瘤间质中的“黏液湖”较少，缺乏淋巴细胞。

中分化（中度恶性）型：介于上述两型之间，黏液细胞大于10%，中间细胞和表皮样细胞也很明显，常排列成实性团块，囊腔形成少，偶见细胞异型性及核分裂象。

3. 黏液表皮样癌手术的并发症与术后管理

◆口腔癌手术常见并发症

（1）出血：手术过程中可能损伤血管，导致术后出血，需要密切观察并及时处理。

（2）伤口裂开：口腔癌手术伤口较大，有裂开的风险，需要术后避免过度张口、咳嗽等动作。

（3）感染：口腔是细菌滋生的环境，手术后容易发生感染，需要应用抗生素等药物进行预防和治疗。

（4）神经损伤：手术中可能损伤面神经、三叉神经等，导致相应部位肌肉瘫痪、麻木等并发症。

◆术后随访与复查

（1）定期随访：对患者进行定期随访，了解术后恢复情况，及时发现并处理可能出现的问题。

（2）复查项目：包括口腔检查、影像学检查等，评估手术效果及病情变化。

（3）复发监测：有一定复发风险，需要长期随访和监测，及时发现并处理复发病灶。

（4）健康指导：对患者进行健康生活方式指导，降低复发风险，提高患者生活质量。

六、思考题

1. 黏液表皮样癌常见并发症的处理方式有哪些?

2. 黏液表皮样癌的非手术治疗方法有哪些，应如何选择?

七、科普小常识

黏液表皮样癌术后有哪些注意事项?

①手术后24小时内属于监护期，需要注意生命体征和术区是否有出血、血肿等情况。

②由于是口腔手术，与呼吸道密切相关，防止发生术后呼吸不畅、呼吸困难等情况。

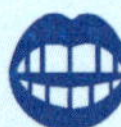

③由于需要进食和喝水，所以口腔是一个有菌环境，又因为是口腔手术，所以一定

要加强口腔护理，每日换药，保持口腔清洁。

④预防性使用抗生素，预防感染。

⑤加强营养的摄入，防止术后营养不良、精神萎靡。

⑥术后根据具体情况，制定下一步治疗计划，比如是否需要放疗、化疗等，并且定期复查，防止肿瘤复发。

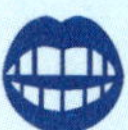

第九节　颞下颌关节紊乱病（案例 21）

核心提示

❖颞下颌关节紊乱病患者如何管理？

❖形成颞下颌关节紊乱病的病因有哪些？

❖颞下颌关节紊乱病的治疗方法有哪些，如何选择？

一、病历资料

1. 病史

杜 ××，女性，17 岁，主因“双侧耳前区开闭口疼痛伴咬物痛 1 月余”就诊。患者 1 月前偶发双侧耳前区开闭口疼痛伴咬物痛，未行治疗，逐渐加重，3 天前开口受限，遂前来就诊，行手法复位无效后行 MRI 检查，诊断为“双侧颞下颌关节不可复性盘前移位”，我科收住入院。

2. 既往史

既往有颞下颌关节弹响病史。否认肝炎、结核等传染病史，否认外伤史，否认手术史，否认输血史，否认食物药物过敏史。

3. 体格检查

体温 36.5℃，脉搏 80 次 / 分，呼吸 18 次 / 分，血压 100/70mmHg，神志清楚，自主体位，言语流利，对答切题，查体合作。双侧颌面部基本对称，双侧颞下颌关节区压痛（–），双侧耳前区开闭口疼痛，未闻及弹响音，开口型向下，开口度约两指，双侧颞下颌关节动度减弱，咬合关系欠佳，口内未见 38，48 萌出，余口腔内黏膜色泽质地正常。

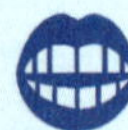

4. 辅助检查

颞下颌关节 MRI：张闭口位双侧颞下颌关节盘卷曲于髁突前斜面，关节盘面积与髁突面积相匹配。（图 3-9-1）

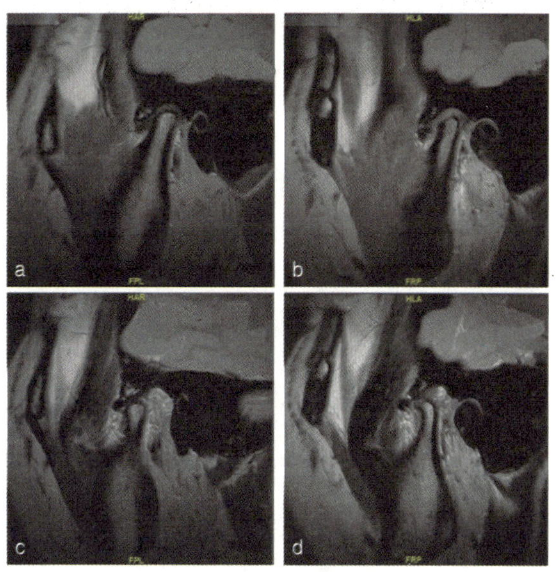

图 3-9-1　患者治疗前 MRI 影像

a. 为患者右侧闭口位　b. 为患者左侧闭口位　c. 为患者右侧开口位　d. 为患者左侧开口位

5. 初步诊断

双侧颞下颌关节不可复性盘前移位。

二、诊治经过

①完善术前相关化验检查，做好术前准备；②全麻下行双侧颞下颌关节锚固术；③术后佩戴再定位合垫；④对症支持治疗。（图 3-9-2、图 3-9-3、图 3-9-4）

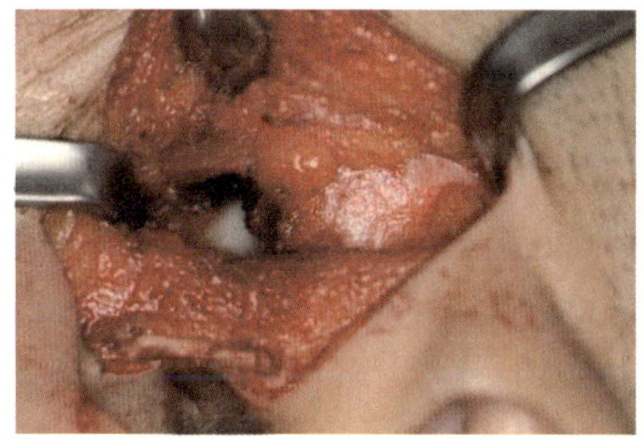

图 3-9-2　颞下颌关节锚固术（图中白色高亮区域为关节盘）

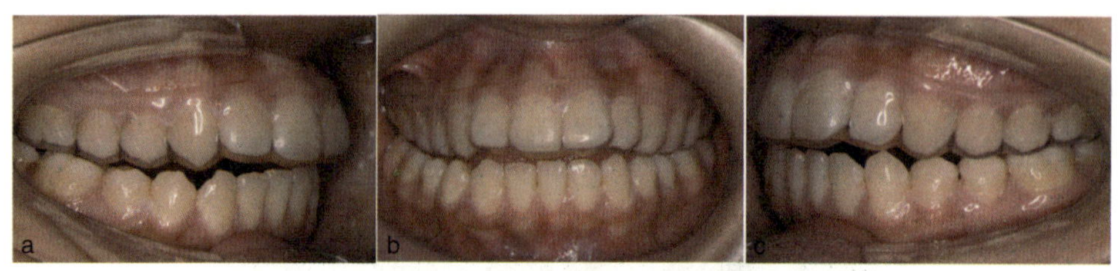
图 3-9-3　术后佩戴稳定性咬合板

a. 口内右侧位像　b. 口内正位像　c. 口内左侧位像

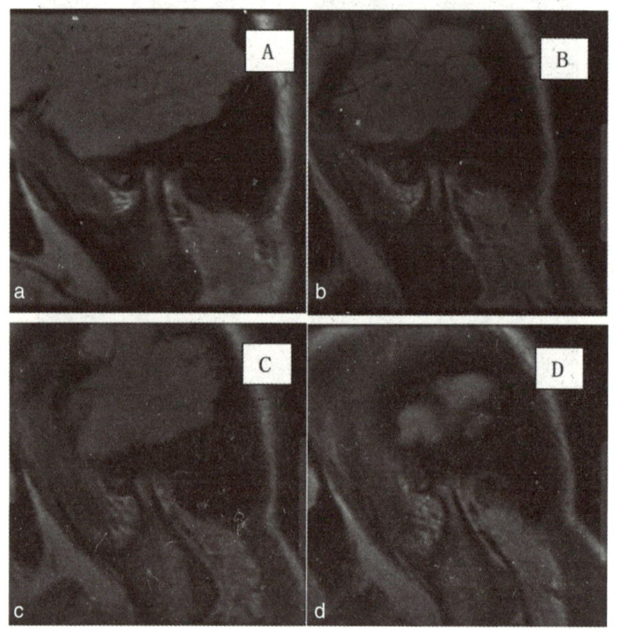
图 3-9-4　患者术后 1 年 MRI 影像

a. 患者右侧闭口位　b. 患者左侧闭口位　c. 患者右侧开口位　d. 患者左侧开口位

三、案例分析

1. 病史特点

（1）杜 ××，女性，17 岁，主因“双侧耳前区开闭口疼痛伴咬物痛 1 月余”就诊。

（2）既往体健。否认肝炎结核等传染病史，否认外伤史，否认手术史，否认输血史，否认食物药物过敏史。

（3）体温 36.5℃，脉搏 80 次 / 分，呼吸 18 次 / 分，血压 100/70mmHg，神志清楚，自主体位，言语流利，对答切题，查体合作。双侧颌面部基本对称，双侧颞下颌关节区压痛（-），双侧耳前区开闭口疼痛，未闻及弹响音，开口型向下，开口度约两指，双侧颞下颌关节动度减弱，咬合关系欠佳，口内未见 38，48 萌出，余口腔内黏膜色泽质地正常。

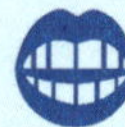

（4）辅助检查：颞下颌关节 MRI 示张闭口位双侧颞下颌关节盘卷曲于髁突前斜面，关节盘面积与髁突面积相匹配。

2. 诊断和诊断依据

（1）诊断：双侧颞下颌关节不可复性盘前移位。

（2）诊断依据：双侧颞下颌关节不可复性盘前移位。双侧耳前区开闭口疼痛，开口型向下，开口度约两指，双侧颞下颌关节活动度减弱，咬合关系欠佳。颞下颌关节 MRI 可明确诊断。

3. 鉴别诊断

（1）可复性盘前移位：开闭口弹响，是由于关节盘向前移位，在做开口运动时，髁突横嵴撞击关节盘后带的后缘并迅速向前下继而向前上运动，同时关节盘向后反跳，从而恢复正常的髁突－关节盘结构关系，在此极为短暂的过程中，发生开口初期的弹响，随着关节盘前移程度的加重，开口初期弹响可发展为开口中期，以致开口末期的弹响。开口型在弹响前偏向患侧，弹响发生后又回到中线。

（2）不可复性关节盘前移位：当开口运动时，受髁突挤压变形的关节盘不能复位，不能恢复正常的髁突－关节盘关系。临床有典型的关节盘弹响病史，继之有间断性关节绞索史；进而弹响消失，开口受限，开口时下颌偏向患侧，关节区疼痛。

四、处理方案及基本原则

1. 颞下颌关节紊乱病临床治疗

颞下颌关节紊乱（TMD）需要临床治疗的指征①主诉颞下颌关节和／或面部疼痛，并有明确的压痛（压痛＋＋或＋＋＋），或疼痛持续 3 个月以上，压痛＋以上；②主诉关节弹响，临床检查证实，并有绞锁影响咀嚼、说话等患者的生活质量；③主诉张口受限，开口度＜35mm，或开口度＜40mm，但有明确的张口疼痛。

2. 外科治疗

在临床上，目前手术的适应证仅仅局限于保守治疗无效或效果不佳的患者，患者有严重的功能障碍，影像学检查证明患者颞下颌关节结构明显的改变或颞下颌关节组织有明显的器质性破坏，罹患此病者已无法正常工作生活，患者迫切要求手术且在被告知手术效果可能不佳的情况下仍然强烈要求手术治疗。

3. 积极预防治疗并发症

颞下颌关节（TMJ）术后可能并发咬合错乱、张口受限甚至关节强直、持续疼痛以及移植失败等。所以 TMD 开放手术应避免损伤血管、神经以及周围组织，术后加强抗

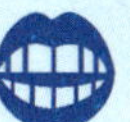

感染和开口训练。

五、要点与讨论

1. 形成颞下颌关节紊乱病的病因

TMD 的发病机制与多种因素有关，概括起来分为四大类：结构异常病因学说，包括咬合异常和颞下颌关节发育异常；功能异常病因学说，主要包括颌骨肌功能异常及相应的精神－心理特质；创伤因素致病学说，主要指由异常功能所产生的创伤作用；综合因素学说。

2. 颞下颌关节紊乱病治疗的方法

颞下颌关节紊乱病的致病因素和病情均较复杂，对其治疗的方法有多种，目前，TMD 的治疗程序遵照循序渐进，多种方法联合使用。

（1）首选可逆性治疗方法，即最初所有的治疗必须是方便的、保守的、可逆性的、无创性的和非侵入性的。先采用多种保守治疗方法如：治疗教育、家庭自我保健、认知－行为疗法、心理治疗、药物治疗、物理治疗、下颌功能训练、咬合板治疗等。

（2）大多数病例可通过可逆性保守治疗解除疼痛，必要时再采用不可逆的保守治疗方法，如调𬌗治疗、正畸治疗。

（3）只有对少数病程迁延、症状严重，特别是疼痛和开口受限严重，也影响颞下颌关节其他功能的 TMD 病例，才考虑采用不可逆的手术治疗。在手术后初期宜用咬合板治疗，以对抗手术瘢痕挛缩，促进愈合和正常改建，防止复发。

六、思考题

1. 何种情况下行颞下颌关节紊乱病手术治疗？

2. 颞下颌关节紊乱病的治疗方法有哪些，如何选择？

七、科普小常识

如何预防颞下颌关节紊乱病？

（1）注意面部保暖：避免在寒冷刺激后或疼痛发作的急性期使用过度张口或咀嚼硬物的动作。可以用煮熟的鸡蛋或毛巾热敷关节处或咬肌区，注意防止烫伤。

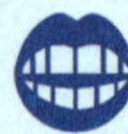

（2）保持良好习惯：平时应注意张口不宜过大，打哈欠时可手托下巴；吃饭时食物可分成小块，直径不宜超过 2cm，吃水果时可切成片状食用。同时要纠正不良习惯如偏侧咀嚼，喜欢张大口，经常紧咬牙等。如果夜磨牙严重还应去医院配戴合垫，以减少

对关节、肌肉的损伤。

（3）饮食调整：患者应注意不要吃硬物，尽量减少咀嚼次数和咀嚼力量，防止突然用力咀嚼，尽量吃软食，以免加重关节的负担。

（4）口腔正畸治疗：牙列不齐、咬合关系严重不良者，应进行口腔正畸治疗，以免引发或加重颞下颌关节紊乱病。

（5）心理调节：消除自身紧张的心理状态，保持乐观、放松、心胸开阔的精神状态。调节生活节奏和秩序，合理饮食、保持口腔清洁、锻炼身体。

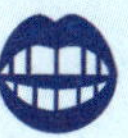

第十节　智齿冠周炎（案例22）

核心提示

❖智齿冠周炎病人的临床表现？

❖智齿冠周炎的治疗方法有哪些，如何选择？

一、病历资料

1. 病史

郗××，女性，42岁，主因“右下后牙区肿胀10日余”就诊。患者自述10日前自觉右侧下颌后牙肿胀疼痛不适，约“核桃”大小，后觉右侧颌面部肿胀，张口受限，自行服用“头孢呋辛、奥硝唑”（具体剂量不详），症状有所缓解，为求进一步诊治，遂来我院就诊，我科以“智齿冠周炎伴感染”收治入院。患者自发病以来，精神尚可，食欲一般，睡眠欠佳，大便正常，小便正常，体重无变化。

2. 既往史

既往体质健康，无高血压病史，无糖尿病病史；否认肾脏病史，无冠心病史，无脑血管意外疾病史。无手术史；无外伤史；否认输血史，否认肝炎史，否认结核病史，无传染病史，预防接种史不详，无食物过敏史，无药物过敏史；否认吸烟史；否认饮酒史；否认家族遗传病史。

3. 体格检查

体温36.7℃，脉搏76次/分，呼吸18次/分，血压125/77mmHg。

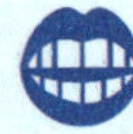

4. 实验室检查和辅助检查

心电图示：窦性心律，大致正常心电图。

血常规示：白细胞计数 14.4×10^9/L，血红蛋白 105g/L。

颌面部 CT 示：于右侧下颌骨层面可见大面积低密度影像。

5. 初步诊断

智齿冠周炎伴右侧咬肌间隙感染。

二、诊治经过

完善术前相关化验检查，做好术前准备；排查手术禁忌证后在局麻下行“右侧咬肌间隙感染脓肿切开引流术”；必要时行“气管切开术”，术后积极进行全身支持治疗，营养治疗，坚持长期切口冲洗换药，待炎症控制后择期拔除病灶牙 48。

三、案例分析

1. 病史特点

（1）患者，女性，42 岁，因“智齿冠周炎伴右侧颌面部间隙感染 10 日余”就诊。

（2）入院后密切观察感染扩散情况，必要时影响呼吸时行“气管切开术”，观察患者张口情况。

（3）体温 36.7℃，脉搏 76 次 / 分，呼吸 18 次 / 分，血压 125/77mmHg；颌面部左右不对称，右侧颌面部肿胀，皮温较高，触痛（+），触质硬，范围约 3cm × 3cm，未触及明显波动感，边界不清，肿胀中心有破溃口，可见脓液流出；开口度不足 1 横指，开口型正常，双侧颞下颌关节未触及明显异常；口内情况无法检查，余组织未见异常。

2. 诊断和诊断依据

（1）诊断：智齿冠周炎伴右侧颌面部间隙感染。

（2）诊断依据：右侧颌面部肿胀，皮温较高，触痛（+），触质硬，范围约 3cm × 3cm，未触及明显波动感，边界不清，肿胀中心有破溃口，可见脓液流出；开口度不足 1 横指，开口型正常。

四、处理方案及基本原则

（1）生命体征监测，必要时复查血常规等检验。

（2）定期复查颌面部及胸部 CT，观察感染有无扩散及消失，若出现扩散，必要时请胸外科会诊。

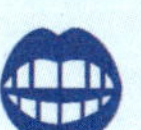

（3）对症治疗及处理：给予吸氧、保持平卧位、Ⅰ级监护、完善化验检查。

（4）予支持、营养等一般治疗。

（5）积极预防治疗并发症，包括肺部感染、水电解质紊乱、低蛋白血症等。

（6）外科治疗：未形成脓肿，可抗炎消肿治疗；若形成脓肿，则行脓肿切开引流术，影响呼吸必要时行气管切开术。

（7）术后需长期换药：生理盐水＋碘伏交替冲洗术区，放置引流条，敷料包盖术区，待炎症消退后择期拔除病灶牙。

五、要点与讨论

智齿冠周炎的治疗

智齿冠周炎发病初期，仅有轻微的症状，常被患者忽视而延误治疗，导致炎症迅速发展甚至引起严重的并发症。因此，早期诊断和及时治疗是非常重要的。

治疗原则：急性期消炎、镇痛、切开引流、增强全身抵抗力；慢性期拔除病灶牙。

（1）局部冲洗：智齿冠周炎的治疗以局部处理为重点，局部处理又以清除龈袋内食物碎屑、坏死组织、脓液为主。常用生理盐水、1%~3% 过氧化氢溶液、1：5000 高锰酸钾液、0.1% 氯己定（洗必泰）液等反复冲洗龈袋，至溢出液清亮为止。擦干局部，用探针蘸 2% 碘酒、碘甘油置于龈袋内。

（2）根据局部炎症及全身反应程度和有无其他并发症，选择抗菌药及全身支持疗法。

（3）切开引流术：如龈瓣附近形成脓肿，应及时切开并置引流条。

（4）冠周龈瓣切除术：当急性炎症消退，对有足够萌出位置且牙位正常的智牙，可在局麻下切除智齿冠周龈瓣。

（5）下颌智牙拔除术：炎症消退后，对于下颌智牙牙位不正；无足够萌出位置；相对的上颌第三磨牙位置不正或已拔除者，以及为避免冠周炎的复发，均应尽早予以拔除。

六、思考题

智齿冠周炎症的处理原则是什么？

七、科普小常识

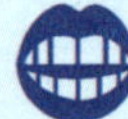

冠周炎症的扩散途径有哪些？

可直接蔓延或由淋巴管扩散，引起邻近组织器官或筋膜间隙的感染：

（1）智齿冠周炎常向磨牙后区扩散，形成骨膜下脓肿，脓肿向外穿破；在咬肌前缘与颊肌后缘间的薄弱处发生皮下脓肿，当穿破皮肤后可形成经久不愈的面颊瘘。

（2）炎症沿下颌骨外斜线向前蔓延，可在相当于下颌第一磨牙颊侧黏膜转折处的骨膜下形成脓肿或破溃成瘘。

（3）炎症沿下颌支外侧或内侧向后扩散，可分别引起咬肌间隙、翼下颌间隙感染。此外也可导致颊间隙、下颌下间隙、口底间隙、咽旁间隙感染或扁桃体周围脓肿的发生。

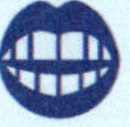

第十一节　颌面部间隙感染（案例23）

核心提示

❖颌面部间隙感染病人如何管理?

❖颌面部间隙感染外科治疗方法有哪些，如何选择?

一、病历资料

1. 病史

葛××，男性，62岁，主因“颌面部及口底肿胀3日余”就诊。患者自述3日前自觉左下后牙疼痛不适，后觉左侧颌面部肿胀，未行任何治疗，昨日突觉肿胀扩散，进而呼吸困难就诊于当地医院，当地医院给予“甲强龙（具体剂量不详）”注射，呼吸困难症状有所缓解，建议于上级医院就诊，遂来我院急诊就诊，我科急诊以“口底多间隙感染”收治入院。患者自发病以来，精神尚可，食欲一般，睡眠欠佳，大便正常，小便正常，体重无变化。

2. 既往史

既往体质健康，无高血压病史，无糖尿病病史；入院空腹血糖14.3mmol/L；否认肾脏病史，无冠心病史，无脑血管意外疾病史。无手术史；无外伤史；否认输血史，否认肝炎史，否认结核病史，无传染病病史，预防接种史不详，无食物过敏史，无药物过敏史；否认吸烟史；否认饮酒史；否认家族遗传病史。

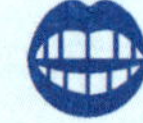

3. 体格检查

体温36.6℃，脉搏78次/分，呼吸18次/分，血压127/75mmHg。

4. 实验室检查和辅助检查

心电图示：窦性心律，大致正常心电图。

血常规示：白细胞计数 14.2 × 10^9/L，血红蛋白 115g/L，血小板计数 110 × 10^9/L。

颌面部 CT 示：于下颌骨层面可见口底大面积低密度影像。（图 3-11-1）

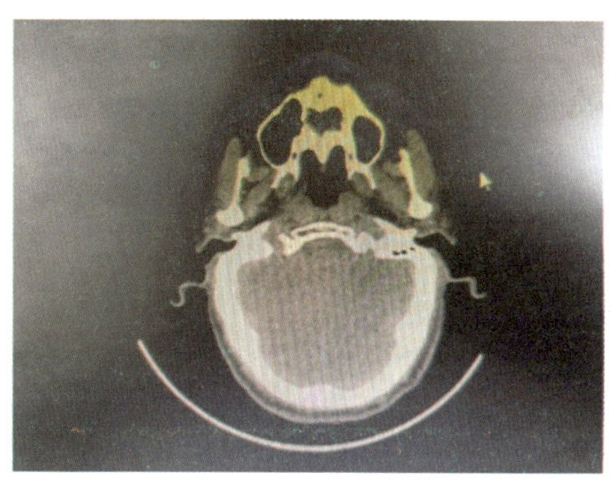

图 3-11-1 颌面部 CT 口底低密度影像

5. 初步诊断

口底多间隙感染、2 型糖尿病、肺大疱、肺气肿、慢性支气管炎、多发性脂肪瘤、急性呼吸窘迫综合征。

二、诊治经过

完善术前相关化验检查，做好术前准备；排查手术禁忌证后在局麻下行“口底多间隙感染脓肿切开引流术”；必要时行“气管切开术”，术后积极进行全身支持治疗，营养治疗，坚持长期切口冲洗换药。

三、案例分析

1. 病史特点

（1）患者，男性，62 岁，因“颌面部及口底肿胀 3 日余”就诊。

（2）入院后空腹血糖 14.3mmo1/L，经内分泌科多次会诊评估后诊断为 2 型糖尿病，住院其间监测患者血糖，同时配合药物治疗，必要时再次请内分泌科会诊。

（3）体温 36.6℃，脉搏 78 次 / 分，呼吸 18 次 / 分，血压 127/75mmHg；颌面部左右基本对称，双侧颌下区及颈部肿胀，皮温较高，触痛（+），触质硬，未触及明显波动感；开口度 2 指，开口型正常，颞下颌关节未触及明显异常，舌体抬起，可见二重舌，色暗

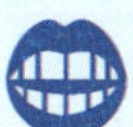

红，质软，未触及明显波动感，左侧舌下皱处可见一破溃点，按压有少量白色脓液溢出，口腔卫生差，牙石（++），全口牙龈退至根中 1/3，17–13、22、36 缺失，42–32 不良修复体，余组织未见明显异常。

2. 诊断和诊断依据

（1）诊断：口底多间隙感染、2 型糖尿病、肺大疱、肺气肿、慢性支气管炎、多发性脂肪瘤 、急性呼吸窘迫综合征、慢性牙周炎、牙列缺损。

（2）诊断依据：口底多间隙感染，双侧颌下区及颈部肿胀，皮温较高，触痛（+），触质硬。

四、处理方案及基本原则

（1）生命体征监测，必要时复查血常规等检验。

（2）监测血糖，强化血糖管理：本病例有糖尿病病史，住院其间需控制血糖，以防感染控制不佳等情况。

（3）定期复查颌面部及胸部 CT，观察感染有无扩散及消失：若出现扩散，必要时请胸外科会诊。

（4）对症治疗及处理：给予吸氧、保持平卧位、I 级监护、完善化验检查。

（5）支持、营养等一般治疗。

（6）积极预防治疗并发症：包括肺部感染、水电解质紊乱、低蛋白血症等。

（7）外科治疗：未形成脓肿，可抗炎消肿治疗；若形成脓肿，则行脓肿切开引流术，影响呼吸必要时行气管切开术。

（8）术后需长期换药：生理盐水 + 碘伏交替冲洗术区，放置引流条，敷料包盖术区。

五、要点与讨论

1. 造成口腔颌面部间隙感染的病因

造成口腔颌面部间隙感染的病因有牙源性、腺源性、损伤性、血源性、医源性等。

2. 颌面部间隙感染手术治疗的方法

（1）脓肿切开引流术：炎性病灶已化脓并形成脓肿，或脓肿已自溃而引流不畅时，都应进行切开引流或扩大引流术。局部炎症明显，病情发展迅速，如腐败坏死性蜂窝织炎，或全身有明显中毒症状者，也可早期切开，以达到减轻局部压力、阻止炎症继续扩散的目的。

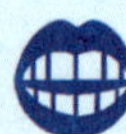

◆切开引流的目的

1）使脓液和腐败坏死物迅速排出体外，以达到消炎解毒的目的。

2）解除局部疼痛、肿胀及张力，以防发生窒息（如舌根部、口底间隙脓肿）。

3）颌周间隙脓肿引流，以免并发边缘性骨髓炎。

4）预防感染向颅内和胸腔扩散或侵入血循环，并发海绵窦血栓性静脉炎、脑脓肿、纵隔炎、败血症等严重并发症。

◆切开引流的指征

1）局部疼痛加重，并呈搏动性跳痛；炎性肿胀明显，皮肤表面紧张、发红、光亮；触诊时有明显压痛点、波动感，呈凹陷性水肿；或深部脓肿经穿刺有脓液抽出者。

2）口腔颌面部急性化脓性炎症，经抗菌药物控制感染无效，同时出现明显的全身中毒症状者。

3）颌周蜂窝织炎，如炎症已累及多间隙，出现呼吸困难或吞咽困难，可以早期切开减压，以迅速缓解呼吸困难及防止炎症继续扩散。

4）结核性淋巴结炎，经局部及全身抗结核治疗无效，皮肤发红已近自溃的脓肿，必要时可行切开引流。

◆切开引流的要求

1）为达到体位自然引流的目的，切口位置应在脓腔的低位，以使引流道短、通畅、容易维持。

2）切口应尽量选择在愈合后瘢痕隐蔽的位置，切口长度取决于脓肿部位的深浅与脓腔的大小，以能保证引流通畅为原则；一般首选经口内引流。颜面脓肿应沿皮纹方向切开，勿损伤重要解剖结构，如面神经、血管和唾液腺导管等。

3）一般切开至黏膜下或皮下即可，按脓肿位置用血管钳直达脓腔后再用钝器分离扩大创口。避免在不同组织层次中形成多处腔隙或通道，减少感染扩散，保证引流通畅。

4）手术操作应准确轻柔；颜面危险三角区的脓肿切开后，严禁挤压，以防感染向颅内扩散。

◆建立引流

1）根据脓肿位置、深浅、脓腔大小，选用不同的引流方法。一般口内用碘仿纱条或橡皮片引流。口外脓肿可用盐水纱条或橡皮片、乳胶管，但均应注意引流材料的固定。每天更换敷料 1~2 次。脓腔大、范围广且脓液黏稠时，在更换敷料时，应选用 10%~39% 过氧化氢溶液、生理盐水或抗菌药物溶液冲洗。

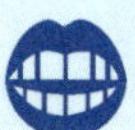

2）清除病灶：由牙源性感染引起的炎症治疗好转后，去除病灶牙是关键。颌骨骨

髓炎在急性期好转后，应及早进行死骨及病灶清除术。

六、思考题

1. 颌面部间隙感染的类型有哪些？

2. 颌面部间隙感染外科治疗方法有哪些，如何选择？

七、科普小常识

1. 不同感染菌种脓液的特点？

腐败坏死性蜂窝织炎的局部皮肤呈弥漫性水肿，紫红色或灰白色，无弹性，有明显凹陷性水肿，由于组织间隙有气体产生可触及捻发音。当急性炎症局限为脓肿后，由于主要感染菌种的不同，其脓液性状也有差异，例如，金黄色葡萄球菌为黄色黏稠脓液；链球菌一般为淡黄或淡红稀薄脓液，有时由于溶血而呈褐色；铜绿假单胞菌的典型脓液为翠绿色，稍黏稠，有酸臭味；混合性细菌感染则为灰白或灰褐色脓液，有明显的腐败坏死臭味。

2. 如果发生颌面部间隙感染影响呼吸的病人如何急救？

对于口底多间隙感染，严重者常会发生呼吸困难，出现“三凹征”，此时有发生窒息的可能，需做好呼吸道管理，积极早期行切开减压及引流术，早期积极使用抗菌药物，及早进行广泛切开引流。

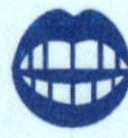

第十二节 颌面部损伤（案例24）

核心提示

❖颌面部损伤的概念、损伤类型及特点？

❖口腔颌面部损伤的急救方法有哪些，如何操作？

一、病历资料

1. 病史

张××，女性，82岁，村妇，主因“颌面部咬伤20天余”就诊。患者20余天前喂养小猪被哺乳期母猪啃咬致头颌面颈部伤口大量出血，神志欠清楚，于当地医院简单包扎后就诊于我院急诊并住院，我科以“头颌面颈软组织撕脱伤，下颌骨骨折”收治入院。入院后，患者精神尚可，食欲一般，睡眠欠佳，大便正常，小便正常，体重无变化。

2. 既往史

既往体质健康。无高血压病史，无糖尿病史；否认冠心病、肾脏病史，无脑血管意外疾病史，无手术史；无外伤史；无食物过敏史，无药物过敏史；否认吸烟史；否认饮酒史；否认家族遗传病史。

3. 体格检查

体温36.6℃，脉搏86次/分，呼吸18次/分，血压147/90mmHg。

4. 专科检查

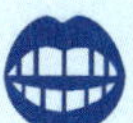

左侧颞部及颌面颈上部大小约10cm不等撕脱裂伤口，创缘不齐；左侧下颌骨髁状

突颈部及其下颌角可见骨折线，骨折断端移位并明显裸露于皮肤裂伤口之外，整个创面覆盖重度尘粒等污物。

5. 初步诊断

左侧头颌面颈软组织大面积撕脱伤、下颌骨骨折。

二、诊治经过

完善术前相关化验检查，做好术前准备；口腔气管内插管全身麻醉 + 左侧头颌面颈软硬组织大面积撕脱伤清创缝合术 + 左侧头颌面部下颌骨骨折切开复位 + 一期内固定术，术后给予对症支持治疗。

三、案例分析

1. 病史特点

（1）患者，女性，82 岁，因“颌面部咬伤 20 天余”就诊。

（2）体温 36.6℃，脉搏 86 次 / 分，心率 18 次 / 分，血压 147/90mmHg。左侧颞部颌面颈上部大小约 10cm 不等撕脱裂伤口，创缘不齐，左侧下颌骨髁状突颈部及其下颌角骨折线，骨折断端移位并明显裸露于皮肤裂伤口之外，整个创面覆盖重度尘粒等污物。

2. 诊断和诊断依据

（1）诊断：颌面部软组织撕裂伤。对颌面部损伤患者，完善头颅 CT 等检查，排查头颅等重要脏器损伤，排除骨折情况；颌面部清创缝合止血。

（2）诊断依据：①颌面部软组织撕裂伤：左侧颞部颌面颈上部大面积约 10cm 不等撕脱裂伤口，创缘不齐；②左侧头颌面部下颌骨骨折：左侧下颌骨髁状突颈部及其下颌角骨折线，骨折断端移位并明显裸露于皮肤裂伤口之外。

四、处理方案及基本原则

（1）予颌面部清创缝合止血 + 气管切开术。

（2）支持、营养等一般治疗，对症支持治疗，消肿抗炎。

（3）积极预防治疗并发症，包括应激性溃疡、水电解质紊乱、低蛋白血症等。

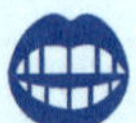

五、要点与讨论

1. 颌面部损伤的概念及特点

◆概念

（1）多发伤：口腔颌面部损伤，合并全身其他部位损伤。

（2）多处伤：指同一解剖部位或脏器的两处或两处以上的损伤，如面部多处软组织伤、下颌骨两处以上的骨折、全面部骨折等。

（3）复合伤：是指两个或两个以上的不同致伤因子引起的创伤，如撞击伤与烧伤或与辐射伤并存。

◆损伤类型

（1）擦伤：特点是皮肤表层破损，创面常附着泥沙或其他异物，有点片状创面或少量点状出血。

（2）挫伤：皮下及深部组织遭受力的挤压损伤，但无开放性创口。

（3）刺、割伤：被刺、割伤的皮肤和软组织有裂口，刺伤的创口小而伤道深，多为盲管伤。

（4）撕裂或撕脱伤：较大的机械力作用于组织，当超过组织的耐受力时，将组织撕裂甚至撕脱。

（5）咬伤：狗咬伤、宠物咬伤，偶见鼠咬伤。

◆特点

（1）口腔颌面部血液循环丰富在损伤时的利与弊：由于血液循环丰富，伤后出血较多，容易形成血肿；组织水肿反应快而重，如口底、舌根或下颌下等部位损伤，可因水肿、血肿压迫而影响呼吸道通畅，甚至引起窒息。另一方面，由于血运丰富，组织抗感染与再生修复能力较强，创口易于愈合。因此，清创术中应尽量保留健康组织，减少缺损，争取初期缝合。

（2）牙在损伤时的利与弊：口腔颌面部损伤时常伴有牙损伤。尤其在火器伤时，被击碎的牙碎片还可向邻近组织内飞溅，造成“二次弹片伤”，并可将附着于牙上的结石和细菌等带入深部组织，引起创口感染。颌骨骨折线上的龋坏牙有时可导致骨断端感染，影响骨折愈合。另一方面牙列的移位或咬合关系错乱是诊断颌骨骨折的最重要体征之一，而恢复正常的咬合关系又是治疗颌骨骨折的重要指标。

（3）易并发颅脑损伤：口腔颌面部上接颅脑，遭受撞击力后容易传导到颅脑，因此上颌骨或面中 1/3 部位损伤容易并发颅脑损伤，包括脑震荡、脑挫伤、颅内血肿和颅底骨折等。其主要临床特征是伤后有昏迷史。颅底骨折时可伴有脑脊液从鼻孔或外耳道

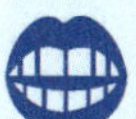

流出。

（4）有时伴有颈部损伤：颌面部下连颈部，为大血管和颈椎所在。下颌骨损伤容易并发颈部损伤，要注意有无颈部血肿、颈椎损伤或高位截瘫。颈部钝器伤及颈部大血管时，有时可能在晚期形成颈动脉瘤、假性动脉瘤和动静脉瘘。

（5）容易发生窒息：口腔颌面部位于呼吸道上端，损伤时可因组织移位、肿胀及舌后坠、血凝块和分泌物的堵塞而影响呼吸或发生窒息。救治伤员时应首先注意保持呼吸道的通畅，防止窒息。

（6）影响进食和口腔卫生：口腔是消化道入口，损伤后或由于治疗需要做颌间牵引时可能会影响张口、咀嚼、语言或者吞咽功能，妨碍正常进食。需要维持伤员的营养，进食后应注意清洗口腔，注意口腔卫生，预防创口感染。

（7）容易发生感染：口腔颌面部腔窦多，有口腔、鼻腔、鼻窦、上颌窦及眼眶等。这些腔窦内存在着大量细菌，如与创口相通，则易发生感染。在清创处理时应尽早关闭与这些腔窦相通的创口，以减少感染的机会。

（8）可伴有其他解剖结构的损伤：口腔颌面部有腮腺、面神经及三叉神经分布，如腮腺受损，可并发涎瘘，如损伤面神经，可发生面瘫，而三叉神经损伤时则可在相应分布区域出现麻木感。

（9）面部畸形：颌面部受损伤后，常有不同程度的面部畸形，从而加重伤员思想上和心理上的负担，治疗时应尽早恢复其外形和功能，减少畸形的发生。

2. 口腔颌面部损伤伤员的急救

（1）防治窒息：阻塞性窒息（①异物阻塞咽喉部、②组织移位、③肿胀与血肿）、吸入性窒息（主要见于昏迷伤员，直接将血液、唾液、呕吐物或其他异物吸入气管、支气管或肺泡内而引起窒息）。

窒息的临床表现：前驱症状为伤员的烦躁不安、出汗、口唇发绀、鼻翼煽动和呼吸困难。严重者在呼吸时出现“三凹征”（锁骨上窝、胸骨上骨及肋间隙明显凹陷）体征。如抢救不及时，随之发生脉搏减弱、心率加快、血压下降及瞳孔散大等危象。

阻塞性窒息的急救：及早清除口鼻腔及咽喉部异物；牵出向后坠舌；悬吊下坠的上颌骨骨块；插入通气导管保持呼吸道通畅。

吸入性窒息的急救：应立即行快速气管切开术，充分吸出进入下呼吸道的血液、分泌物和其他异物，解除窒息。

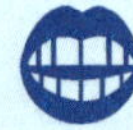

（2）止血：压迫止血（指压止血、包扎止血法、填塞止血法）、结扎止血、药物止血。

压迫颞浅动脉——适用于额部、头顶颞部出血；

压迫颌外动脉——适用于面部出血；

压迫颈总动脉——适用于头面部广泛严重出血。

（3）抗休克：分为创伤性休克和失血性休克，多为失血性休克。抗休克治疗主要是恢复组织灌注量，处理原则是安静、镇痛、止血和补液，可用药物协助恢复和维持血压。

（4）伴发颅脑损伤的急救：颅脑损伤包括脑震荡、脑挫裂伤、颅内血肿、颅骨及颅底骨折和脑脊液漏等。脑震荡是头面部外伤后即刻发生的短暂性意识障碍，是轻度的脑损伤；口腔颌面外科医师最常见的情况是颅内血肿，包括硬膜外血肿、硬膜下血肿、脑内血肿、脑室内血肿及颅后窝血肿，其次是颅骨及前颅底骨折。领面部伤常伴有鼻孔或外耳道脑脊液漏出，表明前颅底或中颅窝骨折。

（5）防止感染：对症消炎支持治疗。

（6）包扎和运送：包扎的作用有①压迫止血；②暂时固定骨折，减少活动，防止进一步移位；③保护并缩小创口，减少污染或唾液外流。方法：单眼包扎法、四尾带包扎法、十字绷带包扎法等。运送伤员时要注意保持呼吸道通畅。

六、思考题

1. 口腔颌面部损伤清创术基本步骤及其要点有哪些？

2. 气管切开术的适应证及必要性？

七、科普小常识

1. 舌损伤的处理原则。

（1）舌组织有缺损时，缝合创口应尽量保持舌的长度，将创口按前后纵行方向进行缝合。不要将舌尖向后转折缝合，防止因舌体缩短而影响舌的发音功能。

（2）如舌的侧面与邻近牙龈或舌腹与口底黏膜都有创面时，应分别缝合各自的创口。如不能封闭所有创面时，应先缝合舌的创口，以免日后发生粘连而影响舌的活动。

（3）舌组织较脆，活动度大，损伤后肿胀明显，缝合处易于撕裂，故应采用较粗的丝线号进行缝合，进针距创缘要大于 5mm，深度要深，最好加用褥式缝合，力争多带组织，打三叠结并松紧适度，以防止因肿胀而使创口裂开或缝线松脱。

2. 颊部损伤的处理要点。

原则是尽量关闭创口和消灭创面。

（1）无组织缺损或缺损较少者，可将口腔黏膜、肌肉和皮肤分层缝合。

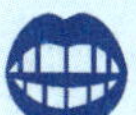

（2）口腔黏膜无缺损或缺损较少而皮肤缺损较大者，应严密缝合口腔创口，隔绝与口腔相通。颊部皮肤缺损应立即行皮瓣转移或游离皮瓣修复，或做定向拉拢缝合，遗留的缺损待后期修复。

（3）较大的面颊部全层洞穿型缺损，可直接将创缘的口腔黏膜与皮肤相对缝合，消灭创面。遗留的洞穿缺损待后期进行修复。但伤情条件允许时，也可在清创后用带蒂皮瓣、吻合的游离皮瓣及植皮术早期修复洞穿缺损。

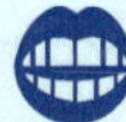

第十三节　下颌骨骨折（案例 25）

核心提示

❖下颌骨骨折分型及临床表现？

❖下颌骨骨折的外科治疗方法有哪些，如何选择？

一、病历资料

1. 病史

兰 ××，男性，62 岁，主因“面部摔伤致颌骨骨折 12 小时”就诊。患者于 2023 年 09 月 11 日 12 时从高处跌落致下颌骨骨折、肋骨骨折，14 时于原平市第一人民医院行颏部创口清创缝合，行 CT 检查示“下颌骨骨折、肋骨骨折”，建议转上级医院治疗，于 2023 年 09 月 12 日 0 时就诊于我院急诊科，经胸外科会诊后我科以“下颌骨骨折”收治入院。

2. 既往史

既往体质健康。无高血压病史，无糖尿病史；否认冠心病、肾脏病史，无脑血管意外疾病史，无手术史；有外伤史，于 2021 年无意中有过肋骨骨折外伤，给予胸带固定治疗；无食物过敏史，无药物过敏史；否认吸烟史；否认饮酒史；否认家族遗传病史。

3. 体格检查

体温 36.3℃，脉搏 86 次 / 分，呼吸 18 次 / 分，血压 144/93mmHg。

4. 专科检查

颌面部左右大致对称，双侧颞下颌关节区压痛明显，开口中度受限，开口度一横指，

颏下可见约 4cm 缝合创，后牙早接触，前牙开粭，下前牙区可见异常骨活动度，但未见明显骨台阶；伸舌居中，舌体活动略微受限，口底血肿，双侧颈部未触及肿大淋巴结。

5. 实验室检查和辅助检查

颌面部 CT 及骨三维重建示：双侧颞下颌关节髁突颈部骨折，断端明显，下颌正中联合处可见一线性骨折线。（图 3-13-1）

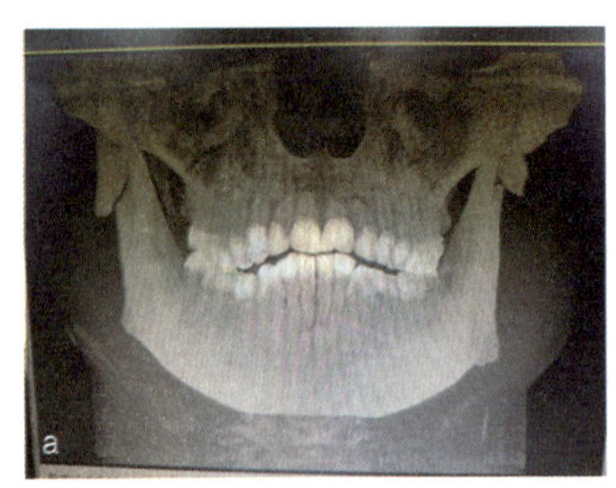

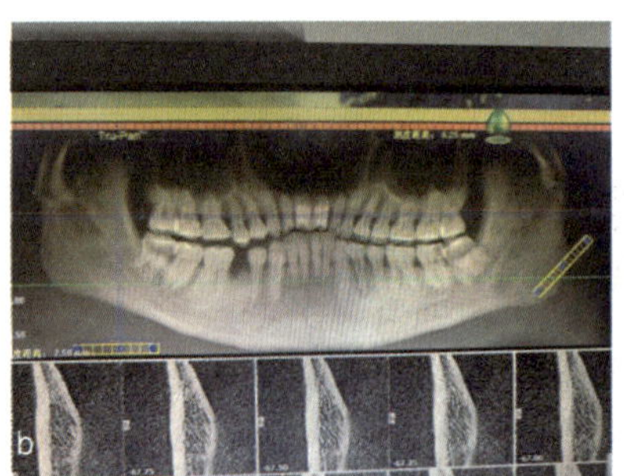

图 3-13-1 患者颌面部 CT 及骨三维重建

a. 正中联合线性骨折线 b. 双侧髁突颈部低位骨折线

6. 初步诊断

下颌骨骨折（双侧髁突颈部骨折、下颌正中联合骨折）、肋骨骨折。

二、诊治经过

颌面部清创缝合止血对症治疗；完善术前相关化验检查，做好术前准备；全麻下行“下颌骨骨折切开复位内固定术”，术后给予对症支持治疗。

三、案例分析

1. 病史特点

（1）患者，男性，62 岁，因“面部摔伤致颌骨骨折 12 小时”就诊。

（2）体温 36.3℃，脉搏 86 次 / 分，心率 18 次 / 分，血压 144/93mmHg。颌面部左右大致对称，双侧颞下颌关节区压痛明显，开口中度受限，开口度一横指，颏下可见约 4cm 缝合创，后牙早接触，前牙开粭，下前牙区可见异常骨活动度，但未见明显骨台阶；伸舌居中，舌体活动略微受限，口底血肿，双侧颈部未触及肿大淋巴结。

（3）实验室及辅助检查：颌面部 CT 及骨三维重建示：双侧颞下颌关节髁突颈部下骨折，断端明显，下颌正中联合处可见一线性骨折线。

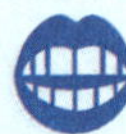

2. 诊断和诊断依据

（1）诊断：下颌骨骨折（双侧髁突颈部骨折、下颌正中联合骨折）。对骨折患者，完善头颅CT等检查，排查头颅等重要脏器损伤；术前了解原有咬合关系及面部形态等。

（2）诊断依据：下颌骨骨折（双侧髁突颈部骨折、下颌正中联合骨折）颌面部CT及骨三维重建示：双侧颞下颌关节髁突颈部下骨折，断端明显，下颌正中联合处可见一线性骨折线。

四、处理方案及基本原则

（1）颌面部清创缝合止血。

（2）排除手术禁忌证后择期手术。

（3）支持、营养等一般治疗，对症支持治疗，消肿抗炎。

（4）积极预防治疗并发症：包括应激性溃疡、水电解质紊乱、低蛋白血症等。

（5）外科治疗：复位固定，坚固内固定及颌间固定。

（6）术后恢复期治疗：张口训练，颌间固定下颌骨4~6周，上颌骨3~4周。

五、要点与讨论

1. 下颌骨骨折的类型及临床表现

（1）骨折端移位：骨折的部位、外力的大小和方向、骨折线方向和倾斜度、骨折段是否有牙以及附着肌肉的牵拉作用等。

①正中联合部骨折：单发的正中骨折，由于骨折线两侧的牵引力量基本相等，常无明显错位；如为双骨折线，正中骨折段由于颏舌肌和颏舌骨肌的牵引，骨折片可向下后移位；如为粉碎性骨折，或有骨质缺损，两侧骨折段由于下颌舌骨肌牵引而向中线移位。注意后两种骨折都可使舌后坠而引起呼吸困难，甚至有窒息的危险。

②颏孔区骨折：又称下颌骨体部骨折。一侧颏孔区骨折时，前骨折段因所附降颌肌群的牵拉而向下方移位，并稍偏向外侧；后骨折段则因升颌肌群的牵引，向上前方移位，且稍偏向内侧，双侧颏孔区骨折时，两侧后骨折段因升颌肌群牵拉而向上前方移位，前骨折段则因降颌肌群的作用而向下后方移位，致颏部后缩及舌后坠。

③下颌角骨折：骨折线正位于下颌角时，且两个骨折段上都有咬肌与翼内肌附着，骨折段可不发生移位；如骨折线位于这些肌肉附着处之前，前骨折段因降颌肌群的牵拉而向下内移位，而后骨折段则因升颌肌群的牵引而向上前移位。

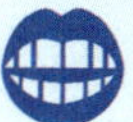

④髁突骨折：多数发生在翼外肌附着下方的髁突颈部。折断的髁突由于受翼外肌牵

拉而向前、内移位，但仍可位于关节囊内；但如打击力过大，关节囊撕裂，髁突可从关节窝内脱位而向内、向前、向后或向外移位，移位的方向和程度，与外力撞击的方向及大小有关。个别情况下，髁突可被击入颅中窝。

（2）咬合错乱：颌骨骨折最常见的体征，包括早接触、开𬌗、反𬌗等；

（3）骨折端异常动度：正常情况下下颌骨运动时是整体运动，只有在骨折时才会出现异常活动。

（4）下唇麻木：下颌骨骨折时，突然出现的撕裂或牵拉常会损伤下牙槽神经，出现下唇麻木。

（5）张口受限：由于疼痛和下颌肌群痉挛，多数下颌骨骨折伤员存在张口受限症状。

（6）牙龈撕裂：骨折处常见牙龈撕裂，变色及水肿。

2. 下颌骨骨折外科治疗的原则及方法

（1）患者全身情况良好时，尽早固定；全身情况不许可时，可做暂时性固定。

（2）合并软组织损伤时，应同时处理，避免二次切开等损伤。

（3）伴有上颌骨、颧骨骨折时，一般先复位固定下颌骨，再行颧骨复位并初步固定；通过颌间接扎固定，恢复咬合关系达到复位上颌骨的目的，最后将颧骨与上颌骨连接固定。

（4）复位方法选择：手法复位；牵引复位；手术复位。

（5）固定方法：单颌固定；颌间固定；颅颌弹性绷带固定。

（6）骨折线上牙的处理：原则上尽量保留骨折线上的牙。如骨折线上的牙已碎裂，或已明显松动脱位，骨折前已有严重的牙周炎、根尖周炎感染灶存在者，予以拔除。

六、思考题

1. 下颌骨骨折的手术入路有哪些？

2. 坚固内固定术的概念及形式选择？

七、科普小常识

1. 下颌骨骨折围手术期的处理？

建议术后对颏部进行加压包扎，这样可以减轻肿胀，预防伤口开裂，促进软组织愈合，适当颌间结扎也可以限制面部软组织的运动。

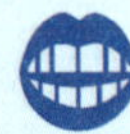

2. 下颌骨骨折术中切口如何设计?

术前及术中必须仔细设计切口，错误的切口设计可能会导致创口愈合延迟及颏神经的损伤。合理的设计螺钉固位位置可以避免损伤牙根。在正中联合或者旁正中骨折伴发双侧髁突移位，特别是合并粉碎性面中部骨折时，下颌骨宽度都有变大的倾向。在这种情况下，手术时必须检查舌侧骨间隙是否关闭，必要时可以通过口外切口解决。

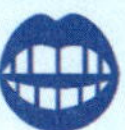

第十四节　上颌骨骨折（案例 26）

核心提示

❖上颌骨骨折分型及临床表现?

❖上颌骨骨折的外科治疗方法有哪些，如何选择?

一、病历资料

1. 病史

王 ××，男性，30 岁，主因“颌面部外伤 13 小时余”就诊。患者自述入院 13 小时前骑自行车与电动车相撞致颌面部损伤，受伤当时无头晕、恶心、意识丧失等症状，自查后发现口内牙齿脱位，咬合错位，就诊于我院急诊给予局部清创、止血等对症和支持治疗，建议转入我科行进一步检查治疗，后就诊于我科，门诊以“上颌骨骨折；下颌牙槽突骨折”收住入院。患者自受伤以来，神志清、精神可，无发热、寒战、咳嗽、咳痰等症状，睡眠、饮食良好，体重未见明显减轻。

2. 既往史

既往体质健康，否认高血压病史，否认糖尿病病史，否认肾脏病史，否认冠心病史，无脑血管意外疾病史。否认手术史，否认外伤史，否认输血史，否认肝炎史，否认结核病史，无传染病病史，预防接种史不详，否认食物过敏史，无药物过敏史。

3. 体格检查

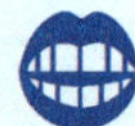

体温 36.3℃，脉搏 78 次 / 分，呼吸 18 次 / 分，血压 123/94mmHg。

4. 专科检查

颌面部基本对称，上中下比例协调，面部表情自如，无眼睑闭合不全、口角歪斜等面瘫症状，上、下唇部明显肿胀，张口型及张口度正常，咀嚼功能差，双侧后牙开合，伸舌居中，舌体活动自如，口内见：13 牙冠伸长，II° 松动，11、12、21、22 缺失，对应牙槽窝可见血凝块，牙龈撕裂，23 牙冠折断，牙髓暴露，叩痛（++），32、31、41、42 牙槽骨骨折，舌向错位，可见异常动度，牙龈撕裂，双侧颈部未触及明显肿大淋巴结。

5. 实验室检查和辅助检查

CBCT 示（2023-10-26）：自 13 远中牙槽嵴顶经尖牙槽嵴，至右侧上颌窦内下缘可见弧形低密度骨折线，32–42 牙槽骨可见低密度线性骨折线，23 冠折，12–22 缺失，牙槽突骨折。（图 3–14–1）

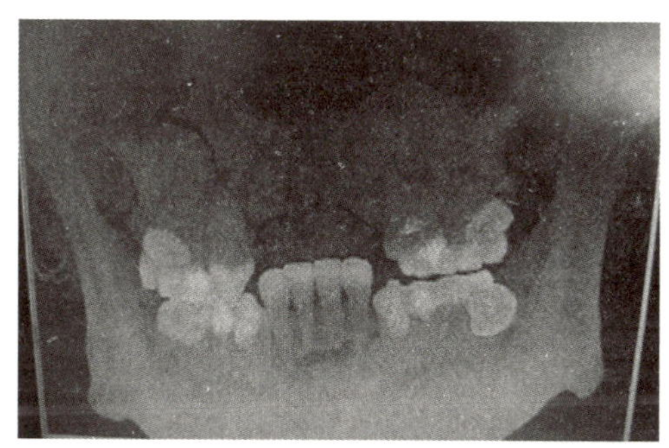

图 3–14–1　患者颌面部 CT 及骨三维重建

6. 初步诊断

上颌骨骨折、下颌牙槽骨骨折、牙脱位、牙列缺损、23 冠折、牙龈撕裂伤。

二、诊治经过

颌面部清创缝合止血对症治疗；完善术前相关化验检查，做好术前准备；全麻下行“颌面部外伤清创缝合术 + 引导骨组织再生术 + 牙槽骨修整术 + 牙龈翻瓣术”，术后给予对症支持治疗。

三、案例分析

1. 病史特点

（1）患者，男性，30 岁，因“颌面部外伤 13 小时余”就诊。

（2）体温 36.3℃，脉搏 78 次 / 分，心率 18 次 / 分，血压 123/94mmHg。颌面部基本对称，

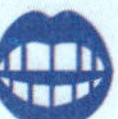

上中下比例协调，面部表情自如，无眼睑闭合不全、口角歪斜等面瘫症状，上、下唇部明显肿胀，张口型及张口度正常，咀嚼功能差，双侧后牙开合，伸舌居中，舌体活动自如，口内见：13 牙冠伸长，II° 松动，11、12、21、22 缺失，对应牙槽窝可见血凝块，牙龈撕裂，23 牙冠折断，牙髓暴露，叩痛（++），32、31、41、42 牙槽骨骨折，舌向错位，可见异常动度，牙龈撕裂，双侧颈部未触及明显肿大淋巴结。

（3）实验室及辅助检查：CBCT 示（2023-10-26）：自 13 远中牙槽嵴顶经尖牙槽嵴，至右侧上颌窦内下侧可见弧形低密度骨折线，32-42 牙槽骨可见低密度线性骨折线，23 冠折，12-22 缺失，牙槽突骨折。

2. 诊断和诊断依据

上颌骨骨折、下颌牙槽骨骨折、牙脱位、牙缺失、牙折断、牙龈裂伤。对骨折患者，完善头颅 CT 等检查，排查头颅等重要脏器损伤；术前了解原有咬合关系及面部形态等；对于软组织损伤，术前进行清创缝合止血。

四、处理方案及基本原则

（1）颌面部软组织清创缝合止血。

（2）排查手术禁忌证后择期手术。

（3）支持、营养等一般治疗，对症支持治疗，消肿抗炎。

（4）积极预防治疗并发症：包括应激性溃疡、水电解质紊乱、低蛋白血症等。

（5）外科治疗：牙弓夹板固定。

（6）术后恢复期治疗：流质饮食，进行张口训练。

五、要点与讨论

1. 上颌骨骨折类型及临床表现

（1）骨折线：易发生在骨缝和薄弱的骨壁处，临床上最常见的是横断性骨折和分离性骨折。

① Le Fort Ⅰ型骨折：又称上颌骨低位骨折或水平骨折，骨折线从梨状孔水平、牙槽突上方向两侧水平延伸到上颌翼突缝。

② Le Fort Ⅱ型骨折：又称上颌骨中位骨折或锥形骨折。骨折线自鼻额缝向两侧横过鼻梁、眶内侧壁、眶底和颧上颌缝，再沿上颌骨侧壁至翼突。有时可波及筛窦至颅前窝，出现脑脊液鼻漏。

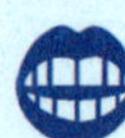

③ Le Fort Ⅲ型骨折：又称上颌骨高位骨折或颅面分离骨折。骨折线自鼻额缝向两

侧横过鼻梁、眶部，经颧额缝向后达翼突，形成颅面分离，常导致面中部拉长和凹陷。此型骨折多伴有颅底骨折或颅脑损伤，出现耳、鼻出血或脑脊液漏。

（2）骨折端移位：骨折块多随撞击力的方向发生移位，或因其重力而下垂，一般向后下方移位。

（3）咬合关系错乱：出现咬合早接触等。

（4）眶及眶周变化：眶内及眶周伴组织内出血、水肿，形成特有的“眼镜症状”，即眶周淤斑，上下睑及球结膜下出血，或眼球移位出现复视。

（5）颅脑损伤：常伴颅脑损伤或颅底骨折，出现脑脊液漏等。

2. 颌骨骨折治疗中颌间牵引的应用

（1）对下颌骨单纯线性骨折无明显移位，牙齿齐全，单颌钢丝结扎固定仍为首选治疗方法，不需做颌间弹性牵引。

（2）多发性损伤，合并其他部位重要器官脏器损伤，根本无法即刻行骨折复位手术而导致陈旧性骨折，不可能解剖复位，而根据口腔正畸原理和方法，引用轻柔持续的弹性牵引，在垂直向、前后向、左右向形成三维合力使移位的颌骨通过垂直牵引、Ⅱ类牵引、Ⅲ类牵引（不同的错位放置橡皮圈的方向和力量不同）来调节颌骨的位置，达到骨折复位、咬合恢复的目的。

六、思考题

1. 上颌骨骨折的手术入路有哪些？

2. 上颌骨的三对垂直支柱以及水平支柱有哪些？

3. 引导骨再生术的概念是什么？

七、科普小常识

1. 颌骨骨折开放复位坚固内固定的适应证有哪些？

多发性或粉碎性上下颌骨骨折、全面部骨折、有骨缺损的骨折、大的开放性移位骨折、明显移位的上下颌骨骨折、无牙颌及萎缩的下颌骨骨折、感染的下颌骨骨折等。

2. 骨折的愈合分期？

骨折愈合过程包括肉芽修复、原始骨痂形成、成熟骨板及塑形四个阶段。

（1）血肿机化：骨折断端出血、肿胀使周围骨髓干细胞分泌到骨折周围，形成局部血肿，该过程需要半个月左右的时间。

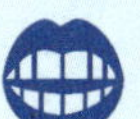

（2）原始骨痂形成：血肿慢慢形成一些成骨细胞聚集在骨折断端，经过一两个月

的时间，可以变成一些不规则骨痂，这就是原始骨痂。

（3）骨痂塑形改造：原始骨痂再经过一两个月的生长，质地也会变得坚硬起来，此时就已经形成成熟骨板。随着时间推移，骨折部位经过不断受力，慢慢变成一个正常的骨性结构，该过程就是塑性阶段，这个阶段需要的时间会很长。

骨折愈合时间因人而异，取决于骨折方式、部位、年龄等因素。需谨遵医嘱，给骨折愈合提供良好的环境。

（本章作者：安　韡　拜薛鹏　陈文革　李俊宪
路　遥　任一雄　杨　敏　张　玲）

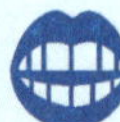

第四章

口腔修复学

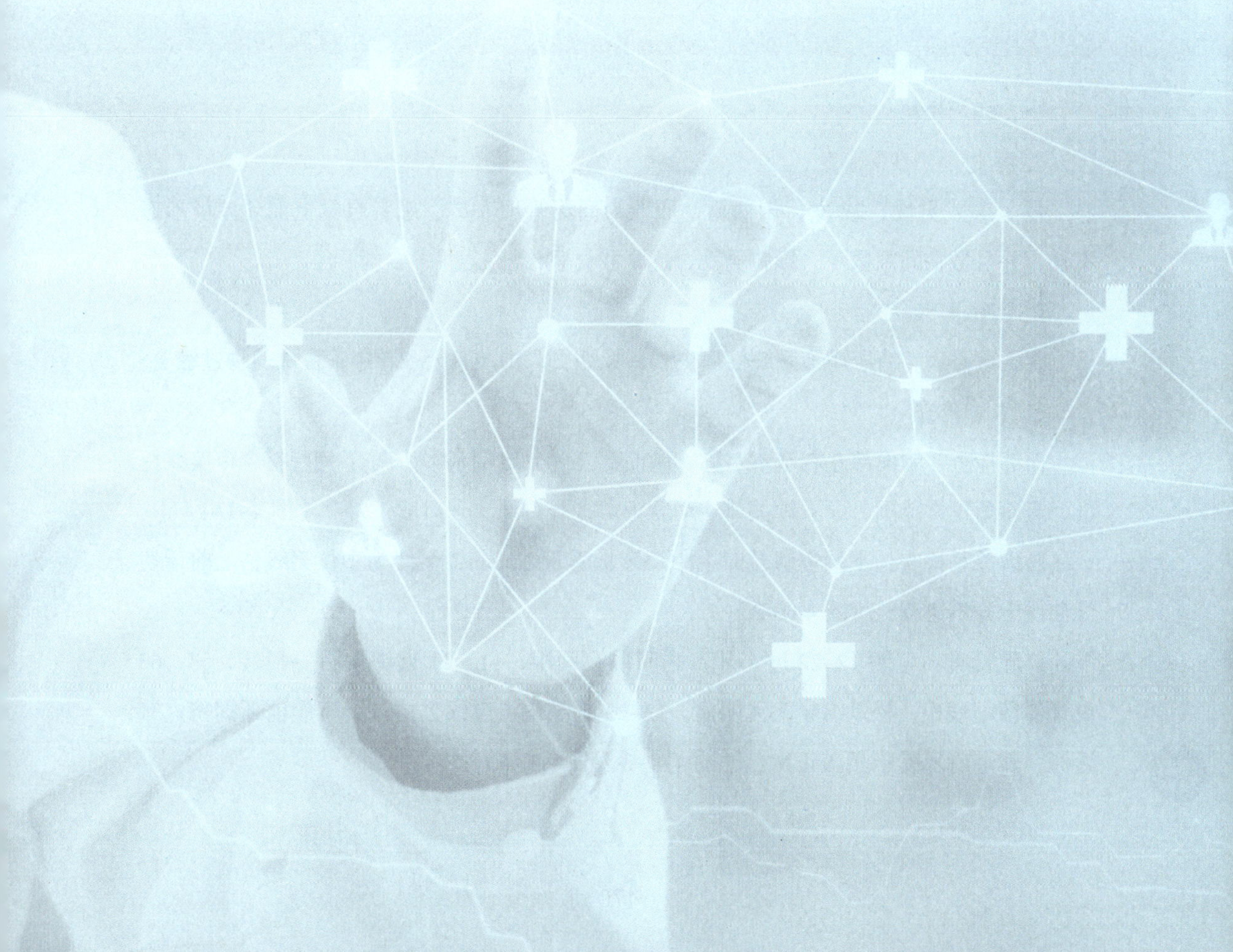

第一节 瓷贴面修复上前牙牙间隙及过小牙（案例 27）

核心提示

❖牙体缺损贴面修复的适应性如何选择？

❖牙体缺损贴面修复的材料分类有哪些？

❖嵌体修复的临床注意事项有哪些？

❖贴面的牙体预备要点？

一、病历资料

1. 病史

张 ××，男性，27 岁，山西籍，职业为商场管理人员。患者自觉上前牙牙齿形态不佳，并且散在间隙数年，影响美观，遂来我科就诊。

2. 既往史

否认冠心病、糖尿病等系统性病史，有吸烟史，10 支 / 天 ×5 年，否认药物过敏史。

3. 体格检查

面部检查：颌面部左右基本对称，颌面部三等分比例基本协调，侧貌符合审美线标准，鼻唇角正常范围，颞下颌关节活动度正常，开口型、开口度正常。（图 4–1–1）

唇齿关系检查：下颌姿势位时上中切牙暴露量 2.5mm，笑线为中位笑线，上前牙切缘曲线十分不协调。（图 4–1–2）

口腔检查：上颌 12–22 过小牙，之间散在间隙，11、21 近中偏舌侧扭转，53、63 乳牙滞留，残根，松动 II°，无叩痛，13–23 龈缘顶点连线欠协调。下颌前牙拥挤，31 舌倾，其余前牙覆䍂覆盖正常。（图 4–1–3、图 4–1–4）

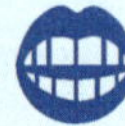

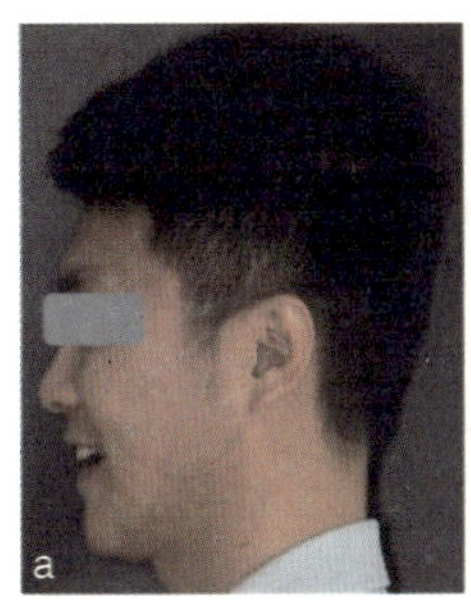
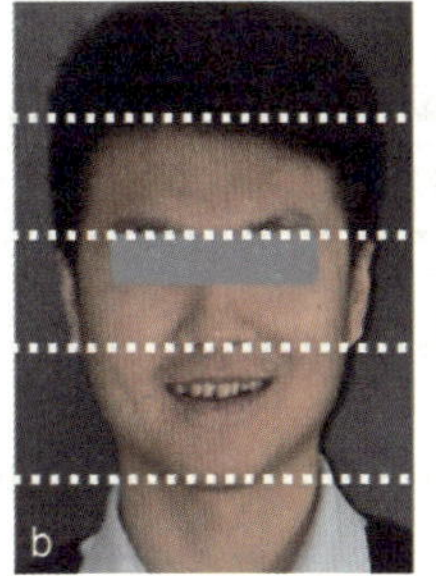
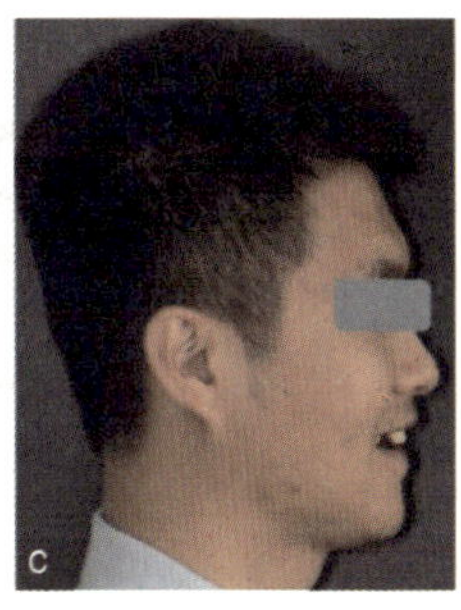

图 4-1-1 治疗前正面照和侧面照

a. 治疗前左侧面照 b. 治疗前正面照 c. 治疗前右侧面照

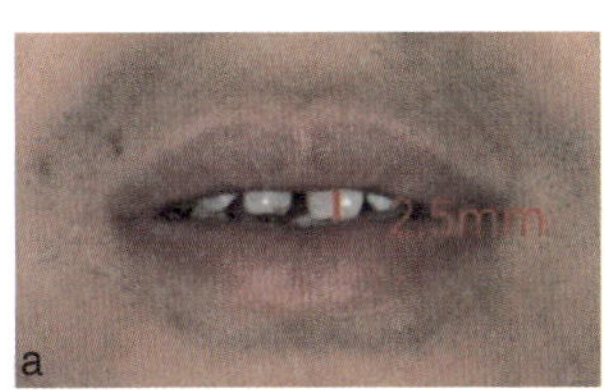

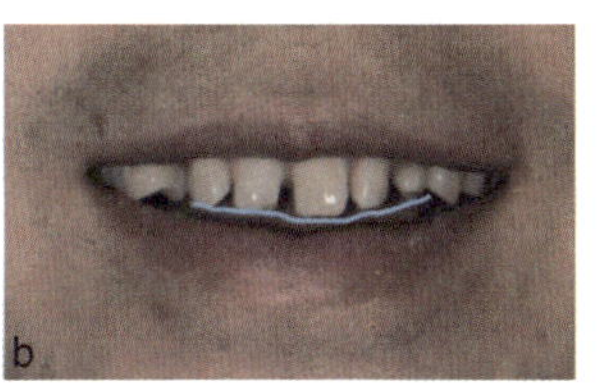

图 4-1-2 治疗前下颌姿势位和姿势位微笑

a. 治疗前下颌姿势位 b. 治疗前的姿势位微笑

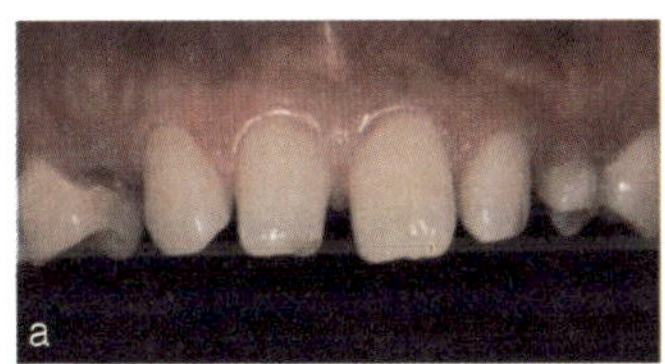
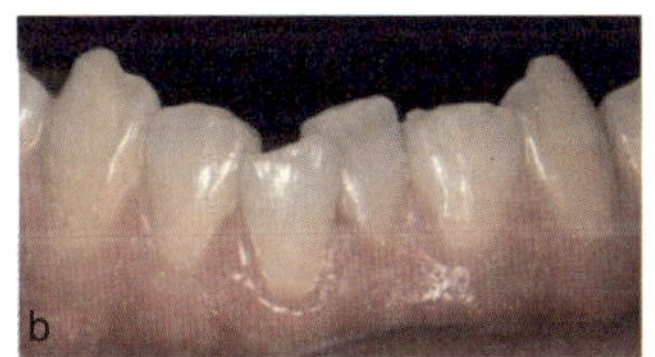

图 4-1-3 治疗前口内前牙照

a. 治疗前上颌前牙照 b. 治疗前下颌前牙照

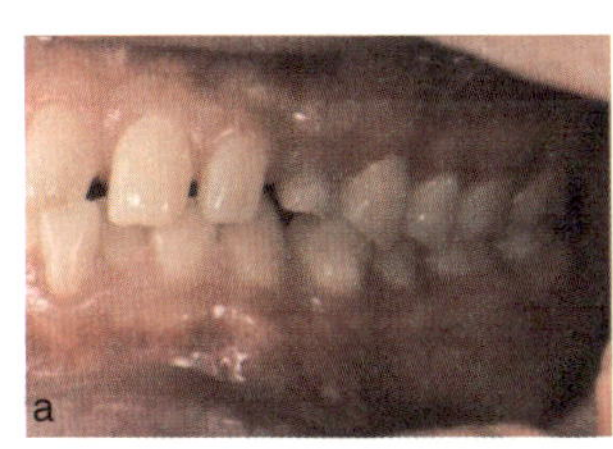
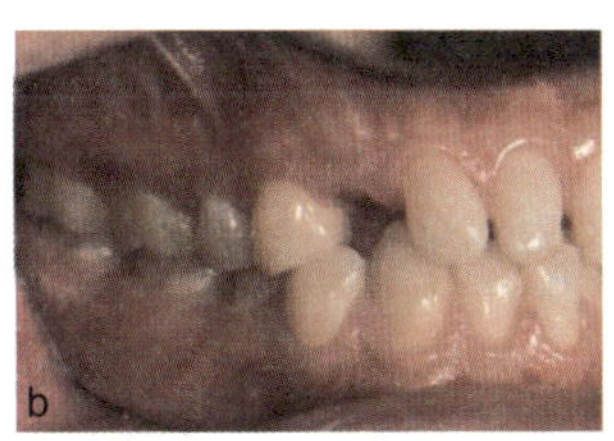
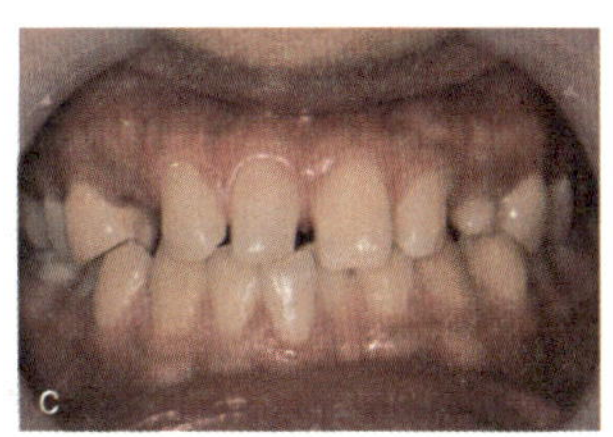

图 4-1-4 治疗前口内咬合情况

a. 治疗前左侧咬合 b. 治疗前右侧咬合 c. 治疗前正面咬合

4. 辅助检查

CBCT 检查结果示：上颌 12–22 牙根发育完善，牙周膜清晰，根尖区未见明显异常，上颌 13、23 牙槽骨高度正常，18、28 高位阻生。双侧髁突形态正常，骨质未见明显改变，关节间隙基本正常。（图 4-1-5）

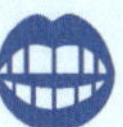

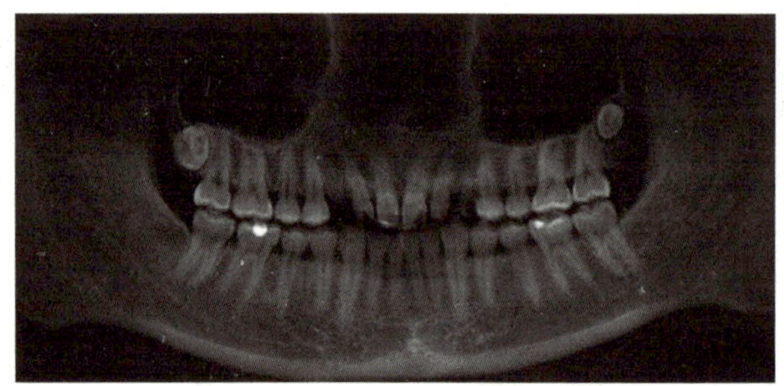
图 4-1-5　全景片

5. 初步诊断

12-22 畸形牙、13、23 先天缺失、53、63 乳牙滞留。

二、诊疗经过

1. 诊治经过

向患者介绍病情、治疗计划、费用、修复效果及风险等，告知正畸治疗的必要性，患者及家属知情并表示不考虑正畸治疗，要求修复治疗改善上前牙美观。取研究模型，约日确定进一步治疗计划。

向患者交代治疗计划及风险。由于患者微笑时呈平均笑线且 13-23 暴露，因此可以不通过牙周手段改变龈缘位置和形态；可直接行 12-22 贴面修复，纠正上前牙轴向，改善上前牙形态和宽度比，并取得一致的颜色效果。将研究模型转至技工室制作诊断蜡型。

◆上前牙美学设计四步法

（1）确定上颌中切牙切缘的切龈向位置。（图 4-1-6）

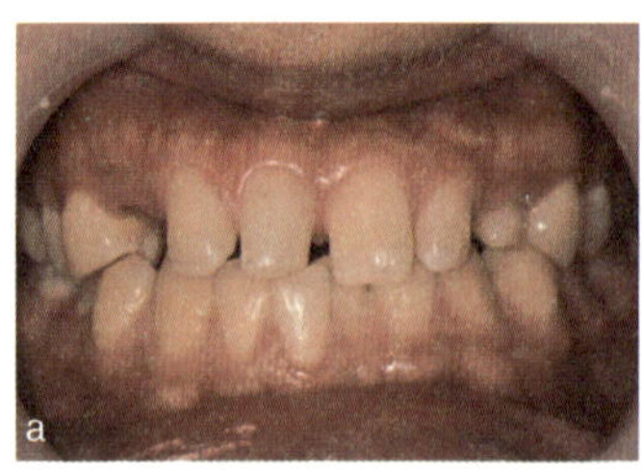
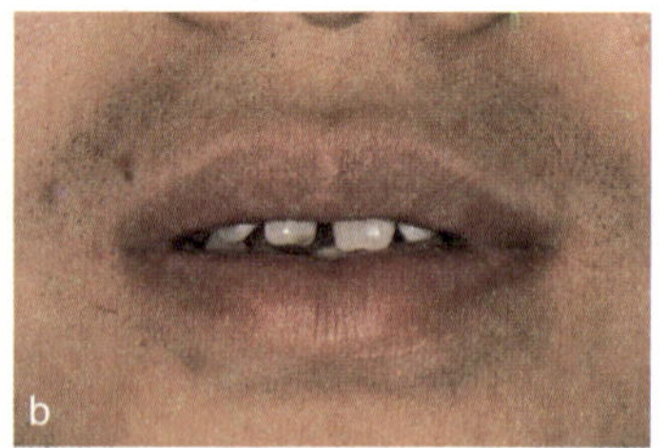
图 4-1-6
a. 上下前牙正面口内照　b. 息止颌位照

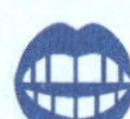

（2）确定上颌中切牙切缘的唇舌向位置：（图 4-1-7）

①牙长轴唇舌向倾斜度，一般为 60° ~65° 角；

②发“f”音时切缘一般咬于下唇干湿交界线；

③前牙覆𬌗覆盖关系。

（3）确定上颌前牙龈缘位置；

（4）确定上颌侧切牙和尖牙的位置：

正面宽度比：11：12：13=1：0.7：0.8。

临床冠长宽比：11/12/13=0.85/0.83/0.88。

微笑线：中笑线。

微笑弧：平行微笑弧。

上前牙与下唇的关系：不接触。

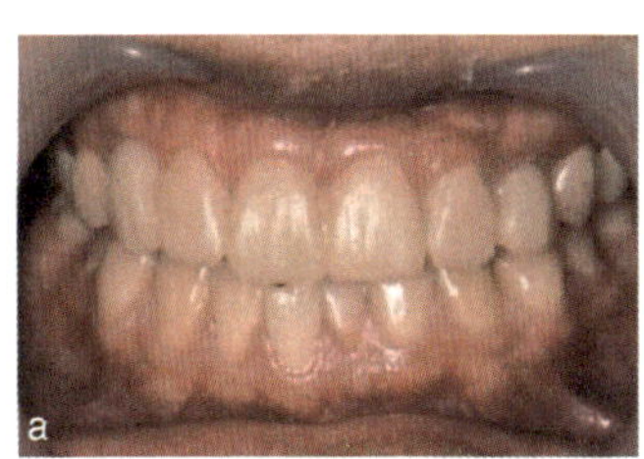
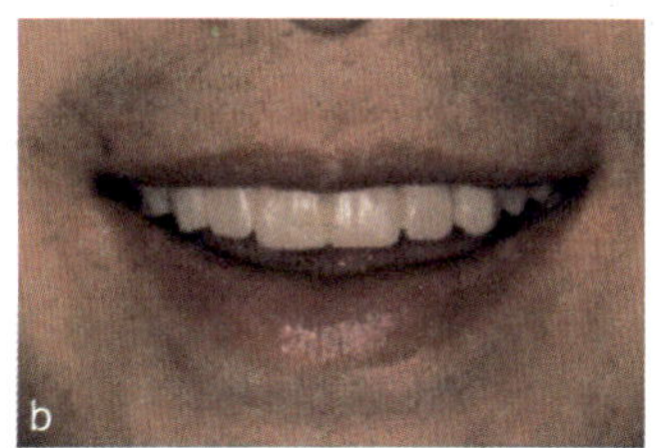

图 4-1-7

a. 诊断饰面口内照 b. 戴入诊断饰面后正面微笑像

患者试戴诊断饰面后，对其效果较为满意，但由于自身原因，决定先行 11、21 的瓷贴面修复。（图 4-1-8~ 图 4-1-9）

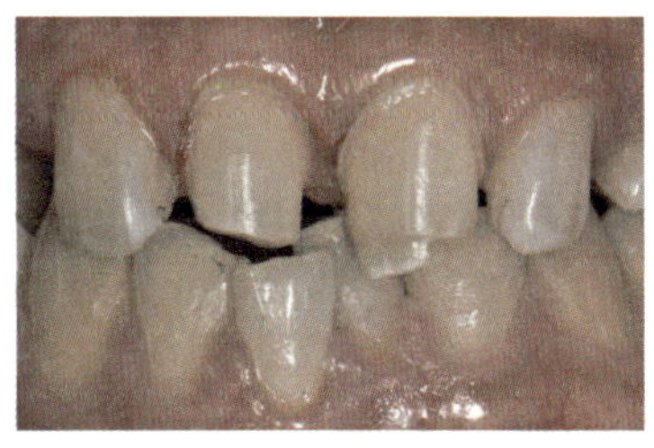

图 4-1-8 11、21 牙体预备（邻面包绕型）

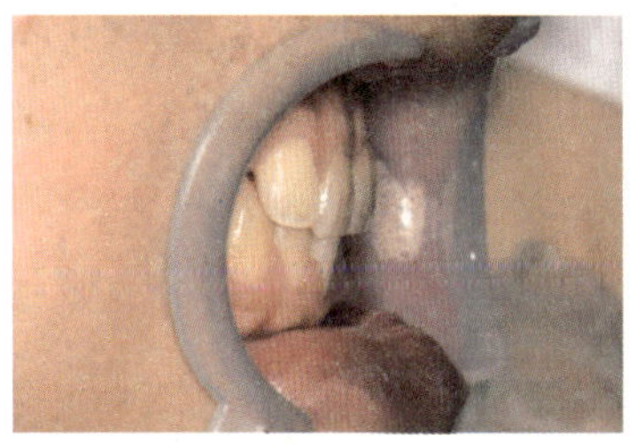

图 4-1-9 前牙覆𬌗覆盖关系

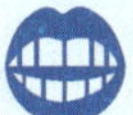

三、案例分析

1. 病史特点

该患者面部比例基本正常，磨牙为中性𬌗，咀嚼效率尚可，同时由于自身缺乏相关口腔知识，对口腔问题未能引起重视，未能及时行口腔专科治疗。现由于影响美观，欲改善前牙形态，通过短期治疗加以解决。

2. 诊断和诊断依据

12–22 畸形牙、13、23 先天缺失、53、63 乳牙滞留。

四、处理方案及基本原则

1. 处理方案

方案 1：正畸 + 修复联合治疗。

改善下颌牙列拥挤，协调 12~22 修复间隙，然后通过 12~22 贴面修复，13、23 种植义齿修复，最终达到较为理想的治疗效果。

评价：功能和美观兼顾，费用高，治疗周期较长。

方案 2：前牙美学修复治疗。

12~22 贴面修复、13、23 种植义齿修复。

评价：通过修复体改形，可以解决美观诉求，费用适中，周期较短。

患者最终选择方案 2。

2. 基本原则

◆前牙美学四要素：

影响前牙美学的四个关键要素为上颌中切牙切缘位置、上颌中切牙临床冠宽长比、上颌中切牙龈缘位置、上前牙宽度比。临床可据此简单、快速、准确地分析患者的前牙美学缺陷，进行精确的前牙美学设计。

（1）上颌中切牙切缘位置：当面部肌肉放松、下颌处于下颌姿势位、上下唇轻轻分开时，中切牙部分暴露于唇下。此时观察和测量上颌中切牙切缘与上唇下缘的位置关系。中青年上颌中切牙切缘的唇下暴露量一般为 2.0~4.0 mm，女性大于男性，随着年龄增长暴露量逐渐减少。这主要是由于上唇的长度与性别和年龄相关，已有研究显示普通人群 40 岁后每 10 年上唇平均变长 1.0 mm 。

（2）上颌中切牙临床冠宽长比：一般在 0.75~0.85 范围内， 两颗上颌中切牙临床冠宽长比的左右对称非常重要。

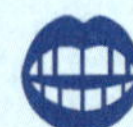

（3）上颌中切牙龈缘位置：临床常根据笑线评价上颌中切牙龈缘位置。笑线为微

笑时上唇唇缘位置，此时上前牙牙龈下缘与笑线的距离即为龈缘暴露量；上前牙龈缘暴露量一般不超过 3.0 mm，超过 3.0 mm 则可影响美观，称为露龈笑。根据下颌姿势位时上颌中切牙临床冠的唇下暴露量、临床冠宽长比以及微笑时上颌中切牙龈缘暴露量，即可基本确定上颌中切牙的龈缘位置。

（4）上前牙宽度比：正面观上颌相邻前牙的宽度比是较重要的前牙美学指标。临床常用的上前牙宽度比例标准主要为黄金分割比例和 Preston 比例。黄金分割比例指正面观上颌侧切牙与中切牙、尖牙与侧切牙的宽度比均为 0.618。Preston 比例指正面观上颌侧切牙与中切牙的宽度比为 0.66，尖牙与侧切牙的宽度比为 0.84。虽然黄金分割比例临床较常用，但笔者课题组对我国上前牙美学比例喜好度的调查研究显示，被调查者选择 Preston 比例的概率最高（31.8%），而黄金分割比例的选择率不到 10%。

五、要点与讨论

贴面根据材料不同分为瓷贴面和树脂贴面。按照在口内或口外完成方式不同分为直接贴面和间接贴面。

直接贴面修复通常是指用光固化复合树脂口内直接修复完成，在牙齿上直接塑形，分层固化，打磨外形，抛光表面，完成牙体缺损的修复。直接贴面术简便，一次完成，多用于修复较小的牙体缺损和轻度变色牙。但是，受口内操作因素的影响，直接贴面在边缘密合性、表面光洁度和耐磨性等方面都有一定的局限性。

间接贴面修复首先要制取牙体预备的印模，灌制模型，在模型上完成贴面修复体，再粘接于牙体上，完成牙体缺损的修复。间接贴面种类较多，根据方法和材料的不同，可以分为烤瓷贴面、热压铸瓷贴面及树脂间接贴面等。另一种间接瓷贴面修复是椅旁 CAD/CAM 瓷贴面修复，完成贴面的牙体预备后，采集牙体表面图像数据，用计算机做修复体外形设计，并进行修复体的精密机械加工，上釉或抛光表面，粘接，完成修复体。间接贴面修复在预备牙模型上制作，操作方便，可以充分修磨，贴面的质量高。烤瓷贴面、热压铸瓷贴面和 CAD/CAM 瓷贴面是常用的间接贴面，而树脂间接贴面强度较瓷贴面低，目前已经很少使用。

（一）适应证

贴面主要用于：①牙体缺损：包括牙面小缺损、前牙切角缺损、大面积浅表缺损、颈部楔状缺损牙；②变色牙：包括四环素牙、氟牙症、牙釉质发育不良；③牙体形态异常牙：如畸形牙、过小牙等；④牙体排列异常：如轻度的舌侧错位牙、扭转牙。另外，如牙间隙增大、轻度的中线偏移等也是适应证。因磨耗而变短的牙齿，当垂直距离重新

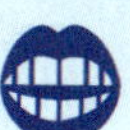

恢复后，可以用贴面恢复牙冠的长度，但应该严格控制适应证。

（二）临床注意事项

上颌牙齿严重的唇向错位、严重舌向错位、上颌前突、牙唇面牙釉质严重磨损、反𬌗、牙间间隙过大、中线过度偏移、牙列拥挤排列不齐等，一般不宜选用贴面修复。

（三）贴面修复的注意事项

贴面修复前，凡有龈炎者应予治愈后修复，否则将影响贴面龈边缘的密合性，修复后易出现边缘微渗漏，龈炎亦不易愈合。复查中发现边缘着色者多因边缘微渗漏所致，轻微者可局部磨改后用复合树脂修补，严重者应予以重新制作。

贴面修复牙间隙，应注意美观、协调，有的还可先行正畸后再进行修复。对于关闭间隙后显得太大的贴面，应增加其唇面突度并雕塑发育沟，对显得太小者则应减小唇面突度。除严格按照粘接各步骤的要求进行操作外，在完成贴面粘接后，还要注意咬合关系的检查和处理。检查牙尖交错𬌗有无早接触，检查侧方咬合和前伸咬合有无𬌗干扰，应尽量减轻𬌗力，消除早接触和𬌗干扰。出现个别修复体局部折裂者，应分析其原因；在消除折裂原因的基础上，可将局部及周围的修复材料磨除一薄层（暴露牙釉质者应进行酸蚀处理），涂口腔科粘接剂，用复合树脂修复，或者直接选择拆除贴面后重新修复。

六、思考题

1. 瓷贴面的试戴需要注意哪些？

2. 瓷贴面临时冠制作步骤？

七、科普小常识

1. 瓷贴面的优势：

（1）自然美观：拥有与天然牙齿相似的色泽和半透明度，使修复后的牙齿看起来更加自然。

（2）耐磨耐用：贴面材料具有较高的硬度和耐磨性，能够承受日常使用的摩擦和压力。

（3）微创：磨牙量小，能最大程度保留原牙，减轻牙齿敏感问题，保护牙髓。

（4）舒适：一般情况下，使用者无明显口腔异物感，易适应。

2. 瓷贴面的使用与保养：

（1）少吃过硬食物：请勿使用瓷贴面牙齿咀嚼过硬食物，以免损坏瓷贴面。

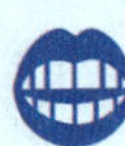

（2）定期口腔检查：定期进行口腔检查，以便及时发现并处理问题。

（3）注意口腔卫生：坚持每天刷牙和使用牙线清洁牙齿，保持口腔卫生。

第二节　牙体缺损的全冠及桩核冠修复（案例 28）

核心提示

❖ 牙体缺损的病因有哪些？

❖ 牙体缺损患者的治疗方案有哪些？其中，全冠修复和桩核冠修复的适应证分别是什么？

❖ 全冠修复的治疗流程包括哪些？

❖ 桩核冠修复对于牙根条件及牙槽骨条件有何要求？

一、病历资料

1. 病史

李 × ×，男性，18 岁，学生。外伤三月余，致上前牙缺损不美观、影响功能。患者自述于二月前骑车时意外致上前牙外伤，后于我院口腔内科行松牙固定术，11、12、21 根管治疗术、11 牙冠延长术，今因上前牙缺损影响美观、咀嚼及发音功能，至我科就诊。体健，否认系统性病史，否认药物过敏史。（图 4–2–1）

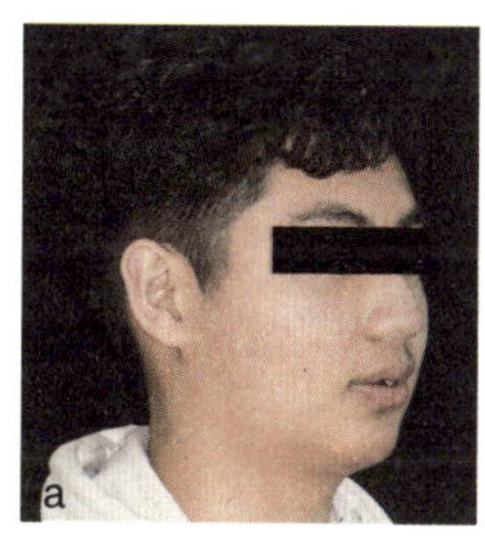

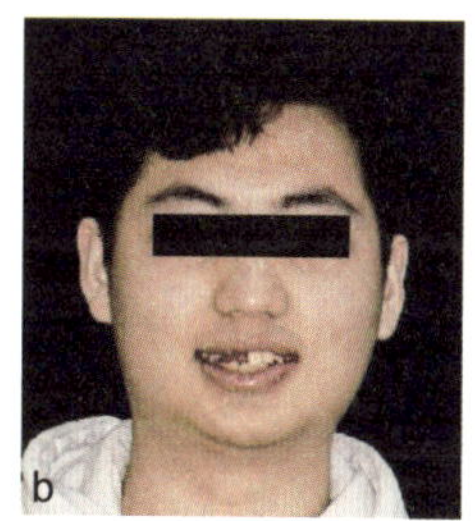

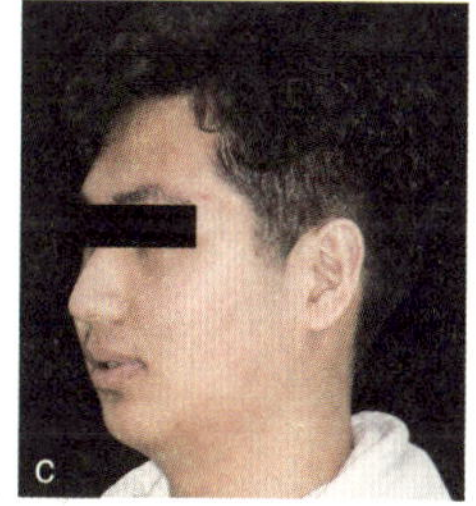

图 4–2–1　治疗前正面照和侧面照
a. 治疗前右侧面照　b. 治疗前正面照　c. 治疗前左侧面照

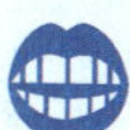

2. 体格检查

（1）颌面部左右基本对称；颌面部各部分比例基本协调（面下 1/3 高度等）（图

4-3-1）；

颞下颌关节无异常，开口型、开口度正常。

（2）中位笑线；上颌中切牙息止颌位唇下显露量 2.5mm。

（3）22、21 颈 1/3 横行冠折，21 切 1/3 可见大面积牙色充填材料，上颌中切牙间牙龈乳头形态不佳，22、21、11 无松动度。（图 4-2-2）

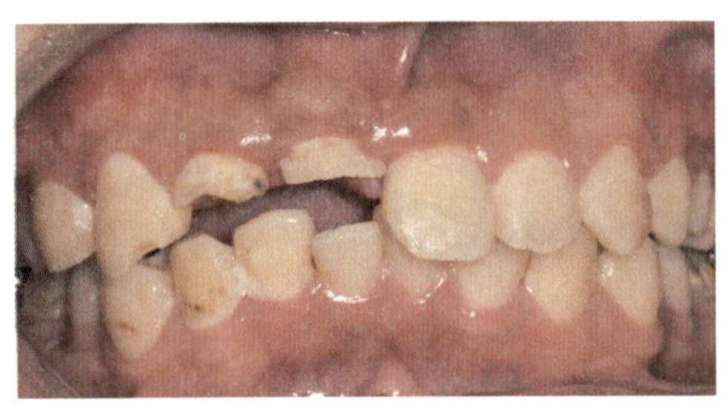

图 4-2-2　治疗前口内咬合照

4. 余牙未见明显异常。

5. 口腔卫生情况一般。

3. 实验室检查和辅助检查

22、21、11 根管内高密度影，恰填，根尖周未见低密度影像，牙周膜间隙清晰，未见增宽。

4. 初步诊断

22、21、11 牙体缺损。

二、诊治经过

1. 治疗经过

22、21 桩核冠修复 +11 全冠修复。

制作诊断蜡型（图 4-2-3）

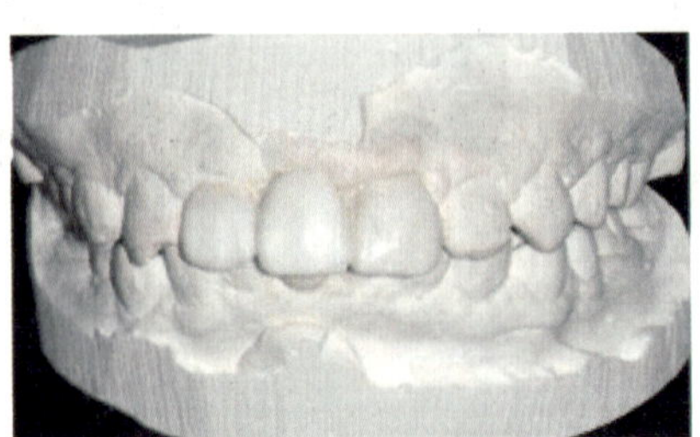

图 4-2-3　诊断蜡型

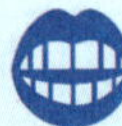

制备桩道，拍摄 X 线片验证（图 4-2-4），根据 X 线片提示，进一步完善桩道预备

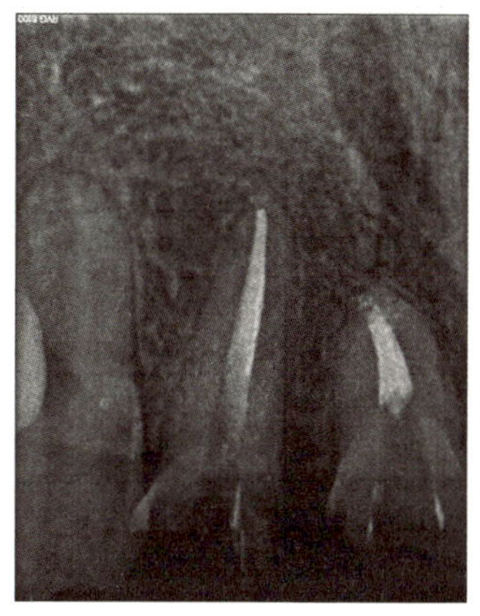

图 4-2-4 桩道初步预备后拍摄 X 线片

22、21 玻璃纤维桩修复。

22、21、11 牙体预备。（图 4-2-5）

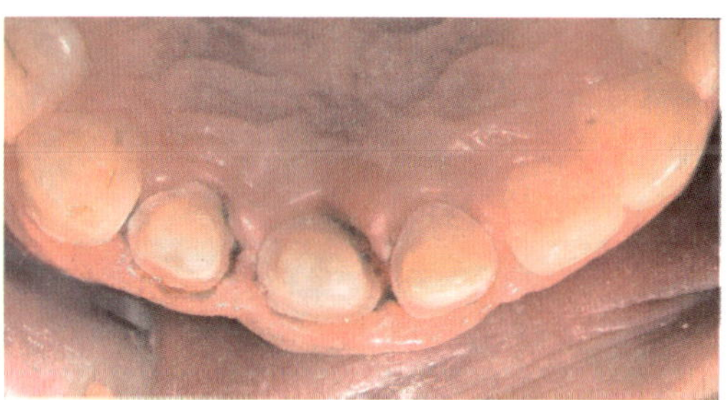

图 4-2-5 22、21、11 牙体预备

比色。（图 4-2-6）

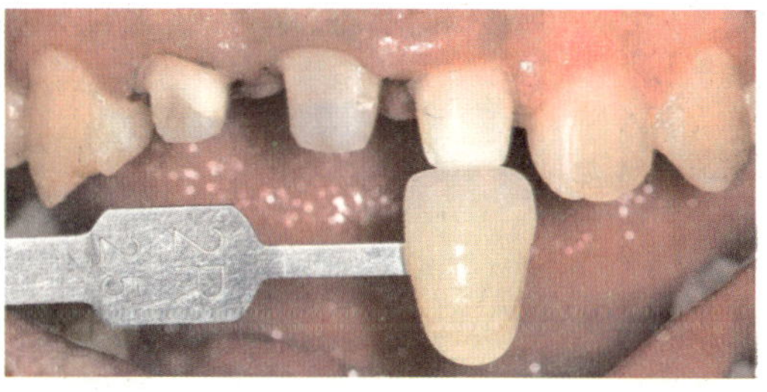

图 4-2-6 比色

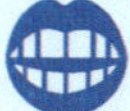

制取终印模。（图 4–2–7）

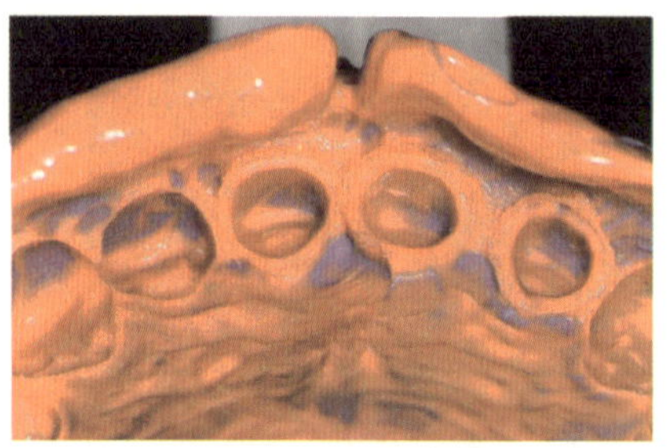

图 4–2–7　制取终印模

临时冠修复。（图 4–2–8）

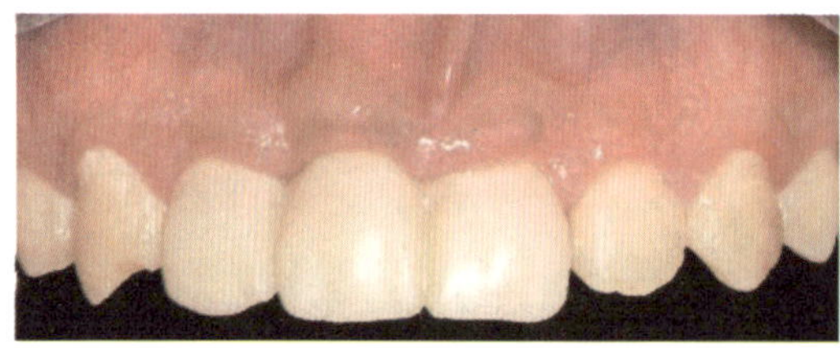

图 4–2–8　临时冠修复

试戴修复体，调殆。（图 4–2–9）

粘接完成。（图 4–2–10）

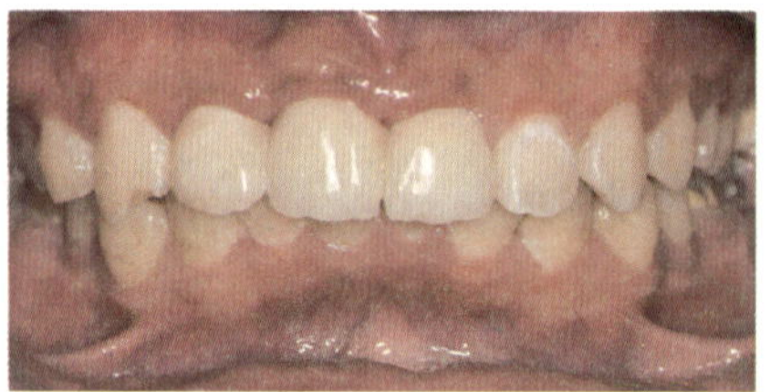

图 4–2–9　佩戴终义齿

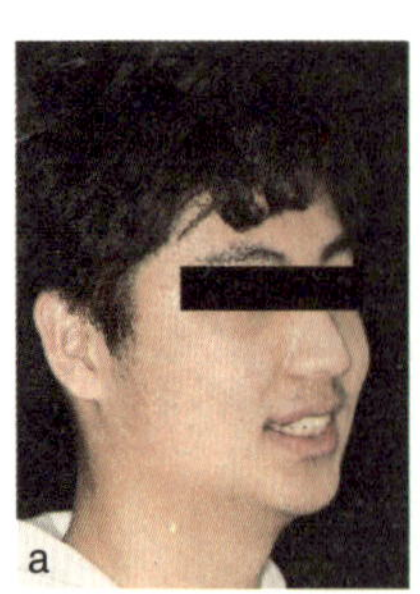

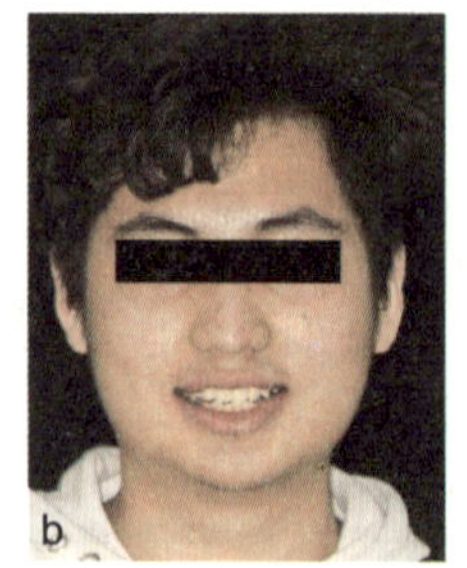

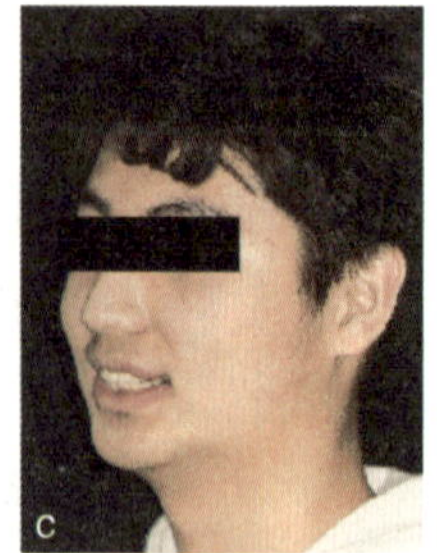

图 4–2–10　佩戴终义齿面相照

a. 佩戴后右侧面照　b. 佩戴后正面照　c. 佩戴后左侧面照

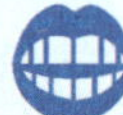

三、案例分析

1. 病史特点

（1）李 ××，男性，18 岁，学生，因“外伤三月余，致上前牙缺损不美观、影响功能”就诊。

（2）已于我院口腔内科行松牙固定术、12、11、21 根管治疗术、11 牙冠延长术。有完善的根管治疗史，恰填，保证了根尖封闭。

（3）今因上前牙缺损影响美观、咀嚼及发音功能，至我科就诊。

（4）体健，否认系统性病史，否认药物过敏史。

2. 诊断和诊断依据

（1）诊断：22、21、11 牙体缺损。

（2）诊断依据：①患者 3 月前外伤史。② 22、21 颈 1/3 横行冠折，21 切 1/3 可见大面积牙色充填材料， 上颌中切牙间牙龈乳头形态不佳，22、21、11 无松动度。③余牙未见明显异常。

四、处理方案及基本原则

1. 全冠

牙体缺损修复体是一种人工替代体，旨在通过使用特定材料并借助粘接材料将其固定于已预备好的患牙上，从而恢复牙体原有的形态与功能。其中，全冠（full crown）作为一种全面覆盖牙冠表面的修复体，兼具牙体缺损主要修复手段与牙列缺损修复固位支持结构的双重角色，是口腔修复领域中应用最为普遍的一种类型。

全瓷牙体预备具体步骤如下：

①切端、𬌗面预备：切缘或𬌗面深度指示沟为 1.5mm，确保牙尖交错位及前伸、侧方运动时与对颌牙有足够的修复空间（玻璃基全瓷冠切端为 2.0mm，氧化铝或氧化锆基全瓷冠为 1.5~2.0mm）。

②唇（颊）面预备：唇（颊）面指示沟深度为 1.0mm，磨除量 1.0~1.5mm，颈部边缘线终止于龈上或平龈，形成 0.8~1.0mm 宽肩台。

③邻面预备：邻面磨除量约为 1.0mm，颈部边缘与唇（颊）面颈部边缘连续，位于龈上或平龈，宽度为 0.8~1.0mm。

④舌面预备：上颌前牙用火焰状或轮状金刚砂车针按正常舌面窝外形预备，磨除 1.0~1.5mm 均匀空间；舌侧轴壁磨除量为 1.0mm，颈部边缘与邻面颈部边缘连续，位于龈上或平龈，宽度 0.8~1.0mm。

⑤颈缘预备：全瓷冠常采用有角肩台或浅凹型肩台，肩台宽度通常为 0.8~1.0mm，位置可为龈上或龈下（龈沟内），预备前需进行排龈。

2. 桩核冠

当剩余的可利用牙体组织高度不足，无法形成足够的全冠固位形时，通常需要桩核来为最终全冠修复体提供支持和固位，即桩核冠。经过根管治疗的牙体缺损患牙，其最终缺损范围应根据对残余牙体组织量及结构的全面评估确定，包括原有的缺损区域、开髓孔大小以及全冠牙体预备所需的空间。这些因素共同构成了选择适宜修复体的重要依据。原则上，若要确保修复体具备足够的抗力，残余牙体组织的轴壁厚度应不少于 1.0mm，龈高度至少为 1.5mm。

（1）桩核冠的适应证：

①中度及以上牙冠缺损：当牙冠出现 2 至 4 壁的中度以上缺损，剩余牙体不足以提供稳定的固位支持，无法通过直接充填实现冠修复体的有效固位时，可考虑采用桩核冠修复。

②重度牙冠缺损至龈下：若牙冠严重受损至龈下，但牙根具有足够长度，且经牙冠延长术或牵引术处理后，龈下能暴露至少 1.5mm 的根面，且磨牙未暴露根分叉者，桩核冠修复为适用选项。

③非正畸适应证的错位、扭转牙：对于位置异常、不宜或无需接受正畸治疗的错位、扭转牙齿，桩核冠可作为功能性及美学修复的替代方案。

④固位形不良的畸形牙：对于因形态异常导致直接预备后固位形不佳的畸形牙，桩核冠能够提供稳固的固位基础，实现美观与功能的恢复。

除此之外，欲进行桩核冠修复的患牙还需满足以下前提条件：完善的根管治疗，根管充填满意，根尖封闭良好，原有根尖周炎症得到控制等。

对于需进行桩核冠修复的患牙，由于冠部残余牙体组织无法提供足够的固位条件，故桩核设计需遵循特殊的固位形与抗力形原则。

（2）桩的长度选择：

①根充材料保留：为确保根尖封闭及避免根充物移位，桩的长度应至少预留 5mm 的根充材料空间。

②桩长不短于临床牙冠高度：桩的长度应保证不低于患牙现存的临床牙冠高度，以满足固位需求。

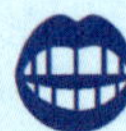

③骨内桩长度：要求骨内桩长度大于骨内根长度的 1/2，确保桩体能深入至有牙槽骨支持的牙根内一定长度，增强其稳定性。

④理想桩长比例：在条件允许时，尽量使桩长达到牙根总长度的2/3至3/4。当面临牙槽骨吸收问题时，除了参考临床牙冠长度外，还需考虑牙槽骨内根长与桩长的比例。这样做旨在防止由于牙槽骨外的牙根缺乏有效支持，导致桩末端位于牙槽骨外或接近牙槽嵴顶，形成应力集中，增加根折风险。

（3）桩的直径选择：

桩的直径直接影响其固位性能与抗力强度。通常建议桩的直径应控制在根径的1/4至1/3范围内。直径较大的桩与根管内壁接触面积更大，有利于提升固位力与抗力性；然而，过度增粗桩体可能导致根管壁变薄，受力时易引发牙根折断。相反，桩体过细，则在受力情况下易发生弯曲或折断。因此，桩的直径选择应兼顾固位与抗力需求，同时避免对牙根结构造成过度破坏。

（4）桩的材料选择：

根据材质差异，桩可划分为纤维桩、金属桩与陶瓷桩三大类，其中纤维桩与金属铸造桩为当前临床最常用的类型。

①纤维桩：包括碳纤维桩、石英纤维桩与玻璃纤维桩，目前以石英纤维桩与玻璃纤维桩为主流选择，多为预成桩，与树脂等核材料通过树脂粘接方式结合。其优点在于美观性良好，弹性模量与牙本质相近，树脂粘接后能在牙根内部实现应力均匀分布，降低了根折风险。然而，纤维桩的强度不及金属与陶瓷桩，存在一定桩体折断的可能性，但折断后的纤维桩可磨除后进行再修复。

②金属桩：如金合金、钴铬合金、镍铬合金、钛合金等，分为铸造金属桩与预成金属桩。预成金属桩为半成品，表面设有螺纹、锯齿等结构，通过机械嵌合作用与核材料结合。金属桩的优势在于具备优秀的机械性能，高强度且不易折断，尤其是铸造金属桩与金属核一体成型，其机械强度优势尤为突出。然而，金属桩的缺点包括：弹性模量远高于牙本质，易诱发根折；金属材质的导电性会影响磁共振成像（MRI），导致图像失真，故在进行MRI检查前，通常需要先行拆除口腔内的金属桩。

③陶瓷桩：主要指氧化锆桩，分为CAD/CAM整体切削瓷桩与预成氧化锆瓷桩，后者与陶瓷材料通过高温烧结方式结合。陶瓷桩美观性强，尤其适用于前牙修复。然而，其硬度高，弹性模量与金属接近，易于导致根折。

4. 固定修复印模技术

口腔印模是指与口腔有关组织的印模，反映与修复有关的口腔软、硬组织的情况。将模型材料灌注于制备的印模内即得到与口腔软、硬组织形态完全一致的模型。精确、准确的印模制取是确保固定修复体成功的关键环节之一。对于固定修复来说，印模技术

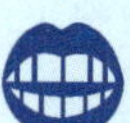

必须满足的基本要求在于，能够精准无误地复制预备牙（或基牙）的牙体形态、龈沟以及所有与修复过程密切相关的周边组织细节，包括龈缘、缺牙区牙槽嵴、邻牙、对殆牙等。

（1）印模材料：

用于固定修复的印模材料主要包括硅橡胶、藻酸盐印模材料以及琼脂印模材料等类型。其中，硅橡胶与聚醚橡胶以其高弹性、高精度、低变形率以及良好的流动性，被认为是制作固定修复体印模的理想材料。根据材料流动性的差异，橡胶印模材料被细分为四种不同的质地：油泥型、重体型、普通型以及轻体型。

（2）托盘：

在选择印模托盘时，在为单颗磨牙制作全冠且其咬合关系保持稳定的情况下，可以采用部分牙列托盘来获取该预备牙的印模，取模范围需涵盖患牙近远中两侧至少各两颗邻牙，并且在操作过程中务必确保对咬合关系进行准确记录。然而，在进行多颗磨牙全冠修复或面对上下颌咬合关系不稳的问题时，必须选用全牙列托盘以确保全面、精确地复制口内情况。当选用橡胶类印模材料进行取模工作时，建议配合使用抗变形性能优良的钢制托盘，以最大限度地减少外部因素对印模精确度的影响，确保最终修复体与患者口内实际情况的高度吻合。

（3）排龈：

在口腔内部获取精确的固定修复印模时，需要解决两大问题。首先是确保预备体边缘区域始终保持干燥状态，以防止唾液覆盖、龈沟液溢出以及牙龈出血的现象发生。这些液体的存在会直接影响印模的精确度，导致修复体与预备体边缘不密合。其次，预备体边缘通常位于龈沟深处，由于失去原有牙体组织支持，龈沟壁可能出现塌陷并遮盖预备体边缘，严重妨碍修复体边缘的精确性和密封性。为此，必须通过某种方式使塌陷的龈沟壁与预备体边缘分离，形成可供印模材料充分进入的微小间隙，以便准确获取边缘细节。

为应对上述难点，需要使用排龈技术。这一技术在取印模前进行，结合机械性手段和/或药物干预，旨在促使龈缘收缩，有效控制龈沟液，促使龈沟内产生清晰可见的间隙，从而完全暴露预备体边缘。

◆排龈的具体方法可分为以下几类：

①机械性排龈法：通过物理手段直接作用于龈缘，使之收缩。

②机械化学联合排龈法：结合机械处理与化学制剂的应用，协同促进龈缘退缩。排龈用药物是血管收缩或收敛剂，如硫酸亚铁、氧化铝溶液等。

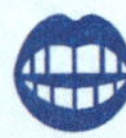

③高频电刀排龈法：利用高频电刀精确切割、热凝龈缘组织，使游离龈与预备体边

缘之间出现微小间隙，实现龈缘分离，使印模材料进入。

◆进行排龈操作时，需遵循以下要点：

①选择适宜的排龈线规格：预备直径各异的排龈线，以适应不同龈沟深度及牙龈张力的需求。

②轻柔置入排龈线：在将排龈线压入龈沟的过程中，动作应保持轻柔，施力方向避免直接指向龈沟底部，以防意外撕裂结合上皮组织。

③妥善保管含肾上腺素药品：由于含有肾上腺素的制剂易于氧化，故需确保其密封储存，以维持药效。

④预处理龈沟：置入排龈线前，应彻底冲洗龈沟内残留的唾液和血液，确保龈沟处于清洁状态。

⑤适时取出排龈线：在排龈作用约 5 分钟后，以轻缓的动作移除排龈线。随后应立即进行印模取制，以充分利用龈缘退缩的效果。

⑥针对深龈沟采用双线法：对于龈沟较深的牙齿，可采用双线法排龈。首先置入一根较细的排龈线，其上再叠加一根较粗的排龈线。在取印模阶段，暂时保留细排龈线于龈沟内，待印模完成后再行取出。此法有助于确保深龈沟内预备体边缘的精确印模。

（4）硅橡胶印模一步法及两步法：

目前，硅橡胶与聚醚橡胶是最常用的橡胶类印模材料。根据橡胶印模材料流动性差异，取模方法主要分为一步法与两步法。

①一步法：一步法取模过程中，将预先混合好的油泥型硅橡胶或低流动性硅橡胶注入或置于托盘内，同时在预备过的患牙及其周围注入高流动性硅橡胶印模材料。随后一次性将托盘就位取模，完成印模制作。另外，也可使用中等流动性的橡胶材料（如聚醚橡胶），将之注入托盘并在患牙周围注射相同流动性的材料，同样一次性就位取模。前者由于包含两种不同流动性的成分，被称为双组分印模；后者仅含一种流动性成分，称为单一组分印模。一步法操作简单快捷，节省时间，且印模精度高，但对操作技术要求较高。

②两步法：两步法首先将混合好的油泥型硅橡胶填入托盘制取初步印模，待初印模固化后取出并进行修整。使用修整刀切除印模中患牙周围约 1~2mm 范围的印模材料，去除可能阻碍印模二次就位的部分，并在相应位置形成排溢沟。接下来，向已修剪过的印模区添加适量高流动性精细硅橡胶印模材料，同时在预备牙及其周围注射高流动性硅橡胶印模材料。再次将托盘就位于牙列上，待印模材料固化后取出，即得最终精细印模。两步法印模均属双组分印模。此法优点在于便于获取多个牙位修复体印模及精确龈缘印

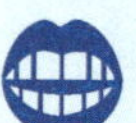

模，但缺点是需进行两次取模，耗时较长，且初印模二次就位可能影响准确性。印模制取完成后，应严格按照印模材料说明书规定的时效进行石膏模型灌注。某些加成型硅橡胶材料在聚合过程中会释放氢气，因此取模后至少需静置30分钟再进行灌模，否则会在石膏模型表面形成蜂窝状气泡。

（5）比色：

实现修复体美观性的重要一环，是确保其色泽与口内剩余牙齿和谐统一。鉴于牙齿颜色具有极大的个体差异，要使最终修复体与天然牙颜色协调，首要任务是详实记录患者的牙齿颜色信息，并精准传达给制作技师。具体操作中，医生通过将患者个别牙齿颜色与预设的标准比色卡对照，从中选取并记录最贴近天然牙色的比色卡号，此即牙色确定的过程。

比色板是一种包含了一系列能够基本模拟天然牙颜色在色调、饱和度和亮度方面的标准牙面样件。在临床实践中，医师通常采用比色板以直观目视比对的方式，对患者牙齿颜色进行评估。目前，临床广泛应用的比色板包括Vitapan Classical比色系统和Vitapan 3D-Master比色系统等。

比色板的使用方法如下：

①准备环境：确保比色环境光线适宜且均匀，通常推荐在自然光或专用比色灯下进行，避免色温过高或过低、光线直射或阴影干扰对比色结果的影响。同时，确保患者口腔清洁干燥，避免食物残渣、唾液或牙面染色物等影响牙色判断。

②选择参照牙：在患者口内选取最具代表性的天然牙作为参照牙，一般选择健康、无染色、无磨损、无充填或修复的邻牙，或依据修复需求选取目标牙或邻近牙。

③比色板定位：手持比色板，将其与参照牙唇面平行放置，尽量使比色板与参照牙的距离保持一致，确保视线垂直于比色板表面，以便从相同视角观察比色板与参照牙的颜色。

④比色：使用Vitapan 3D-Master比色板时：第一，亮度选择。首先进行亮度识别，从1至5五个亮度等级中，选取最接近天然牙亮度的级别。亮度决定了颜色的明暗程度，数值越大表示颜色越亮。第二，饱和度选择。在已确定的亮度组内，取出中间色调M的色卡组。对比这些色卡，选择与天然牙饱和度最为接近的级别（1~3）。饱和度表示颜色的纯度或强度，数值越大颜色越鲜艳。第三，色调确定。将天然牙颜色与第二步中从M组选出的、饱和度适中的色卡进行对比，判断天然牙色调是偏向黄色（L）还是偏向红色（R）。这一步旨在确定牙色的基本色彩倾向。

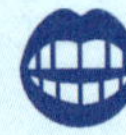

⑤多次验证：比色过程中，可能需要反复调整比色板的位置、角度和观察距离，确

保在不同视觉条件下对比色结果的一致性。必要时，可邀请助手协助比色或更换观察位置，以减少主观因素影响。

⑥记录比色结果：确定最符合参照牙颜色的比色板色块后，记录其对应的编号，作为制作修复体时的比色依据。如有必要，可对比色结果拍照留存，以便与技工沟通或复查。

4. 粘固

（1）粘固材料：

在口腔修复领域中，树脂类水门汀凭借其高机械强度、低水溶性、可选色透明性以及与牙体硬组织和陶瓷出色的粘接性能与边缘封闭性，成为了全瓷冠粘接的首选材料。此类水门汀能够将全瓷修复体与基牙紧密结合，形成稳固的复合结构，使得修复体承受的咬合力能够直接、迅速、均匀地传递至牙体组织。

以后牙全冠为例研究表明，全瓷修复体的破损往往始于组织面的微观裂纹。陶瓷修复体在制作及临床粘接面处理过程中，难免会出现气孔、裂纹等内部缺陷，削弱其自身强度。此外，口腔内复杂的化学环境，如唾液、龈沟液、食物中的离子、酶、微生物及其代谢产物等，以及反复的咬合力作用和温度变化引发的应力变化，都会加速水分进入陶瓷内表面微裂纹尖端，产生张应力，进一步降低陶瓷强度，造成损害。树脂类水门汀的使用有效地弥补了陶瓷内部缺陷，显著增强了陶瓷的机械性能。

因此，树脂类水门汀凭借其在增强陶瓷强度、防止裂纹扩展、提供应力缓冲及裂纹防护等方面的显著优势，已成为各类全瓷冠粘接的常规和理想选择。

（2）修复体粘固流程：

① 基牙表面处理：使用橡皮杯、浮石粉或椅旁喷砂系统清洁基牙表面，随后彻底冲洗并干燥牙面，确保其洁净干燥。如选用树脂水门汀粘固，需对基牙表面施以粘接系统处理。整个修复体戴入与粘固过程中，需保持患牙周围干燥，通常使用棉卷和吸唾器即可满足要求。对于唾液分泌量大或全凭粘接力固位的修复体，推荐使用橡皮障进行隔湿。

②修复体组织面处理：清洗修复体，用乙醇去除污染物质，再用气枪彻底吹干。金属或氧化铝修复体组织面可进行喷砂处理，玻璃陶瓷修复体组织面则进行氢氟酸处理并涂布硅烷偶联剂，以增加表面粗糙度，提升粘接力。修复体外表面涂抹凡士林，便于后续去除多余水门汀。

③放置水门汀：使用小毛刷，冠戴入后，让患者自然咬合，随后快速小幅度多次咬合，并在患牙与对颌牙间放置塑料垫或棉卷，令患者用力咬紧。前牙冠就位后，用手指垫棉卷沿牙长轴方向轻轻按压直至水门汀固化，但不可让患者自然咬紧，以免对颌牙水平向分力导致冠倾斜。使用探针检查冠边缘，确保完全就位，如未完全就位，应在水门汀未

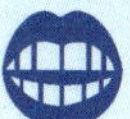

固化前迅速取下，若已固化则需拆除重做。在整个固化过程中，应持续保持冠周围干燥，以防止水分过早接触导致水门汀溶解性增强。

⑤粘固后处理：水门汀变为橡胶状或固化后，清除冠外多余水门汀。在材料未完全固化状态下去除多余水门汀可能导致冠边缘粘固层内形成空洞。修复体边缘的水门汀应彻底清除，邻面残留水门汀可用牙线或金属成形片去除，残留水门汀对牙龈健康不利。最后，使用橡胶抛光轮对修复体边缘进行进一步抛光。

⑥使用不同水门汀的注意事项：按照产品说明严格控制水门汀的调拌比例，水门汀过稀会导致强度下降，过稠则可能阻碍冠完全就位；注意水门汀的工作时间，调拌过程应快速准确，在水门汀工作时间内完成粘固；水门汀涂布应尽量均匀，用小毛刷或调拌刀均匀涂布于冠内壁，避免大量放入冠中导致高静压力，有利于全冠完全就位。

五、要点与讨论

牙体缺损的概念和病因

牙体缺损是指由于各种原因引起的牙体硬组织不同程度的外形和结构的破坏和异常，表现为牙体失去了正常的生理解剖外形，造成正常牙体形态、咬合和邻接关系的破坏。牙体缺损是口腔科的一种常见病和多发病，常常对患者的咀嚼、发音、面容、牙髓、牙周组织甚至对全身健康等产生不良影响。

牙体缺损最常见的原因是龋病，其次是牙外伤、磨损、楔状缺损、酸蚀症和发育畸形等。

六、思考题

1. 牙体缺损的概念是什么？病因包括哪些？

2. 全冠的固位原理包括哪些内容？

3. 全冠及桩核冠的临床操作流程及要点有哪些？

七、科普小常识

全冠修复后如何维护？

全冠修复后，为了确保修复体的功能、美观及使用寿命，患者应遵循以下维护建议：

①口腔卫生：

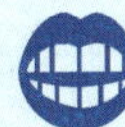

刷牙：每天至少两次使用软毛牙刷，采用巴氏刷牙法清洁牙齿，包括全冠及邻近牙齿，确保牙缝、牙龈边缘等处无食物残渣和菌斑积累。

牙线使用：每天至少一次使用牙线或间隙刷清理全冠与邻牙之间的间隙，防止牙菌斑和食物嵌塞。

漱口水：可定期使用含氟漱口水辅助清洁，增强口腔抗菌能力。

②饮食习惯：

避免硬食：尽量不吃过硬、过韧的食物，如硬果壳、硬糖、冰块等，防止全冠受损或脱落。

控制甜食摄入：减少糖分摄入，预防龋齿，尤其是修复体边缘附近的龋坏。

咀嚼方式：均衡分布咀嚼力，避免单侧过度使用，减少全冠及天然牙承受的压力。

③定期复查：

定期洁牙：每半年至一年进行专业洁牙，去除牙石，维护口腔整体健康。

定期检查：每半年至一年回访牙医，进行口腔检查，评估全冠密合度、边缘状况、咬合关系等，及时发现并处理潜在问题。

④生活习惯：

避免咬硬物：如开瓶盖、咬指甲、用牙齿撕扯包装等，以防全冠受损。

戒除不良口腔习惯：如磨牙症（夜磨牙）、咬笔、咬指甲等，这些习惯可能导致全冠磨损或松动。

⑤应急处理：

如遇全冠松动、脱落：保存好脱落的全冠，尽快联系牙医处理。其间避免用该牙咀嚼，防止牙龈、牙槽骨受伤或感染。出现疼痛、敏感：如短期轻微敏感或疼痛可观察数日，如持续或加重，应立即就诊。

综上，全冠修复后的维护工作主要包括良好的口腔卫生习惯、合理饮食、定期专业检查、改正不良口腔习惯以及应对突发问题的能力。遵循上述建议，可以有效延长全冠使用寿命，保持口腔健康。

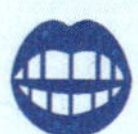

第三节　固定义齿修复前牙一例（案例 29）

核心提示

❖固定局部义齿的三种基本类型？

❖固定桥设计如何评估基牙状况以确定基牙的数目与选择？

一、病历资料

1. 病史

陈 ××，男性，33 岁，主因“上前牙缺失 3 月余”就诊。双侧上前乳牙未换牙，3 月前松动脱落，今因影响美观就诊于我科。

2. 既往史

无家族史，否认系统性疾病史及食物、药物过敏史。

3. 体格检查

口外检查：颌面部左右大致对称，双侧颞下颌关节无弹响及压痛，开口度、开口型正常。

口内检查：口内唇、颊、舌等口腔黏膜正常。12、22 缺失，缺牙间隙正常，缺牙区龈缘未明显萎缩，牙槽嵴丰满度不足。咬合关系正常。口腔卫生良好。（图 4-3-1）

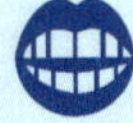

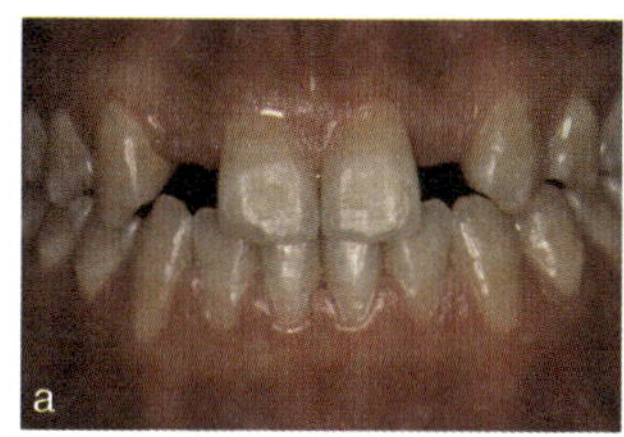
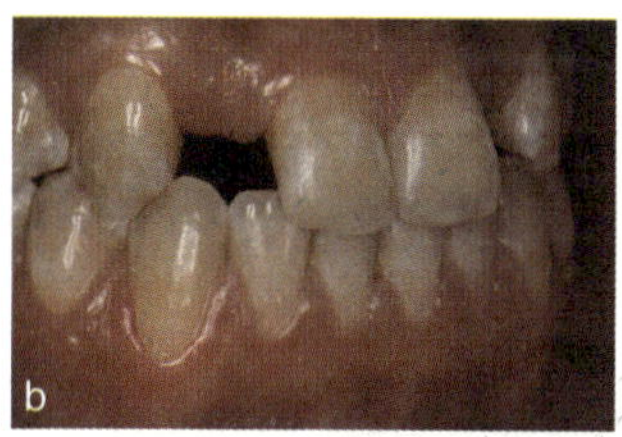
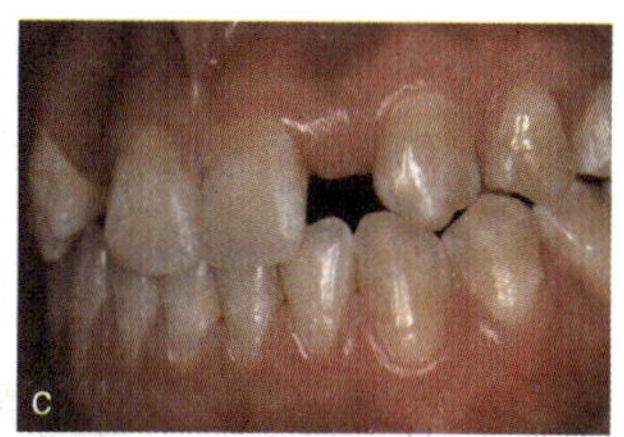

图 4-3-1 治疗前口内咬合情况
a. 治疗前正面咬合 b. 治疗前右侧咬合 c. 治疗前左侧咬合

4. 辅助检查

CBCT 示：12、22 缺牙区未见恒牙胚，牙槽骨宽度、高度不足，11、13、21、23 根尖周未见明显异常，牙周状况良好。

5. 初步诊断

牙列缺损（12、22 缺失）。

二、诊治经过

1. 诊治经过

综合考虑患者缺牙区牙槽骨状况及邻牙牙周状况，给出 3 种治疗方案：①种植义齿修复；②固定桥修复；③可摘局部义齿修复。

与患者沟通后，选择方案 2。12、22 缺失，缺牙间隙正常，11、13、21、23 牙体形态、轴向、牙周正常，拟行 11-23、21-23 固定桥修复。

告知患者详细治疗计划，所需时间费用及可能存在的风险（11、13、21、23 牙体预备中可能露髓需完善根管治疗以及近髓牙冠戴入后出现牙髓炎风险的可能），患者知情同意。

基牙预备：阿替卡因浸润麻醉下，11、22 牙体预备，肩台备至齐龈，排龈精修后，硅橡胶印模。咬合记录硅橡胶取颌位记录。暂时冠修复。（图 4-3-2）

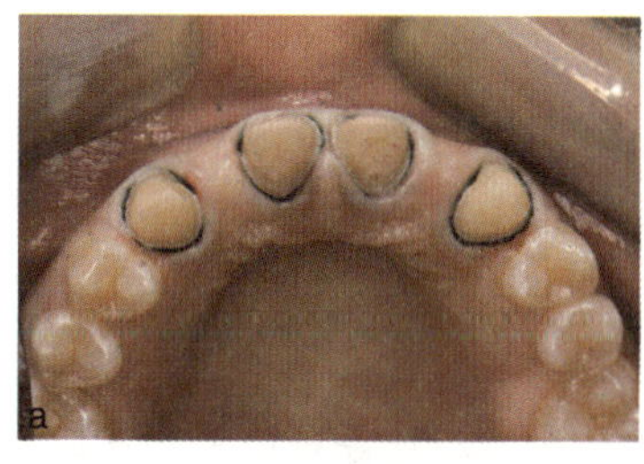
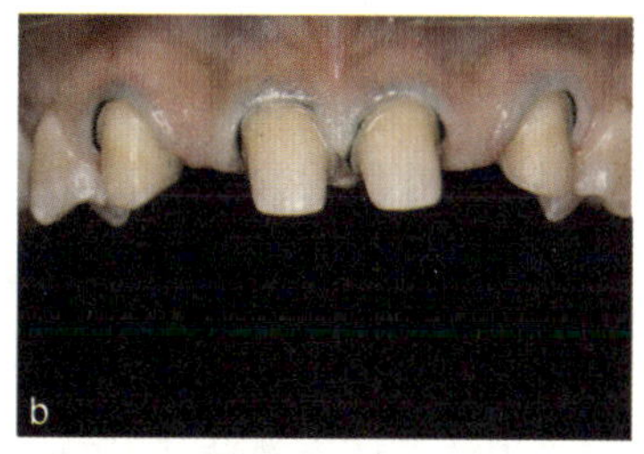

图 4-3-2 牙体预备后、排龈
a. 牙体预备后咬合面照 b. 牙体预备后正面照

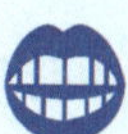

修复体试戴及粘固：在口内试戴固定桥，检查就位情况，冠及桥体与基牙肩台和牙槽嵴黏膜密合无悬突。邻接正常，调磨咬合高点及侧方前伸干扰。富士Ⅰ玻璃离子水门汀粘固修复体。（图 4-3-3、图 4-3-4）

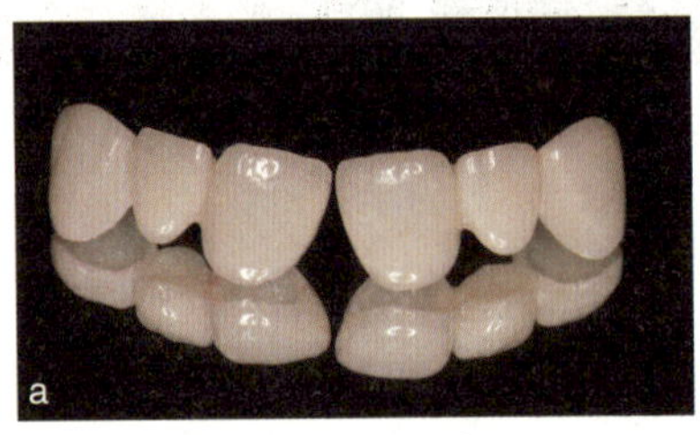
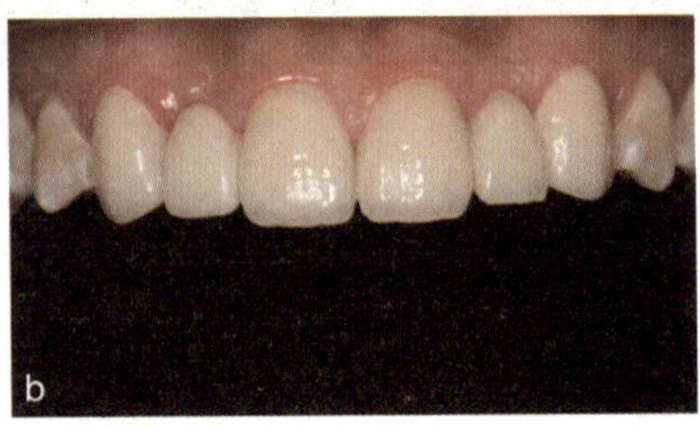

图 4-3-3　终义齿及口内就位照
a. 终义齿　b. 终义齿口内就位照

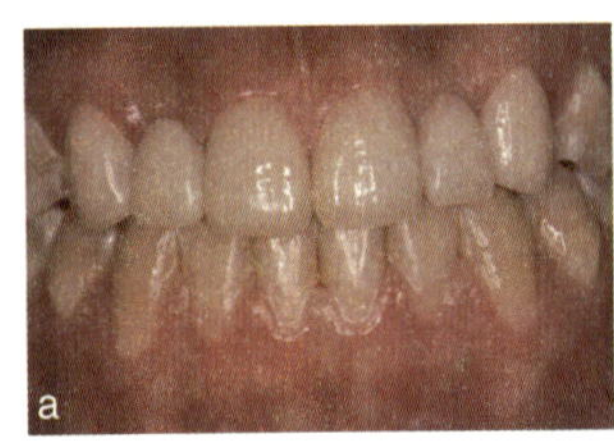
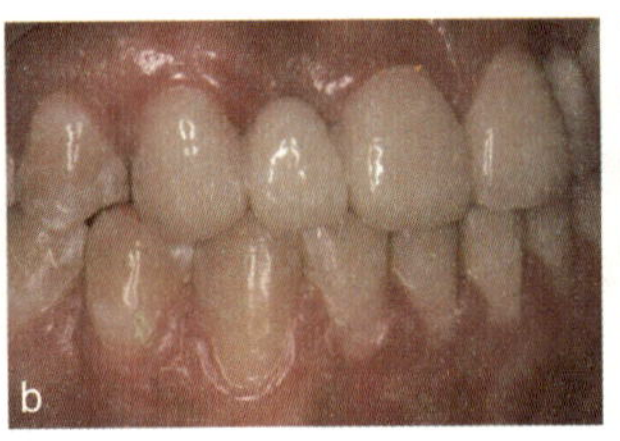
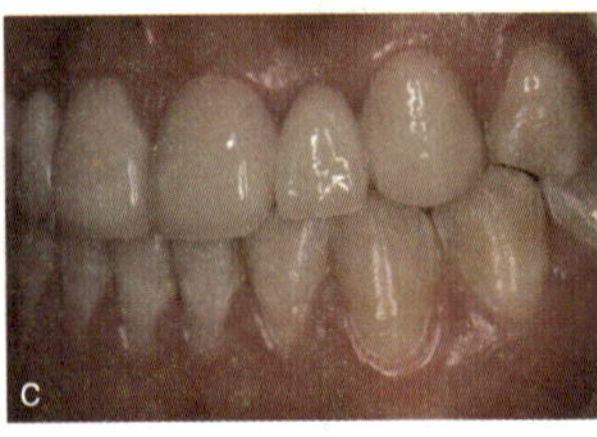

图 4-3-4　术后咬合情况
a. 术后正面咬合　b. 术后右侧咬合　c. 术后左侧咬合

三、案例分析

1. 病史特点

病人为青壮年男性，缺牙区骨量差，若种植手术需大量植骨，术后反应重，同时患者对牙槽骨钻孔备洞等治疗过程恐惧无法接受，并不愿意佩戴活动义齿，因此固定局部义齿可以很好地解决此种情况。

2. 诊断和诊断依据

根据病史和临床检查可明确诊断。

四、处理方案及基本原则

（1）告知患者治疗后的预后状况及可能的修复方案，告知患者不同修复方案的适应证、优缺点、及可能存在的并发症。通过患者依从性状况及各方面承受能力提出合适的治疗方案并由患者做出选择。

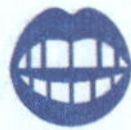

（2）固定义齿的设计应遵循基本的设计原则，包括恢复形态和功能的原则、保护基牙及口腔组织健康的原则、维护患者身心健康的原则，严格把握适应证，根据每位患

者的具体情况来分析设计，使牙颌系统能够长期维持其健康状态。

◆固位体设计的一般原则：

①有良好的固位形和抗力形，能够抵抗各种外力而不至于松动、脱落或破损。

②能够恢复桥基牙的解剖形态与生理功能，前牙还应美观。

③不需要过多磨除基牙的牙体组织，减少牙本质过敏、露髓、牙折的可能性。

④能够取得固定桥所需的共同就位道。

⑤固位体材料的加工性能、机械强度、化学性能及生物相容性良好；经久耐用，不易腐蚀和变色，不刺激口腔组织，无毒性。

◆桥体设计的基本原则：

①恢复缺失牙的形态和功能。

②良好的自洁作用，有易于清洁的外形。

③具有足够的机械强度，材料化学性能稳定，经久耐用。

④形态色泽美观，舒适。

⑤桥体殆面大小和形态应与基牙的支持力和固位力相适应。

⑥对下方黏膜无不良刺激。

五、要点与讨论

固定局部义齿按其结构分为三种基本类型：双端固定桥、半固定桥、单端固定桥，以上任意两种或三种的组合又称为复合固定桥。用种植体作支持的又可称为种植体固定桥。用套筒冠作固位体的又可称作可摘固定桥。基牙非常规预备，依靠树脂粘接剂固位的称作粘接桥。

对于已经确定做固定桥修复的患者，必须确定最适当的固定桥设计。需详细评估基牙状况以确定基牙的数目与选择。基牙除负担自身殆力外，还要负担缺牙区即桥体的殆力，且不会对自身造成损害，需考虑以下几点：

（1）临床上最常根据牙周膜面积大小评价基牙的支持力来选择基牙。

（2）冠根比理想冠根比为2：3，或最小1：1。冠根比不良，就算满足Ante法则，也应考虑增加基牙。

（3）根的外形与结构　牙根的粗壮程度、根分叉间隔大小与该牙的支持力有关。不一定6的牙周膜面积总是大于8。

（4）基牙的倾斜与移位　两颗牙间隙可能因倾斜而导致变为一颗牙的间隙或倾斜严重导致殆力与牙长轴不在一个角度，基牙承受殆力减弱，不足以再做基牙。

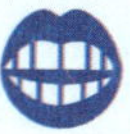

（5）骨高度降低程度　随着牙槽骨萎缩，牙齿的牙周膜面积会降低。例如，牙槽骨吸收 1/4 时，6 便丧失了 30% 的牙周膜面积，牙周潜力已不足以多承受 50% 的船力。

（6）牙弓弧度　上前牙 12–22 缺失时，13 23 做基牙，桥体位于两个基牙连线之外，会因杠杆作用对基牙产生扭力，需在支点线另一侧增加基牙，应以 13 14 23 24 为基牙。

（7）中间基牙　牙列间隔缺损，两个缺隙中间的余留牙为中间基牙，牙齿的生理动度不同，固定桥若为固定连接，基牙会产生与原本受力方向不同方向的扭力。需在中间基牙的远中设计应力中断连接体。

（8）增加基牙　邻近缺隙的基牙牙周膜面积总和小于缺失牙牙周膜面积总和；冠跟比不良；根的外形结构不良；基牙倾斜；牙槽骨高度降低等增加的第二基牙应大于原基牙牙周膜面积。

六、思考题

1. 何种情况下可以做单端固定桥？
2. 活髓牙固定桥粘固一段时间后出现冷热刺激痛的原因？

七、科普小常识

前牙固定桥修复后能啃苹果、骨头等硬物吗？

理论上来说，固定修复体自身的材料强度是足够啃食硬物的，但是固定修复体是靠基牙的固位和支持来行使功能的，基牙条件的好坏直接影响固定桥的使用寿命，上前牙缺失时，基牙一般为 13、23，这个时候桥体受力时不在支点线上而在前方，产生的杠杆作用力会影响基牙的健康以及义齿的稳定。因此也可以在 3 的远中增加 14、24 为基牙，抵抗前牙啃食时产生的杠杆力。但是还是建议尽量不要用前牙修复体啃食硬物，不但有基牙折断的风险，也有烤瓷牙崩瓷的可能。

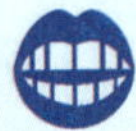

第四节 固定义齿修复后牙一例（案例30）

核心提示

❖ 不同类型牙列缺损的固定桥设计？

❖ 固定局部义齿的固位和稳定的影响因素？

一、病历资料

1. 病史

张 × ×，女性，38岁，主因“左上后牙假牙脱落1周余”就诊。10年前左上后牙缺失后当地诊所烤瓷牙修复，1年前进食时假牙脱落，外院重新粘接，一周前进食时假牙再次脱落，自行放回口内，今就诊于我科要求重新修复。

2. 既往史

无家族史，否认系统性疾病史及食物、药物过敏史。

3. 体格检查

口外检查：颌面部左右大致对称，双侧颞下颌关节无弹响及压痛，开口度、开口型正常。上唇丰满度略不足。

口内检查：口内唇、颊、舌等口腔黏膜正常。24缺失，23~26全瓷固定桥，冠边缘不密合，不松动，龈缘见食物软垢，龈缘红肿，13、15、16为活髓牙，16远中邻𬌗面见龋坏，色黑，质软，探痛（+），口内余牙口腔卫生状况尚可。

4. 辅助检查

X线根尖片示：23、25、26根尖周未见明显低密度影，牙周状况良好。

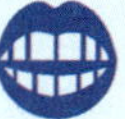

5. 初步诊断

牙列缺损、不良修复体、16 中龋。

二、诊治经过

诊治经过

综合考虑患者缺牙区牙槽骨状况及邻牙牙周状况及咬合情况，给出3种治疗方案:（1）14 种植义齿修复，13、15、16 全冠修复；（2）固定桥修复（13、15、16 为基牙）。

因患者 13、15、16 已经为牙体预备后，属于二次修复，且种植义齿周期为 4~6 个月。患者选择沿用原设计方案，13~16 固定桥修复。

告知患者详细治疗计划、所需时间、费用及可能存在的风险（13、15、16 牙体预备中可能露髓需完善根管治疗以及近髓牙冠戴入后出现牙髓炎风险的可能），患者知情同意。

基牙预备：阿替卡因局麻下，16 去尽腐质，3M 第八代粘接剂粘接涂布，松风 F00 流体树脂 + 膏体树脂充填，13、15、16 牙体重新预备，修整肩台，排龈精修后，硅橡胶印模。咬合记录硅橡胶取颌位记录。暂时冠修复。（图 4–4–1~ 图 4–4–3）

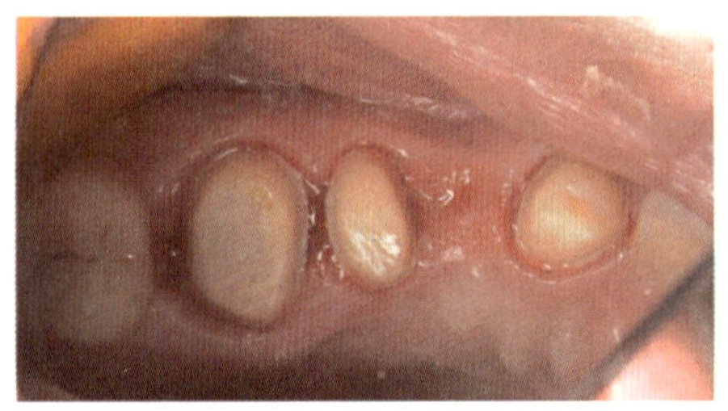

图 4–4–1　基牙牙体预备完成

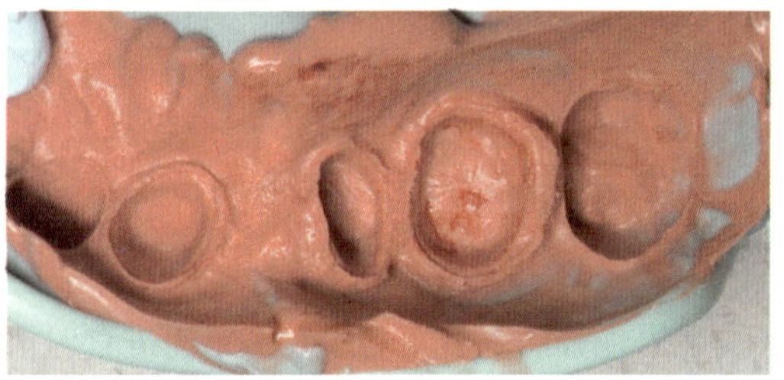

图 4–4–2　制取终印模

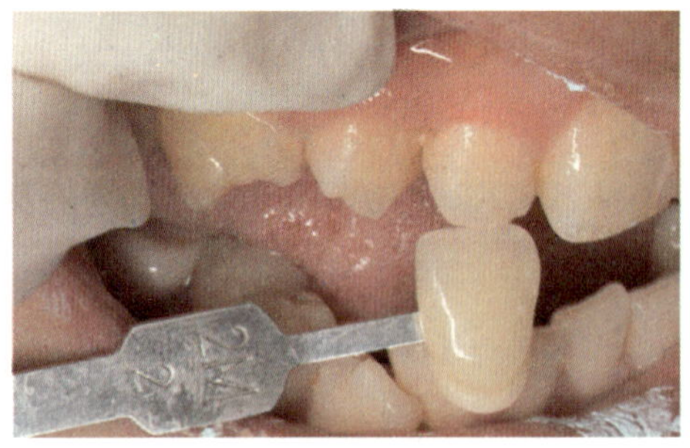

图 4–4–3　比色

修复体试戴及粘固：在口内试戴固定桥，检查就位情况，冠及桥体与基牙肩台和牙

槽嵴黏膜密合无悬突。邻接正常，调磨咬合高点及侧方前伸干扰。富士Ⅰ玻璃离子水门汀粘固修复体。（图 4-4-4、图 4-4-5）

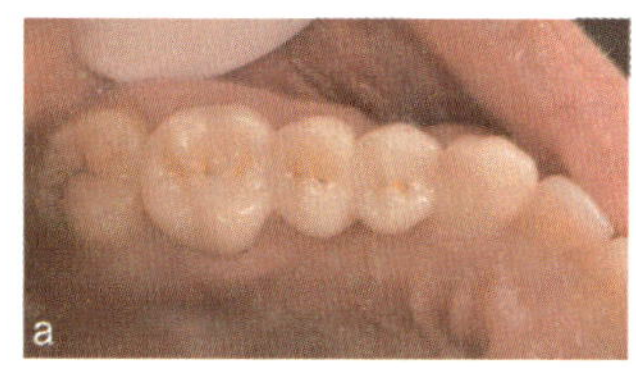

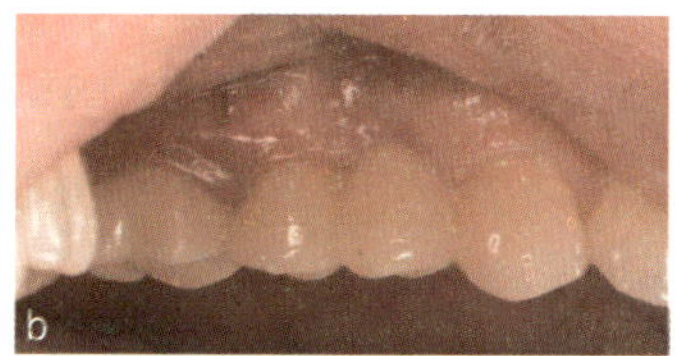

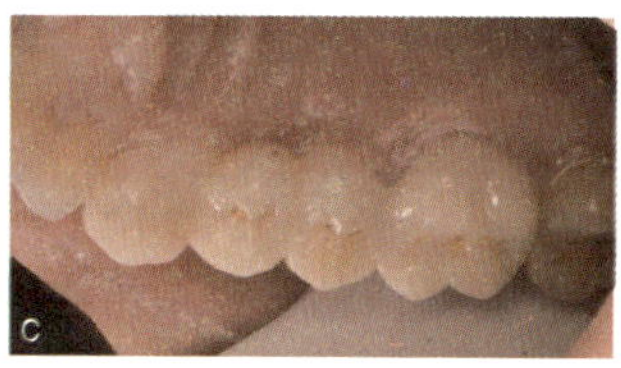

图 4-4-4　修复体佩戴后𬌗面、颊面及腭面观
a. 修复体佩戴后𬌗面照　b. 修复体佩戴后颊面照　c. 修复体佩戴后腭面照

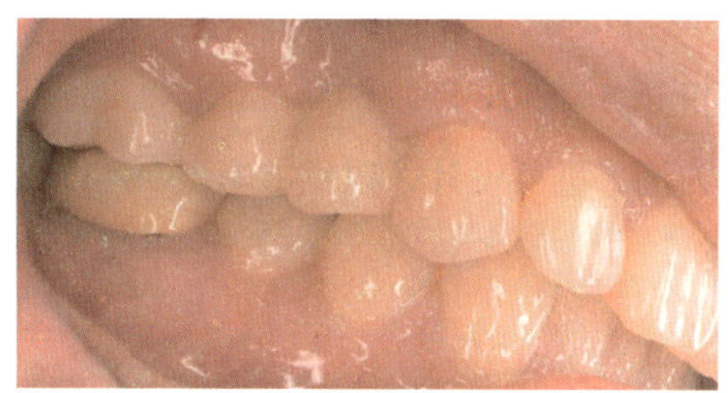

图 4-4-5　术后咬合情况

三、案例分析

1. 病史特点

病人属于二次修复，原设计 13、15、16 作为基牙修复 14 缺失牙，按 Ante 法则，同时 13、15 牙周情况良好，无需增加 16 为固定桥基牙。因 13、15、16 基牙曾经接受过固定桥修复治疗，16 已经牙体预备，因此继续沿用原方案，继续使用 13、15、16 作为基牙修复。

2. 诊断和诊断依据

根据病史和临床检查可明确诊断。

四、处理方案及基本原则

（1）告知患者治疗后的预后状况及可能的修复方案，告知患者不同修复方案的适应证、优缺点及可能存在的并发症。通过患者依从性状况及各方面承受能力提出合适的治疗方案并由患者做出选择。

（2）固定义齿修复设计基牙的选择十分重要。选择基牙时，主要从支持与固位、共同就位道两方面考虑。

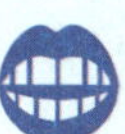

五、要点与讨论

通过该案例我们要掌握固定桥的固位和稳定的原理，以及掌握不同类型牙列缺损的合理固定桥设计。同时需掌握修复体戴入后出现的各类问题的原因及处理办法。

固定义齿的固位是指在口腔行使各种功能运动时，固位体能够牢固地固定在基牙上，抵抗外力，充分发挥使义齿固定的功能作用，不致松动或脱落。

固定义齿的稳定是指能抵御各种功能运动时义齿受到的各个方向外力，使其在受力时能够保持固定桥的平衡稳定而不会出现翘动。固定桥的稳定性与固位有密切的关系。

固定义齿的支持是指在行使咀嚼功能时，基牙及支持组织能够承受压力，而不发生下沉、松动、移位等，这也是固定义齿修复的重要条件。

下面分别以上、下颌单颗牙缺失、连续两颗牙缺失、两颗牙间隔缺失、三颗牙或多颗牙缺失等不同临床情况为例，进行设计，以供参考。

（一）单个牙缺失

1. 上颌牙缺失

（1）11 缺失：如果 12 的支持、固位条件好，可设计以 12、21 为基牙的双端固定桥。如果 11 的缺牙间隙较大，而 12 的支持力较差，需在 12 端增加基牙，即设计以 13、12、21 为基牙的固定桥。此时，磨除的牙体组织较多，两端的支持条件仍有一些差异。

（2）12 缺失：可设计以 13、11 为基牙的双端固定桥。如果 12 的缺牙间隙小，患者的殆力较小，13 的冠根长大，可设计以 13 为基牙的单端固定桥，但应注意调整咬合。

（3）13 缺失：13 位于牙弓转弯处，承受的力大，而 12 的支持能力有限，故一般不主张选用 14、12 做基牙的双端固定桥，只有在 12 的支持条件很好、13 的缺牙间隙较小、覆殆较小时才用 14、12 做基牙。如果用 14、12、11 做基牙，磨除的牙体组织过多。也可以设计以 15、14 为基牙的单端固定桥，但必须采取措施以减轻桥体所受的力。

（4）14 或 15 缺失：可以分别设计以 15、13 或者 16、14 为基牙的双端固定桥。其中，14 和 16 支持力与固位力有一定的差异，必须注意 14 的固位体设计。

（5）16 缺失：以 17、15 为基牙的双端固定桥是常规设计，然而，17、15 的支持力和固位力存在一定的差异，因此需要注意 15 固位体的设计。

（6）17 缺失：如果 18 存在且牙冠正常，可设计 18、16 为基牙的双端固定桥。如果 18 亦缺失且无对殆牙，可设计以 16、15 为基牙的单端双基牙固定桥，必须减小桥体 17 的颊舌径和近远中径，恢复部分咀嚼功能。此时，对颌义齿若为可摘局部义齿对固定桥更为安全。

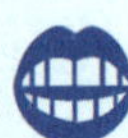

2. 下颌牙缺失

（1）41 缺失：可设计以 42、31 为基牙的双端固定桥。

（2）42 缺失：可设计以 43、41 作基牙的双端固定桥，如果 41 的条件差，可在该侧增加基牙，即 43、41、31 为基牙。

（3）43 缺失：一般设计以 44、42、41 为基牙的双端固定桥。

（4）44 或 45 缺失：分别设计以 45、43 或 46、44 为基牙的双端固定桥，44 因牙体形态原因，应注意固位形的设计。

（5）46 缺失：设计以 47、45 为基牙的双端固定桥。如果 47 近中倾斜移位，可设计半固定桥。

（6）47 缺失：如果 48 的牙冠体积尚可，可设计以 48、46 为基牙的双端固定桥；如果不需要恢复 48，可设计以 46、45 为双基牙的单端固定桥，并需要对桥体减少颊舌径及近远中径。条件具备时，47 的种植修复应该是较为理想的设计。

（二）两个牙的连续缺失

1. 上颌牙缺失

（1）11、21 缺失：只有在缺牙间隙小，前牙咬合不紧，12、22 的牙冠、牙根、牙周条件好时，才能设计以 12、22 为基牙的双端固定桥。如果 12、22 条件差，只有增加 13、23 为基牙，但磨除的牙体组织偏多。

（2）12、11 缺失：通常可设计以 13、21 为基牙的双端固定桥。

（3）13、12 缺失：通常可设计以 14、11、21 或 15、14、11、21 为基牙的双端固定桥。

（4）14、13 缺失：可设计以 15、12、11 为基牙的双端固定桥。

（5）15、14 缺失：如果 13 的牙冠条件好，可设计以 16、13 为基牙的双端固定桥。

（6）16、15 缺失：通常可设计以 17、14、13 为基牙的双端固定桥。

（7）17、16 缺失：如果 18 的条件差或缺失，均不宜设计固定桥修复。即使 18 能够作基牙，14、15、18 为基牙修复 16、17 的固定桥在支持和固位方面仍达不到要求，不宜采用。

2. 下颌牙缺失

（1）41、31 缺失：可设计以 42、32 为基牙的双端固定桥。

（2）42、41 缺失：可设计以 43、31 为基牙的双端固定桥。

（3）43、42 缺失：可设计为 44、41、31 为基牙的双端固定桥。

（4）44、43 缺失：可设计为 45、42、41 为基牙的双端固定桥。

（5）45、44 缺失：可设计为 46、43、42 为基牙的双端固定桥。

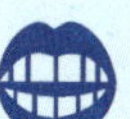

（6）46、45 缺失：可设计为 47、44、43 为基牙的双端固定桥。

（7）47、46 缺失：与上颌牙情况相似，不宜设计固定桥修复。

（三）两个牙的间隔缺失

1. 上颌牙缺失

（1）14、12 缺失：可设计以 15、13 为基牙的复合固定桥，或设计以 15、13、11 为基牙的复合固定桥。

（2）15、12 缺失：最好设计以 16、14 为基牙和以 13、11 为基牙的两个双端固定桥。

（3）15、13 缺失：可设计为以 16、14、12 为基牙的复合固定桥，如果 12 的条件差，再追加 11 为基牙，但这种设计需要的基牙多，损伤较大。

2. 下颌牙缺失

（1）44、42 缺失：可设计以 45、43、41 为基牙的复合固定桥。

（2）46、43 缺失：可设计以 47、45、44 为基牙的复合固定桥。

（四）三个牙或多个牙缺失

（1）牙弓后段的三个牙连续缺失：一般情况下不考虑设计固定桥修复。

（2）21|1 缺失：可设计以 3|23 为基牙的双端固定桥。

（3）21|2 缺失：可设计以 3|13 为基牙的双端固定桥。

（4）21|12 缺失：咬合关系正常，缺牙间隙不大，3|3 的固位、支持条件好，可设计以 3|3 为基牙的双端固定桥；如果力大，3|3 的条件差，应设计以 43|34 为基牙的双端固桥。

21|12 缺失，如缺隙不大，3|3 的固位、支持条件好，可设计以 3|3 为基牙的双端固定桥。

21|124 缺失，通常可设计以 3|35 为基牙的复合固定桥。

◆修复体戴入后可能出现的问题及处理：

（一）固定桥松动、脱落

（1）基牙牙冠形态提供的固位条件不足。

（2）两端固位体的固位力相差悬殊。

（3）基牙牙体预备不当，如聚合度太大使其固位体固位力不足。

（4）固位体和基牙不密合，降低了固位体的固位力。

（5）金属材料机械强度不足，耐磨性差，固位体穿孔，使得水门汀溶解；或桥架设计不当，引起桥体弯曲变形。

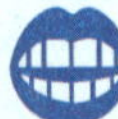

（6）基牙产生了继发龋。

（7）水门汀质量差或粘固操作不当等。

固定桥出现松动、脱落，在仔细检查并找出原因后，针对原因做相应处理。若系桥基预备体固位力不足或两端固位力相差大，应重新预备牙体。若因金属桥架制作中的缺陷或材料问题，应重做或更换材料重做。若基牙产生继发龋，应拆除固定桥，治疗充填患牙后重新设计制作。若因水门汀质量差或粘固操作有误，需选用合格材料并按照标准操作重新粘固。

（二）固定桥破损

固定桥戴用一段时间后，常见破损的现象：

（1）𬌗面磨损穿孔　由于牙体面预备的空间不足或材料的耐磨性差或易腐蚀所导致。

（2）全瓷或金属烤瓷崩瓷、全瓷牙折裂缺损。

固定桥破损后，应分析原因，一般都需拆除后重做。对于瓷折断而未暴露金属基底，可采用瓷修补的专用光固化复合树脂材料直接在口内修补；若瓷折片小而完整者，可用树脂粘接材料，直接将瓷片粘固复位；若瓷折脱而暴露金属者，还要在口内粗化金属表面，涂遮色树脂后，用光固化复合树脂修补。用树脂修补瓷缺损的使用寿命有限，若涉及咬合功能面时，效果更差。因此，对于瓷裂、瓷剥脱的问题，重在预防其发生。

六、思考题

1. 该病例原修复体 13、15、16 为基牙修复 14 缺失设计是否合理？
2. 固定桥选择基牙时需要考虑哪些方面？

七、科普小常识

固定桥不慎脱落后如何处理？

若固定桥进食时不慎松动脱落，可以试着自己先将修复体再戴回口内，这样过一段时间找医生处理时，邻牙、对颌牙位置没有变化，处理起来相对简单。若不能自行戴回口内，则建议尽快就诊，防止邻牙移位和对颌牙伸长导致修复体无法戴入。这时修复体需要大量调磨才可戴入，甚至需要重新制作。

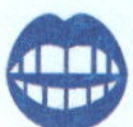

第五节 固定－活动联合修复义齿 1 例（案例 31）

核心提示

❖固定－活动联合修复义齿的附着体分类有哪些?

一、病历资料

1. 病史

闫 ××，女性，61 岁，主因“上后牙缺失一年余”就诊。一年来双侧上后牙因残缺无法保留外院陆续拔除，影响进食，今来诊。

2. 既往史

无家族史，否认系统性疾病史及食物、药物过敏史。

3. 体格检查

口外检查：颌面部左右大致对称，双侧颞下颌关节无弹响及压痛，开口度、开口型正常。面下 1/3 高度略降低。

口内检查：口内唇、颊、舌等口腔黏膜正常。15、16、17、24、25、26、27 缺失，拔牙窝愈合良好，13 残根，髓腔内白色充填物，11、12、14、21、22、23 重度磨耗，I 度松动，牙龈无红肿，口腔卫生状况良好。（图 4-5-1）

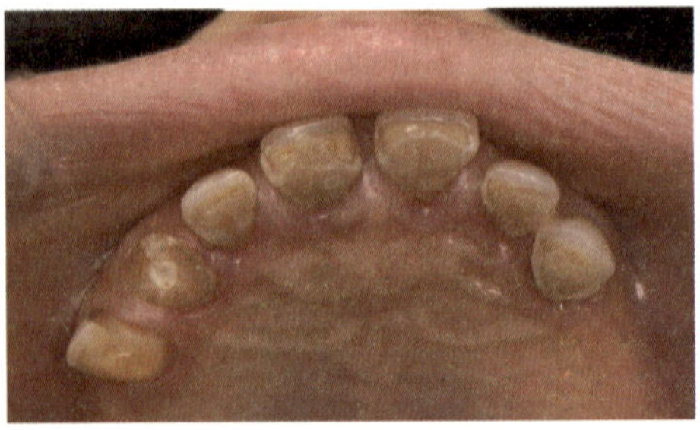

图 4-5-1 术前口内情况

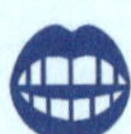

4. 辅助检查

X 线根尖片示：13 根管内高密度充填影，根尖周无明显异常。

5. 初步诊断

牙列缺损（15–17、24–27 缺失）、13 残根。

二、诊治经过

1. 诊治经过

综合考虑患者缺牙区牙槽骨状况、缺牙间隙、咬合关系及余留牙牙体情况，给出四种治疗方案：① 13 桩核冠 + 缺失牙种植固定义齿修复；②固定 – 活动联合修复；③可摘局部义齿修复。

患者上颌除 14 外，仅预留前牙，且均有不同程度磨耗，导致牙体缺损，固定 – 活动联合修复的治疗方式既可以修复牙体缺损的余留牙，又可以为可摘局部义齿提供良好的固位与支持。

告知患者详细治疗计划，所需时间费用及可能存在的风险（如基牙若干年后松动导致义齿无法使用），患者知情同意。首先 13 桩核修复，设计 11、12、13、14、22、23、24 联冠修复，14、23 修复体远中设计精密冠外附着体，与可摘局部义齿支架相连接，为可摘局部义齿提供固位和支持。

基牙预备：阿替卡因局麻下，11、12、13、14、21、22、23 牙体预备、排龈、硅橡胶印模，临时联冠修复。（图 4–5–2）

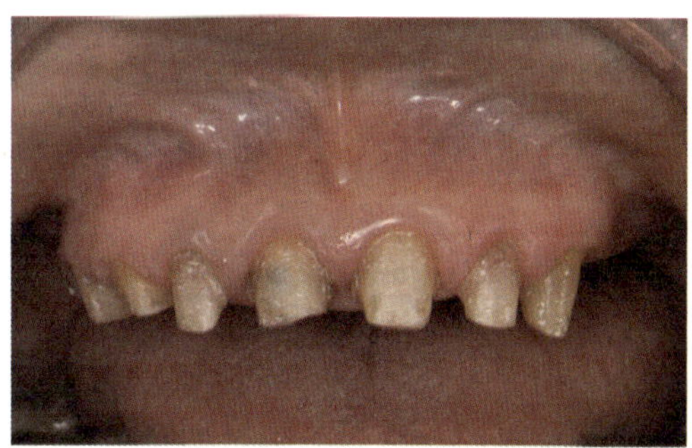

图 4–5–2　基牙预备

14~23 联冠及远中附着体试戴：在口内试戴固定部分修复体（14~23 联冠及远中附着体部件），顺利就位，13、23 修复体舌隆突预留支托凹，口内就位后，制取硅橡胶印模，将固定部分修复体翻制进硅橡胶阴模内。制取颌位关系。完成可摘局部义齿制作。

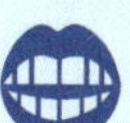

（图 4–5–3）

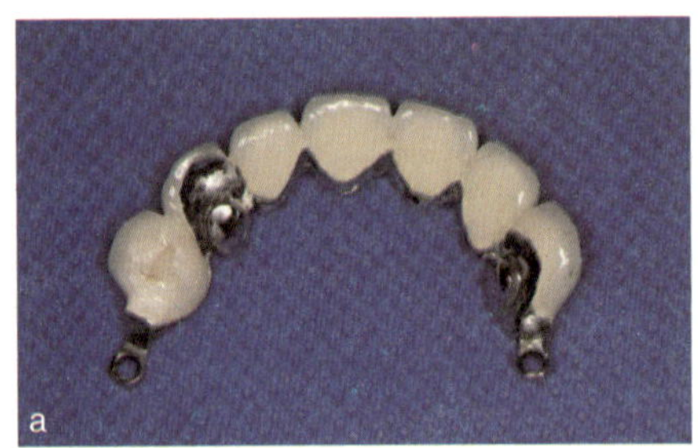
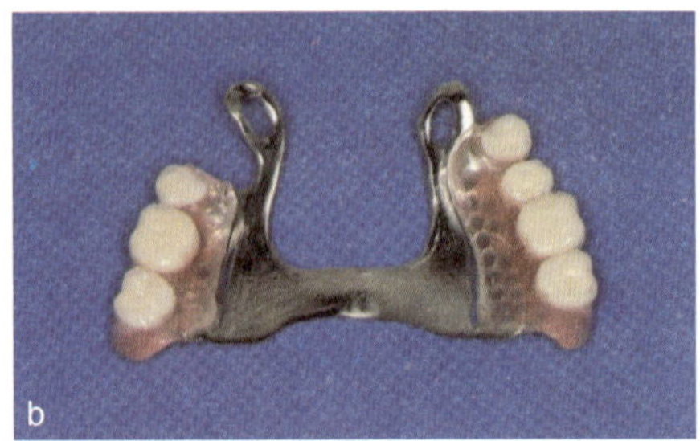

图 4–5–3　终义齿
a.14~23 联冠修复体　b. 可摘义齿部分

固定修复体粘固及可摘局部义齿戴入：为保证固定 – 可摘部分精密就位，粘固 14–23 联冠时将固定 – 可摘作为整体完成粘固。玻璃离子水门汀凝固后，可摘局部义齿可自由摘戴。（图 4–5–4）

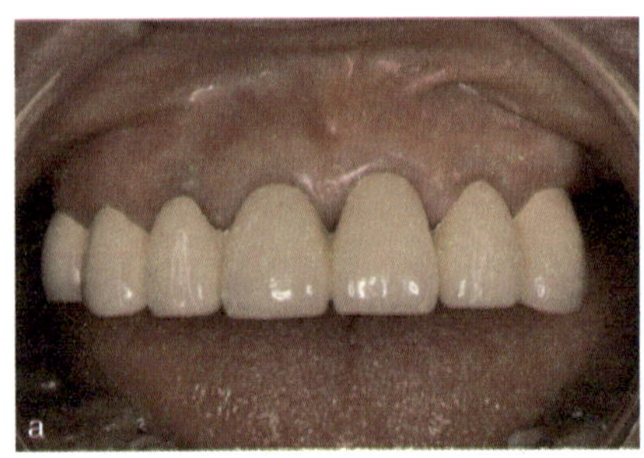
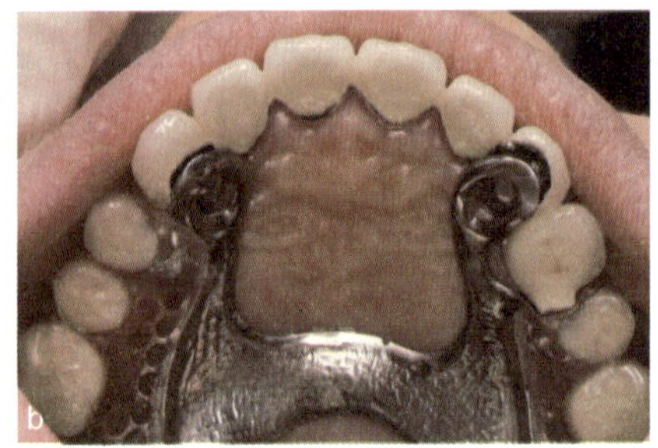

图 4–5–4　术后口内情况
（本案例图片资料由山西白求恩医院高阳提供）
a. 修复体佩戴后唇面观　b. 修复体佩戴后腭面观

三、案例分析

1. 病史特点

此病例首先患者考虑经济时间因素未接受种植义齿修复，其次由于上颌余留牙均有较重磨耗，牙冠变短，且有 I 度松动，垂直距离降低，恢复合适的垂直距离后，余留牙需要做冠，联冠也有牙周夹板的作用来保护余留牙，由此我们建议精密附着体的固定 – 可摘联合修复方式。

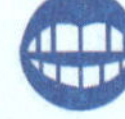

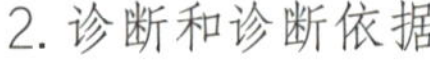

2. 诊断和诊断依据

根据病史和临床检查可明确诊断。

四、处理方案及基本原则

（1）告知患者治疗后的预后状况及可能的修复方案，告知患者不同修复方案的适应证、优缺点、及可能存在的并发症。通过患者依从性状况及各方面承受能力提出合适的治疗方案并由患者做出选择。

（2）冠外附着体的机械固位装置部分或全部位于基牙牙冠外，附着体不受基牙大小的影响，主要受牙槽嵴高度和宽度的影响。安放附着体处应有足够的颊舌向宽度，𬌗龈距应大于 6mm。主要应用于游离端义齿。由于附着体突出于牙冠外，食物残渣易聚集，需要注意附着体龈端的菌斑控制。

五、要点与讨论

固定－活动联合修复是指修复体的一部分固定在基牙上，另一部分与可摘局部义齿相连，二者之间靠摩擦力、弹簧力、扣锁力等机械形式或磁性固位体的吸力产生固位。通常是指用各类附着体或套筒冠作固位体的修复体。结合了固定义齿稳定舒适、体积小和可摘局部义齿适应证广的优点，适用于缺牙数目较多，不能直接用固定修复，而患者又希望义齿稳定性、功能性、美观性好于一般的卡环固位的可摘局部义齿的情况。

1. 附着体的分类

冠外、冠内、根面附着体 根据附着体放置在基牙的部位不同，可分为以下三类：

（1）冠内附着体：附着体阴性结构镶嵌在基牙牙冠内，不突出牙冠，通常呈凹槽形栓道形式。附着体阳性结构安置在相对应的可摘义齿支架上，阴性与阳性结构结合后立于基牙牙冠内。常见冠内附着体多为栓体、栓道的形式。

（2）冠外附着体：安置在基牙的附着体结构部分或全部突出于牙冠，另一部分附着体结构安置在相对应的可摘义齿支架上，两部分结构结合后位于基牙牙冠外。冠外附着体结构略大于冠内附着体，一般要求放置冠外附着体的基牙牙冠颈缘至𬌗面的高度应大于 6mm，颊舌向有足够宽度，以放置附着体。

（3）根面附着体：一部分附着体结构安置在基牙牙根根面上或根面内，或种植体基台上，另一部分附着体结构安置在相对应的可摘义齿基托组织面内。

2. 精密、半精密附着体 根据附着体的精密程度可分为以下两类

（1）精密附着体：阴性和阳性结构均为金属成品件，通过焊接、粘接或物理固位方法固定于基牙和义齿支架，阴性、阳性结构精密吻合。

（2）半精密附着体：阴性或阳性结构中一部分是树脂熔模，另一部分为金属成品件，树脂熔模与冠基底层蜡型或义齿支架蜡型连接成整体后，通过包埋、铸造、研磨制成金

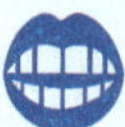

属件，其精密程度比精密附着体低。

3. 机械式附着体、磁性附着体　根据固位原理，附着体可分为机械式附着体和磁性附着体

（1）机械式附着体：通过摩擦、制锁等机械作用力产生固位力。

（2）磁性附着体：通过永磁体间或衔铁与永磁体间的磁引力形成固位力。

4. 套筒冠修复体

套筒冠修复体是指含有两层经过研磨的高度密合的内外冠的修复体。其中内冠固定在基牙上，外冠固定在可摘局部义齿的相应部位，靠内外冠之间有一定锥度且高度密合的契合力产生固位。

六、思考题

1. 固定－活动联合修复时各类附着体的适应证？

2. 套筒冠修复体材料的选择？

七、科普小常识

可摘局部义齿如何护理？

可摘局部义齿使用时，每次用餐后及睡前应将活动义齿摘下，用软毛牙刷蘸清水刷洗。睡前将其浸泡在冷水中或义齿清洁液中。

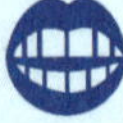

第六节　牙列缺失的全口义齿修复（案例32）

核心提示

❖全口义齿哥特式弓的应用。

一、病历资料

1. 病史

患者半年前于外院行上颌全口义齿及下颌可摘局部义齿修复，3月前因下颌余留牙松动拔除，患者自觉上颌旧义齿上前牙暴露过多，下颌旧义齿不密合，无其余不适症状，现要求重新修复。

2. 体格检查

（1）颌面部左右基本对称，面下1/3距离缩短，上唇丰满度正常，侧面呈直面型，下颌运动时无明显习惯性前伸，开口型开口度正常，双侧颞下颌关节区均无疼痛，无弹响；（图4-6-1）

（2）牙槽嵴丰满，拔牙创愈合良好，无残留牙根，无明显锐利骨尖、骨突；（图4-6-2）

（3）上下颌牙弓呈卵圆形，大小协调；

（4）上下颌牙弓形状大小协调，Ⅰ类颌关系，颌间距离中等；（图4-6-3）

（5）唇系带与面部中线一致，唇颊系带附着点与牙槽嵴顶距离适中；

（6）腭穹隆呈中等形；

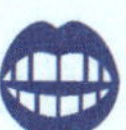

（7）无舌体肥大和舌后缩，未见不自主地舌活动及舌运动迟缓；

（8）上颌口腔黏膜厚度正常，下颌较薄，无压痛，无牙龈充血、红肿、溃疡，无牙龈增生，磨牙后垫较松软，余未见松软牙槽嵴；

（9）唾液分泌的质地较为稀薄，量正常；

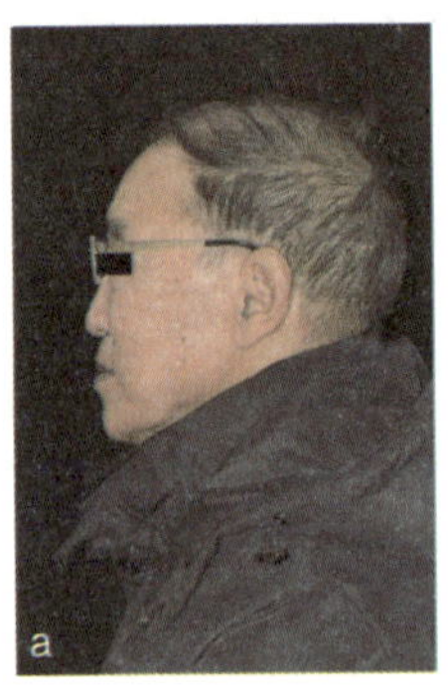
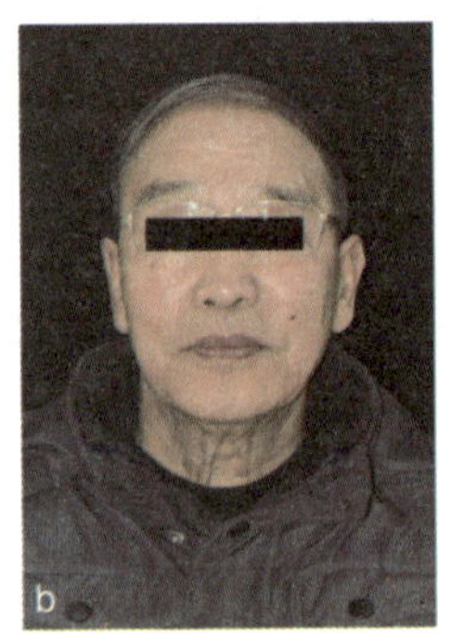

图 4–6–1　初诊面相照
a. 初诊左侧面照　b. 初诊正面照

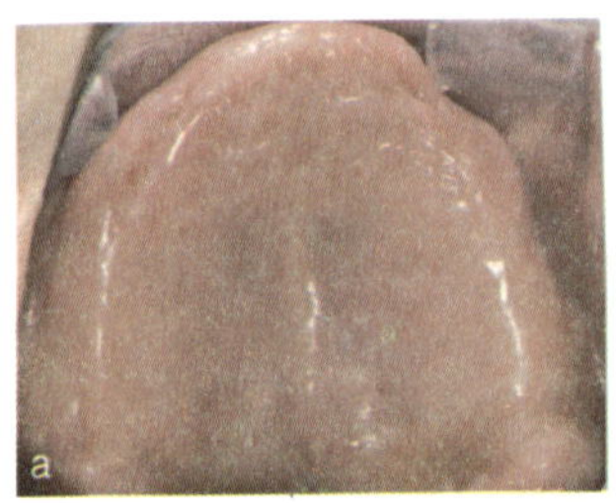
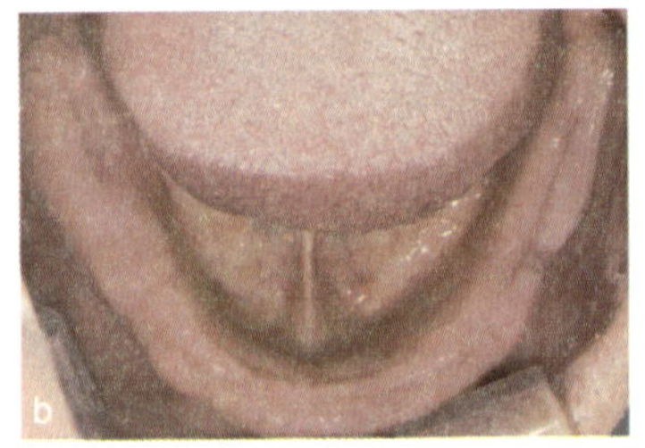

图 4–6–2　初诊上颌（左）及下颌（右）口内照
a. 初诊上颌口内照　b. 初诊下颌口内照

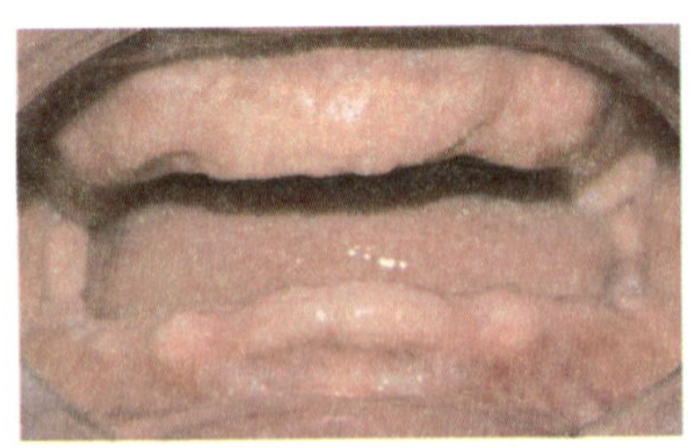

图 4–6–3　颌间距离

（10）旧义齿检查：上颌旧义齿固位良好，唇下暴露量较多，下颌旧义齿与组织不密合，固位不良。（图 4–6–4）

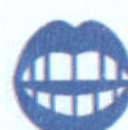

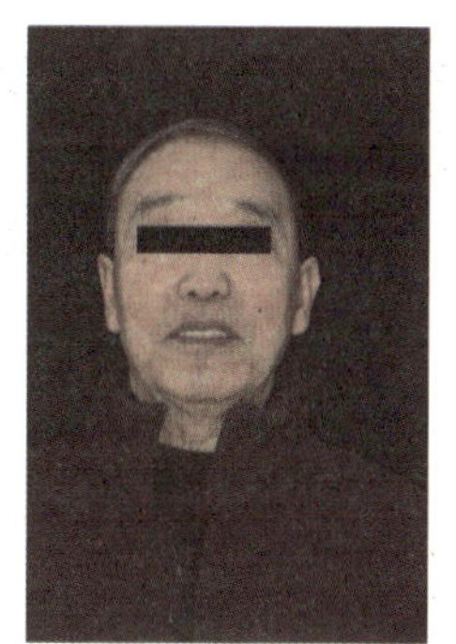

图 4-6-4 戴旧义齿面相照

3. 实验室检查和辅助检查

暂无。

4. 初步诊断

上下颌牙列缺失。

二、诊治经过

1. 向患者介绍病情、治疗计划、费用、修复效果及风险等，患者知情、同意。

2. 藻酸盐制取上下颌初印模；灌制石膏模型，制作个别托盘。（图 4-6-5、图 4-6-6）

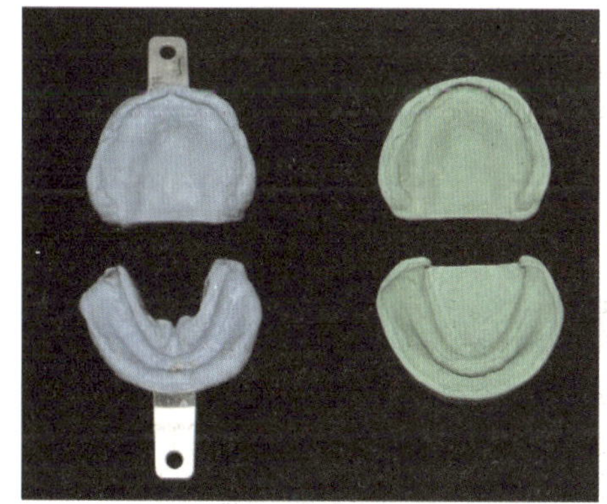

图 4-6-5 初印模，初模型

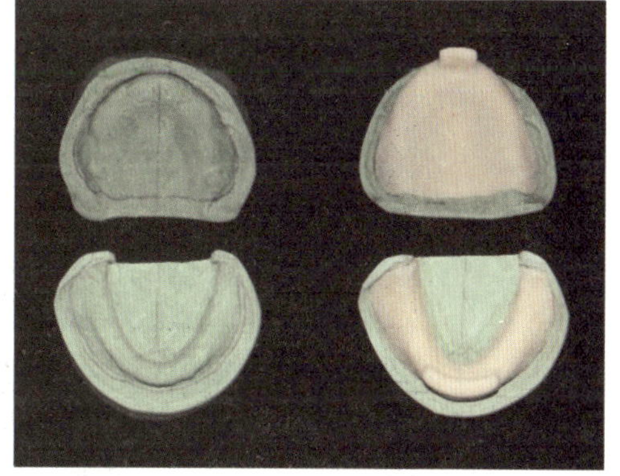

图 4-6-6 初模型画线，制作个别托盘

3. 个别托盘边缘整塑，藻酸盐取终印模，灌制工作模型。（图 4-6-7、图 4-6-8）

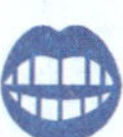

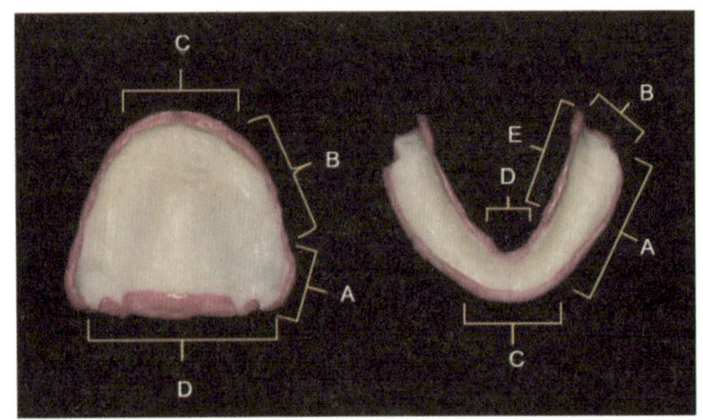

图 4-6-7　边缘整塑

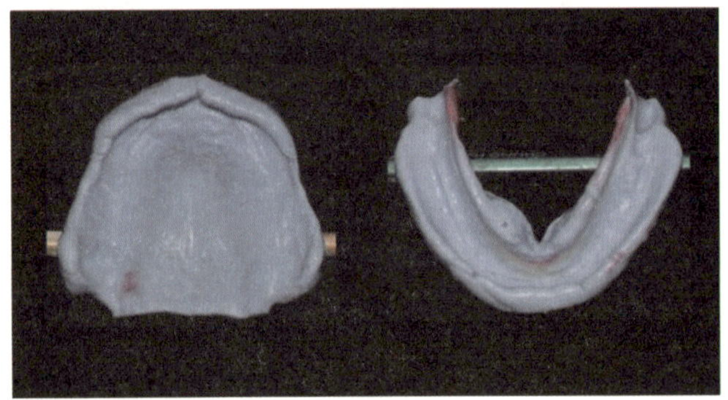

图 4-6-8　终印模

4. 制作上下颌暂基托及平均值蜡堤。（图 4-6-9）

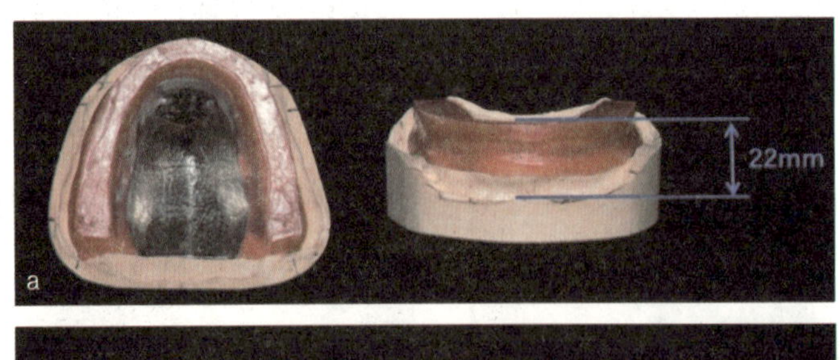

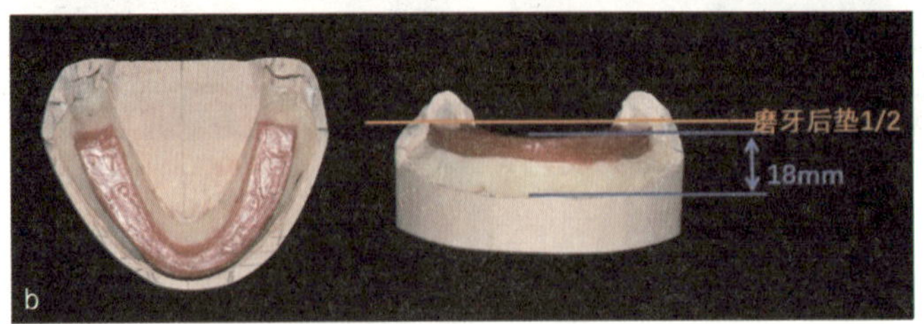

图 4-6-9　上颌（左）及下颌（右）𬌗托

a. 上颌𬌗托　b. 下颌𬌗托

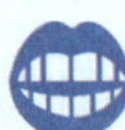

5. 确定颌位关系，确认殆平面、垂直距离、水平关系。

确定殆平面，上颌殆托的前部在上唇下缘以下露出约 2mm，且与瞳孔连线平行，殆平面的后部，从侧面观要与鼻翼耳屏线平行。息止颌位法与面部外形观察法相结合，确定垂直距离。（图 4-6-10）

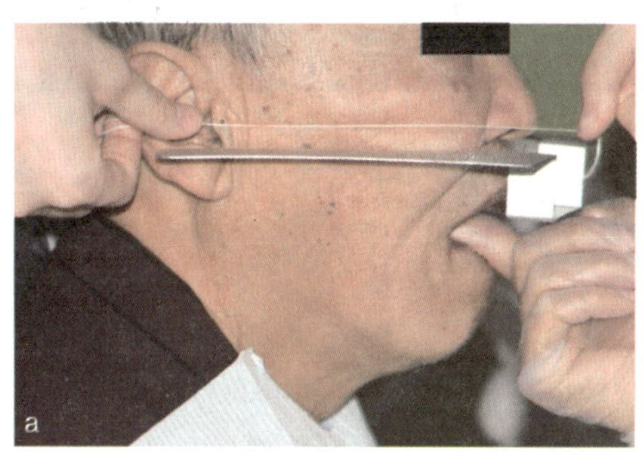

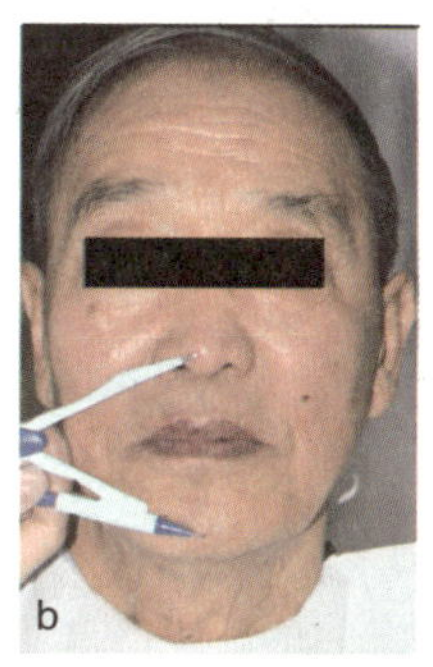

图 4-6-10　确定水平（左）及垂直（右）颌位关系
a. 确定水平关系　b. 确定垂直关系

6. 哥特式弓记录水平颌位关系，确认美学信息，转移颌位关系，至技工室排牙。

确定正中关系位（口内哥特式弓描记法）。确定垂直距离后，安装哥特式弓（上颌描记针，下颌描记板），将上颌蜡堤削去 3mm，以免描记时上下颌蜡堤之间有阻碍。放入口内，嘱患者从后退位作前后左右的下颌运动。取出并观察描记板上留下的印迹，以哥特式弓的顶点定为正中关系位。（图 4-6-11~ 图 4-6-14）

核对颌位关系确定的正确性，观察面部比例是否协调，发“S”音有无影响。观察双侧颞肌收缩是否一致有力，双侧关节对外耳道的撞击力是否一致。戴入颌堤后检查固位和稳定，咬合状态下是否稳定，有无撬动。双侧颌平面应高度一致，低于舌背便于行使咀嚼功能。

蜡堤唇面画标志线，标记美学信息，随后进行颌位关系转移，上颌架，排牙。

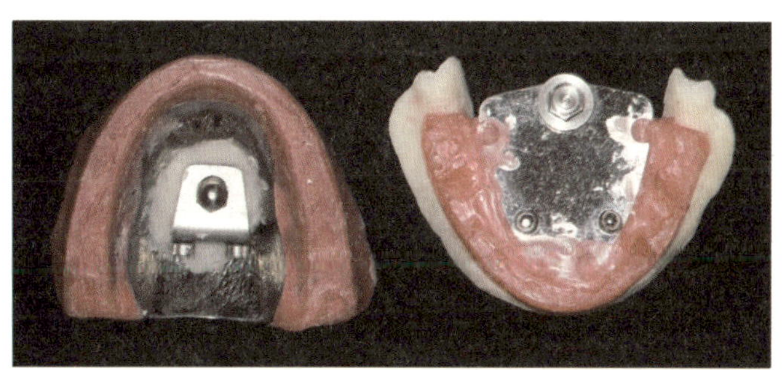

图 4-6-11　哥特式弓安装

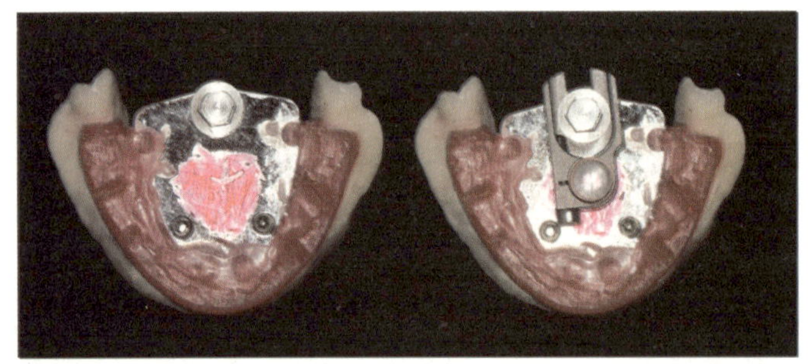

图 4-6-12　口内描记轨迹

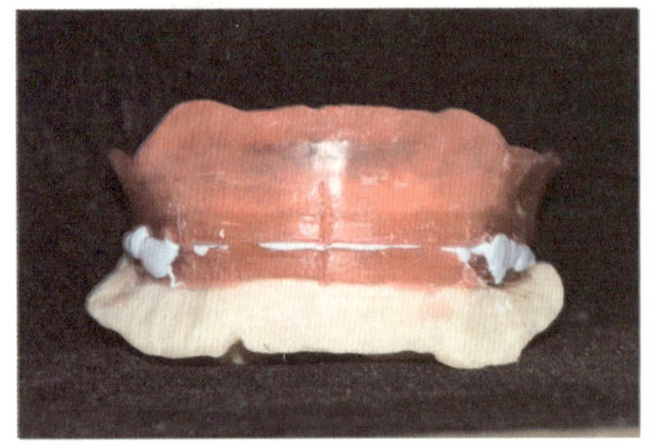

图 4-6-13　蜡堤唇面画标志线

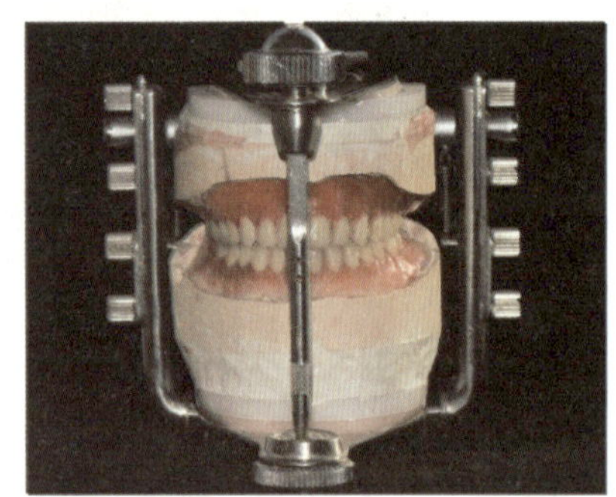

图 4-6-14　颌位关系转移，排牙

7. 试戴义齿蜡型，蜡型就位顺利、稳定、贴合，垂直距离、水平关系合适，排牙位置合适。上唇丰满度正常，患者对义齿蜡型及面部外形满意。

蜡型试戴。面部比例协调，颌位关系正确，排牙位置合适，上唇丰满度、前牙唇下暴露量合适。（图 4-6-15）

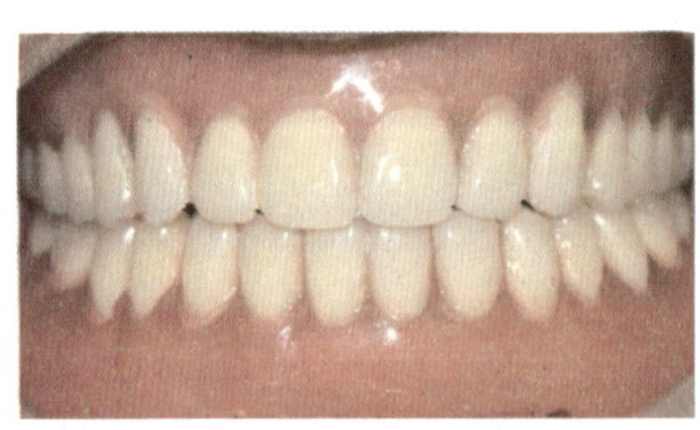

图 4-6-15　最终活动义齿口内照

8. 初戴上下颌全口义齿。义齿就位顺利，固位、稳定性好。义齿基托贴合，边缘伸展范围合适。颌位关系正确，排牙位置合适，咬合基本合适。上唇丰满度正常，前牙中线位置正确，患者对义齿外形和面部外形满意。压力指示检查义齿组织面，缓冲。调平衡 ，抛光，戴走。（图 4-6-16、图 4-6-17）

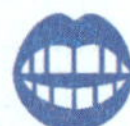

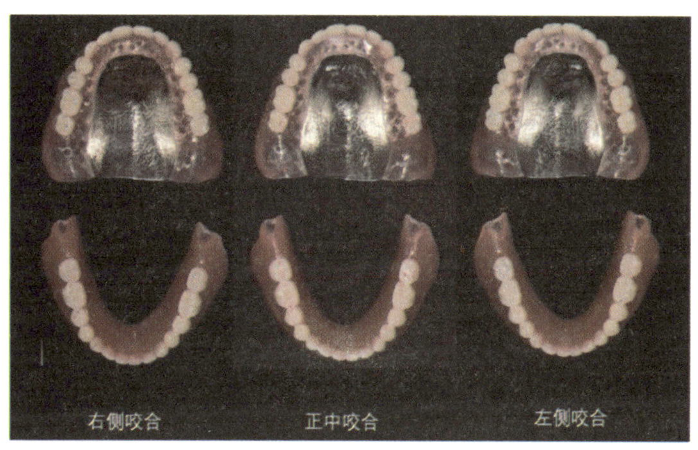

图 4-6-16　调𬌗

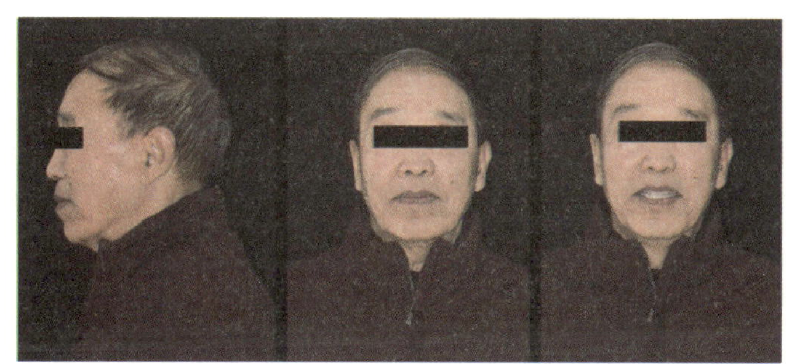

图 4-6-17　最终活动义齿面相照

9. 复查。

由于下颌黏膜较薄，戴用义齿 3 日后下颌牙槽嵴多处溃疡，进行调磨缓冲。

三、案例分析

1. 病史特点

（1）病例特点：由于长期缺乏咬合，因此在进行颌位关系确定的时候，需要患者配合进行垂直关系和水平关系的记录。对于垂直关系的确定，需要帮助患者找到息止颌位从而确定息止颌间隙，通过息止颌位间隙法来恢复患者面下 1/3 的高度，防止形成垂直距离过高或过低的不良影响；对于水平关系，采用卷舌后舔法或哥特式弓法，辅助患者下颌髁状突处于关节凹正中，达到双侧咀嚼肌力平衡和稳定的咬合。

2. 诊断和诊断依据

上下牙列缺失：17–47 缺失，黏膜无红肿，无骨尖骨突，牙槽嵴未见明显异常。

根据病史及查体诊断明确，无鉴别诊断。

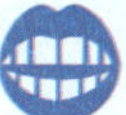

四、处理方案及基本原则

牙列缺失的修复原则为恢复咀嚼功能，改善发音，恢复颞颌关节的正常功能，恢复正常面容，对相关颌面组织起保健作用。修复体应坚固，戴用舒适等，此外，尤其要注意根据组织缺损情况、患者自身的特点及对修复体的要求，设计符合其个体需要的修复形式。

五、要点与讨论

（一）全口义齿设计方案如何选择

无牙颌患者修复前，需与患者沟通，帮助患者作出修复方案的选择，常见的有黏膜支持式全口义齿、种植体支持的全口覆盖义齿、种植支持式的全口固定义齿，上述三种修复方式的优缺点详见下表。（表 4-6-1）

表 4-6-1　不同类型全口义齿对比

<table>
<tr><th colspan="2">全口义齿类型</th><th>优点</th><th>缺点</th><th>固位</th><th>支持</th></tr>
<tr><td colspan="2">黏膜支持式全口义齿</td><td>1. 基托可以起到支撑口角，恢复面部丰满度的作用。
2. 价格低廉</td><td>1. 固位差。
2. 咀嚼效率低。
3. 并且由于骨吸收、口干症、附着龈缺失、神经肌肉退化等原因的患者，难以获得满意的固位、稳定效果</td><td>义齿的部位主要依靠大气压力、表面张力、吸附力获得</td><td>支持作用靠骨组织和黏膜获得</td></tr>
<tr><td rowspan="5">种植体支持的全口覆盖义齿</td><td>杆卡式附着体</td><td rowspan="5"></td><td rowspan="5">1. 固位力减弱，橡皮圈更换等。
2. 需要定期重衬基托。
3. 咬合磨耗不均</td><td rowspan="5">义齿的部位主要由种植体上部的附着体获得支持</td><td rowspan="5">作用主要由种植体与基托下组织共同承担</td></tr>
<tr><td>套筒冠附着体</td></tr>
<tr><td>球帽式附着体</td></tr>
<tr><td>磁性附着体</td></tr>
<tr><td>按扣式附着体</td></tr>
<tr><td colspan="2">种植体支持式全口固定义齿</td><td></td><td>1. 植体分布较为均匀，对自身颌骨条件要求较高。
2. 种植数目和费用也较高。
3. 无基托结构，不适宜颌骨缺损或颌间距离过大，面部丰满度难以恢复。
4. 种植体内部及周围受到的压力较大</td><td>完全由种植体承担，分为黏膜固位型和螺丝固位型</td><td>咬合力全部是通过种植体传导到牙槽骨，支持力全部由种植体承担</td></tr>
</table>

（二）哥特式弓

1. 哥特式弓的安装

蜡堤法确定的颌位关系上颌架，确保殆平面与水平面平行；重新制作一副树脂基底，用于在颌架上安装哥特式弓；安装描记针、描记板：①在下颌牙槽嵴做树脂堤或硬蜡堤；②描记针支撑板的针孔位置：下颌中线与双侧第二前磨牙远中连线交点；③以殆平面为基准，水平仪检查描记针近远中向及左右向的水平度，调整支撑蜡使气泡居中；④固定描记针支撑板，旋入描记针；固定描记针的材料需用自凝树脂或硬质蜡。⑤上腭固定描记板，平行于殆平面，与描记针垂直。关闭颌架时，用咬合纸检查切导针与切导盘接触，描记针与描记板，双针同时接触，其他部位有足够的间隙（5mm 以上），没有接触干扰，维持蜡堤法确定的水平和垂直向关系。

2. 哥特式弓的描记

描记过程所有动作均由患者自己完成。患者体位：自然端坐，双脚平放地面，大腿平行于地面；头部直立，双眼平视前方。记号笔或蜡笔在描记板上均匀涂抹一薄层描记材料，戴入哥特式弓，嘱患者轻轻咬住。叩击点描记：保持针与板接触，做重复快速叩击动作。检查并记录叩击点是否稳定，若叩击点重复于一点，用十字交叉线标记叩击点。水平边缘运动描记：以后退位为起点和终点，做三个方向的运动轨迹。①重复做“前伸—后退”运动；②重复做“后退—左侧—后退”运动；③重复做“后退—右侧—后退”运动；以上 3 个方向的运动轨迹的交点为下颌后退位，可作为修复时的建殆位。

3. 哥特式弓的临床应用

◆用于颌位关系的诊断和确定：

（1）叩击位与尖顶位一致：颌位关系稳定，肌位与后退接触位一致，咀嚼肌功能与颞下颌关节的功能协调，可以尖顶位建殆。

（2）叩击位与尖顶位不一致：

①如果叩击点稳定重复为一点，位于尖顶前方约 1mm，且叩击点位于前后运动的路径上，属于正常的生理状况。天然牙列为二位的患者，描记图形往往具有这样的特征。在进行颌位修复时，通常可以在叩击点建殆，也可以在尖顶位建殆。但一定要注意在排牙和调殆时，对二位间前后向运动范围内的殆干扰进行调磨。

②如果患者习惯在肌位咀嚼，可在肌接触位建殆，即在叩击点建殆，或者也可在尖顶位略前方 0.5mm 范围内建殆。排牙和调殆时使用具有后退功能的颌架，调整由肌接触位后退到下颌后退接触位的过程中的殆干扰，使义齿具有后退平衡殆。如果技师使用的是没有后退功能的颌架，最好将修复颌位确定在下颌后退接触位，即哥特式弓描记的顶

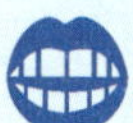

点位。

③如果叩击位与尖顶位在左右方向有偏移，提示患者可能有习惯性的单侧咀嚼。在调𬌗时，不仅要调磨前后向的运动𬌗干扰，也要调磨左右方向的运动𬌗干扰，应选择具有侧移功能的颌架。

（3）在前后运动路径的最后点建𬌗：当前伸道与尖顶不一致，或描记时只能做前后向运动，侧向运动受限时，可以用前后运动轨迹的最后点建𬌗。

（4）在叩击点建𬌗：对于顶点不易判断的图形，或患者不会配合医师指令运动下颌时，可嘱其做多次快速的叩击运动，观察叩击点是否稳定重合。

a. 叩击点稳定重合，可在叩击点确定颌位关系。

b. 叩击点散在于 1mm 以内的小范围，也可于叩击区的中心建𬌗，在调𬌗时调整出 1mm 范围内无干扰的咬合接触。

c. 叩击点散在的范围大，说明有较严重的咀嚼肌功能紊乱，下颌难以稳定于唯一的颌位，需要通过治疗义齿进行咀嚼肌功能训练，恢复其协调性才能确定稳定的修复颌位。

（5）图形紊乱，无法确定稳定的颌位关系：需要制作治疗义齿进行颌位治疗后再做终义齿修复。

◆ 用于进行下颌运动的观察和辅助诊断：

哥特式弓描记图形的大小、对称度、展开角、流畅性、叩齿点的重合性、分布和节律等，以及各运动轨迹间的相关性，体现了患者下颌运动的个性化特征。

◆ 验证蜡堤法记录的颌位关系：

用蜡堤法确定颌位关系上𬌗架后，安装哥特式弓。通过哥特式弓描记，检查和验证蜡堤法的咬合记录是否正确，这已成为临床制作全口义齿必须的流程之一。

蜡堤法的优点是简便易行，在临床上易于推广而广泛使用。通过调整形成的功能蜡堤，能为技师提供完善的牙列数据。哥特式弓法的优点是能对颌位以及下颌运动的特征做出直观的描记，使医师了解患者咀嚼肌和颞下颌关节的功能状态，初学者较易掌握哥特式弓的方法。

六、思考题

1. 全口印模和模型取制的方法，几种印模技术各适用于哪些患者？

2. 垂直颌位关系与水平颌位关系确定的方法有哪些？如何检查？测合时需要确定哪些标志线？

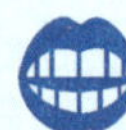

3. 初戴后可能出现的情况及处理方法有哪些？

七、科普小常识

1. 全口义齿的修复周期需要多久?

全口假牙需 4 次左右就诊才能戴上，全口假牙戴用后可能产生异物感、恶心、发音不清、口水增多、压痛、黏膜溃疡、咀嚼不便、易松动脱落等情况，需要多次复诊调改。

2. 全口义齿的修复效果受什么因素影响?

（1）全口假牙是借助类似拔火罐产生负压后获得吸力，因此全口假牙需要与口内黏膜组织之间形成良好的边缘封闭。全口假牙在打哈欠、打喷嚏、大笑、喝水或漱口、大张口等影响假牙与黏膜的封闭作用时容易产生松动脱落。患者牙槽嵴低平、唾液少、黏膜薄、对异物敏感、耐受性差等都会降低全口假牙的使用效果。

（2）全口假牙尤其是下半口一般固位力有限，容易出现松动脱落。使用前牙啃咬食物容易导致假牙松动脱落。全口假牙咀嚼能力与天然牙有较大的差距，很可能无法咀嚼纤维性食物和较硬的食物。

（3）全口假牙戴用数年后，牙槽嵴会进一步吸收，导致假牙松动，此时应该考虑重做假牙。

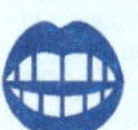

第七节　赝复体修复上颌骨缺损 1 例（案例 33）

核心提示

❖ 上颌骨缺损的治疗方式。

一、病历资料

1. 病史

王 ××，男性，79 岁。8 年（2013 年）前于我科行赝复体修复，其间右上第二前磨牙松动拔除，行义齿修理。半年前旧赝复体松动，影响使用，就诊要求修复。无放疗史，有高血压病史 10 年，口服降压药控制良好，否认食物药物过敏史。

口腔外科治疗史：12 年前（2009 年）患者因左侧上颌骨肿物，于山大一院行左上颌骨肿物切除术，9 年前（2012 年）复发，扩大切除，行左侧上颌骨部分切除。

2. 体格检查

原赝复体检查：磨耗较重，左侧后部破损，15 可见义齿加牙修理痕迹。（图 4–7–1）

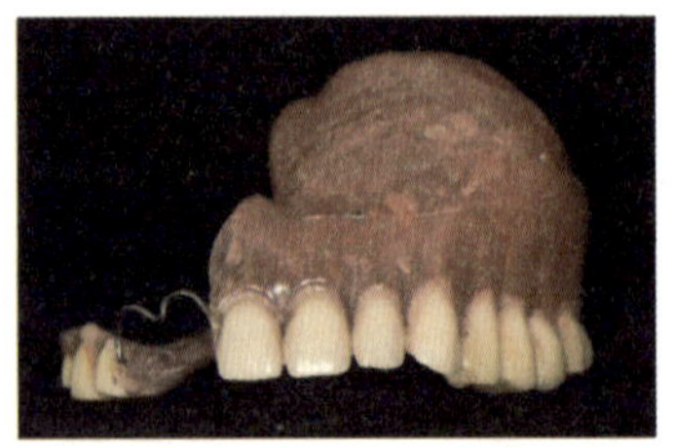

图 4–7–1　旧义齿照

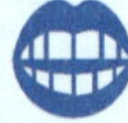

患者颌面对称，无明显畸形，左侧（手术侧）面部塌陷，嘴角向右下偏斜。关节活动度可，无弹响及杂音，开口度及开口型可。（图 4-7-2）

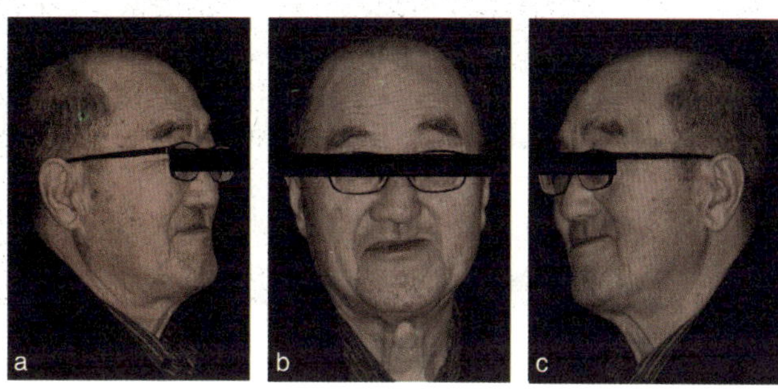

图 4-7-2　治疗前面相照
a. 治疗前右侧面照　b. 治疗前正面照　c. 治疗前左侧面照

上颌仅余留 12、13，硬腭区可见一约 3×3.5cm 大小缺损，口鼻腔相通，缺损腔周围黏膜愈合良好，发音不清，舌体可，唾液分泌可。基托与黏膜不贴合，张口后修复体动度明显。（图 4-7-3、图 4-7-4）

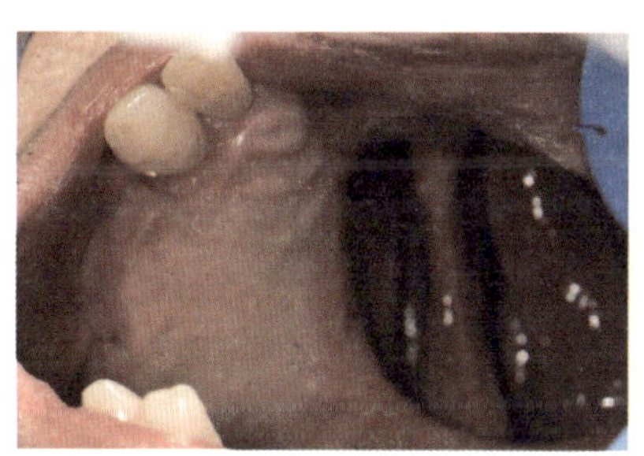

图 4-7-3　治疗前口内照

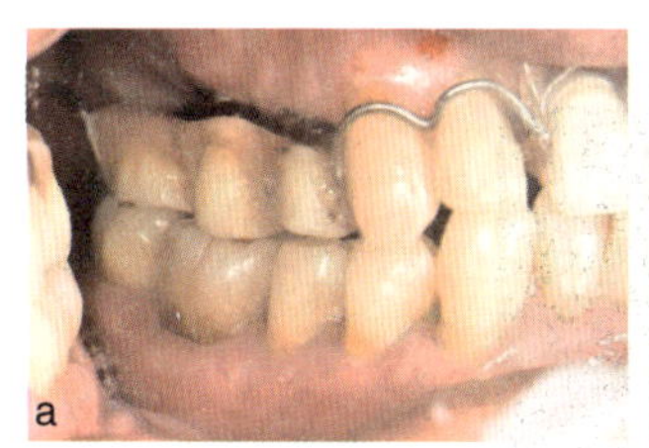
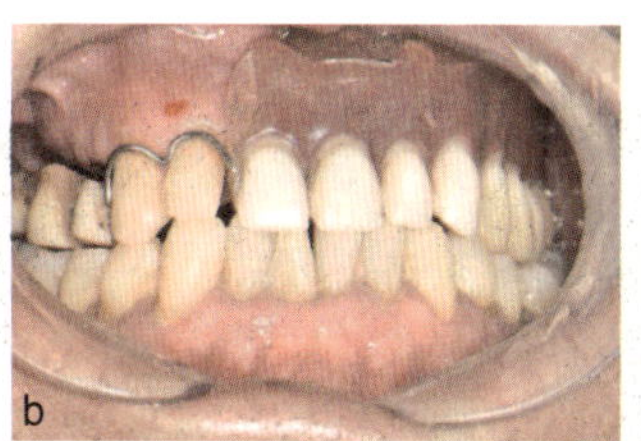
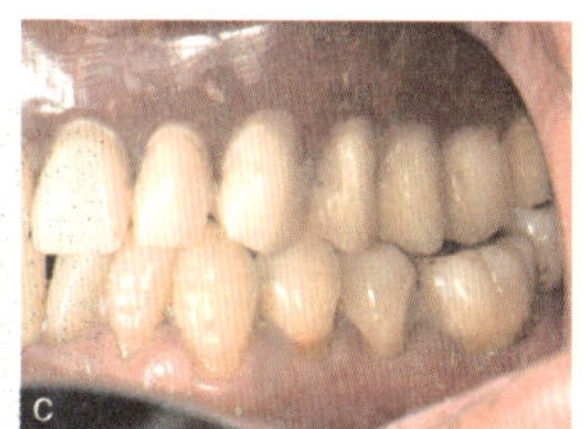

图 4-7-4　旧义齿咬合情况
a. 旧义齿右侧咬合照　b. 旧义齿正面咬合照　c. 旧义齿左侧咬合照

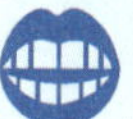

3. 辅助检查

CBCT 示缺损所在部位及周围无明显异常，无肿瘤复发影像；17 残根，根尖可见低

密度影，右侧（健侧）牙槽骨高度可。（图 4-7-5）

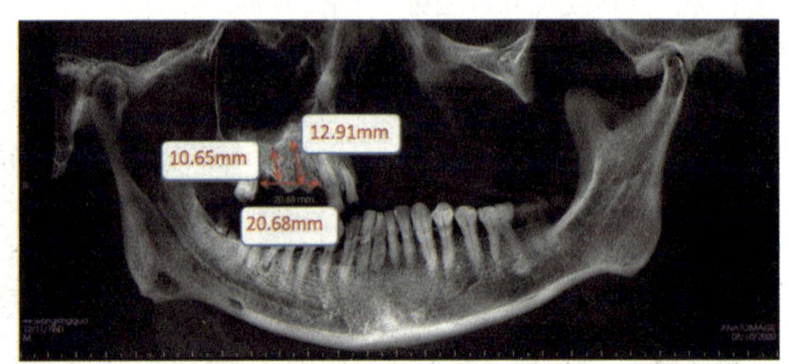

图 4-7-5　治疗前 CBCT 检查

4. 初步诊断

Ⅲ类上颌骨缺损、上颌牙列缺损、17 残根。

治疗方案一（种植支持）：拔除 17+ 种植 + 中空式赝复体，评价：咀嚼效率高、佩戴舒适、周期长、费用高；

治疗方案二（黏膜支持）：拔除 17+ 中空式赝复体，评价：费用较低、赝复体固位较差、 异物感明显。

二、诊治经过

患者选择上述治疗方案一（种植支持）：拔除 17+ 种植 + 中空式赝复体，评价：咀嚼效率高、佩戴舒适、周期长、费用高。

1. 种植前模拟

术前模拟在术区种植两颗 MIS 植体，尺寸为 4.2mm × 11.5mm，5.0mm × 10.0mm。

2. 修复治疗，普通托盘制取初印。（图 4-7-6）

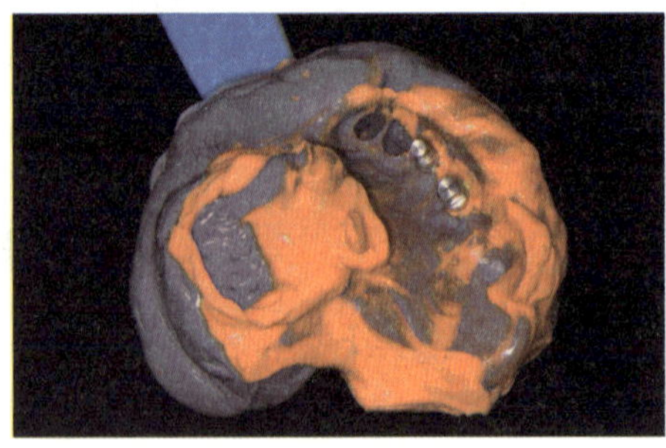

图 4-7-6　初印模

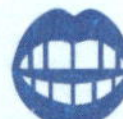

3. 灌初模型制作个别托盘（图 4-7-7）

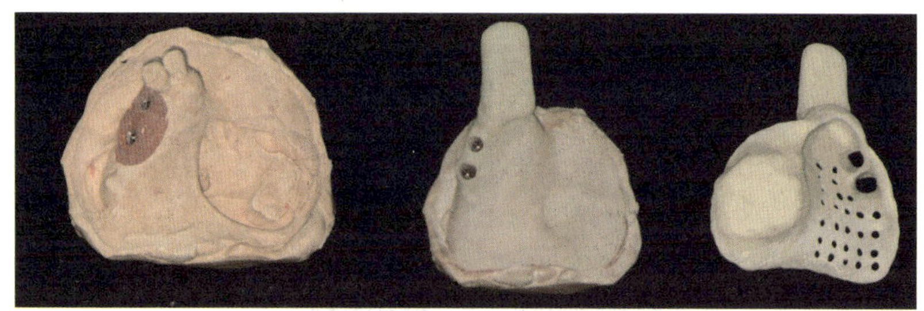

图 4-7-7　初模型及个别托盘

4. 个别托盘制取二次印模（图 4-7-8）

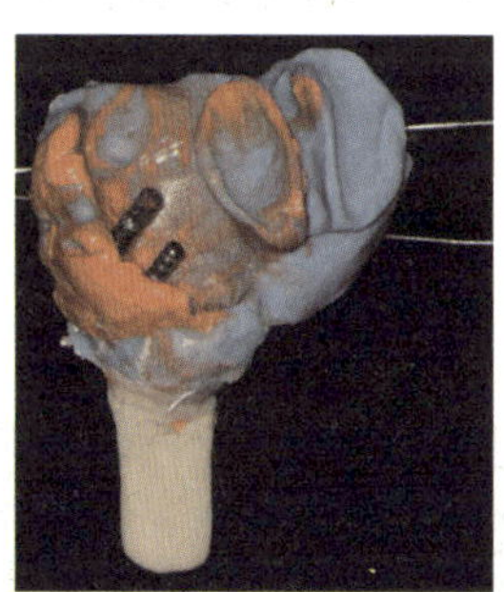

图 4-14-8 终印模

5. 灌终模型（图 4-7-9）

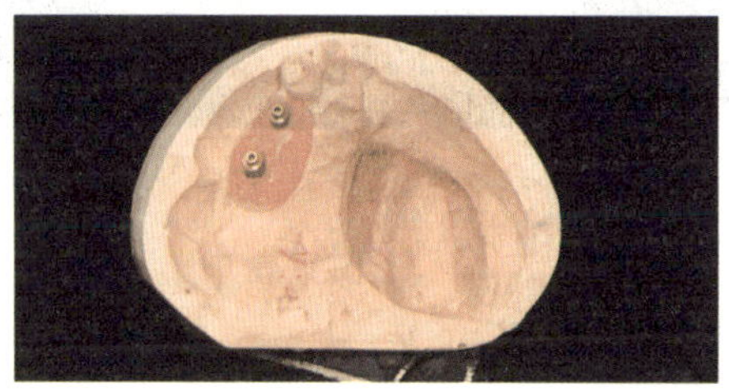

图 4-7-9　终模型

6. 试戴蜡牙（图 4-7-10）

试戴蜡牙，左侧咬合有问题，重新制取颌位记录，重新上颌架。

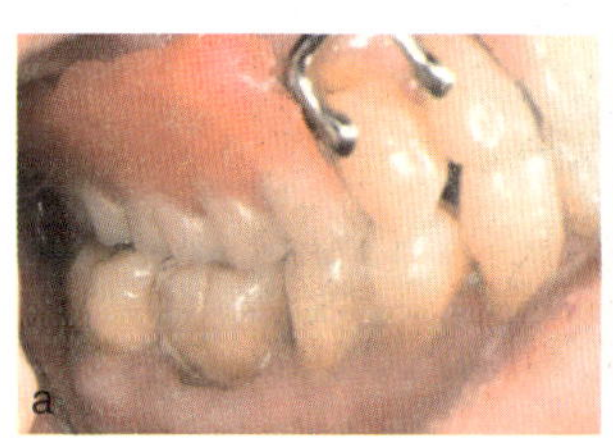

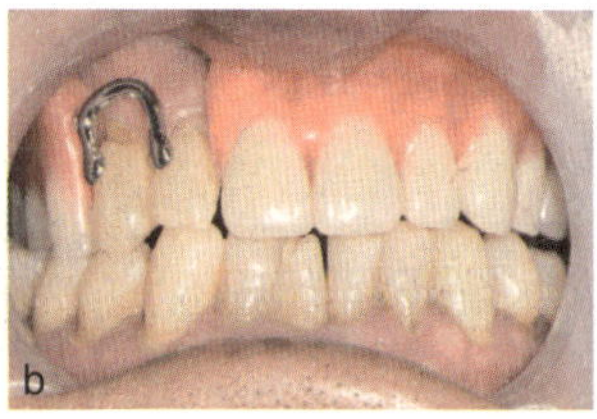

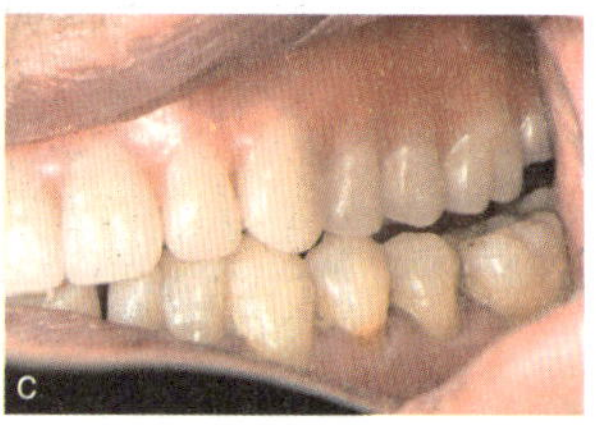

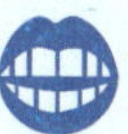

图 4-7-10　蜡牙咬合情况

a. 咬蜡后右侧咬合照　b. 咬蜡后正面咬合照　c. 咬蜡后左侧咬合照

7. 调整咬合（图 4-7-11）

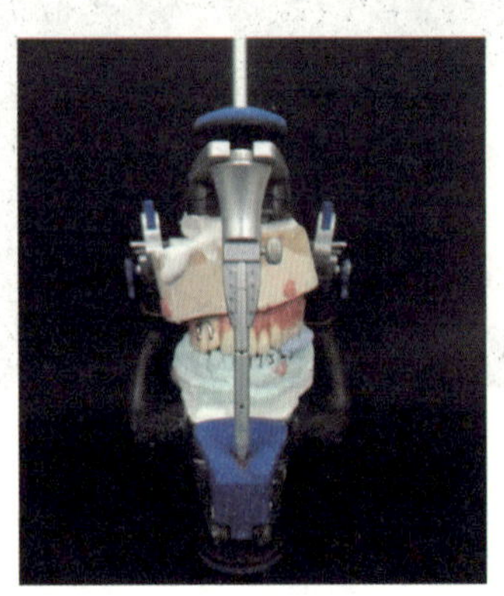

图 4-7-11 蜡牙重新上颌架

8. 充胶（图 4-7-12）

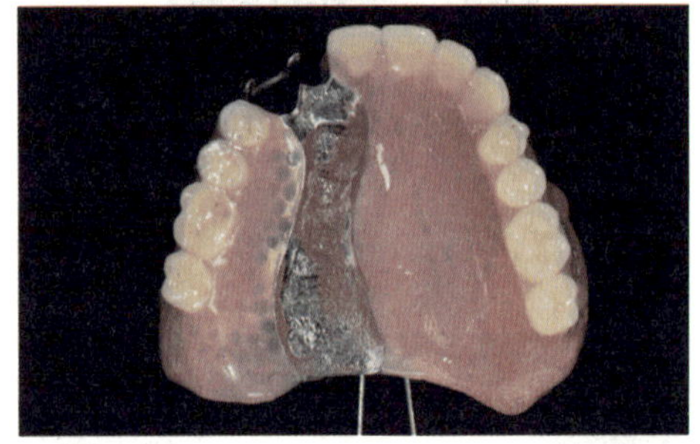

图 4-7-12 终义齿

9. 戴牙（图 4-7-13）

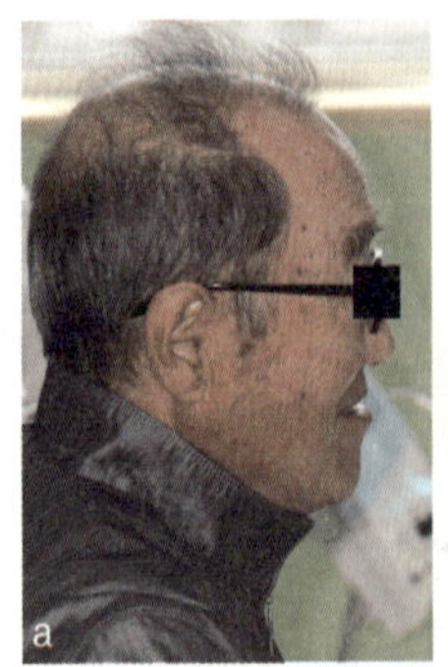

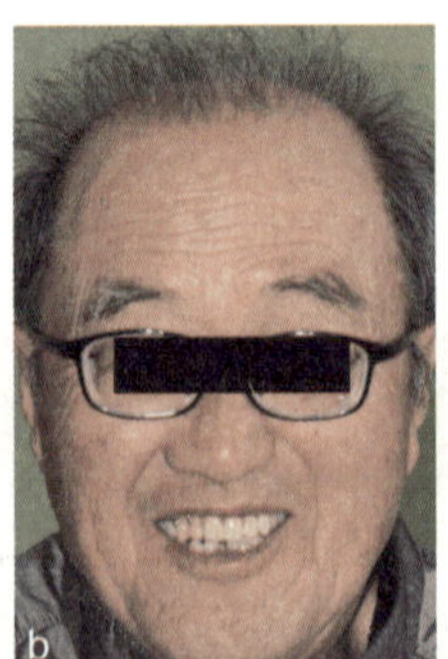

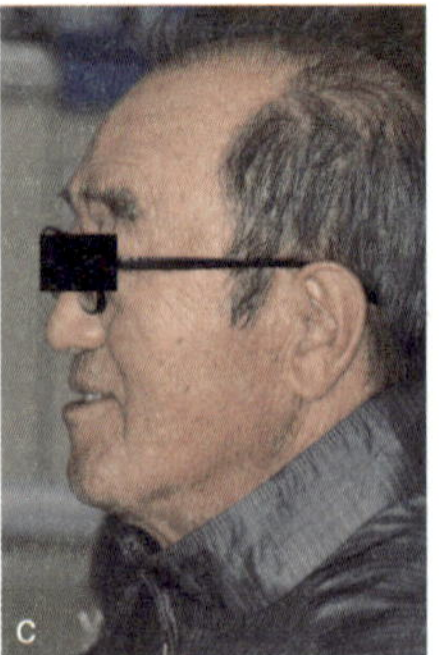

图 4-7-13 治疗后面相照
a. 治疗后右侧面照 b. 治疗后正面照 c. 治疗后左侧面照

10. 疗效评价

患者主观效果评价、口咽封闭评价、语音清晰度评判良好。咀嚼功能和义齿的固位和稳定性良好、发音情况清晰、鼻音明显减轻、进食时无或仅有极少量鼻腔漏水。

三、案例分析

1. 病史特点

上颌骨缺损约占颌骨缺损发生率的 85% 以上。目前，赝复体修复是临床治疗上颌骨缺损的主要方法。修复体选用中空式设计，减轻基牙负担，有利于固位。

本病例在排列人工牙方面的特点：因缺损腔顶部及周围缺乏骨组织支撑，难于承担𬌗力，在排列人工牙时仅保持轻接触咬合，并通过减少人工牙数目、减小人工牙颊舌径、降低牙尖斜度等措施来减轻𬌗力。

本病例种植体受力特点：种植修复后赝复体所承受的𬌗力由健侧牙槽嵴、腭部及种植体共同承担，由于其为游离端缺损，在患侧行使功能时，会以腭中线缺损的边缘为轴心，出现下沉、翘动等现象，导致种植体受到较大的侧向力，不利于种植体的健康。

2. 诊断和诊断依据

（1）诊断：Ⅲ类上颌骨缺损、上颌牙列缺损、17 残根。

根据病史及查体诊断明确，无鉴别诊断。

四、处理方案及基本原则

一侧上颌骨缺损为第Ⅴ类缺损，是颌骨缺损中最多见的一类，属于侧方游离端。这类缺损修复设计的重点是修复体的稳定，口鼻腔封闭以及面型恢复。

这类缺损的前方邻牙（通常是中切牙）是缺损修复中最重要的基牙，在修复体功能活动中，它所承受的侧方扭力最大，也最易受到损伤，因而应首先予以加强和保护。将中切牙、侧切牙以及尖牙以 3/4 冠或全冠联结成一个整体，并在中切牙冠的舌面制作舌面支托窝。在中切牙、尖牙、第二磨牙上均应设计支托，形成一个小的三角形支持面。如基牙条件允许，则应多设计支托，使缺损侧修复体的压力能够较均匀地传递到多个基牙上。一般可设计 3~4 个固位体，其中铸造卡环不应少于 2 个，在中切牙上设置 T 型卡或长臂卡。也可将基牙分组，在余留牙的腭侧采用联合卡，设计高基托或铸造对抗臂以增加基牙整体对抗侧方扭力的能力。将修复体的阻塞器的侧后部伸展到缺损腔顶部，因此处为蝶骨大翼所在处，也是整个缺损区中唯一余留的可直接起支持作用的骨组织，依靠该区域的支持，可以显著增加修复体的稳定性和提高咀嚼效能。还可将阻塞器的颊侧

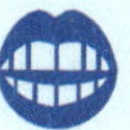

壁伸展进入颊侧瘢痕组织索上方的软组织倒凹中，一方面可增加口鼻腔封闭的密合性，另一方面，还有一定的辅助固位作用。修复体阻塞器部的顶端除在侧后方与蝶骨大翼保持接触外，其余部均应与鼻腔顶部保持 1.0~1.5cm 的空间，作为气道和发音时的共鸣腔，阻塞器的高度，一般为 2.0~2.5cm。缺区牙列只恢复到第一磨牙，若基牙条件差，则只恢复到第二前磨牙。

五、要点与讨论

1. 上颌骨缺损的修复分类

国内目前采用的是赵铱民（1996）提出的上颌骨缺损的八类分类法，由易至难的顺序排列形成。

Ⅰ类：为上颌骨硬腭部缺损。

Ⅱ类：为一侧部分上颌骨缺损，分前后颌，缺损在颌骨前部为Ⅱ类第 1 亚类，记为Ⅱ；在颌骨后部则为Ⅱ类第 2 亚类，记为Ⅱ。

Ⅲ类：为上颌骨前部缺损。

IV 类：为上颌骨后部缺损。

Ⅴ类：为一侧上颌骨缺损。

VI 类：为双侧上颌骨大部分缺损，即缺损超过中线。

2. 上颌骨缺损的修复原则

颌骨缺损造成口腔支持组织的缺失，并常伴有邻近缺损区组织的损伤，形成了特殊的组织及解剖结构，加之赝复体体积大，固位困难，使得颌骨缺损赝复的设计更为严格，要求也更高，其难度远大于可摘部分义齿和总义齿。要实现良好的赝复，就应遵循以下的赝复原则：

（1）早期系列修复：

颌骨缺损不仅使口腔生理功能受到一定程度的障碍，面部产生不同程度的畸形，而且给患者带来莫大的精神痛苦。因此，尽早进行赝复治疗是非常必要的。虽然永久性的赝复最好在术后 2 个月制作，但是临时性的赝复则应越早越好。如在手术后立即戴入腭护板、翼状导板、预成颌骨赝复体等，术后 1 周即戴入暂时赝复体，不但可保护手术区创面，免受唾液和食物的污染，减少瘢痕的挛缩，减轻面部畸形的程度，及早恢复部分的生理功能，而且对患者还起到了一定的安慰作用。

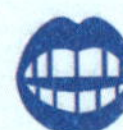

（2）尽可能恢复生理功能：

颌骨缺损的赝复应尽可能恢复咀嚼、语言、吞咽、吮吸等生理功能。其中咀嚼功能的重建难度最大也最为重要，修复医师应充分利用自己的知识和各种技术与材料，千方百计地恢复患者的咀嚼功能。在恢复生理功能的基础上，再根据颌面部的具体情况，尽量恢复患者的面部外形，当功能修复与外形恢复之间有矛盾时，应以功能恢复为主。

（3）保护余留组织：

除必要的残根或过度松动牙的拔除、骨尖骨突的修整、瘢痕组织的切除等外，应尽量保留余留组织。上颌骨缺损后，特别是大面积缺损者，余留的口腔组织本来就已经不多，而这些余留组织又必须被用于使赝复体获得固位和支持。因此，在修复过程中，对余留的口腔组织更应倍加爱护，不可轻易损伤。例如，颌骨缺损后，余留牙不但较少，而且还往往受过不同程度的创伤，牙周情况一般较差，但我们还是应该尽量保留。其他如牙槽嵴、带状瘢痕、鼻前庭、鼻咽腔等都可充分利用，以便减轻每个基牙或每个固位区的负担，并分散𬌗力，减少赝复体的翘动和摆动，避免引起组织的创伤。邻近缺损区的周围组织，一般均较脆弱，易于出血，不能承受压力和摩擦，修复时必须注意加以适当缓冲，必要时可采用软性材料，以减轻黏膜的负担。

（4）要有良好的固位：

颌骨缺损的赝复体往往大而重，由于支持组织较少，赝复体的翘动和摆动也较大。在设计时须经仔细检查，周密考虑，尽量利用现有组织以获得足够的固位。颌骨缺损赝复的效果，在很大程度上取决于固位设计的正确与否。因此，固位措施在颌骨缺损赝复中是关键步骤之一。

（5）赝复体要坚固而轻巧，使用方便而舒适：

为了修复颌骨缺损后的软硬组织，又要获得较好的固位和支持作用，赝复体一般较大，结构也较复杂，这就增加了赝复体的重量，对基牙健康和固位都是不利的。因此，在取得足够的固位和支持的要求下，赝复体还必须设计得既轻巧，又牢固，而且支架不宜过于复杂，一般要求赝复体的总重量不超过 50g，因此，基托不宜过厚，在组织缺损区的基托应采用中空的形式以便减轻重量。在因瘢痕挛缩导致张口受限或口裂缩小的患者，如赝复体过大，则难于就位和取出。总之，在设计时，既要求固位良好，取戴容易，又要求就位后患者使用方便且舒适。

这些修复原则不仅适用于上颌骨缺损的赝复，除一些特殊情况外，也同样适用于下颌骨缺损的赝复。

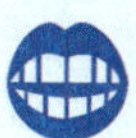

六、思考题

1. 颌骨缺损修复的原则有哪些？

2. 颌骨缺损的病因及影响？

3. 上颌骨缺损的修复设计?

七、科普小常识

什么是赝复体?

在国内赝复体对于大众来说是一个比较陌生的名词，有必要给大家做一个科普性的介绍。通过特别的原材料制成的可以佩戴安装的替代体表器官模型。用以弥补缺损，掩饰畸形，或者行使一定功能，最主要的功能是帮助佩戴者进行正常的社交活动。赝复体是集口腔修复学、种植学、颌面外科学于一体的综合性学科，主要解决肿瘤学、外伤及先天性畸形等导致的颌骨缺损和面部缺损，利用人工赝复体的恢复，重建佩戴者的信心，同时在形态、颜色、质感上恢复他们的外观。赝复体包括义眼（假眼）、义耳（假耳）、义鼻（假鼻）、义胸（假胸）、义指（假手指）等项目。从大的范围来说赝复体并不仅仅包括以上的内容。对于资深的赝复师来说，只要和身体缺陷有关的部位都可以通过赝复技术来实现弥补。

（本章作者：陈　瑞　李风兰　李立美　秦胜男　温　科　杨红霞）

第五章

儿童口腔医学

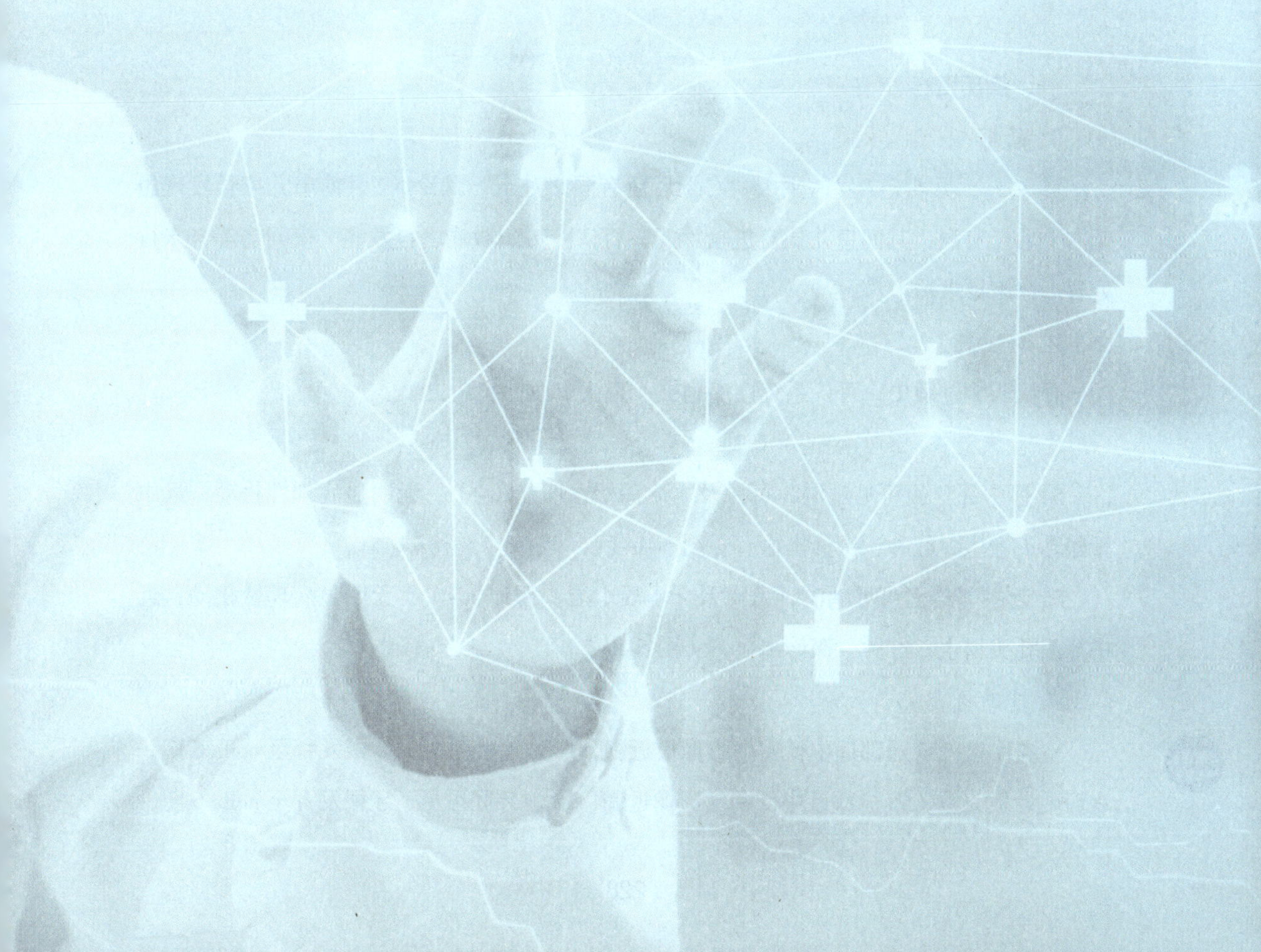

第一节　乳牙龋病及可复性牙髓炎（案例34）

核心提示

❖乳牙深龋、可复性牙髓炎的治疗原则?

❖乳牙活髓切断术的操作要点有哪些?

一、病历资料

1. 病史

贾 × ×，男性，7 岁，主因“右上后牙有洞 2 月余”就诊。2 月前患儿家长发现患儿右上后牙有洞，其间患儿偶有进食疼痛，否认冷热刺激痛、自发痛、夜间痛等，未行处置。今来诊求治。

2. 既往史

否认药物过敏史；否认系统性疾病史；否认出血性疾病史

3. 临床检查

54 远中邻殆面可见龋洞，可探及本质深层，叩痛（–），无明显病理性松动，远中牙龈乳头增生，红肿，探诊出血。（图 5–1–1）

55 近中邻殆面可见龋洞，可探及牙本质中层，叩痛（–），无明显病理性松动，近中牙龈乳头增生，红肿，探诊出血。（图 5–1–2）

4. 辅助检查

X 线片示：54 冠部远中低密度影像极近髓，14 恒牙胚可见，牙根发育至 nolla 6 期，表面硬骨板完整。55 冠部近中低密度影像近髓，15 恒牙胚可见，牙根发育至 nolla 6 期，

表面硬骨板完整。（图 5-1-2）

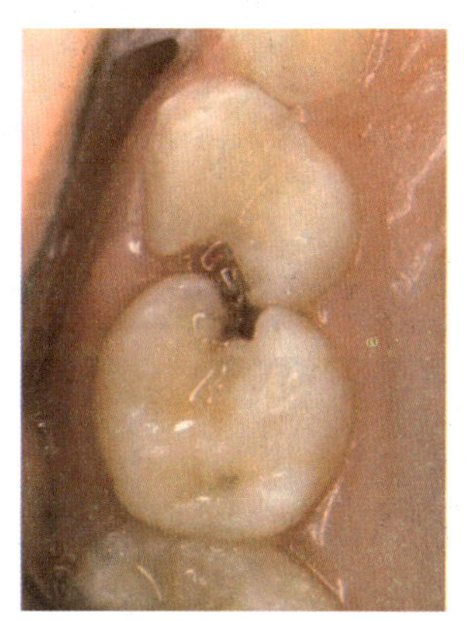

图 5-1-1　54、55 口内照

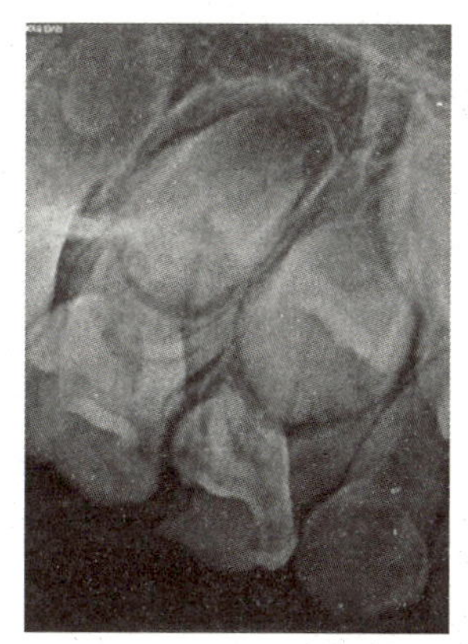

图 5-1-2　54、55X 线片

5. 初步诊断

54、55 深龋或可复性牙髓炎。

二、诊治经过

1. 治疗计划

① 54、55 试行充填治疗，如治疗过程中露髓则改行活髓切断术或牙髓治疗。

②口腔卫生宣教，嘱治疗后患儿家长应使用牙线帮助患儿清洁牙间隙。

③行为管理。

2. 治疗过程

常规消毒后，54、55 甲哌卡因局麻下上橡皮障（A），54 去腐净露髓（B），出血少量，颜色鲜红，开髓揭顶，去冠髓（C），生理盐水冲洗，盐水棉球压迫断面（D），牙髓断面止血良好（E），根管口及髓室底置 I Root BP（F），富士Ⅱ玻璃离子垫底（G）。55 去净腐质，未露髓（H），备洞，消毒，干燥，富士Ⅶ玻璃离子垫底。54、55 邻面成型（I），釉质酸蚀，冲洗吹干，涂布粘接剂，流动树脂 + 膏体树脂充填（J），修型，光固化，调合，抛光（K）。（图 5-1-3）

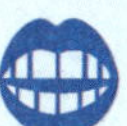

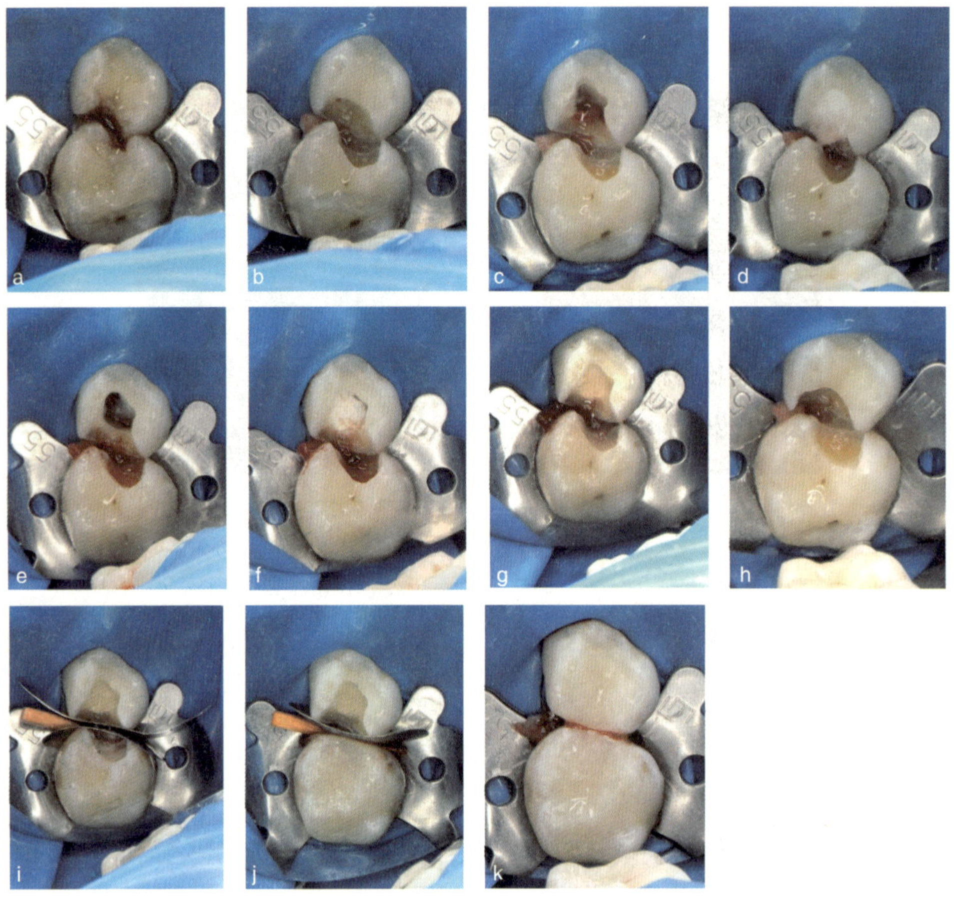

图 5-1-3　治疗过程

a. 局麻，上橡皮障，隔离患牙　b. 腐净见 54 露髓　c.54 揭顶，去冠髓
d.54 盐水棉球压迫止血　e.54 牙髓断面可止血　f.54 根管口及髓室底置 I Root BP
g.54 富士 Ⅱ 玻璃离子垫底　h. 腐净见 55 未露髓
i.55 富士Ⅶ玻璃离子垫底，54、55 邻面成型　j.54、55 分层树脂充填　k. 调合、抛光

三、案例分析

1. 病史特点

（1）患儿男性，7 岁，以右上后牙有洞为主诉。

（2）体格检查结果：54 远中邻𬌗面龋洞达牙本质深层，叩痛（–），无松动。55 近中邻𬌗面龋洞达牙本质中层，叩痛（–），无松动。54、55 间牙龈乳头增生，红肿，探诊出血。

（3）辅助检查结果：X 线片示 54 冠部远中低密度影像极近髓，14 恒牙胚可见，牙根发育至 nolla 6 期，表面硬骨板完整。55 冠部近中低密度影像近髓，15 恒牙胚可见，牙根发育至 nolla 6 期，表面硬骨板完整。

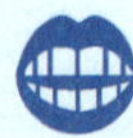

2. 诊断及诊断依据

诊断 1：54 可复性牙髓炎。

诊断 1 依据：① 54 牙冠远中深龋洞；②无自发痛及夜间痛史；③ X 线片示缺损极近髓；④腐净露髓，去除冠髓后断面可止血。

诊断 2：55 深龋。

诊断 2 依据：① 55 牙冠近中龋洞；②无自发痛及夜间痛史；③ X 线片示缺损近髓；④腐净未露髓。

3. 鉴别诊断

乳牙深龋需要与可复性牙髓炎、慢性牙髓炎相鉴别。

深龋可能会有食物嵌塞痛史，无自发痛史，无叩诊不适，腐净未露髓。

可复性牙髓炎可能会有食物嵌塞痛史，无自发痛史，无叩诊不适，腐净露髓，去除炎症冠髓后根髓断面可止血，色鲜红。

慢性牙髓炎可能有自发痛、夜间痛的病史，有叩诊不适，腐净露髓，去除炎症冠髓后根髓断面仍有出血，色暗红。

四、处理方案及基本原则

乳牙龋齿的治疗目的是终止龋的发展，保护牙髓正常活力，避免因龋而引起的并发症，恢复牙体外形和咀嚼功能，维持牙列的完整性，使乳牙能正常地被替换，以利于颌骨的生长发育，避免对儿童的发音和美观产生不利影响，使其身心健康发展。

修复治疗是治疗乳牙龋齿的重要方法。通过去除病变组织，恢复牙体外形，提高咀嚼功能，促进颌骨发育。在治疗工作开始前，应耐心详细地向家长说明治疗的目的、意义和选用的方法，取得家长对治疗方案的认同和患儿的配合，尤其在一些家长并不理解乳牙的作用和保护乳牙的重要性时，解释工作尤为重要。乳牙具有牙釉质、牙本质薄，髓腔大，髓角高，牙本质小管粗大的特点，牙髓较易暴露，对可疑露髓的患牙，要注意疼痛的控制，应在局麻后操作，避免患儿受到疼痛刺激后拒绝进一步治疗。在备洞充填时，保持清晰的术野将便于操作，提高治疗水平，使用橡皮障可以维持清洁的术野，保护口腔软硬组织。通过询问病史，结合术中检查牙髓是否暴露，判断患牙是深龋或是牙髓炎，深龋可在垫底护髓后试充填，待后期出现疼痛等牙髓症状再行根管治疗。若腐净露髓，可根据牙髓状况选择乳牙行活髓切断术或根管治疗术。

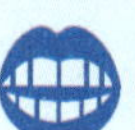

五、要点与讨论

1. 乳牙临床检查要注意什么

（1）视诊：对于幼儿可使用湿纱布或半干棉球擦洗牙面。对于年龄较大、可接受检查的患儿，可用气枪辅助清洁牙面后，观察有无龋洞和颜色、光泽的改变，如白垩斑、墨浸状改变等。视诊应重点观察那些龋坏好发部位，如牙齿窝沟点隙、邻面边缘嵴等，同时不要忽略光滑面龋的检查。

（2）探诊：对于幼儿使用探针检查前应评估其接受程度，避免划伤等意外事件的发生。对于通过视诊可判断的龋损可不必探诊。为避免引起疼痛，对各年龄儿童均不能探诊深龋洞和可疑露髓孔。探诊检查时动作要轻柔，避免损伤脱矿的牙面。当探诊感觉牙面粗糙、连续性消失、探针被卡住、牙组织变软，均提示牙体组织出现实质性缺损或龋坏。

（3）叩诊：叩诊的主要作用是提示根尖周组织病变。低龄儿童对叩诊的反应受其认知及配合程度所限，往往不准确，因而叩诊在低龄儿童龋病检查时慎用。

（4）牙髓活力检查：因患儿小，加之恐惧、不配合等因素，牙髓活力检查一般结果不可靠。对于乳牙几乎不用牙髓活力检查。学龄前儿童禁用热牙胶法检查牙髓活力。

2. 乳牙深龋去腐应注意什么

①去腐和备洞时避免对牙髓的刺激，防止意外露髓；

②对于深龋洞，因接近牙髓，故应进行护髓治疗；

③深龋近髓，应警惕细菌对牙髓的潜在影响，需仔细鉴别牙髓状态；

④护髓材料应对牙髓无刺激，同时应注意充填体的厚度，以保证其强度。

3. 乳牙邻接的恢复

邻𬌗面洞的充填应在邻面成型系统的辅助下尽可能恢复生理状态下的邻接关系。同时，在修复外形时也应考虑到生理间隙的特点。对有生理间隙者不必勉强恢复接触点，尽可能恢复原来的外形但不拘泥于牙尖嵌合。在多颗牙的牙冠崩坏时，应注意恢复咬合高度和咬合平衡。

4. 乳牙活髓切断术注意要点

（1）手术中应严格无菌操作，要做到有效隔湿，保证试剂及器械均为无菌，并且操作中不会被污染。临床上去腐应从洞缘、洞壁开始，最后去近髓处腐质。去净腐质后再更换无菌器械，这样可避免术中器械二次污染。

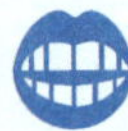

（2）揭髓顶后应直视下观察牙髓状态，再次确认牙髓的炎症范围。健康的牙髓应色粉、质韧，无出血或轻压可止血。如观察牙髓出血颜色暗红，不易止血，说明牙髓感

染已进入根髓，不再是牙髓切断术的适应证，应改为牙髓摘除术。观察根髓止血情况前，应首先确认是否已完全去除冠髓。如果残留部分冠髓组织（一般是根管口处冠髓未齐整去除），也可导致出血不止。

（3）牙髓切断后使用 MTA 盖髓有可能导致牙齿变色，在治疗前应该向家长充分说明，征得其同意后再进行治疗。前牙慎用 MTA，可使用 I Root BP 作为盖髓剂。

5. 乳牙活髓切断术成功的标准及预后转归

牙髓切断术成功的理想标准包括①残存的牙髓是健康的牙髓；②在切髓断面处出现排列整齐的成牙本质细胞，并有牙本质桥形成；③乳牙生理脱落过程中，牙髓中的破牙本质细胞可行使正常功能，顺利完成乳恒牙替换过程。牙髓切断术后需进行临床追踪观察 2~4 年以确定是否成功，通过临床检查和 X 线检查进行全面评估。临床检查成功指标：无不适主诉，无叩痛和异常动度，牙龈无红肿和瘘管。X 线检查成功指标：牙根无内、外吸收，无根分歧和根尖病变，继承恒牙胚正常发育。

若治疗后短期内出现牙齿自发痛、牙龈肿痛，则主要归因于适应证的选择不当，选择了牙髓弥漫性感染的患牙进行了牙髓切断术，也有可能是治疗过程中没有注意无菌操作或操作不当造成了牙髓的医源性损伤。如果远期出现了牙齿自发痛，甚至牙龈肿痛、牙髓根尖周病，则需要进行根管治疗，如果根尖炎症严重，则有可能需要拔除患牙。如果 X 线检查发现根尖周病变、牙根吸收的情况，则除了上述原因之外，还有可能是因为冠方封闭不佳继发细菌感染而导致。因此，牙髓切断术后的常规随诊十分重要，应定期检查、拍摄 X 线片观察根尖及下方恒牙胚的情况。

六、思考题

1. 乳牙深龋、可复性牙髓炎、慢性牙髓炎如何鉴别，治疗方式如何选择？
2. 乳牙活髓切断术应注意哪些要点？

七、科普小常识

乳牙牙体缺损该如何修复？

药物治疗、树脂或玻璃离子充填、嵌体修复、金属预成冠修复。

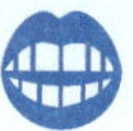

第二节　乳牙牙髓炎（案例 35）

核心提示

❖乳牙牙髓炎的治疗原则?
❖乳牙根管治疗的操作要点有哪些?
❖乳牙预成冠修复的操作要点包括哪些?

一、病历资料

1. 病史

郭 ××，男性，4 岁，主因“左下后牙冷热刺激痛 1 周余”就诊。患儿家长述 1 周前患儿左下后牙冷热刺激痛，食物嵌塞时疼痛加重，影响进食，有自发痛、夜间痛史等，服用消炎药无明显缓解，今来诊求治。

2. 既往史

否认药物过敏史；否认系统性疾病史；否认出血性疾病史。

3. 临床检查

74 远中邻殆面可见深龋洞，大量食物嵌塞，去除食物残渣可探及露髓孔，叩痛（±），无明显松动，冷测较对照牙疼痛，远中牙龈乳头轻微红肿，探诊出血。

75 近中邻殆面可见龋洞，可探及牙本质深层，叩痛(－)，无明显松动，冷测较对照牙疼痛，近中牙龈乳头轻微红肿，探诊出血。

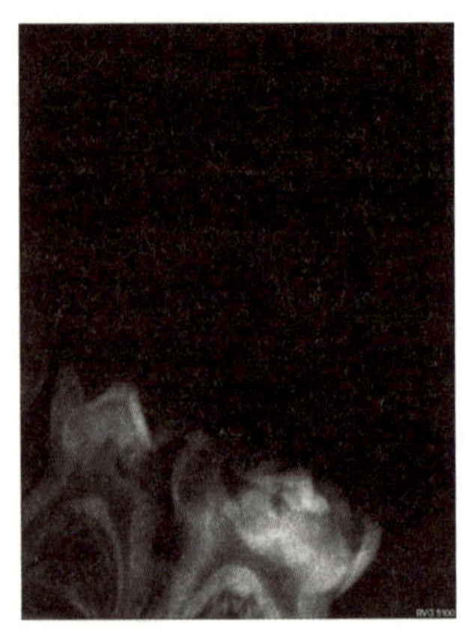
图 5-2-1　74、75X 线片

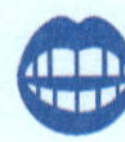

4. 辅助检查

X 线片示：74 冠部远中低密度影像及髓，根分叉区密度减低，表面硬骨板完整。75 冠部近中低密度影像极近髓。

5. 初步诊断

74 慢性牙髓炎；

75 可复性牙髓炎。

二、诊治经过

1. 治疗计划

①口腔卫生宣教，嘱治疗后患儿家长应使用牙线帮助患儿清洁牙间隙。

②行为管理。

③ 74 试行根管治疗，若后期出现肿胀等情况则考虑拔除。

④ 75 试行充填治疗，如治疗过程中露髓，则改行活髓切断术或牙髓治疗，观察无明显异常后择期行金属预成冠修复。

2. 治疗过程

初诊：常规消毒后，74、75 甲哌卡因局麻下上橡皮障，74 开髓揭顶，见大量血性渗出（A），探及 3 根管，拔髓，乙二胺四乙酸（EDTA）+ 德萨乳牙锉根备至 3504，1%NaClO 溶液冲洗，隔湿，纸尖干燥，封氢氧化钙糊剂，棉球 + 玻璃离子水门汀（GIC）暂封，调合，磨光，凡士林覆盖。75 去腐，腐净点状露髓（图 5-2-2），去冠髓，生理盐水冲洗，盐水棉球压迫断面，牙髓断面止血良好（图 5-2-3），根管口及髓室底置 I Root BP（图 5-2-4），富士 Ⅱ 玻璃离子垫底充填。（图 5-2-5）

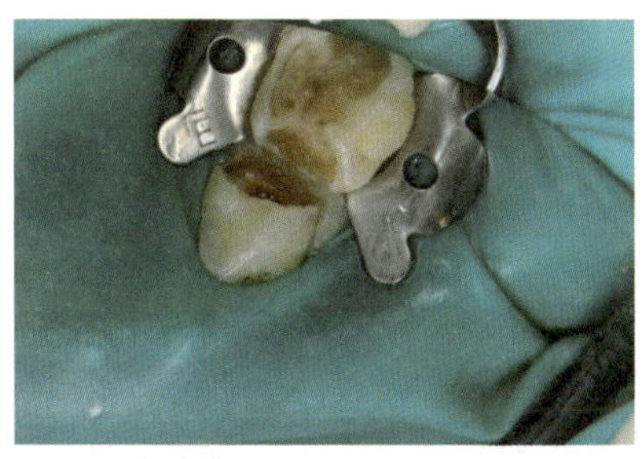

图 5-2-2　75 去腐净

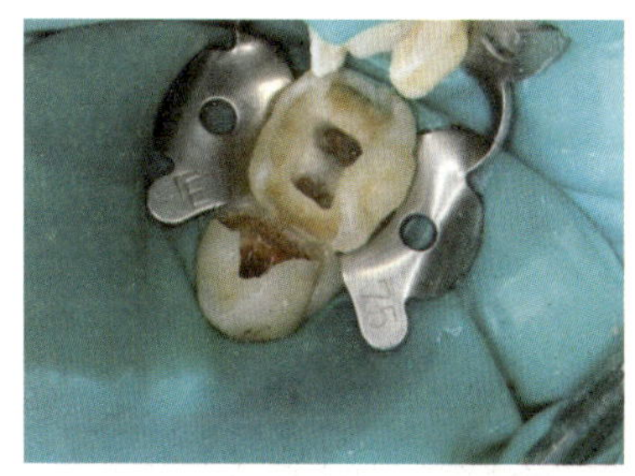

图 5-2-3　75 牙髓状态尚可

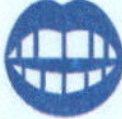

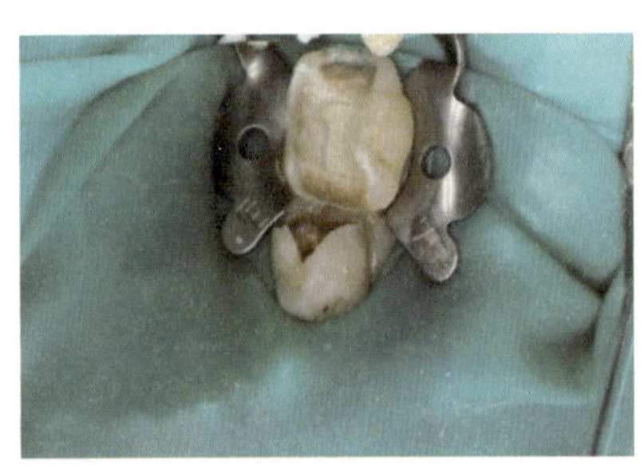

图 5-2-4　75 根管口及髓室底置 I Root BP

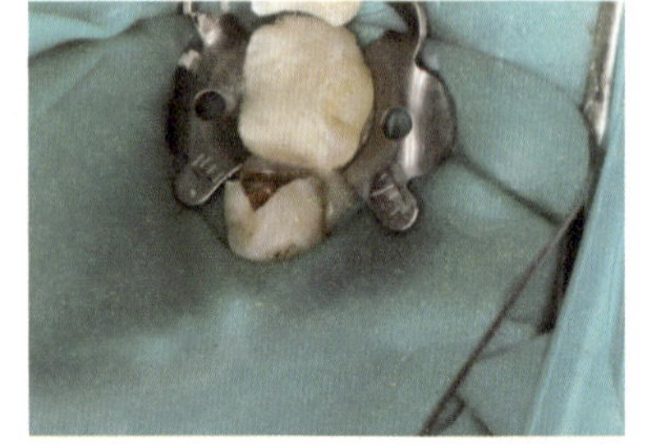

图 5-2-5　75 富士 Ⅱ 玻璃离子垫底充填

1 周后复诊：74、75 暂封完好，叩痛（-），无松动，牙龈未见明显异常。

上橡皮障，74 去暂封，1%NaClO 溶液冲洗，隔湿，纸尖干燥，Vitapex 糊剂根充 ×3，邻面成型，富士 IX 垫底充填，调𬌗，抛光，凡士林覆盖。拍摄 X 线片示（图 5-2-6）：74 根管内高密度影达根尖，根分叉区骨密度减低，34 恒牙胚可见，表面硬骨板完整。75 根管口及髓室底见高密度影像，35 恒牙胚可见，表面硬骨板完整。75 牙体预备（图 5-2-7），试戴金属预成冠，调磨合适，隔湿，玻璃离子水门汀（GIC）粘接，去除多余粘接剂。（图 5-2-8）

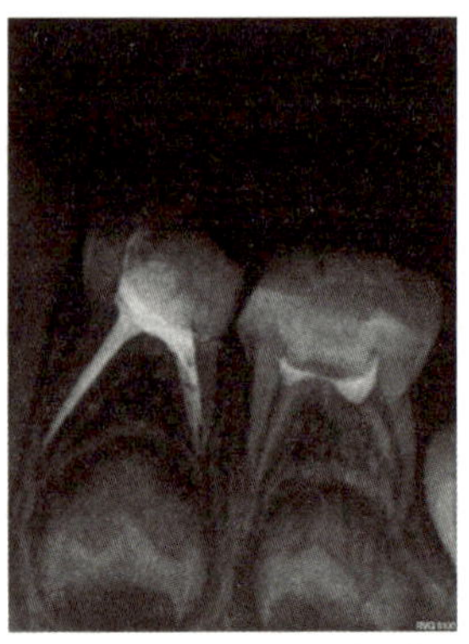

图 5-2-6　74 根充后 X 线片

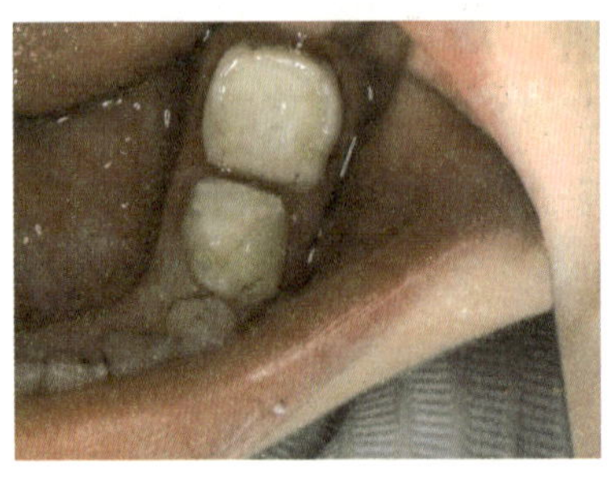

图 5-2-7　75 牙体预备后

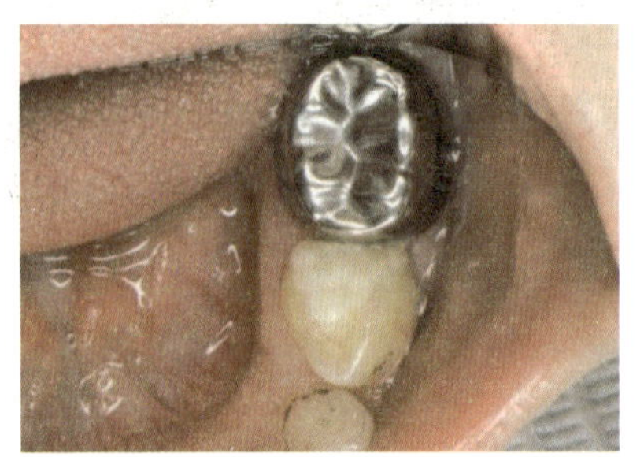

图 5-2-8　75 预成冠修复

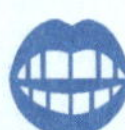

三、案例分析

1. 病史特点

（1）患儿男性，4 岁，以左下后牙冷热刺激痛为主诉。

（2）体格检查结果：74 远中邻合面可见深龋洞，可探及露髓孔，叩痛（±），无松动，远中牙龈乳头轻微红肿，探诊出血。75 近中邻合面可见龋洞，可探及牙本质深层，叩痛（–），无松动，近中牙龈乳头轻微红肿，探诊出血。

（3）辅助检查结果：X 线片示 74 冠部远中低密度影像及髓，根分叉区密度减低，表面硬骨板完整。75 冠部近中低密度影像极近髓。

2. 诊断及诊断依据

诊断 1：74 慢性牙髓炎。

诊断 1 依据：① 74 牙冠远中深龋洞，探及露髓孔；②叩痛（±）；③ X 线片示低密度影像及髓腔，根分叉区密度减低，恒牙胚 34 表面硬骨板完整。

诊断 2：75 可复性牙髓炎。

诊断 2 依据：① 75 牙冠近中深龋洞；②否认自发痛及夜间痛史；③ X 线片示缺损极近髓；④腐净露髓，去除冠髓后断面可止血。

3. 鉴别诊断

乳牙可复性牙髓炎需要与深龋、慢性牙髓炎相鉴别。

可复性牙髓炎可能会有食物嵌塞痛史，无自发痛史，无叩诊不适，腐净露髓，去除炎症冠髓后断面可止血，色鲜红。

深龋可能会有食物嵌塞痛史，无自发痛史，无叩诊不适，腐净未露髓。

慢性牙髓炎可能有自发痛、夜间痛的病史，有叩诊不适，腐净露髓，去除炎症冠髓后断面仍有出血，色暗红。

四、处理方案及基本原则

乳牙牙髓的神经纤维相对不成熟，痛觉不灵敏，牙髓病及根尖周病常无疼痛史。同时因为患者年龄和感知表达能力的限制，常规的牙髓活力检查（如温度测试、电活力检测）的结果往往不具备参考价值，在乳牙上甚少使用。对于龋坏近髓或已存在露髓孔的患牙，不要轻易尝试探诊，避免因剧烈疼痛而增加患儿的痛苦。低龄儿童对叩诊的反应受其认知及配合程度所限，往往不准确，叩诊出现疼痛不适则提示牙髓炎症播散至牙周膜组织。需要指出的是，如果患儿已经存在明显的咬合痛，需要对同一象限视诊龋坏程度相似的牙齿进行定位时，应遵循从对照牙到患牙叩诊，叩诊力度按由轻及重的原则，

动作尽量轻柔，避免增加患儿不必要的痛苦。在颌骨相对不致密的儿童，乳牙的生理动度相对较大，且有个体差异。因此，我们需要以健康对照牙为准，来判断患牙是否存在病理性动度。如果存在病理性动度，则提示存在根尖周病变。

乳牙牙髓病必须及时治疗，以去除感染和慢性炎症，消除疼痛，延长患牙的保存时间，防止对继承恒牙产生病理性影响。尽管局部检查对牙髓治疗适应证的选择非常重要，但在制定乳牙牙髓治疗方案时，也必须考虑患者全身情况，应综合评估患牙剩余牙体组织量、牙槽骨破坏程度、恒牙胚情况、患儿全身情况以及配合程度的影响因素。

首先明确患牙是否拔除或保留，若患牙仍有保留价值，可以考虑乳牙牙髓治疗。对于无不可逆性牙髓炎症状或体征、无病理性影像学改变的乳牙、龋源性露髓、冠髓切断后，根方牙髓组织活力正常，无化脓、牙髓坏死或出血不止等情况，可采用乳牙牙髓切断术。当炎症涉及根髓，无法行牙髓切断的乳牙，可以考虑行乳牙根管治疗术。

对于活髓切断术或根管治疗术后牙根状况较好，短时间内不替换的乳磨牙，因牙体缺损面积过大，充填物难以获得固位形与抗力形，可采用金属预成冠修复。预成冠模拟了乳磨牙的正常解剖形态，有效恢复了咬合关系和邻面接触，维持了牙弓长度。由于不锈钢冠可以全方位地保护剩余牙体组织，有效预防继发龋，因此可以减少牙齿的再治疗次数。其在牙冠预备时不需要磨除颊舌侧牙体组织，可提供较为理想的固位，但缺点是不够美观，治疗前需向家长或监护人展示，征得其同意。

五、要点与讨论

1. 乳牙根管治疗的适应证及禁忌证

◆适应证：

（1）牙髓炎症涉及根髓，不宜行牙髓切断术的乳牙。

（2）牙髓坏死而应保留的乳牙。

（3）根尖周炎症而具有保留价值的乳牙。

◆禁忌证：

（1）牙冠破坏严重，已无法再修复。

（2）髓室底穿孔。

（3）根尖及根分歧区骨质破坏范围广，炎症已累及继承恒牙牙胚。

（4）广泛性根内吸收或外吸收超过根长的 1/3。

（5）下方有含牙囊肿或滤泡囊肿。

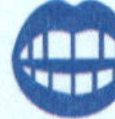

2. 乳牙根管治疗中应注意什么

（1）应在橡皮障隔湿后进行后续一系列操作，确保术区隔离污染，同时防止发生器械误吞和冲洗液烧伤口腔软组织黏膜的情况。

（2）牙髓摘除建议在口腔局部麻醉下进行，不推荐使用化学失活剂进行牙髓失活。牙根吸收大于 1/3 时，禁用化学失活剂。

（3）工作长度的确定：这是乳牙根管治疗的一大难题，因为常规的根测仪在乳牙不能测出准确的根长数值，需要凭经验手感，而乳牙根尖孔相对粗大，过细的根管锉容易出根尖孔，且不能提供“到达根尖的手感”，所以选择合适大小的初锉是关键。同时要参考根尖片，以确定的牙根长度减去 2mm 作为工作长度。选择合适大小的根管锉（乳磨牙常为 25~30 号，乳前牙多为 30 号以上），根管锉预弯后进入根管，结合手感探查根管，帮助确定根管长度。拍摄平行投照牙片可以提高判断 X 线片根长度的准确性。如实在难以确定工作长度，可考虑拍摄诊断丝来辅助判断。

（4）拔髓：选择粗细合适的拔髓针。拔髓针进入根中部，与根管方向尽量一致，遇阻力时应停止插入，旋转拔髓针将牙髓拔出。对于比较成形的根髓，相对较易拔出；而对于弥散性感染、不成形的根髓以及存在一定钙化的细窄根管来说，除了使用拔髓针拔髓外，在确定工作长度后，根管预备使根管扩大成形的同时，配合根管冲洗，可以使残髓随冲洗剂冲洗带出根管；也可配合使用 H 形根管锉，进一步清除残髓。

（5）避免遗漏根管：乳牙根管系统复杂，上颌乳磨牙近中颊根第二根管、下颌第一乳磨牙近中双根管都是比较常见的。

3. 乳牙根管治疗的预后

乳牙根管治疗的成功与否主要取决于以下两方面：①根管系统的彻底清创和严密充填；②机体对治疗的反应及愈合能力。由于乳牙根管系统的复杂性，充分的机械预备、化学冲洗消毒对于清创十分重要，而因为乳牙根管充填材料不能影响乳牙生理性根吸收而选择糊剂类材料，在根管充填的密闭性上是相对欠佳的。另外，因为乳牙存在生理性牙根吸收的特点，破骨相对活跃，临床上进行根管治疗后出现病理性牙根吸收的情况并不少见。

乳牙根管治疗的远期疗效不肯定，需定期复查，间隔期一般为 3~6 个月。临床复查被治疗牙有无疼痛、咬合不适、异常动度和牙龈红肿及瘘管等症状。X 线复查需要观察根尖周组织有无病变出现，或原有根尖周组织病变有无消失或缩小；恒牙胚周围的硬骨板是否完整；与术前 X 线片比较，恒牙胚是否继续发育，发育程度与对侧同名牙是否相仿。在复查中如发现牙齿有异常动度和瘘管等症状，提示根尖周组织存在病变。X 线片

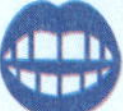

如显示原有根尖周组织病变扩大，恒牙胚周围的硬骨板不完整，则提示需拔除病灶牙，以免影响恒牙胚的发育。

4. 乳磨牙金属预成冠修复应注意什么

（1）牙体预备：

𬌗面根据牙齿外形及咬合情况，均匀降低 1.0~1.5mm。近远中邻面预备量约为 1mm 或者探针能顺利通过。注意不要伤及邻牙，不要有悬突和台阶。第二乳磨牙远中一定要预备，否则预成冠容易导致或加重相应位置处第一恒磨牙的异位萌出。颊舌面一般不需要预备。预备体龈缘应位于龈下 1mm。用卡尺根据邻牙近远中接触点来测量预成冠大小。

（2）试戴：

试戴牙冠时，下颌牙冠从舌侧向颊侧试戴，上颌牙冠从颊侧向舌侧试戴，而不是垂直就位。就位时应发出"咔嗒"声响。就位后，如牙龈明显发白，则用铅笔在预成冠龈缘处画线，在线下方 1mm 外用金钢砂轮或剪子修整边缘，直至对牙龈无压迫。取冠时，下颌从颊侧向舌侧旋转取出，上颌从舌侧向颊侧旋转取出，可配合使用大挖匙进行取冠。修整后应注意再次收紧预成冠颈部。

（3）调改预成冠：

若牙体预备量充足，但试戴冠咬合高度高时，需检查①冠是否完全就位，如不能完全就位，重点检查冠边缘是否有台阶，线角处是否过于尖锐。②对颌牙是否由于患牙长期缺损而伸长，如果是，可以少量调磨对颌乳牙。③第二乳磨牙远中一定要预备，否则选择的预成冠过大，与其远中面不贴合，会刺激牙龈，同时阻挡第一恒磨牙正常萌出。

六、思考题

1. 乳牙根管治疗的适应证及禁忌证？

2. 乳牙预成冠修复有哪些优势？

七、科普小常识

乳牙大面积缺损，活髓切断术或根管治疗术后可采用何种方式修复？

金属预成冠修复。

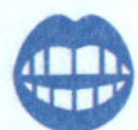

第三节　年轻恒牙牙髓炎（案例 36）

核心提示

- ❖年轻恒牙牙髓炎处理原则？
- ❖年轻恒牙活髓保存治疗的方法有哪些？

一、病历资料

1. 病史

戴 ××，男性，15 岁，主因“右下后牙冷热刺激痛 2 天”就诊。患者自述 2 天前出现右下后牙冷热刺激疼痛，否认自发痛、夜间痛史，未行处置，为求进一步诊治，就诊于我院。

2. 既往史

否认药物过敏史；否认系统性疾病史；否认出血性疾病史。

3. 临床检查

45 𬌗面呈环形靶状结构，中央见点状露髓，冷测一过性敏感，叩痛（-），无松动，牙龈未见明显异常。

4. 辅助检查

X 线片显示 45 冠部低密度影达髓腔，牙根发育至 nolla 8 期，余未见明显异常。（图 5-3-1）

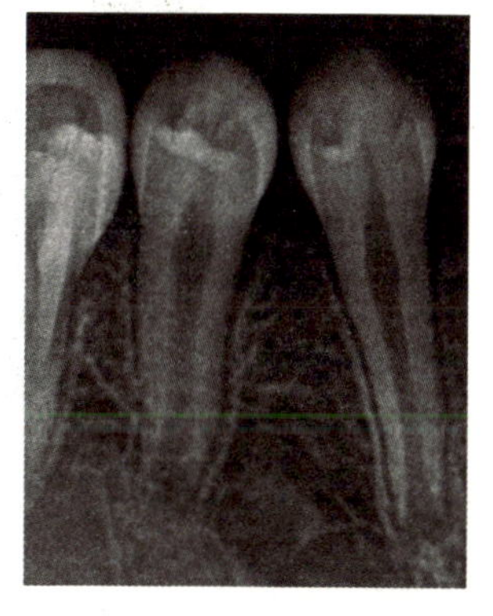

图 5-3-1　45 初诊 X 线片

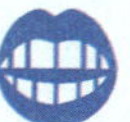

5. 初步诊断

45 可复性牙髓炎（畸形中央尖折断）。

二、诊治经过

1. 治疗计划

患儿因右下后牙冷热刺激疼痛就诊于我科，因患牙为年轻恒牙，故 45 试行炎性牙髓保存术，即尽可能保留根髓，促进牙根进一步发育，若后续出现自发痛、夜间痛等情况再行牙髓血运重建术或根尖诱导成形术。

2. 治疗过程

（1）初诊 45 常规消毒，甲哌卡因局麻，上橡皮障，开髓，揭顶，去除炎性冠髓，20# 手用 K 锉探测根管内有软组织阻力，1%NaClO 溶液结合超声荡洗，生理盐水冲洗，生理盐水棉球压迫牙髓断面，断面可止血，置氢氧化钙糊剂，棉球 + 玻璃离子水门汀（GIC）暂封，调𬌗，凡士林覆盖。

（2）周后复诊 患者疼痛症状消失，检查见 45 原封存，叩痛（–），无松动，牙龈未见明显异常。（图 5–3–2）

处置：45 上橡皮障，去暂封，1%NaClO 溶液结合超声荡洗，去除氢氧化钙糊剂，断面置三联抗生素糊剂，光固化玻璃离子垫底，光固化，酸蚀，粘接，z350 树脂充填，光固化，调𬌗，抛光。

（3）1 年后复诊 患者无不适主诉，45 充填物完好，叩痛（–），无松动，牙龈未见明显异常。X 线片示：45 牙根继续发育，根尖 1/3 基本形成，根管缩窄明显。（图 5–3–3）

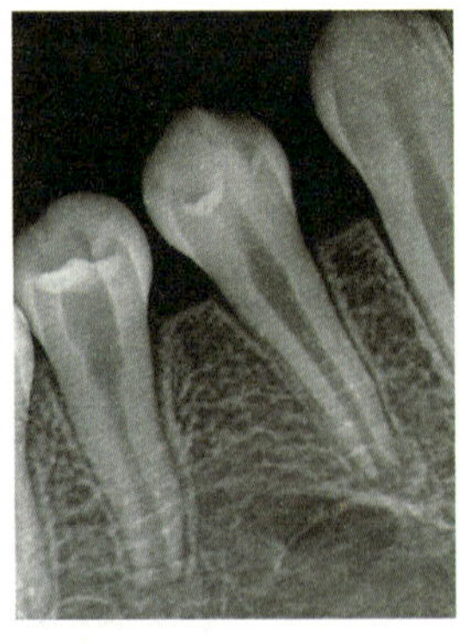

图 5–3–2　45 2 周后复查

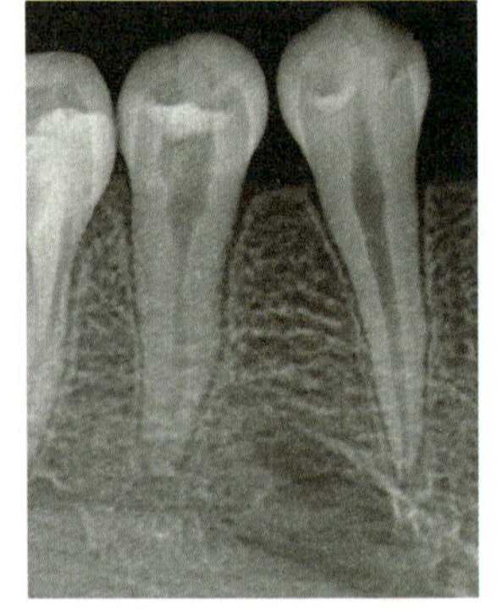

图 5–3–3　45 1 年后复查

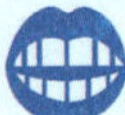

（4）3 年后复诊 45 充填物部分脱落，边缘继发龋坏，探针质软，叩痛（–），无松

动，牙龈未见明显异常。X 线片示：45 𬌗面低密度影，根管口见高密度影像，牙根发育完成，髓腔内见高密度钙化影像（图 5-3-4）。

处置：45 常规消毒，甲哌卡因局麻，上橡皮障，去原充填及根管内充填物，拔髓，乙二胺四乙酸（EDTA）+ 欧罗德卡根备至 2506，1%NaClO 溶液 + 超声荡洗，吸潮，纸尖干燥，AHplus 糊剂 + 牙胶尖 + 热牙胶垂直加压充填，X 线片示：45 根充恰填，酸蚀，粘接，z350 树脂充填，光固化，调𬌗，抛光（图 5-3-5）。

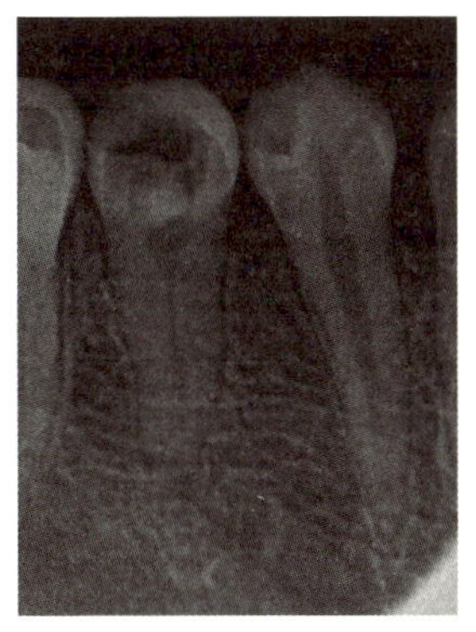
图 5-3-4　45 3 年后复查

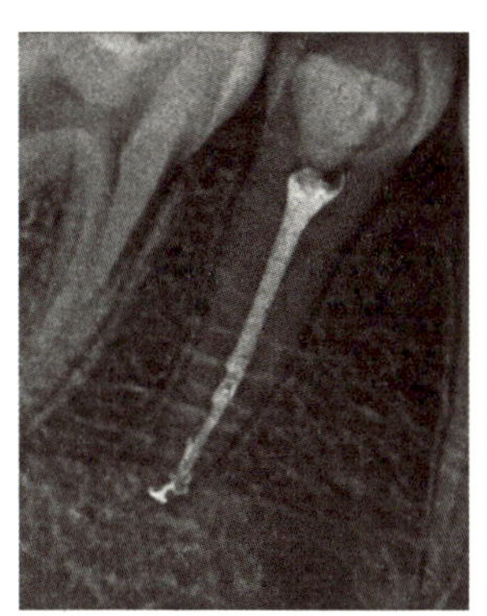
图 5-3-5　45 根充后

三、案例分析

1. 病史特点

（1）患儿男性，15 岁，以右下后牙冷热刺激疼痛为主诉。

（2）体格检查结果：45 𬌗面呈环形靶状结构，中央见点状露髓，冷测一过性敏感，叩痛（-），无松动，牙龈未见明显异常。

（3）辅助检查结果：根尖片显示 45 冠部低密度影达髓腔，牙根发育至 nolla 8 期，余未见明显异常。

2. 诊断及诊断依据

（1）诊断：45 可复性牙髓炎。

（2）诊断依据：① 45 𬌗面呈环形靶状结构（畸形中央尖折断痕迹）；②冷测一过性敏感；③叩痛（-），无松动；④ X 线片示 45 冠部低密度影，牙根发育至 nolla 8 期。

3. 鉴别诊断

患者表现为冷热刺激一过性敏感，需与急性牙髓炎、慢性牙髓炎相鉴别。

急性牙髓炎：冷热刺激痛、自发痛、夜间痛、放射痛、不能定位。

慢性牙髓炎：自发痛，温度引起的疼痛反应重、持续时间长，而且可有轻度叩痛。

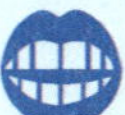

四、处理方案及基本原则

临床检查中，与乳牙不同的是年轻恒牙牙髓活力检查如冷测或热测，对牙髓活力的判断具有参考意义。但由于年轻恒牙根尖孔未闭合，牙髓电活力检测不适用于对年轻恒牙牙髓活力的判断。

年轻恒牙的牙髓炎症可由龋病、牙齿结构异常（如畸形中央尖）、牙外伤引起。年轻恒牙牙髓炎，根据临床表现和炎症的转归来分型，分为可复性牙髓炎、不可复性牙髓炎和牙髓坏死。其中可复性牙髓炎处于牙髓炎症早期，相当于病理分型中的牙髓充血。有研究表明，患牙临床症状甚至根尖阴影均无法准确反映牙髓真实的组织学状况，即使是根尖周感染的患牙根管内仍然有残余活髓组织。这些炎性活髓组织可能仅是炎症状态而非感染状态，因此在炎症消除后可以恢复增殖和分化，从而恢复牙髓功能。

故年轻恒牙牙髓治疗的原则：尽力保存活髓组织，以保证牙根的继续发育和生理性牙本质的形成。如不能保存全部活髓，也应保存根部活髓；如不能保存根部活髓，也应保存牙齿。

由于年轻恒牙髓腔大、牙髓组织多，牙髓组织中血运丰富，使得牙髓具有较强的防御能力和修复能力；其次，年轻恒牙根尖孔较大，根尖部牙髓组织呈乳头状与下方的根尖周组织（上皮根鞘）移行，局部血液微循环系统丰富，这也使得年轻恒牙牙髓对炎症有较强的防御能力。这些都为年轻恒牙活髓保存提供了生理基础。

年轻恒牙活髓保存的方法有包括间接牙髓治疗、直接盖髓术、部分牙髓切断术和牙髓切断术。

五、要点与讨论

1. 畸形中央尖

定义：畸形中央尖是指在前磨牙或磨牙的中央窝处或接近中央窝的颊尖三角嵴上凸起一个圆锥形牙尖，中央尖可以单发或者多发，常见左右侧同名牙对称性发生，多见于下颌第二前磨牙。

处理原则：

（1）低而圆钝的中央间可不做处理，让其自行磨损。

（2）预防性充填法：适用于细而高、易于折断的畸形中央尖；或者畸形中央尖已经折断，无自觉不适，临床及辅助检查均未发现牙髓状况异常者。局部麻醉下一次磨除中央尖，在基底部制备洞形，深度 1~2mm，仔细检查是否有髓角暴露，根据情况分别采用间接盖髓术、直接盖髓术或部分牙髓切断术。

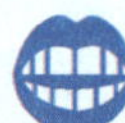

（3）中央尖加固术：适用于相对较粗，尚未建合的畸形中央尖。在中央尖周围用树脂加固，起到防止折断的作用（图 5-3-6）。

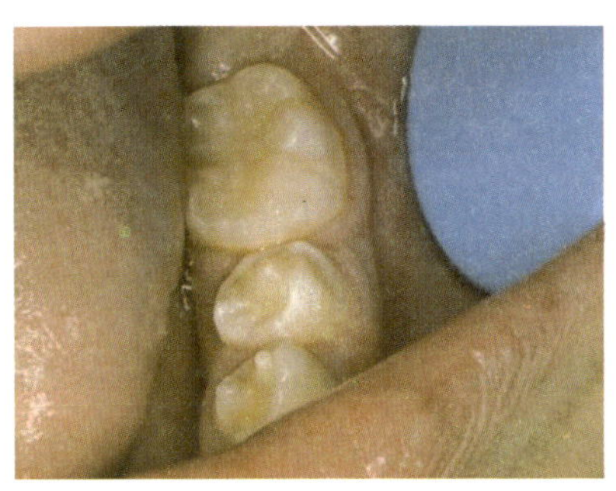

图 5-3-6　畸形中央尖加固后

（4）对于已经发生畸形中央尖折断，并导致牙髓或根尖周病变的患牙，需要根据牙髓感染程度和牙根发育状况选择合适的治疗方法，如牙髓切断术、根尖诱导成形术、牙髓再生治疗术等，以促进牙根发育。对牙根发育完成的恒牙，可采用根管治疗术。对于牙根过短且根尖周病变范围过大的患牙，可予以拔除。

2. 炎性牙髓保存治疗的操作流程（图 5-3-7）

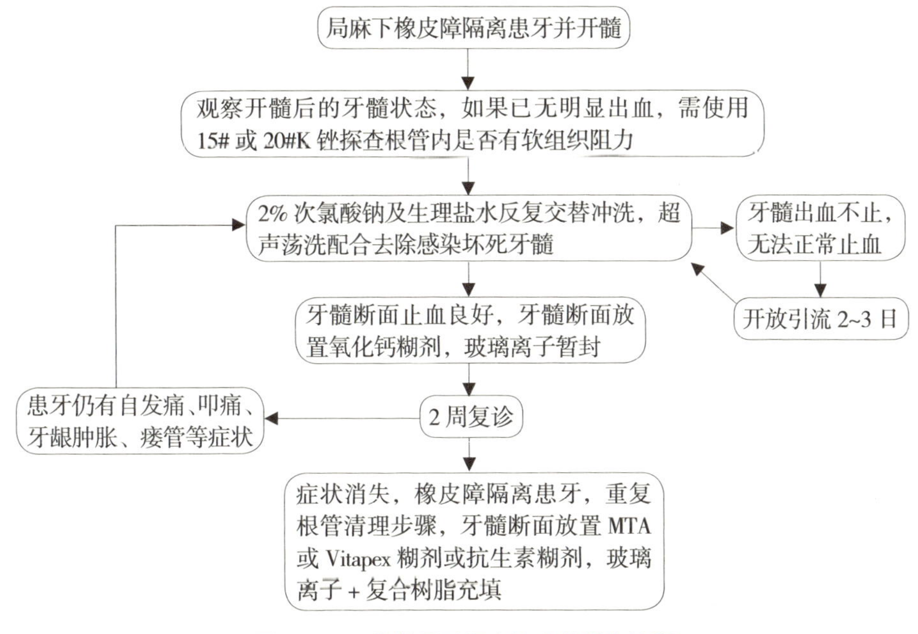

图 5-3-7　炎性牙髓保存治疗的操作流程

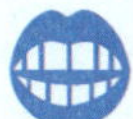

3. 年轻恒牙活髓保存治疗的方法有哪些，各自的适应证

（1）间接牙髓治疗：患牙深龋近髓，为避免露髓，有意识地保留洞底近髓的部分龋损牙本质，用氢氧化钙等生物相容性材料覆盖龋损牙本质，以抑制龋病进展，促进被保留的龋坏牙本质再矿化及其下方修复性牙本质的形成，保存牙髓活力。

适应证：深龋近髓患牙，没有不可逆牙髓炎症状或体征，X线检查无病理性改变。

（2）直接盖髓术：是一种用药物覆盖于牙髓暴露处，以保护牙髓，保存牙髓活力的方法。

适应证：机械性或外伤性露髓，意外露髓，露髓孔小于1mm。

（3）活髓切断术：局部麻醉下去除冠方牙髓组织，用活髓保存剂覆盖其创面以保存根部正常牙髓组织的方法。

适应证：年轻恒牙龋源性、外伤性或机械性露髓，不能行直接盖髓术者。

年轻恒牙牙髓感染局限于冠髓而根髓尚未受到侵犯者。

4. 盖髓剂的选择

氢氧化钙类制剂有较强的杀菌能力，刺激性小，可促进牙髓、牙本质修复，但细胞毒性大于生物陶瓷类材料，且封闭性较差。抗生素糊剂、MTA及iRoot BP的抗菌性好，有良好的组织相容性和低细胞毒性，可诱导修复性牙本质形成，此外其边缘封闭性好，临床应用愈加广泛。注意使用MTA进行牙髓切断术后可能导致牙齿变色，对于恒前牙要慎重。

5. 牙髓切断术的预后

（1）术后应进行定期临床检查和X线检查，首次复查可在术后3个月进行，以后周期为6个月。治疗后的牙齿，牙髓活力应正常，术后无敏感、疼痛或软组织肿胀等症状或体征；X线检查应无病理性根吸收，无异常根管钙化，无根尖区低密度影；一般术后3个月左右X线检查可观察到牙髓断面处有牙本质桥形成，牙根继续发育。

（2）年轻恒牙牙髓切断术的预后与患者年龄、牙位及病变程度有关。牙髓切断术后，牙髓断面可能会发生急性炎症反应或表层坏死。随着时间的推移可出现三种组织学变化：①断面处形成牙本质桥，牙髓面有排列整齐的成牙本质细胞形成规则的牙本质，封闭根管口，使根髓保持正常活力；②断面处形成不规则钙化物；③断面虽有部分牙本质桥形成，但根髓已发展为慢性炎症，或发生内吸收。

（3）多数研究表明氢氧化钙牙髓切断术后根髓会发生进行性钙化，故应在牙根发育完成后，去除根髓，进行根管治疗。亦有学者认为，如果病例选择适当，操作过程中避免将氢氧化钙压入根髓组织，减少损伤，防止细菌感染，牙髓切断术后不一定会发生

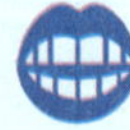

牙髓进行性钙化。因此，不必在牙髓切断术后进行牙髓摘除术。然而，值得注意的是，根管钙化、内吸收和牙髓坏死是牙髓切断术潜在的并发症，应要求患者在术后 2~4 年内定期复查。

六、思考题

1. 年轻恒牙活髓保存治疗的方法有哪些？

2. 年轻恒牙牙髓切断术的预后如何?

七、科普小常识

畸形中央尖好发于哪些牙齿?

畸形中央尖多见于下颌第二前磨牙，患者通常无临床症状，常在口腔检查时偶然发现，有时在检查相应乳磨牙的 X 线片上可看到其继承恒牙合面高耸的牙尖。此时应提醒患者家长注意，在继承恒牙萌出后应及时就诊，进行必要的预防性处理。

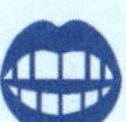

第四节　年轻恒牙根尖周炎（案例37）

核心提示

❖年轻恒牙根尖周炎处理原则？

❖年轻恒牙感染牙髓的治疗方法？

❖年轻恒牙血运重建的注意要点？

一、病历资料

1. 病史

戴××，男性，15岁，主因“左下后牙疼痛3月”就诊。患者自述近3月来左下后牙疼痛，有自发痛、夜间痛史，未行处置，近2日疼痛加重，不能咬物，为求进一步诊治，就诊于我院。

2. 既往史

否认药物过敏史；否认系统性疾病史；否认出血性疾病史。

3. 临床检查

35合面呈环形靶状结构，质硬，探痛（-），冷测无反应，叩痛（++），松动度I°，根尖区牙龈潮红，扪诊不适。

4. 辅助检查

根尖片显示35冠部低密度影达髓腔，牙根发育至nolla 8期，余未见明显异常。（图5-4-1）

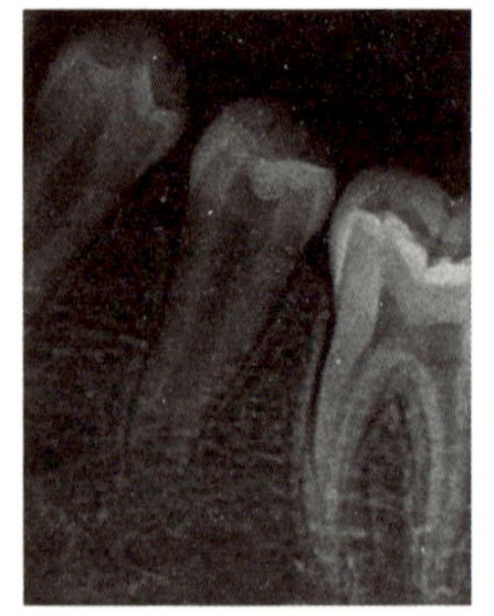

图5-4-1　35初诊X线片

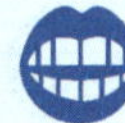

5. 初步诊断

35急性根尖周炎。

二、诊治经过

1. 治疗计划

患儿因左下后牙疼痛就诊于我科，就诊时咬合痛及叩痛明显，处于炎症急性期，且患牙为年轻恒牙，故先行开髓引流 + 抗炎治疗，待炎症缓解，视情况行血运重建或根尖诱导成形术，促进牙根进一步发育，尽可能保留患牙。

2. 治疗过程

（1）初诊 35 开髓，揭顶，探及 1 根管，测长，1%NaClO 溶液结合超声荡洗，纸尖干燥，樟脑酚（CP）棉球 + 玻璃离子水门汀（GIC）暂封，调𬌗，凡士林覆盖。

（2）2 周后复诊 35 原封存，叩痛（±），无松动，牙龈红肿消退。

处置：35 上橡皮障，去暂封，1%NaClO 溶液结合超声荡洗，纸尖干燥，封三联抗生素糊剂，棉球 + 玻璃离子水门汀（GIC）暂封，调𬌗，涂凡士林。

（3）1 月后复诊 35 原封存，叩痛（－），无松动，牙龈未见明显异常。X 线片示：35 根尖较前未见明显变化。

处置：35 常规消毒，利多卡因局麻下，上橡皮障，去原封，超声荡洗 + 冲洗，干燥，40# 锉刺血，静置 15 分钟，显微镜下见血凝块达釉牙骨质界下 2mm，置 MTA，拍摄 X 线片示 35 根管口见高密度影像，封闭严密（图 5-4-2）。光固化玻璃离子垫底，光固化，酸蚀，粘接，z350 树脂充填，光固化，调𬌗，抛光。

（4）1.5 年后复诊 35 充填物完好，叩痛（－），无松动，牙龈未见明显异常。X 线片示 35 髓腔及根管上段见高密度影像，牙根继续发育，根尖 1/3 基本形成。（图 5-4-3）

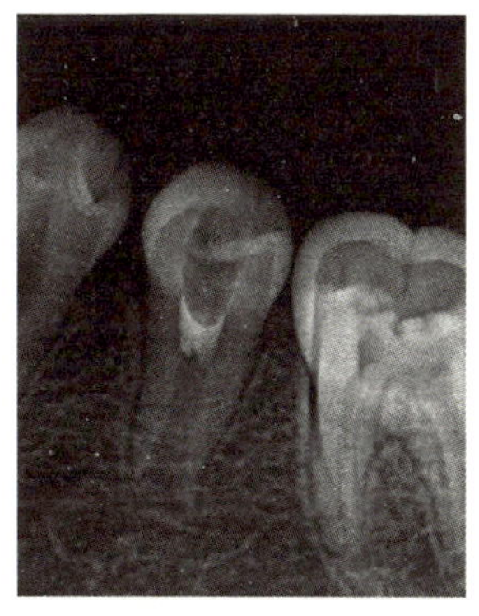

图 5-4-2　35 屏障后 1 月复诊

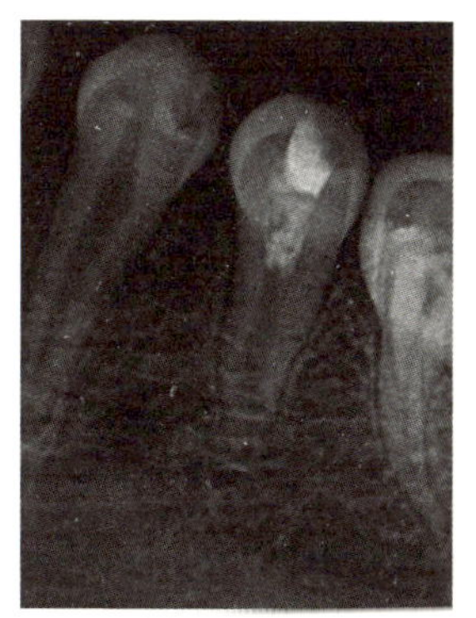

图 5-4-3　35 1.5 年后复诊

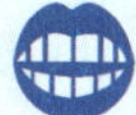

（5）3 年后复诊 35 充填物完好，叩痛（–），无松动，牙龈未见明显异常。X 线片示 35 髓腔及根管上段见高密度影像，牙根发育完成。（图 5–4–4）

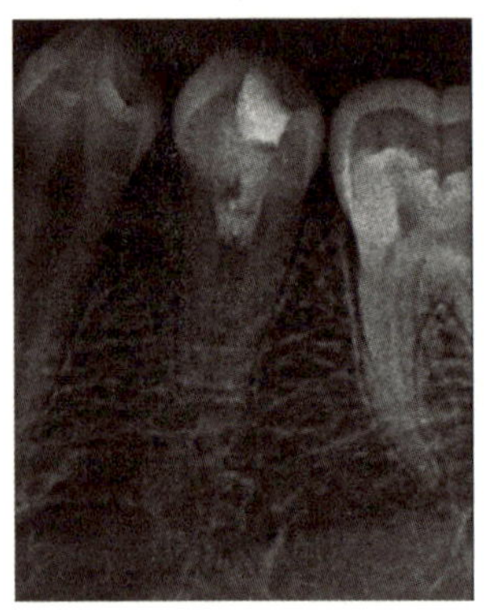

图 5–4–4　35 3 年后复诊

三、案例分析

1. 病史特点

（1）患儿男性，15 岁，以左下后牙疼痛为主诉。

（2）体格检查结果：35 𬌗面呈环形靶状结构，质硬，探痛（–），冷测无反应，叩痛（++），松动度 I°，根尖区牙龈潮红，扪诊不适。

（3）辅助检查结果：根尖片显示 35 冠部低密度影达髓腔，牙根发育至 nolla 8 期，余未见明显异常。

2. 诊断及诊断依据

（1）诊断：35 急性根尖周炎。

（2）诊断依据：① 35 𬌗面呈环形靶状结构（畸形中央尖折断痕迹）；②冷测无反应，既往有自发痛、夜间痛史；③叩痛（++），松动度 I°，根尖区牙龈潮红，扪诊不适；④ X 线片示冠部低密度影，牙根发育至 nolla 8 期。

3. 鉴别诊断

患者主要表现为咬合痛及叩痛明显，需与牙髓坏死、慢性根尖周炎相鉴别。

急性根尖周炎：咬合痛及叩痛明显，根尖未见低密度影。

牙髓坏死：牙髓电活力及温度测试均无反应，可有或无轻度疼痛，根尖未见低密度影。

慢性根尖周炎：根尖可见低密度影。

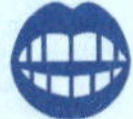

四、处理方案及基本原则

年轻恒牙的牙髓炎症通常是由龋病、牙齿结构异常（如畸形中央尖）、牙外伤引起的。年轻恒牙的根尖周病，多数由牙髓炎症或牙髓坏死发展而来，此时牙髓感染可通过宽阔的根尖孔引起根尖周组织的炎症或病变。由于年轻恒牙根尖孔呈开放的大喇叭口状，在牙髓出现弥漫性炎症时，感染容易波及根尖周组织。如治疗及时，炎症也易控制和修复。

年轻恒牙牙髓治疗的原则：尽力保存活髓组织，以保证牙根的继续发育和生理性牙本质的形成。如不能保存全部活髓，也应保存根部活髓；如不能保存根部活髓，也应保存牙齿。

若年轻恒牙被诊断为牙髓坏死伴或不伴根尖周炎，可行氢氧化钙根尖诱导成形术、根尖屏障术或牙髓再生治疗术。具体术式选择则根据牙根发育程度来确定。若患牙根尖部根壁平行或开敞状，应首选牙髓再生治疗术；若根尖部根壁已逐渐聚拢缩小时，可选择根尖屏障术或氢氧化钙根尖诱导成形术。选择牙髓再生治疗患牙时，去除感染的根髓，尽量避免拔髓操作，使用化学法清除感染根髓，尽可能保留根尖区有活力的牙髓。

五、要点与讨论

1. 年轻恒牙感染牙髓的治疗方法及各自的适应证、禁忌证

（1）牙髓再生治疗：是一种以生物学为基础的治疗方法，通过诱导内源性或外源性导入根管内的干细胞分化，再生功能性牙髓组织，促进牙本质、牙髓-牙本质复合体及牙根等继续发育。在进行充分根管消毒的情况下，刺激根尖周出血至根管内，形成的血凝块可作为组织再生支架；与此同时，根尖周组织内多种干细胞（包括根尖牙乳头干细胞、牙周膜干细胞、颌骨骨髓间充质干细胞等）会随血液进入根管内，进行增殖和分化，形成新的组织。

适应证：①牙髓坏死的年轻恒牙，且根尖孔开放呈喇叭口状或根管呈平行型。

②不需要桩核修复的牙齿。

禁忌证：①伴有全身系统性疾病者。

②对三联抗生素药物过敏者。

③不能充分隔离的牙齿。

（2）根尖诱导成形术：在牙根未发育完成（根长≥2/3）的年轻恒牙发生不可逆性牙髓炎或根尖周炎时，在控制感染的基础上，用生物相容性药物保存根尖部的牙髓或使根尖周组织沉积硬组织，促使牙根继续发育和根尖形成的治疗方法。

适应证：①牙髓感染波及根髓，不能保留根髓的年轻恒牙。

②出现牙髓坏死伴或不伴根尖周病变的年轻恒牙。

（3）根尖屏障术：采用非手术的方法，将生物相容性材料充填到年轻恒牙宽大的根尖部，即刻在根尖部形成人工止点，再在止点上方完成根管充填、冠方封闭的一种治疗方法。

适应证：①牙髓感染波及根髓，不能保留根髓的年轻恒牙。

②出现牙髓坏死伴或不伴根尖周病变的年轻恒牙。

2. 年轻恒牙牙髓再生治疗的操作流程（图 5-4-5）

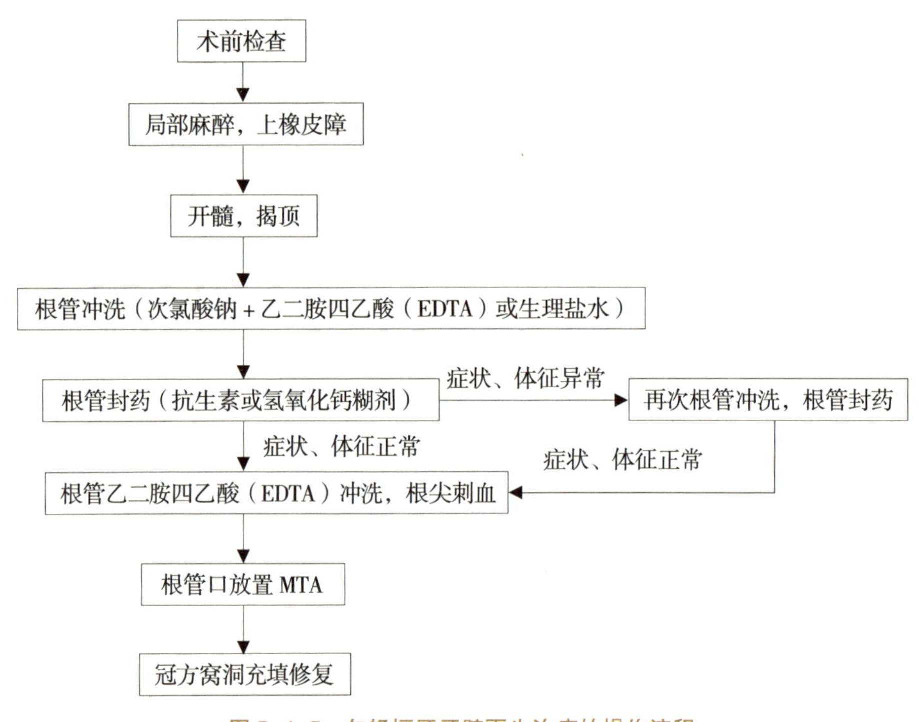

图 5-4-5　年轻恒牙牙髓再生治疗的操作流程

3. 牙髓再生治疗的注意事项

（1）为保留根管和根尖存活的干细胞，不刻意拔髓和根管机械预备。

（2）常规不做开放处理，必要时对急性化脓性根尖周炎症的患牙做应急处理，开放引流 2~3 天。注意髓腔放置棉球，防止食物掉入根管中。

（3）在根管消毒过程时，注意冲洗器放置在距根尖孔 1mm 处轻柔冲洗，不要在根尖加压冲洗，避免消毒药物溢出根尖孔。

（4）根尖刺血后需要等候 15 分钟，直到血凝块形成。

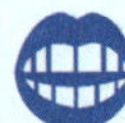

（5）如果出血多，为保证止血位置在釉牙骨质界处，可放置无菌棉球在釉牙骨质

界处吸取过多的血液，保证血凝块的位置。如果出血较少，可用富血小板血浆、富血小板纤维蛋白等代替血凝块。

4. 抗生素糊剂

米诺环素 50 mg 、甲硝唑 400 mg 、环丙沙星 250 mg 按 1：1：1 制成抗生素糊剂。由于含四环素类的三联抗生素糊剂和 MTA 可造成牙齿变色，为防止牙齿变色要注意以下几点：

（1）可用氢氧化钙糊剂替代三联抗生素糊剂作为根管封药。

（2）去除三联抗生素中的米诺四环素变成两联抗生素糊剂，或用阿莫西林或克林霉素等抗生素替代四环素类抗生素。

（3）选择用三联抗生素糊剂时，药物放置在根管的位置应位于釉牙骨质界之下 1~2mm。根管封药前在髓腔壁涂布树脂粘接剂固化，在一定程度上可预防牙齿变色。

（4）使用 MTA 替代材料（如生物陶瓷材料）放置于釉牙骨质界，避免牙齿变色。

5. 牙髓再生治疗的预后及影响因素

相关文献显示牙髓再生治疗术的成功率在 76%~100%，治疗后 21%~79 % 有不同程度的牙根发育表现。但治疗过程中可能发生疼痛、变色、再感染、需要更改治疗等，发生率可达 42%。治疗成功的牙齿长期复查也可发现根管再感染、根管钙化等并发症。

牙髓坏死的病因和牙根发育程度是影响牙髓再生治疗后牙根发育的影响因素。畸形中央尖折断引起牙髓坏死的牙齿比外伤导致牙髓坏死的牙齿在牙髓再生治疗后牙根发育更明显，而牙根发育早期的牙齿较牙根发育晚期的牙齿在治疗后牙根发育更显著。

六、思考题

1. 年轻恒牙感染牙髓的治疗方法有哪些？

2. 年轻恒牙牙髓再生治疗的操作要点？

七、科普小常识

何为畸形中央尖？

畸形中央尖是指在前磨牙或磨牙的中央窝处或接近中央窝的颊尖三角嵴上凸起的一个圆锥形牙尖，中央尖可以单发或者多发，常见左右侧同名牙对称性发生。

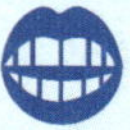

第五节　年轻恒牙外伤致牙体硬组织和牙髓组织损伤（案例 38）

核心提示

- ❖年轻恒牙外伤后致牙体硬组织和牙髓组织损伤的处理原则？
- ❖年轻恒牙牙髓的治疗原则？
- ❖年轻恒牙牙体缺损后的修复？

一、病历资料

1. 病史

蔺 ××，男性，10 岁，主因“右上前牙外伤折断”就诊。1 天前患儿骑自行车时摔倒，前牙区着地致右上前牙折断，伴冷热刺激痛，否认自发痛、夜间痛等，牙冠已丢失，否认既往牙外伤史。为求进一步诊治，就诊于我院。

2. 既往史

否认药物过敏史；否认系统性疾病史；否认出血性疾病史。

3. 临床检查

患儿神清，查体合作，可自行步入诊室，否认头晕、恶心、呕吐和短暂意识丧失等。

面部其他组织未见明显损伤和活动性出血，张口度和张口型未见异常。口腔卫生状况一般。

11 约 1/2 牙冠折断，牙髓暴露，色暗红，露髓孔直径约 1mm，冷热刺激敏感，叩痛（–），与家长及患儿核对后否认移位，无病理性动度。牙龈无肿胀及瘘管；无殆创伤。（图 5–5–1、图 5–5–2）

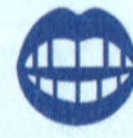

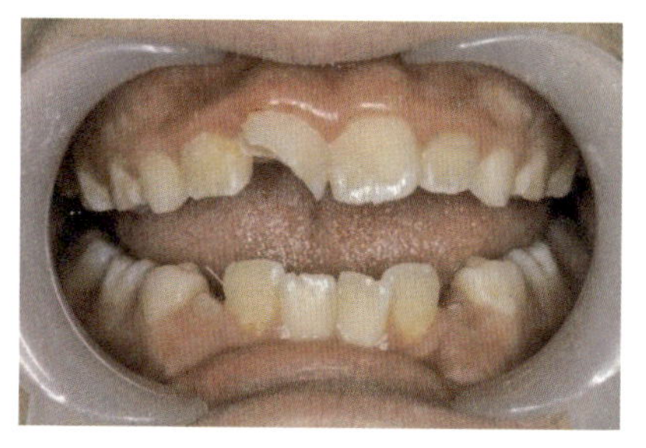

图 5-5-1　11 唇侧口内照

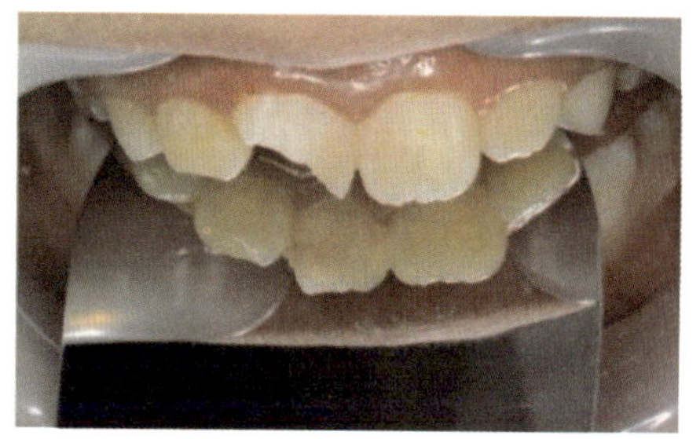

图 5-5-2　11 腭侧口内照

4. 辅助检查

根尖片显示 11 牙冠折断累及髓腔，牙根发育至 nolla 9 期，无根折影像，牙周膜清晰连续，无增宽。（图 5-5-3）

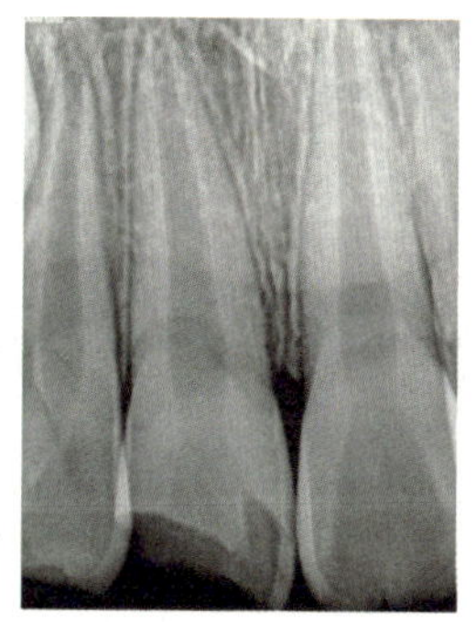

图 5-5-3　11 初诊根尖片

5. 初步诊断

11 复杂冠折。

二、诊治经过

1. 治疗计划

患儿因右上前牙外伤折断就诊于我科，患儿就诊时间较长，露髓孔较大，但由于牙根发育未完成且不伴有移位性损伤，有保存活髓、促使牙根进一步发育的可能性，所以试行牙髓切断术，若失败则行根尖诱导成形术或根尖屏障术或根管治疗。另外，牙冠断片已丢失，为恢复良好的腭侧形态及邻接，可制取印模，制作背板以辅助树脂修复，尽早恢复牙齿解剖外形，待成年后再行冠修复。

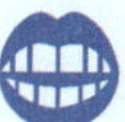

2. 治疗过程

（1）初诊 11 甲哌卡因局部麻醉，用橡皮障隔离患牙（图 5-5-4a），去除炎症牙髓组织，生理盐水冲洗，出血少量可止血（图 5-5-4b）。断面放置 Vitapex（图 5-5-4c），玻璃离子暂封（图 5-5-4d）。拍摄 X 线片示：根管口处见高密度影，封闭严密（图 5-5-4e）。

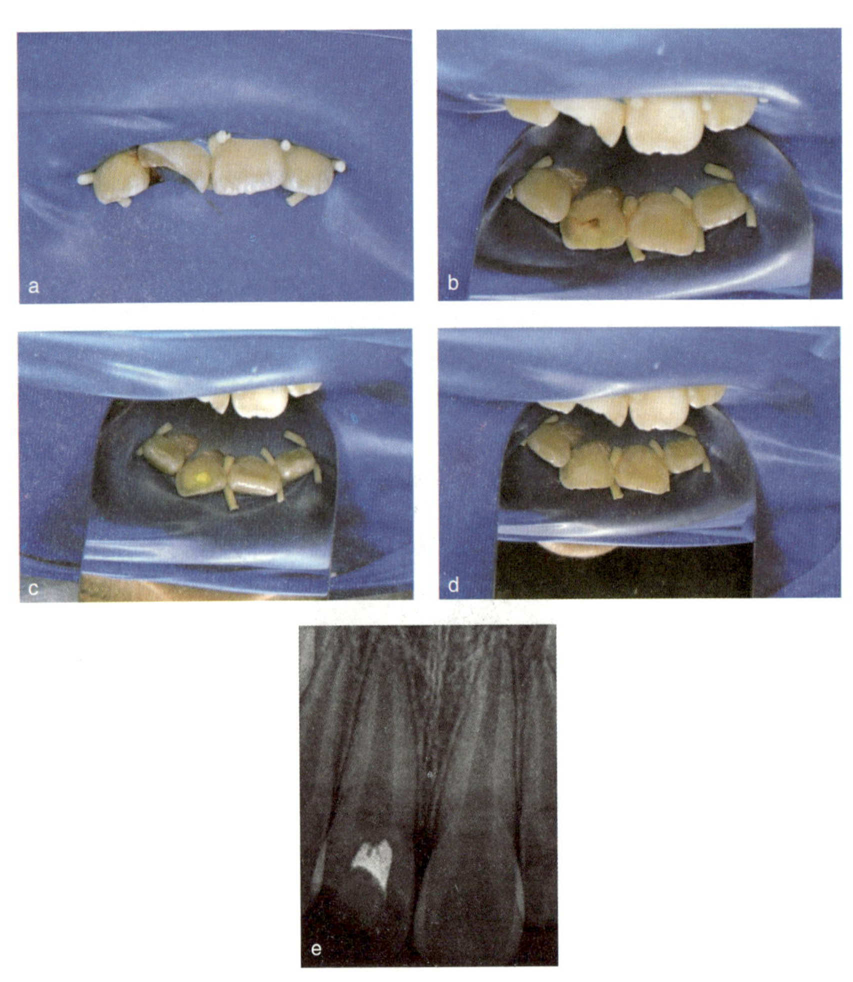

图 5-5-4

a. 橡皮障隔离患牙　b. 去除冠髓　c. 放置盖髓剂　d. 玻璃离子暂封　e. 术后即可根尖片

（2）2 周后 藻酸盐制取印模（a），灌制石膏模型（b），在模型上用蜡堆塑牙齿形态（c），硅橡胶制取印模，修整后形成背板。去除部分玻璃离子，修整牙体薄壁弱尖，背板试就位，无问题后取下，比色（d），选择性酸蚀（e），生料带隔离邻牙，背板就位，粘接，流体树脂制作背板（f），光固化，膏体树脂分层充填（g），修型，光照固化，

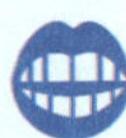

调𬌗，抛光（h）（图 5-5-5）。

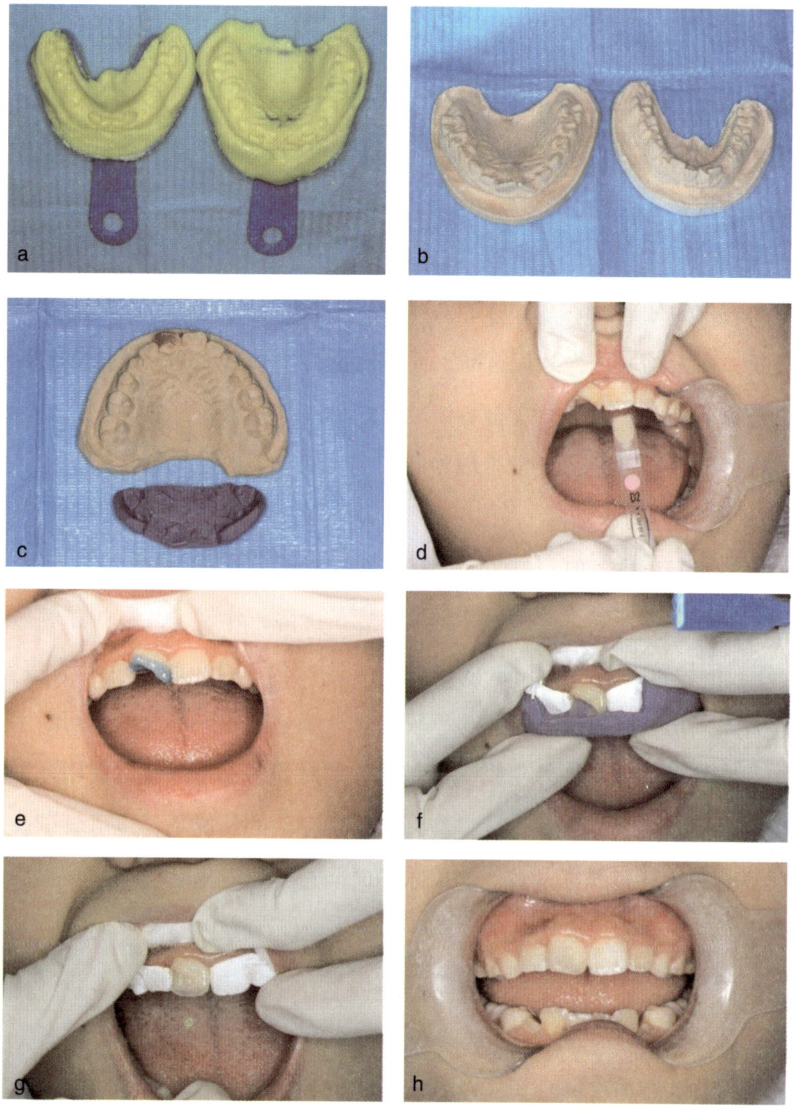

图 5-5-5　11 充填治疗流程

a. 藻酸盐制取印模　b. 灌制石膏模型　c. 模型上堆塑患牙形态，硅橡胶制作背板　d. 比色　e. 酸蚀患牙　f. 生料带隔离邻牙，流体树脂形成背板　g. 膏体树脂分层堆塑　h. 抛光

三、案例分析

1. 病史特点

（1）患儿男性，10 岁，以右上前牙外伤折断为主诉。

（2）体格检查结果：11 约 1/2 牙冠折断，牙髓暴露，露髓孔直径 1mm，与家长及患儿核对后否认移位，无病理性动度。牙龈无肿胀及瘘管；无𬌗创伤。

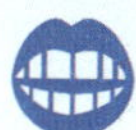

（3）辅助检查结果：11 牙冠折断，牙根发育至 nolla 9 期，无根折影像，牙周膜清晰连续，无增宽或缩窄。

2. 诊断及诊断依据

（1）诊断：11 复杂冠折。

（2）诊断依据：① 11 牙冠折断；②牙髓暴露，冷热刺激敏感；③ X 线片示缺损累及髓腔。

3. 鉴别诊断

患者主要表现为牙冠折断，需与简单冠折及根折相鉴别。

简单冠折：两者均表现为牙齿折断，简单冠折时不暴露牙髓，可依靠是否累及髓腔与复杂冠折进行鉴别。

根折：根折的患牙 X 线片上常表现为低密度线型或不规则折裂影像。

四、处理方案及基本原则

复杂冠折的处理：牙髓是年轻恒牙继续发育的保障，年轻恒牙冠折露髓后应尽可能保存活髓。年轻恒牙若露髓孔在 1mm 以内且外伤时间短（1~2 小时），可行直接盖髓治疗，但该方式疗效不确切，有报道称其成功率较低。牙髓切断术或部分牙髓切断术是治疗年轻恒牙外伤露髓的首选方法。外伤露髓后相当长的时间内都可以尝试使用牙髓切断术，采用直接盖髓术治疗失败的年轻恒牙，在判断根髓存活的情况下，也可尝试改做牙髓切断术来保存活髓，使牙根继续发育。如果露髓时间过长，发生牙髓弥漫性感染甚至牙髓坏死时，应去除感染牙髓。治疗中应注意尽可能多地保存活的根髓和（或）根尖牙乳头，使牙根能够继续发育，并根据牙根现有发育情况选择根尖诱导成形术、根尖屏障术或牙髓血运重建术。

各种活髓保存技术治疗的外伤牙，术后都有并发髓腔钙化和根管闭塞的可能，因此，在术后复查中要注意观察是否有髓腔钙化的迹象，必要时做根管治疗，为利用根管做永久修复做准备。

通常情况下，冠折露髓后牙体组织缺失较多，及时修复牙齿外形，保持外伤牙的三维间隙尤为重要。背板辅助下树脂充填修复可以很好地恢复牙齿外形，但它仍是一种过渡性的修复方法，待患者成年后常需改用其他的永久性修复方法。

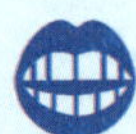

五、要点与讨论

1. 年轻恒牙牙髓病的治疗原则

年轻恒牙牙髓治疗的原则：尽力保存活髓组织，以保证牙根的继续发育和生理性牙本质的形成。如不能保存全部活髓，也应保存根部活髓；如不能保存根部活髓，也应保存牙齿。

年轻恒牙牙髓组织不仅具有对牙齿的营养和感觉功能，且与牙齿的发育密切相关。一般情况下，年轻恒牙在牙根形成 2/3 左右开始萌出。牙齿萌出后牙根的继续发育有赖于牙髓的作用，于萌出后 2~3 年达到牙根应有长度，3~5 年后根尖孔完全发育完成。

正常情况下，在牙根发育完成后，牙髓室和根管内有继发性牙本质持续形成，并以相对慢的速度持续终生，使根管壁厚度不断增加；此外修复性牙本质的沉积也会增加牙根的强度。如年轻恒牙在牙根未形成之前失去牙髓活力，会导致其牙根薄弱易折裂。这是由于年轻恒牙既没有继发性牙本质也没有修复性牙本质形成，牙本质层薄。有研究显示牙根发育不完全的患牙牙颈部根折率明显高于牙根发育完全的牙齿。此外，牙根长度发育完成前失去牙髓活力，还会导致患牙冠-根比不协调，患牙松动度增加，有可能导致牙周组织破坏。无论何种情况，都大大降低了患牙在口腔中的留存时间。因此，对年轻恒牙进行活髓保存十分必要。

由于年轻恒牙髓腔大、牙髓组织多，牙髓组织中血运丰富，使得牙髓具有较强的防御能力和修复能力；其次，年轻恒牙根尖孔较大，根尖部牙髓组织呈乳头状与下方的根尖周组织（上皮根鞘）移行，局部血液微循环系统丰富，这也使得年轻恒牙牙髓对炎症有较强的防御能力。这些都为年轻恒牙活髓保存提供了生理基础。

年轻恒牙活髓保存的方法：间接牙髓治疗、直接盖髓术、部分牙髓切断术和牙髓切断术。

2. 年轻恒牙外伤致牙体硬组织和牙髓组织损伤的处理原则（表 5-5-1）

表 5-5-1

损伤类型	处理原则
牙釉质裂纹	●单纯的牙釉质裂纹预后较好，常不需要特殊处理 ●对深的牙釉质裂纹，可涂以无刺激性的保护涂料或复合树脂粘接剂
牙釉质折断	对于仅有少许牙釉质缺损且不太影响美观的牙齿，可少许调磨断端至光滑无异物感即可

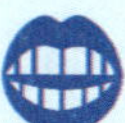

续表

损伤类型	处理原则
牙釉质－牙本质折断	●若牙齿折断片可用并且完整，可以进行断冠粘接 ●暴露的牙本质断面应用玻璃离子覆盖或使用粘接剂及复合树脂充填 ●若牙本质暴露处与牙髓距离 < 0.5mm（透红，不出血），应使用氢氧化钙垫底并用玻璃离子覆盖断面 ●尽快用永久修复材料替换临时材料
冠折露髓	●对于牙根未发育完成的年轻恒牙，保存牙髓非常重要，推荐通过活髓切断术或直接盖髓术来促进牙根的进一步发育 ●不固化的氢氧化钙或不染色的硅酸钙水门汀是较为适合盖髓的材料 ●若牙齿折断片可用，可以在断冠充分吸水以及牙髓治疗后进行断冠粘接 ●在没有完整的断冠可以粘接的情况下，暴露的牙本质断面应用玻璃离子覆盖或使用粘接剂及复合树脂充填 ●尽快用永久修复材料替换临时材料
简单冠根折	●在最终治疗计划确定之前，可将折断片临时固定于邻牙，作为紧急处置 ●拔除断冠或松动折断片，进行修复 ●牙本质暴露断面用玻璃离子覆盖或用粘接剂复合树脂充填 ●未来治疗方案：治疗计划的制定在一定程度上取决于患者的年龄及依从性，可采用正畸牵引剩余牙根或不松动的折断片，随后进行冠部修复（牵引后可能需要进行牙龈成形术） ●外科牵引 ●牙髓坏死或感染时需要根管治疗 ●根面覆盖 ●意向性再植，可旋转或不旋转牙根 ●拔除患牙 ●自体牙移植
复杂冠根折	●在最终治疗计划制定之前，将松动折断片、临时固定邻牙作为紧急措施 ●年轻恒牙，活髓切断术有利于保护牙髓，操作时使用橡皮障隔离，不固化的氢氧化钙或无染色硅酸钙，水门汀是适合的盖髓材料 未来的治疗方案：治疗计划的制定取决于患者年龄及依从性。治疗方案包括完善的根管治疗及冠部修复 ●正畸牵引剩余牙根 ●外科牵引 ●根面覆盖。 ●意向性再植，可旋转或不旋转牙根 ●拔除患牙 ●自体牙移植
根折	●立即复位松动移位的冠方折断部分 ●复位后拍 X 线片检查 ●弹性夹板固定松动牙冠 4 周，近牙颈部折断线，固定时间延长至 4 个月 ●牙颈部的折断也可能愈合，不要轻易去除折断的冠方，尤其无松动时 ●急诊无需进行牙髓治疗 ●根折后至少一年内需监测折断线愈合情况，监测牙髓状态 ●牙髓坏死或感染通常只出现在折断的冠方部分，只需在冠方进行部分牙髓治疗

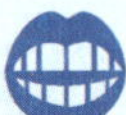

3. 牙髓切断术的适用时间

复杂冠折的外伤牙，如果露髓时间较长、露髓孔直径大，牙髓可发生弥漫性感染甚至牙髓坏死，故临床工作中多以露髓时间及露髓孔大小，对复杂冠折的牙髓状态进行初步判断，但目前对于发生牙髓弥漫性感染的露髓时间和露髓孔大小无明确的界值，所以对于冠折露髓外伤牙的牙髓状态初判仍是重点和难点。

4. 复杂冠折的牙髓预后

（1）受伤和就诊的时间间隔：露髓时间越长，污染程度和感染风险也相应增加，发生牙髓弥漫性感染的可能性越大。研究表明，露髓时间与牙髓预后呈显著相关。曾有病例报道牙髓暴露 3 周后仍有保存活髓的可能性，所以露髓时间不能作为评判复杂冠折的牙髓预后的唯一指标。

（2）露髓孔大小：露髓孔越大，受感染面积越大，同时牙本质桥形成的难度增加，但不能仅根据露髓孔大小评断牙髓预后。有研究表明对于冠折露髓的年轻恒牙予以部分牙髓切断术，该治疗方法最终的成功率并不受外伤后就诊时间和露髓孔大小的严格限制。

（3）牙根发育程度：牙根未发育完全的年轻恒牙因其根尖孔较大，牙髓活力恢复和再生的可能性大。

（4）是否伴有移位性损伤：牙齿的半脱出、侧方移位和挫入属于移位性损伤，损伤可造成牙周膜断裂、牙周间隙内出血、根尖牙髓血管受牵拉变形而致牙髓缺血性坏死、牙槽窝发生压缩性骨折甚至骨板断裂，从而影响牙髓预后。多项研究均强调，对于复杂冠折的患牙，牙根发育程度和是否伴有移位性损伤对牙髓预后有十分重要的影响。

5. 牙髓状态的判断

临床操作时，可将蘸有生理盐水的小棉球轻放于牙髓断面 3~5 分钟，根据牙髓的色、形、质及出血情况判断炎症状态，例如若牙髓出血不止或出血为暗红色，则表明牙髓处于不健康的状态。对于牙根发育较差的牙齿，在冠髓切断至根管口，牙髓出血颜色暗红，不易止血时，可用 5.25% 的次氯酸钠溶液反复浸泡，以延长止血时间，尽量保存根髓。

6. 年轻恒牙牙体缺损的修复方式

除去案例中提到的背板辅助下树脂充填修复，若牙冠断片完整，对位良好，可采用断冠粘接的操作，待成年后再行冠修复。断冠若当下未能及时修复，应置于生理盐水中保存，每 3 天更换一次。粘接前应去除锐利边缘，制备短斜面、固位沟，以及树脂溢出道，流动树脂粘接两侧断面，纳米树脂修复其余缺损。断冠粘接与树脂充填修复牙冠缺损相比，操作简便省时，可以最大程度保留剩余牙体组织，功能和美观修复效果更好。断冠粘接保留了外伤牙的颜色、光泽度、透明度、形态、质地和表面结构，尤其适合年轻恒牙。

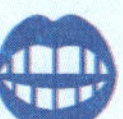

但要求折断的牙冠相对完整，且能提供足够的固位力。（图 5-5-6）

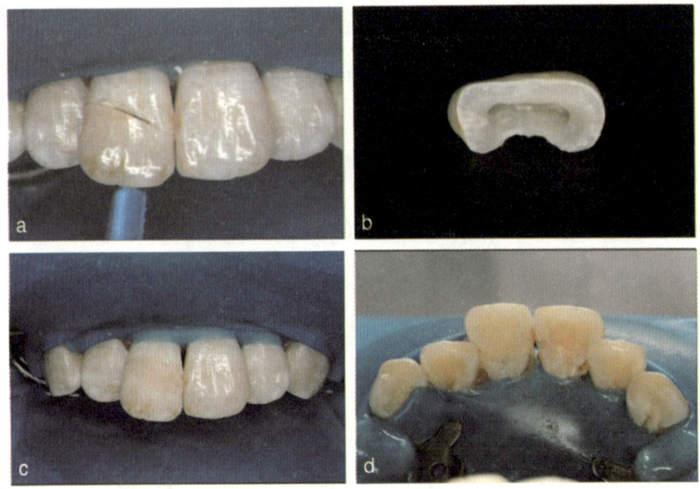

图 5-5-6　11 断冠再接
a. 断冠对位　b. 髓腔内预备固位沟　c. 再接完成后唇侧观　d. 再接完成后腭侧观

六、思考题

1. 年轻恒牙复杂冠折的处理原则和方式有哪些？

2. 年轻恒牙牙体缺损有哪些修复方式？

七、科普小常识

折断的牙冠该如何保存？

折断的牙冠可置于生理盐水或牛奶中保存，忌干燥保存。

第六节　年轻恒牙外伤致牙周组织损伤（案例39）

核心提示

- ❖年轻恒牙外伤致牙周组织损伤的治疗原则?
- ❖年轻恒牙再植术的方法及预后?
- ❖年轻恒牙外伤后固定方式有哪些?

一、病历资料

1. 病史

杨××，男性，7岁，主因“右下前牙脱出11小时”就诊。患儿家长代述昨日晚上9点患儿与家人玩耍中不慎摔倒磕于家中地面，致右下前牙完全脱出，患牙现浸泡于牛奶中，否认身体其他部位出血或疼痛，无头晕、呕吐症状，现来就诊，要求治疗。

2. 既往史

否认药物过敏史；否认系统性疾病史；否认出血性疾病史。

3. 临床检查

患儿神清，查体合作，可自行步入诊室，否认头晕、恶心、呕吐和短暂意识丧失等。

面部其他组织未见明显损伤和活动性出血，张口度和张口型未见异常。口腔卫生状况一般。

41完全脱位，牙体完整，牙根未发育完全，41可探及牙槽窝空虚，唇侧牙龈撕裂，可见暗红色血凝块。

4. 辅助检查

根尖片（图5-6-1）显示41牙槽窝空虚，42、31牙根未发育完全。牙槽骨未见

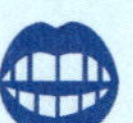

明显异常。

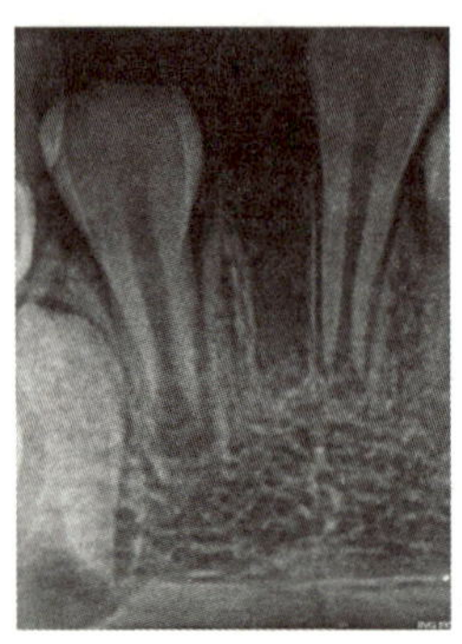

图 5-6-1　初诊根尖片

5. 初步诊断

41 全脱出。

二、诊治经过

1. 治疗计划

患儿因右下前牙全脱出就诊于我科，患牙离体时间较长（大于 60 分钟），但由于患儿年龄尚小，牙根发育未完成且保存得当，试行 41 再植 + 复位固定，嘱勿用前牙咬物，观察牙髓状况，后期若出现疼痛等牙髓症状再行根管治疗，若出现牙根内外吸收等情况不排除拔牙可能。

2. 治疗过程

（1）初诊　41 牙槽窝及牙龈黏膜处常规消毒，甲哌卡因局部麻醉，41 生理盐水冲洗根面，复位，84、83、31、41、73、74 牙面清洁，隔湿干燥，酸蚀，粘接，置流动树脂 + 麻花丝固定，光固化，牙面抛光，41 颊侧牙龈缝合。（图 5-6-2）

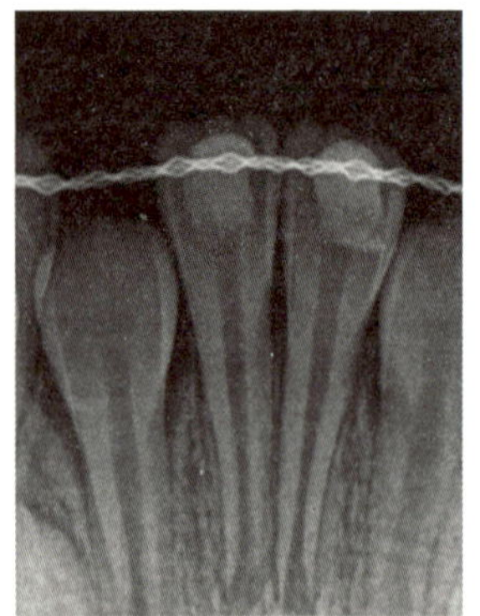

图 5-6-2　41 复位固定后即刻根尖片

嘱勿用患牙咬物，自行口服消炎药 3~5 天，2 周后复诊，不适随诊。

（2）10 天后复诊　口腔卫生差，牙面见少量软垢及食物残渣。84、83、31、41、73、74 颊侧树脂 + 麻花丝固定在位，可见缝线，牙龈缘略红肿。41 切缘较 31 切缘低约 1mm，叩痛（–），松动度无。

处置：碘伏消毒，拆除缝线。

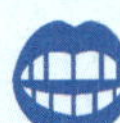

（3）15 天后复诊 84、83、31、41、73、74 颊侧树脂 + 麻花丝固定在位，牙龈缘略红肿。

41 切缘较 31 切缘低约 1mm，叩痛（-），无松动度。31、41 与对颌牙无咬合接触。根尖片示：41 较前次无明显变化。（图 5-6-3）

处置：拆除 84、83、31、41、73、74 固定，修整，抛光。

嘱勿用患牙咬物，2 周后复诊，不适随诊。

（4）1 月后复诊 41 切缘较 31 切缘低约 1mm，叩痛（±），松动Ⅱ度，牙龈未见明显异常。根尖片示：41 根尖 1/3 明显吸收，根尖周见低密度影。（图 5-6-4）

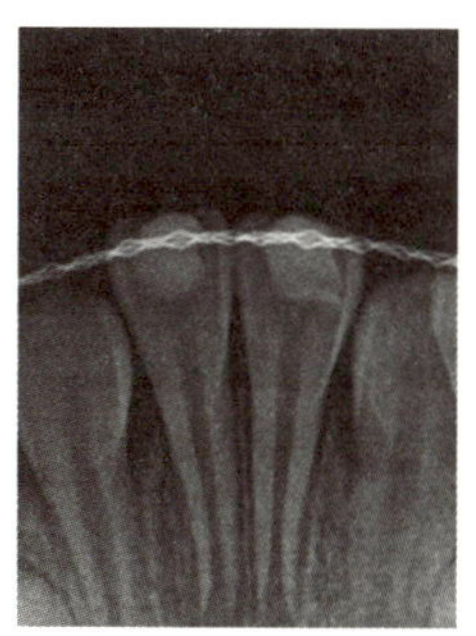
图 5-6-3 41 复位固定后半月复查

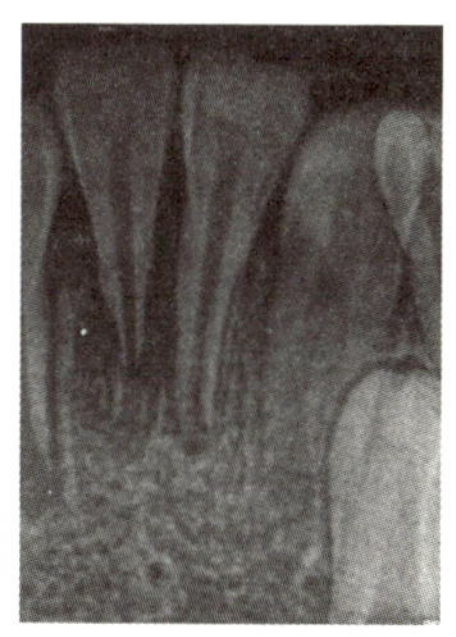
图 5-6-4 41 再植 1 月后复诊

处置：41 开髓，揭顶，探及 1 根管，拔髓，测长，乙二胺四乙酸（EDTA）+ 欧罗德卡根备至 2506，1%NaClO 溶液结合超声荡洗，纸尖干燥，封 VITAPEX 糊剂，玻璃离子水门汀（GIC）充填，调合，凡士林覆盖。根尖片示 41 根管内高密度影达根尖，根尖周见低密度影。（图 5-6-5）

嘱勿用患牙咬物，2 周后复诊，不适随诊。

（5）六周后复诊 41 切缘较 31 切缘低约 1mm，叩痛（±），松动Ⅲ度，牙龈未见明显异常。根尖片示：41 根管内高密度影较前吸收，根尖周见低密度影。（图 5-6-6）建议择期拔除。

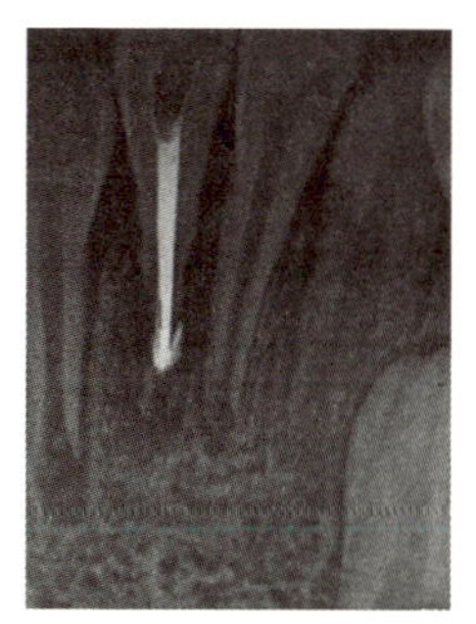
图 5-6-5 41 根管封药后

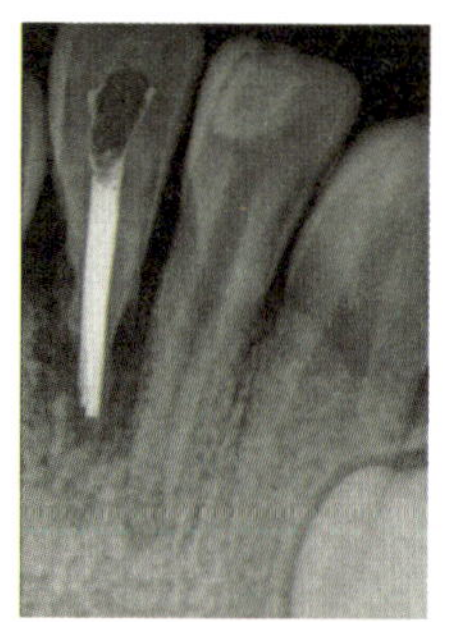
图 5-6-6 41 再植 6 周后复诊

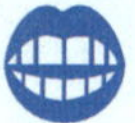

三、案例分析

1. 病史特点

（1）患儿男性，7 岁，就诊以右下前牙脱出 11 小时为主诉。

（2）体格检查结果：41 完全脱位，牙体完整，牙根未发育完全，41 可探及牙槽窝空虚，唇侧牙龈撕裂，可见暗红色血凝块。

（3）辅助检查结果：41 牙槽窝空虚，42、31 牙根未发育完全。

2. 诊断及诊断依据

（1）诊断：41 全脱出。

（2）诊断依据：① 41 牙体完整，全脱出；②口内查及 41 牙槽窝空虚；③ X 线片示 41 牙槽窝空虚，牙槽骨未见异常。

3. 鉴别诊断

全脱出需与部分脱出、挫入相鉴别。

全脱出：牙齿完全脱出牙槽窝，常伴牙龈撕裂，牙槽窝壁骨折。

部分脱出：临床牙冠较邻牙伸长，可能产生咬合干扰或早接触，X 线片示牙齿未完全脱离牙槽窝，根尖区牙周膜间隙增宽。

挫入：临床牙冠较邻牙变短，X 线片示牙齿根尖区牙周膜间隙消失。

四、处理方案及基本原则

全脱出牙齿的牙周膜韧带完全撕裂，牙髓组织丧失血供，对牙骨质和牙槽窝造成损伤，是一种最严重的牙齿损伤。恒牙全脱出常见于单个年轻恒牙，发病率在 0.5%~16%。全脱出牙齿的治疗方法是牙齿再植术。即刻再植是全脱出牙齿的最佳治疗方法。超过 60 分钟 后再植的牙齿被定义为延迟再植，延迟再植只是一种姑息保留牙齿的方法，不能达到终生保留患牙的目的。即使如此，延迟再植对生长发育期的少年儿童仍有重要的临床意义，可以保持间隙，促进局部牙槽骨发育。2020 年的 IADT 指南推荐全脱出牙齿再植后弹性固定 2 周，伴有牙槽骨骨折时应固定 4 周。

再植后应常规全身使用抗生素，以减少牙根吸收的发生。四环素是首选药物，但由于存在可能引起四环素牙的风险，在 12 岁以下儿童避免使用。可选用阿莫西林、苯氧甲基青霉素代替，使用 1 周。当牙齿被土壤等环境严重污染时，应注射破伤风抗毒素。

牙根未发育完成的全脱出牙若能够迅速再植，其血管存在再生的机会，此时可以密切观察牙髓的活力。如为延迟再植，或者再植牙根尖宽度小于 2mm 时，牙髓成活的概率很小，建议行牙髓摘除术，且应在牙髓坏死分解前实施，通常在拆除固定前进行。氢

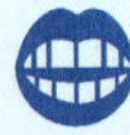

氧化钙制剂是首选的根管充填材料，有一定的预防牙根吸收作用。

对再植牙应进行长期观察，通过拍根尖片和临床检查观察牙齿预后。一般第 1 个月内应每 1~2 周复查 1 次，半年内应每 3 个月进行复查，半年后每 3~6 个月根据情况进行复查。

五、要点与讨论

1. 年轻恒牙外伤致牙周组织损伤的处理原则（表 5-6-1）

表 5-6-1

损伤类型	处理原则
牙齿震荡	●无需治疗 ●监测牙髓状态至少一年，但最好能监测更久
亚脱位	●通常无需治疗 ●若咬合时患牙松动度过大或疼痛明显，可使用弹性夹板被动固定 2 周以上 ●监测牙髓状态至少一年，但最好能监测更久
部分脱出	●局麻下将牙齿轻柔推入牙槽窝内复位 ●使用弹性夹板被动固定患牙 2 周，若边缘骨有缺损或骨折，则夹板固定时间需额外增加 4 周 ●使用牙髓敏感测试监测牙髓状态 ●若牙髓出现坏死或感染，则需要根据牙齿的发育阶段进行适当的牙髓治疗
侧方移位	●局麻下解除牙齿锁结状态，轻柔复位，方法：找到根尖的位置，用手指向下轻推患牙的根尖，用另一手指或大拇指将患牙推入牙槽窝 ●弹性夹板固定患牙 4 周，若边缘骨有缺损或骨折，可能需要额外夹板 ●监测牙髓状态，外伤后 2 周评估牙髓状态 ●可能出现再血管化；若牙髓坏死或炎性根外吸收，需尽快根管治疗；根据年轻恒牙的发育阶段进行适当的牙髓治疗
挫入	●均可以观察自然再萌 ●若 4 周内无再萌迹象，开始正畸牵引 ●监测牙髓 ●年轻恒牙可发生再血管化，但出现牙髓坏死、感染或炎性根外吸收，需根管治疗。根据年轻恒牙的发育阶段进行适当的牙髓治疗 ●应告知患儿父母按时随访的必要性
全脱出	●即刻再植，再植后弹性固定 2 周，伴有牙槽骨骨折时应固定 4 周 ●再植后应常规全身使用抗生素，当牙齿被土壤等环境严重污染时，应注射破伤风、抗毒素 ●密切观察牙髓的活力。必要时及时行牙髓摘除术。氢氧化钙制剂有一定的预防牙根吸收作用 ●进行长期观察

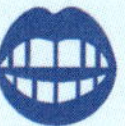

2. 牙再植前注意事项

（1）临床上接诊带着脱出牙齿来就医的患者时，在询问病史的过程中应迅速把离体牙放置到合适的保存介质，如生理盐水或 Hank's 平衡盐溶液（HBSS）中，之后再按常规进行临床检查。

（2）除常规采集牙齿外伤病史外，应着重询问牙齿外伤的时间、离体牙保存的情况、是否曾触及牙齿根面等。

（3）检查牙槽窝的完整性，有无牙槽窝骨壁骨折和骨壁缺损，此外，还应检查离体牙情况，包括离体牙保存状态、是否完整、污染程度、牙根发育程度等。

（4）离体牙处理：用手或上颌前牙钳夹住牙冠，用冲洗器放生理盐水冲洗牙根表面的污染物，如果污物附着在根面上不易冲洗掉，可用小棉球蘸生理盐水小心轻柔地把污物蘸掉，但注意不要损伤牙周膜。

3. 再植术操作要点

（1）局部麻醉下，小心清理牙槽窝内的血凝块，但不要搔刮牙槽窝，以免损伤牙槽窝内残存的牙周膜。并用生理盐水冲洗牙槽窝。如果存在牙槽窝骨折并移位，可用轻柔手法复位。对严重牙龈撕裂者应首先缝合。

（2）手持离体牙冠部，用最小的力把患牙放回牙槽窝。如果遇到阻力，应将牙齿放回生理盐水中，检查牙槽窝是否有骨折。牙槽窝骨折是最常见的造成再植困难的原因。对于发现的折断骨片通常可以使用插入平头器械（如直牙挺）予以复位，并修整牙槽窝形态，然后植入患牙。

（3）检查牙尖交错位有无早接触，对于存在明显早接触者需使用全牙列颌垫。

（4）使用弹性固定方法，如麻花丝 + 树脂夹板固定。

4. 弹性固定的方式及适应证

弹性固定可用于半脱位（亚脱位）、脱出性脱位（部分脱出）、侧方脱位（侧方移位）、嵌入性脱位（挫入）、牙撕脱性损伤（全脱出）等外伤牙的固定。弹性固定可以使外伤牙维持稍大于生理性动度的活动度，有利于牙周膜组织愈合、再生与重建。

（1）弹力纤维 – 复合树脂夹板：

临床上使用的弹力固位纤维非常柔顺，易贴合牙；纤维表面光滑，易与光固化树脂粘接；不影响舌侧检查时牙髓电活力测试（EPT）结果；用光固化树脂固定，较美观，也易拆除。未合并颌骨骨折的牙外伤类型均可使用弹性夹板固定。

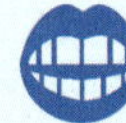

（2）金属丝 – 树脂夹板：

使用直径 ≤ 0.4 mm 的金属丝制作夹板，并用树脂将预成金属丝固定在患牙及其相邻健康牙的牙面上，以达到固定患牙的目的。该固定技术是建立在粘接技术基础上的弹性固定技术，操作较简单，不影响牙髓状态测试结果。在进行金属丝－树脂夹板固定术操作时必须保证金属丝具有足够的强度和韧度，金属丝（夹板）的形状尽量与牙列贴合无弹力，使患牙既能得到牢固的固定，又不会因金属丝的形变使牙齿位置发生变化。适用于脱出性脱位（部分脱出）、侧方脱位（侧方移位）、嵌入性脱位（挫入）及牙撕脱性损伤（全脱出）。

（3）尼龙丝夹板

最早出现的一种可以替代金属丝夹板的固定装置，直径 0.13~0.25 mm，临床操作简便，但因尼龙丝夹板粘接面积较小，易脱落。若外伤牙为单颗，可用单根尼龙丝作固定；若涉及牙槽骨骨折或存在多颗外伤牙的固定，则需要双条尼龙丝增强夹板的固定作用。

（4）全牙列颌垫固定术

全牙列颌垫固定不需要与邻牙固定连接，能有效解除𬌗创伤。这种方法的优点在于使患牙保持生理动度、防止骨性愈合的发生，取戴方便且美观舒适，容易保持口腔清洁。缺点是影响患者的进食。适用于同时治疗多颗牙发生脱位性损伤的情况（不包括撕脱性损伤），特别是替牙期牙冠长度不一、恒牙萌出不足的患者。

5. 弹性固定的操作流程（以金属丝＋树脂夹板为例，图 5-6-7）

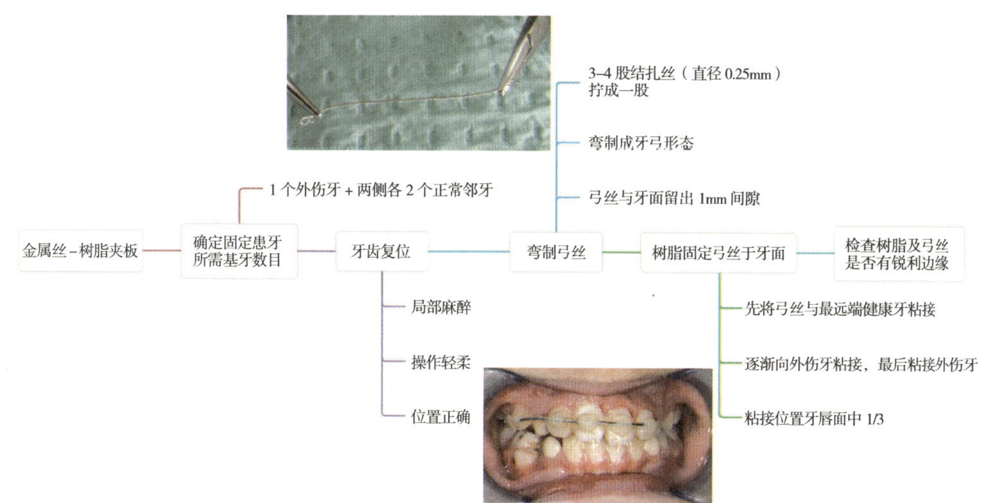

图 5-6-7　金属丝＋树脂夹板弹性固定的操作流程

6. 再植术的预后及影响因素

（1）再植时间及离体牙保存：全脱出牙齿牙周膜完全撕裂，即刻再植的牙齿有牙周组织再生的可能，延迟再植的牙齿绝大多数会发生固连和替代性吸收。牙齿再植术成功

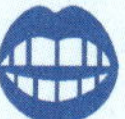

的关键是尽可能保持离体牙牙周膜活性，故脱出后再植时间和离体牙保存是影响再植术成功的主要因素。牙齿脱出后30分钟以上，再植发生牙周膜愈合的机会很小。在干燥环境或非生理介质中保存的离体牙会造成牙周膜细胞坏死，增加牙根外吸收发生的机会。

（2）患者的年龄和牙根发育程度：影响再植术成功的重要因素。年轻恒牙迅速再植后，牙周膜愈合的可能性大，但其替代性吸收的发生率高于成人。在干燥保存时间超过1小时的情况下，青少年再植牙发生替代性吸收的比例以及吸收的速度要显著高于成人。

（3）再植术中的固定方式和牙髓处理：再植牙的固定方式应该允许牙齿有正常生理动度，即弹性固定。IADT建议再植牙的固定时间是小于10天，这样可以减少发生替代性吸收的可能性。对于牙根发育接近完成，或已经发育完成的牙齿，再植后出现牙髓再血管化的概率几乎为零。建议在7~14天内进行根管治疗，用氢氧化钙类强碱性药物可预防或减缓牙根吸收。

六、思考题

1. 年轻恒牙全脱出的治疗原则？
2. 年轻恒牙弹性固定的方式？

七、科普小常识

牙齿完全脱出后该如何处理？

在事发现场，应迅速捡起脱落的牙齿，拿着牙冠部，用自来水简单冲掉沾污物，将牙齿放入牙槽窝，咬住纱布或棉花并尽快到医院就诊。

（本章作者：陈　静　张　娜）

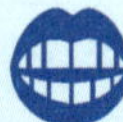

第六章

口腔黏膜病学

第一节 单纯疱疹（案例 40）

核心提示

❖单纯疱疹的分型？

❖原发性单纯疱疹和复发性单纯疱疹的临床表现？

❖单纯疱疹的治疗原则？

一、病历资料

1. 病史

李 ××，男性，34 岁，主因“口腔黏膜溃烂疼痛 1 天”就诊。4 天前患者感冒发烧、经药物治疗后体温恢复正常。1 天前口腔黏膜起疱、溃烂伴疼痛，不愿进食，为求进一步诊治，今来诊。

2. 既往史

既往体健，否认全身系统性病史，否认药物过敏史。

3. 家族史

无。

4. 口腔检查

上腭双侧可见数个米粒大小水疱，周缘充血发红，触诊质地正常，其余口内黏膜未见明显异常。（图 6–1–1）

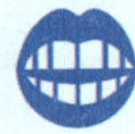

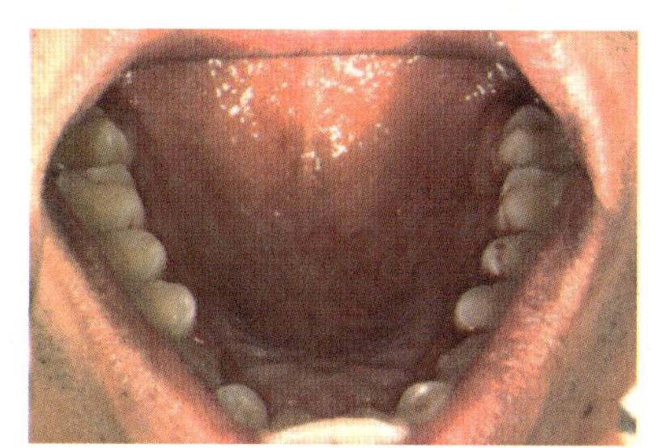

图 6-1-1 上腭双侧可见数个米粒大小水疱，周缘充血发红

5. 初步诊断

单纯疱疹。

二、诊治经过

患者主因 4 天前感冒发烧、经药物治疗后体温恢复正常，1 天前口腔黏膜起疱、溃烂伴疼痛等不适症状，不愿进食，故前来就诊。患者既往体健，发病前期伴有感冒发热史，结合口内临床表现，初步考虑为单纯疱疹，遂给予患者口服阿昔洛韦片，局部涂抹阿昔洛韦凝胶，同时日常生活中注意避免接触老人与小孩。

三、案例分析

1. 病史特点

（1）患者出现口内黏膜起疱、溃烂伴疼痛不适 1 天，影响进食。

（2）患者既往体健，4 天前无明显诱因出现感冒、发烧等不适症状。

（3）对患者进行口内专科检查发现上腭双侧可见数个米粒大小水疱，周缘充血发红，触诊质地正常，其余口内黏膜未见明显异常。

2. 诊断及诊断依据

（1）诊断：单纯疱疹。

（2）诊断依据：①患者口内起疱前有感冒、发烧等前驱症状；②口内黏膜上腭部典型的簇集性小水疱形成；③ 除了根据临床表现结合病史诊断外，还有相关的实验室检查方法：1）非特异性疱疹病毒检测：a. 通过水疱组织涂片染色观察有无嗜酸性包涵体的多核巨细胞；b. 电镜检查受损细胞中是否含有不成熟的病毒颗粒。2）特异的 HSV 检测：a. 用免疫学方法检测 HSV1、HSV2；b. 用荧光素标记或酶标记的单克隆抗体直接对病损涂片染色。

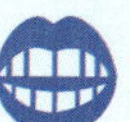

3. 鉴别诊断（表 6-1-1）

表 6-1-1　原发性疱疹性龈口炎与疱疹型复发性阿弗他溃疡

	原发性疱疹性龈口炎	疱疹型复发性阿弗他溃疡
好发年龄	幼儿及儿童	成人
发作情况	急性发作、全身反应较重	反复发作、全身反应较轻或无
好发部位	口腔黏膜任何部位，包括牙龈、硬腭、舌、颊及唇黏膜	病损位于口腔角化较差的黏膜
病损特点	成簇聚集的小水疱，疱破后成为形状不规则的糜烂面，黏膜充血明显，牙龈红肿	没有发疱史，散在的单个圆形或椭圆形溃疡，周围黏膜充血，表面有黄白色假膜，牙龈无红肿
皮肤损害	伴有皮肤损害	无皮肤损害

四、处理方案及基本原则

1. 全身治疗

①核苷类抗病毒药物：目前认为核苷类药物是抗单纯疱疹病毒最有效的药物。主要有阿昔洛韦、伐昔洛韦、泛昔洛韦和更昔洛韦。②利巴韦林：又称病毒唑，是一种广谱抗病毒药物，主要通过干扰病毒核酸合成而阻止病毒复制，对多种 DNA 病毒或 RNA 病毒有效，可用于疱疹病毒等的治疗。

2. 局部治疗

口腔黏膜局部用药，包括抗病毒软膏、抗病毒漱口水、散剂（西瓜霜粉剂、外用溃疡散、锡类散）、含片（西吡氯胺含片），疼痛剧烈者可用利多卡因、苯佐卡因等止痛剂。

3. 支持疗法

病情严重者应卧床休息，保证饮水量，维持体液平衡。进食困难者适当补充营养液。

4. 中医中药治疗

（1）外感风热、内火炽盛

此期可服用中成药和抗病毒颗粒、板蓝根颗粒。

（2）心脾积热、阴液亏损

此期可服用抗病毒中成药。

五、要点与讨论

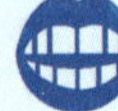

1. 原发性疱疹性口炎的临床表现

原发性疱疹性口炎为最常见的由 I 型单纯疱疹病毒引起的口腔病损，可能表现为一种较严重的龈口炎——急性疱疹性龈口炎。多数原发感染的临床症状并不显著。本病以 6 岁以下儿童较多见，尤其是 6 个月至 2 岁更多。经历 4 个阶段：①前驱期：发病前常有与疱疹病患者接触史，经 4~7 天潜伏期后出现发热头痛、疲乏不适、咽喉肿痛等急性症状，下颌下和颈上淋巴结肿大、触痛。患儿常有流涎、拒食、烦躁不安等症状。经过 1~2 天，口腔黏膜、附着龈和龈缘广泛充血水肿。②水疱期：口腔黏膜出现成簇小水疱，似针头大小，邻近乳磨牙（成人是前磨牙）的上腭和龈缘处更明显。水疱疱壁薄、透明，易破溃，形成浅表溃疡。③糜烂期：成簇的小水疱破溃后可引起大面积糜烂，上覆黄色假膜。唇和口周皮肤也可有类似病损，疱破溃后形成痂壳。④愈合期：糜烂面逐渐缩小、愈合，整个病程需 7~10 天。

2. 复发性疱疹性口炎的临床表现

原发性疱疹感染愈合以后，不管其病损的程度如何，有 30%~50% 的病例可能发生复发性损害。一般复发感染的部位在口唇或接近口唇处，故又称复发性唇疱疹。复发的口唇损害有两个特征：损害总是以起疱开始，常为多个成簇的疱，单个的疱较少见；损害复发时，总是在原先发作过的位置，或邻近原先发作过的位置。

六、思考题

1. 单纯疱疹除了与疱疹型 RAU 鉴别外， 还可以与什么鉴别？

2. 单纯疱疹的分类?

3. 有单纯疱疹的患者应该注意什么?

七、科普小常识

1. 单纯疱疹会传染吗?

单纯疱疹病毒可经口－呼吸道传播，也可通过皮肤、黏膜、眼角膜等疱疹病灶处传染。单纯疱疹病毒的活动感染患者与无症状的排毒者，他们的唾液、粪便中皆有病毒的存在，故本病患者应避免接触其他儿童与幼婴。

2. 为什么会得单纯疱疹?

口腔单纯疱疹病毒感染的患者及无症状的带病毒者为传染源，主要通过飞沫、唾液及疱疹液直接接触传播，也可以通过食具和衣物间接传播。当机体遇到激发因素如紫外线、创伤、感染、胃肠功能紊乱、妊娠、劳累、情绪、环境等改变时可使体内潜伏的病毒活化，导致疱疹复发。

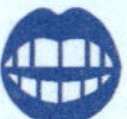

第二节　念珠菌病（案例 41）

核心提示

❖念珠菌病的分型有哪些？

❖不同分型念珠菌病的具体临床表现有哪些？

❖对于念珠菌病的治疗采用局部药物治疗还是全身药物治疗，如何进行抉择？

一、病历资料

1. 病史

张 × ×，女性，8 月龄，主因“左颊黏膜白色改变 1 月”就诊。1 月前患儿左颊黏膜发现白色改变，无疼痛等不适，不影响进食，为求诊治，遂来诊。

2. 既往史

既往体健，否认全身系统性病史，否认药物过敏史。

3. 口腔检查

左颊黏膜前份可见白色凝乳状假膜，不高出黏膜表面，触质软，白色假膜用力可擦去，擦去后黏膜轻微充血。（图 6-2-1）

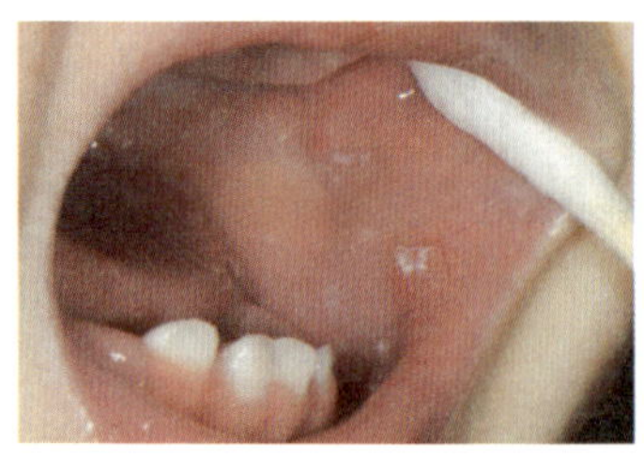

图 6-2-1　左颊黏膜可见白色凝乳状假膜，用棉签擦拭时可拭去

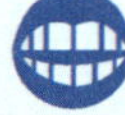

4. 初步诊断

急性假膜型念珠菌病。

二、诊治经过

患儿家长 1 月前发现患儿左颊黏膜有白色改变，不影响患儿进食，未发现患儿有发烧等不适，不曾使用药物治疗，今来诊。患者为 8 月大婴儿，母乳喂养，结合口内临床表现，初步考虑为急性假膜型念珠菌病，遂给予患儿药物治疗，1% 碳酸氢钠溶液局部涂敷患儿左颊黏膜，2% 碳酸氢钠溶液擦拭母亲乳头，同时奶瓶、勺子等餐具需高温煮沸消毒并用碳酸氢钠溶液浸泡。

三、案例分析

1. 病史特点

（1）患儿左颊黏膜白色改变 1 月余，无疼痛等不适，不影响患儿进食。

（2）患者为 8 月大婴儿，母乳喂养。

（3）对患儿进行口内专科检查发现左颊黏膜有白色凝乳状假膜，不高出黏膜表面，触之质软，白色假膜用力可擦去，擦去后见黏膜充血。

2. 诊断及诊断依据

（1）诊断：急性假膜型念珠菌病。

（2）诊断依据：① 患者为婴儿，母乳喂养；② 左颊黏膜呈白色凝乳状假膜，用力可擦去，擦去后黏膜充血。③ 除了根据临床表现结合病史诊断外，还有相关的实验室检查方法：1）涂片法：a. 通过显微镜直接观察有无芽生孢子和假菌丝 b. 用革兰氏染色法观察有无芽生孢子和假菌丝 c. PAS 染色后观察有无芽生孢子和假菌丝。2）分离培养法：将标本接种于培养基，3~4 日后观察有无菌落形成。

3. 鉴别诊断（表 3-2-1）

表 3-2-1　急性假膜型念珠菌病、球菌性口炎及口腔扁平苔藓的鉴别

	急性假膜型念珠菌病	球菌性口炎	口腔扁平苔藓
好发人群	HIV 感染者、免疫缺陷者及婴幼儿	体弱及抵抗力低下者	中年女性
发作情况	急性发作，全身反应一般较轻	急性发作，黏膜充血水肿明显，区域淋巴结肿大，可伴发热等全身症状	慢性病程，一般无发热等全身症状

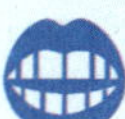

续表

	急性假膜型念珠菌病	球菌性口炎	口腔扁平苔藓
好发部位	颊、舌、软腭及唇	发生于口腔黏膜任何部位	颊、舌、唇及牙龈
病损特点	口腔黏膜充血，上覆白色凝乳状假膜，假膜可擦去	口腔黏膜充血，上覆灰黄色光滑致密假膜，假膜擦去后可见糜烂面，伴口臭	珠光白色网状条纹，对称分布，不能拭去，糜烂型上覆淡黄色假膜
皮肤损害	无皮肤损害	无皮肤损害	皮肤可伴紫红色多角形斑丘疹

四、处理方案及基本原则

1. 全身抗真菌治疗

a：氟康唑：是目前临床应用最广泛的抗真菌药物，抗菌谱广，为治疗白色念珠菌的首选药物。b：伊曲康唑：主要用于治疗浅表真菌感染，可治愈 80% 以上的浅部皮肤黏膜真菌或酵母菌感染。

2. 局部治疗

a：2%~4% 碳酸氢钠溶液：念珠菌喜酸恶碱，用该碱性溶液漱口，可以抑制念珠菌生长繁殖。b：氯己定：0.12%~0.2% 溶液或 1% 凝胶局部涂抹、冲洗或含漱，也可与制霉菌素配合抗真菌。c：西地碘：是一种高效、低毒和广谱杀菌的碘制剂，抗炎杀菌能力强，且适用于混合感染。d：制霉菌素：不易被肠道吸收，多用于治疗皮肤、黏膜以及消化道的念珠菌感染，此外，咪康唑、克霉唑霜等也可局部用于治疗口腔念珠菌感染。

3. 对症和支持疗法

加强营养，增强机体免疫力。对于身体衰弱或有免疫缺陷者，以及长期使用免疫抑制剂者，需辅以增强免疫力的治疗，如注射胸腺肽、转移因子等。

4. 手术治疗

念珠菌伴上皮异常增生者，应考虑手术切除。

五、要点与讨论

念珠菌病的临床表现

a：急性假膜型：好发于颊、舌、软腭及唇，损害区黏膜充血，有散在的色白如雪的柔软小斑点，亦可融合为白色丝绒状斑片，严重者可波及扁桃体、咽部。婴幼儿患者多为一过性感染，病情轻，易治愈；成人患者感染因素多，病情急，特别是艾滋病患者，

假膜厚，易复发。b：急性红斑型：又称抗生素口炎，常发生于广谱抗生素使用后，病损为疼痛性弥散性红斑，舌背最多见。c：慢性红斑型：又称义齿性口炎，常发生于上颌义齿所接触的腭部黏膜，主要表现为红斑样病损。d：慢性增殖型：多见于舌背，表现为增厚的白色斑块，且不易拭去。

该患儿发病诱因可能为母乳喂养时母亲乳头及勺子等器皿未良好清洁，加之患儿年幼，自身抵抗力较弱，造成口腔念珠菌感染。除了婴幼儿外，免疫力低下的成人亦可罹患此病。

该病临床可治愈，首先应去除临床病因并清洁患儿口腔及母亲乳头，同时应用抗真菌药物，并增强患儿机体抵抗力，需要注意的是病损消失后，仍需维持治疗 10~14 日以防复发。

六、思考题

1. 念珠菌病除了急性假膜型，还有哪些分型？
2. 急性假膜型念珠菌病还被称为什么？
3. 有念珠菌病的患者应该注意什么？

七、科普小常识

1. 念珠菌病会传染吗？

念珠菌广泛存在于自然界土壤、各种食物表面以及人体皮肤、口腔等，念珠菌病患者、带菌者以及被念珠菌污染的食物、水等，都是传染源。念珠菌病的传染途径有两种：内源性和外源性。内源性比较常见，因为念珠菌是人体正常菌群，在一定条件下大量增殖，便会引起自身感染。外源性则主要通过性传播、母婴传播、饮水等多种方式传播。

2. 为什么不是所有人都会得念珠菌病？

念珠菌是口腔常驻菌群，一般不致病。当由于某些局部或全身刺激因素使宿主防御功能降低时，念珠菌即转化为致病菌，引起的感染称为机会性感染，亦称“有病者之病”。

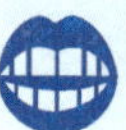

第三节　药物过敏性口炎（案例42）

核心提示

❖引起药物过敏性口炎的常见药物有什么？

❖药物过敏性口炎的诊断要点和具体临床表现有些什么？

一、病历资料

1. 病史

赵××，男性，36岁主因“口内溃烂疼痛2天”就诊。2天前自觉舌腹下起溃疡，1天前自购蜂胶口腔膜贴于溃疡局部，3小时后即感觉上下唇、舌麻木肿胀，逐渐出现唇部、上腭发红起疱。

2. 既往史

否认全身系统性病史，有乙醇、碘过敏史。

3. 口腔检查

上下唇内侧黏膜、舌黏膜、硬腭黏膜广泛充血发红水肿，硬腭黏膜见3个1.8cm×1cm水疱及数个较小水疱和血疱。（图6-3-1、图6-3-2）

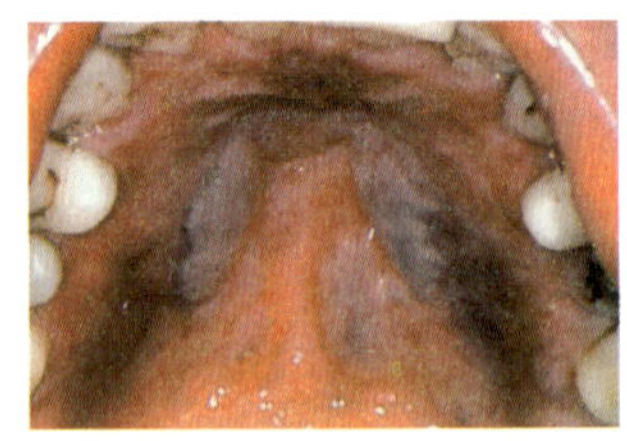

图6-3-1　硬腭黏膜可见多个大小不等的水疱，周围黏膜充血

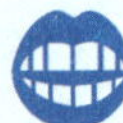

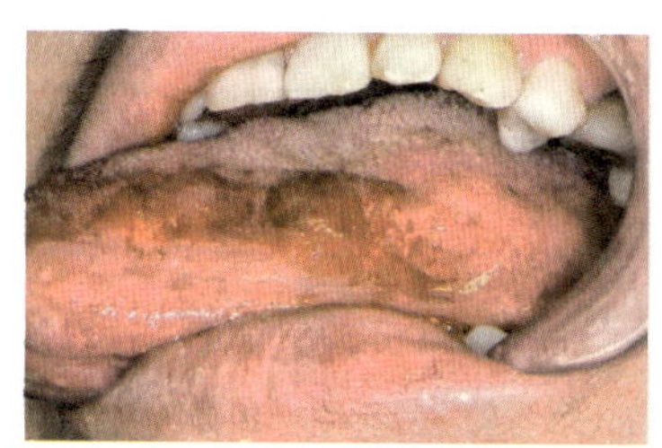

图 6-3-2　左侧舌黏膜充血红肿，可见血疱和点状小糜烂

4. 初步诊断

药物过敏性口炎。

二、诊治经过

患者因溃疡自行使用药物，使用药物后即出现了口腔黏膜广泛充血水肿，唇、舌、腭黏膜上有大小不等的水疱和血疱，起病急。患者既往体健，且自述有明确的药物过敏史，结合口内临床表现以及发病前的用药史，初步考虑为药物过敏性口炎，遂给予患者全身口服醋酸泼尼松片、氯雷他定分散片、维生素 C 片，局部涂敷地塞米松溃疡涂剂、湿敷 0.05% 氯己定溶液，同时日常生活中注意避免接触过敏药物。

三、案例分析

1. 病史特点

（1）患者自行使用药物，有明确的药物使用史，以及药物过敏史，并且在使用药物后 3 小时即发病，起病急，用药和发病时间有因果关系。

（2）对患者进行口内专科检查发现上下唇内侧黏膜、舌黏膜、硬腭黏膜广泛充血发红水肿，上有大小不等的水疱和血疱。

2. 诊断及诊断依据

（1）诊断：药物过敏性口炎。

（2）诊断依据：① 患者发病前有特殊用药史以及药物过敏史，且用药和发病时间有因果关系；② 为突然发生的急症，口腔黏膜广泛充血红肿，并见水疱、血疱和糜烂；③停用可疑致敏药物后，病损会很快愈合。

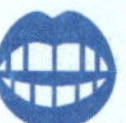

四、处理方案及基本原则

1. 首先找出可疑致敏药物，并立即停用

全身抗过敏治疗包括抗组胺药：主要有氯雷他定（开瑞坦）、氯苯那敏（扑尔敏）；10% 葡萄糖酸钙加维生素 C 行静脉注射：可增加血管的致密性，减少渗出，减轻炎症反应；糖皮质激素：视病情轻重而定，轻者可给泼尼松，重者可给氢化可的松；肾上腺素：用于病情特别严重者。

2. 局部治疗

以对症治疗即预防感染为主，包括 0.1% 依沙吖啶溶液、糖皮质激素软膏、中药养阴生肌散、利多卡因凝胶等。

3. 对症和支持疗法

给予大量维生素 C 以及钙剂、复合 B 族维生素等，并适当补充液体、加强营养、维持水和电解质平衡。

4. 中医中药治疗

包括“过敏煎”、防风通圣散、化斑解毒汤等。

五、要点与讨论

1. 药物过敏性口炎的临床表现

由于变态反应体质者使用药物而引发，常见的有解热镇痛药、安眠镇静药、磺胺类药、抗生素类药等，以青霉素过敏者较多。药物引起变态反应需要一定潜伏期，初次用药导致的发病一般需经 420 天（平均为 7~8 天）的潜伏期后才发生变态反应。初次发作潜伏期长，随着反复发作潜伏期缩短，甚至数小时或数分钟即可发病。药物过敏性口炎可单发于口腔黏膜，也可伴有皮肤及其他部位的病损。轻型患者可以无全身症状，或仅在病损出现前有轻度全身不适、头痛、咽痛及低热等全身症状。药物过敏性口炎可发生于口腔任何部位，口腔病损可先于皮肤损害出现。黏膜灼热发胀，继之出现红斑、充血肿胀、水疱、渗出糜烂、坏死。水疱单个或多个，大小不等。单个水疱较大，舌背中部好发，水疱壁薄易破裂，口内不易看到完整水疱，疱破后可见残余疱壁，圆形或界限清楚的糜烂或溃疡，唇、颊、腭等部位均可发生，皮肤病损好发于口唇周围。最常见的病损为圆形红斑，有时在红斑的基础上又出现水疱或丘疹。

2. 固定性药疹

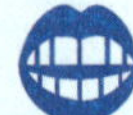

病情再次发作时，在唇及口周皮肤交界处的局部灼热发痒，出现圆形或椭圆形界限清楚的暗紫色或鲜红色斑疹或斑片，数目常为单个，偶有数个，多发生于固定位置。常

由解热镇痛类、磺胺类、巴比妥类和四环素类药物引起，腭、颊黏膜均可发生。但再次发作除在原有固定位置发生外，亦可在其他部位出现新病损。病损通常持续 1-10 天左右，消退后可留有棕褐色或黑色色素沉着，可存留较长时间而不消退。

六、思考题

1. 药物过敏性口炎的诊断要点是什么？

2. 有药物过敏性口炎的患者应该注意什么？

七、科普小常识

1. 为什么会引起药物过敏性口炎？

药物过敏：部分人群对某些药物成分可能会出现过敏反应，如抗生素、解热镇痛药等。一旦服用这些药物，便可能引发药物过敏性口炎。

不合理用药：不合理的用药习惯，如长期使用抗生素，激素类药物等，可能导致口腔菌群失调，从而引起药物过敏性口炎。

2. 如何预防药物过敏性口炎？

在使用药物前，了解药物的副作用和过敏反应并仔细阅读药品说明书，如曾出现过对该类药物过敏，应禁止使用该类药物。出现药物过敏反应时应及时就医，以免延误治疗。注意保持口腔卫生，定期使用漱口水和正确的刷牙方法，以保持口腔清洁。

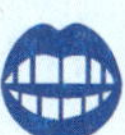

第四节　血管性水肿（案例 43）

核心提示

- ❖获得性血管性水肿的常见诱因有哪些？
- ❖获得性血管性水肿具体临床表现有些什么？
- ❖如何对获得性血管性水肿进行诊断及鉴别诊断，如何进行疾病管理？

一、病历资料

1. 病史

范 ××，男性，25 岁，主因“上下唇肿胀 6 小时余”就诊。患者自觉 6 个多小时前无明显诱因突然出现上下唇肿胀，无疼痛，未曾治疗，为求诊治，遂来诊。

2. 既往史

曾有“心肌梗死”病史，自诉目前病情控制良好，否认其他系统性疾病史，否认药物过敏史。

3. 口腔检查

上下唇左侧明显肿胀，触之稍韧，无压痛。（图 6-4-1）

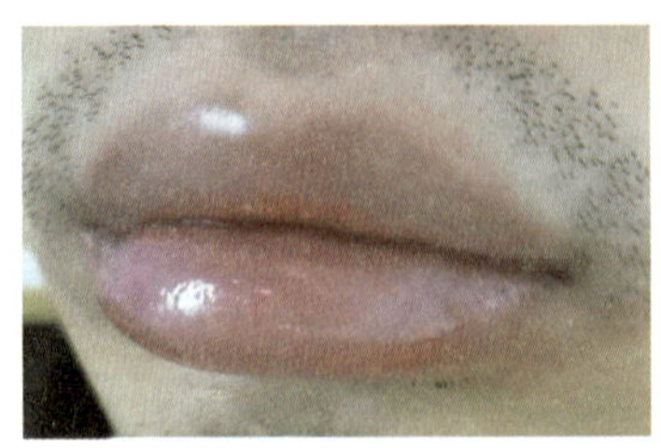

图 6-4-1　上下唇肿胀明显

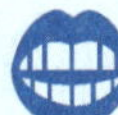

4. 初步诊断

血管性水肿。

二、诊治经过

（1）药物治疗。

醋酸泼尼松 5mg × 15 片，用法：15mg，每日一次，晨起顿服；

氯雷他定 10mg × 6 片，用法：10mg，每日一次；

维生素 C0.1g × 100 片，用法 0.1g，每日三次。

（2）嘱患者多饮水。

（3）注意排查致敏原。

三、案例分析

1. 病史特点

（1）急性起病。

（2）唇黏膜无痛性肿胀、无压痛。

2. 诊断依据

（1）发病突然而急速。（2）病变为局限性水肿，界限不清，按之韧而有弹性，无明显痛感。（3）好发部位为皮下或黏膜下疏松结缔组织。（4）病变消失迅速，且不留痕迹。（5）可反复发作。

3. 鉴别诊断

临床上获得性血管性水肿，应注意与遗传性血管性水肿以及颌面部蜂窝织炎相鉴别。

（1）遗传性血管性水肿发病无明显诱因，发病年龄偏小，家族中可有多个成员发病，基因检测或血清 C1-INH 检测有助于诊断。

（2）颌面部蜂窝织炎病因多为牙源性细菌感染，可找出病灶牙。伴有全身症状，如发热，体温可达 38℃以上，白细胞计数增高。肿胀发生缓慢，病区有红肿、发热、触痛，肿胀有可凹性水肿，不经治疗不会自行消退；若病变发展可形成脓液，并在晚期溢出脓液；用抗生素治疗有效。

四、处理方案及基本原则

（1）隔离变应原，解除症状，防止复发，控制感染。

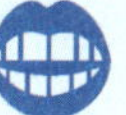

（2）症状轻者不予治疗；症状重者，可皮下注射 0.1% 肾上腺素 0.25~0.5mL。

（3）伴有喉头水肿、呼吸困难者，轻者泼尼松每日 15~30mg，顿服；重者氢化可的松 100~200mg 加入 5%~10% 葡萄糖 1000~2000mL 中即刻静脉点滴，病情改善后停药。

五、要点与讨论

血管性水肿的病因与某些食物、药物、细菌或病灶、精神因素、物理因素等相关。

临床表现为突然发病，好发于头面部、唇、舌、颊、眼睑、耳垂、咽喉等，上唇较下唇好发，下眼睑较上眼睑好发，外阴部、胃肠道黏膜也能被侵犯，有时也发生于手和足部的背、侧面。

唇部损害可单发于上唇或下唇，也可同时累及双唇。患处皮肤或黏膜瘙痒、灼热痛、迅速肿胀，按之较韧而有弹性，肿胀部位可呈淡红色或无色泽改变。唇部发病者可见唇肥厚、表面光亮如蜡，如肿胀发生在舌可致巨舌，波及软腭可引起口腔功能障碍，若肿胀发生在会厌处则影响呼吸。

六、思考题

1. 有血管性水肿的患者应该注意什么？

2. 易感人群该如何预防？

七、科普小常识

血管性水肿是什么？

血管性水肿是一种发生于皮下或黏膜下疏松结缔组织的局限性水肿，又称为血管神经性水肿、巨大荨麻疹、昆克水肿。分为遗传性和获得性两种类型。获得性血管性水肿发病机制属Ⅰ型超敏反应，特点是突然发作局限性水肿，但消退亦较迅速。

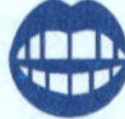

第五节　复发性阿弗他溃疡（轻型）（案例 44）

核心提示

❖轻型 RAU 的主要临床特征。

❖ RAU 的分型依据。

❖轻型 RAU 的治疗原则。

一、病历资料

1. 病史

张 ××，男性，40 岁主因“口内溃烂 2 年余”就诊。患者 2 年前发现口内溃烂，近 1 年加重，发作期 2 周、间歇期 2–3 天，不食肉类 9 年，否认外生殖器溃烂史，为求进一步诊治，今来诊。

2. 既往史

既往患“高血压”9 年，口服“坎地沙坦西酯片 1 片 / 日”，血压控制稳定；否认药物过敏史。

3. 家族史

无。

4. 口腔检查

两侧舌缘、下唇黏膜及颊黏膜后方可见数个溃疡，呈“米粒”大小，“红、黄、凹、痛”，触质软，下前牙区黏膜返折处可见线状溃疡。（图 6–5–1、图 6–5–2）

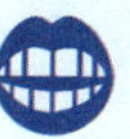

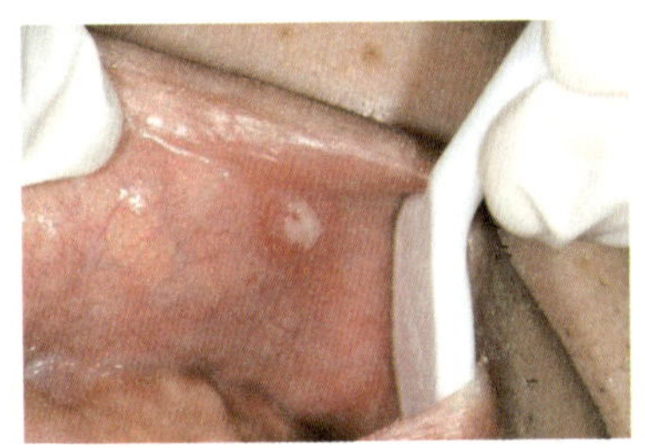

图 6-5-1　上唇黏膜可见直径 0.4cm 的溃疡

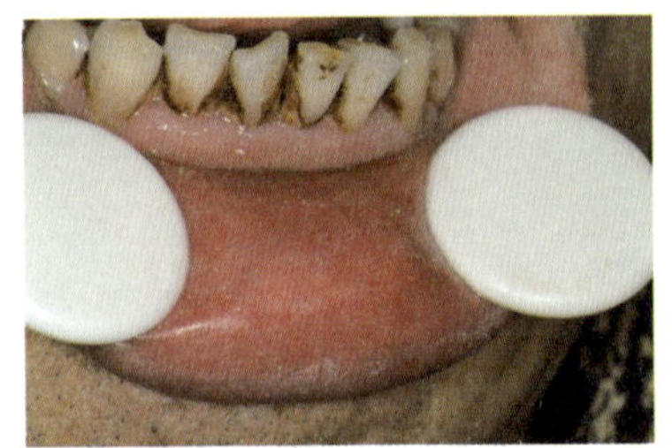

图 6-5-2　两侧舌缘、下唇黏膜及颊黏膜后方可见数个溃疡，呈“米粒”大小

5. 实验室及辅助检查

血常规、贫血四项、肝功能未见明显异常。

6. 初步诊断

复发性阿弗他溃疡（轻型）。

二、诊治经过

患者主因“口内溃烂 2 年余”前来就诊。自述 2 年前发现口内溃烂，近 1 年加重，发作期 2 周、间歇期 2~3 天，不食肉类 9 年，否认外生殖器溃烂史，现为求进一步诊治，就诊于我科。结合患者临床表现，初步考虑为复发性阿弗他溃疡（轻型），遂给予患者口腔局部涂抹糖皮质激素膏，嘱患者注意口腔卫生，注意生活规律性和营养均衡性。

三、案例分析

1. 病史特点

（1）口内溃烂 2 年余；

（2）2 年前发现口内溃烂，近 1 年加重，发作期 2 周、间歇期 2~3 天；

（3）不食肉类 9 年，否认外生殖器溃烂史；

（4）口内检查：两侧舌缘、下唇黏膜及颊黏膜后份可见数个溃疡，呈米粒样，“红、黄、凹、痛”，触质软，下前牙区黏膜返折处可见线状溃疡。

2. 诊断及诊断依据

（1）诊断：复发性阿弗他溃疡（轻型）。

（2）诊断依据：①患者口内溃疡反复发作，发作期 2 周、间歇期 2~3 天，可自愈。病史特点具有复发性、周期性、自限性。②口内黏膜病损具有溃疡典型临床特征（红、黄、凹、痛）。

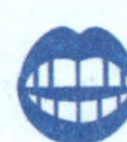

3. 鉴别诊断

复发性阿弗他溃疡症状比较典型，即散在分布的圆形或椭圆形溃疡、边缘发红且中央有淡黄色渗出物。结合病人反复发作的病史，一般依靠典型的外观就可诊断。口腔溃疡表现较严重或外观不典型时，活检有助于排除其他黏膜病变。

四、处理方案及基本原则

复发性口腔溃疡的治疗首先是寻找及改善诱因，其次是外用药缓解症状。如果都不能解决问题时，再考虑口服药治疗。口腔溃疡的治疗目的不在于根治，而是减少复发次数、延长复发周期，并且减轻溃疡疼痛、加速愈合。

对于症状不明显的溃疡：如果口腔溃疡疼痛可以忍受，数量比较少（多数是只有一两个），一般不需要采取过度的治疗措施，因为对大多数轻型的复发性口腔溃疡来说不治也会自动愈合，而且愈合的周期相对比较短，一到两周就可以自愈。

只需要注意日常护理即可，溃疡其间注意保证口腔卫生，多漱口，疼痛度随着时间的推移也会渐渐减轻。

五、要点与讨论

1. 复发性阿弗他溃疡的临床特征及分型

（1）轻型复发性阿弗他溃疡：初起病变处敏感或出现针尖样大小或稍大的充血区，短期内即形成直径在 2~4mm，圆形或椭圆形，边界清晰的浅小溃疡。中心微凹陷，表面覆有一层淡黄色假膜，溃疡周围黏膜充血呈红晕状，其底扪之不硬。溃疡数目一般为 2~3 个左右。溃疡形成后有较剧烈的烧灼痛。经 7~10 天溃疡可逐渐自愈，不留瘢痕。但经长短不一的间歇期后又可复发。患者甚为痛苦。

（2）重型复发性阿弗他溃疡：亦称复发性坏死性黏膜腺周围炎或腺周口疮，为各型中最严重的一型。溃疡常单个发生，2 个或 2 个以上者少见。好发于唇内侧及口角区黏膜。初起时溃疡与轻型复发性阿弗他溃疡相同，但其直径逐渐扩大至 1~2cm，并向深层发展至黏膜腺。溃疡为紫红色或暗红色，边缘不规则，呈瓣状隆起，中央凹陷，似“弹坑”。溃疡底不平、微硬、呈小结节状，溃疡周围红晕，局部有剧烈疼痛，同时可能伴随局部淋巴结肿大、发热等症状。病程常在月余以上。愈后遗留瘢痕，严重者可形成组织缺损或畸形。

（3）疱疹型复发性阿弗他溃疡：亦称口炎型口疮。此型除溃疡小、数目多（可达 20~30 个）外，其余与轻型复发性阿弗他溃疡表现相似。溃疡散在，分布广泛，黏膜充

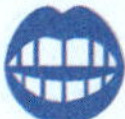

血明显。有剧烈疼痛及伴有头痛、发热、局部淋巴结肿大等。

2. 复发性阿弗他溃疡的病因有哪些?

现代医学认为，复发性阿弗他溃疡首先与免疫有着很密切的关系。有的患者表现为免疫缺陷，有的患者则表现为自身免疫反应；其次是与遗传有关系，在临床中，复发性阿弗他溃疡的发病，有明显的家族遗传倾向，父母一方或多方若患有复发性阿弗他溃疡，他们的子女就比一般人更容易患病；另外，复发性阿弗他溃疡的发作，还与一些疾病或症状有关，比如消化系统疾病：胃溃疡、十二指肠溃疡、慢性或迁延性肝炎、结肠炎等，及偏食、消化不良、发热、睡眠不足、过度疲劳、工作压力大、月经周期的改变等等。随着一种或多种因素的活跃、交替出现，机体免疫力下降，致使复发性阿弗他溃疡的频繁发作。

3. 复发性阿弗他溃疡的预防?

（1）口腔溃疡在很大程度上与个人身体素质有关，尽量避免诱发因素，可降低发生率。

（2）注意口腔卫生，避免损伤口腔黏膜，避免辛辣性食物和局部刺激。

（3）保持心情舒畅，乐观开朗。

（4）保证充足的睡眠时间，避免过度疲劳。

（5）注意生活规律性和营养均衡性，养成一定的排便习惯，防止便秘。

六、思考题

1. 轻型 RAU 的治疗方案如何选择?

2. 复发性阿弗他溃疡的病理特点?

七、科普小常识

复发性阿弗他溃疡患者在饮食上要注意什么?

（1）烹饪时注意少放盐，少放油，少用含盐高的调料，少吃腌制菜、腌制肉等；避免坚硬、粗糙的食物（如炸鸡、坚果等）及温度过高的食物，这些食物都可能对口腔黏膜造成伤害。

（2）主食不要只吃精米白面，可以用杂豆、薯类、南瓜等替代部分主食；

（3）荤素合理搭配，肉类首选鸡、鸭、鱼等白肉，少吃肥肉，鸡蛋、牛奶是蛋白质和其他营养物质的重要来源；多吃水果、蔬菜；

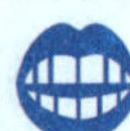

（4）如果是素食主义者，可以多吃豆类和豆制品来补充蛋白质；

（5）尽量不喝酒。

第六节　复发性阿弗他溃疡（重型）（案例 45）

核心提示

❖复发性阿弗他溃疡的分型有哪些？

❖复发性阿弗他溃疡有哪些临床特征？

一、病历资料

1. 病史

患者张 × ×，女性，55 岁，主因“口腔溃疡反复发作 2 年伴腭部溃疡复发疼痛 10 日”就诊。2 年来口腔溃疡反复发作，1~3 个月发作一次，每次溃疡数目 1~4 个不等，位置不固定，多发生于软腭、舌、唇、颊等部位。小溃疡一般 2 周愈合，大溃疡 1~2 个月方能愈合。10 日前腭部复发溃疡，疼痛剧烈，影响进食。为求诊治，今来诊。

2. 既往史

否认生殖器溃疡和眼部不适，否认全身系统性病史，否认药物过敏史。

3. 个人史

不喜食蔬菜瓜果，二便正常，脾气急躁。

4. 口腔检查

口内悬雍垂区黏膜溃疡 1 处，直径约 2cm，呈弹坑状，表面淡黄色假膜可拭去，周围黏膜充血明显，触诊基底部质软，其余口内黏膜未见明显异常。双侧下眼睑黏膜充血度尚可。（图 6–6–1）

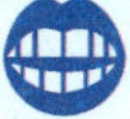

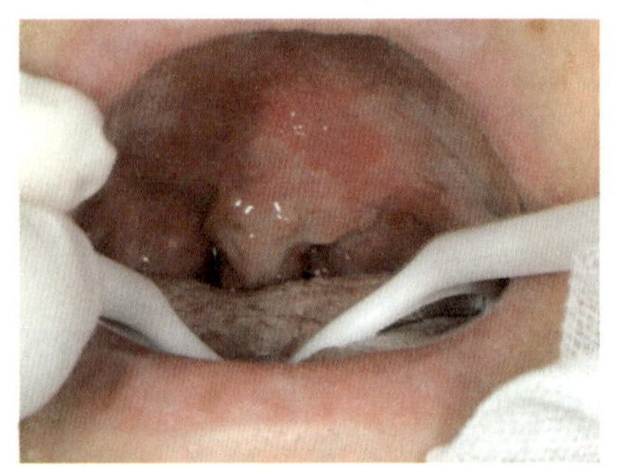

图 6-6-1 悬雍垂区黏膜溃疡 1 处，直径约 2cm，似“弹坑”，周边黏膜充血，有淡黄色假膜片状覆盖

5. 实验室及辅助检查

病理活检：（口咽部）送检为炎性渗出坏死、肉芽组织，结合临床，考虑为溃疡组织。血常规、凝血功能未见明显异常。

6. 初步诊断

复发性阿弗他溃疡重型。

二、诊治经过

患者主因“10 日前腭部复发溃疡，疼痛剧烈，影响进食”前来就诊。患者 2 年来口腔溃疡反复发作，1~3 个月发作一次，每次溃疡数目 1~4 个不等，位置不固定，多发生于软腭、舌、唇、颊等部位。小溃疡一般 2 周左右愈合，大溃疡 1~2 个月方能愈合。否认生殖器溃疡和眼部不适，初步考虑为复发性阿弗他溃疡。遂采用曲安奈混悬液加等量 2% 利多卡因注射液进行病损处局部封闭，同时日常生活中嘱患者改变挑食习惯。

三、案例分析

1. 病史特点

（1）患者口腔溃疡反复发作 2 年伴腭部溃疡复发疼痛 10 日。

（2）患者否认生殖器溃疡和眼部不适。

（3）患者有挑食习惯，平素脾气暴躁。

（4）对患者进行口内专科检查发现口腔内悬雍垂区黏膜溃疡 1 处，直径约 2cm，呈弹坑状，表面淡黄色假膜可拭去，周围黏膜充血明显，触诊基底部质软，其余口内黏膜未见明显异常。双侧下眼睑黏膜充血度尚可。

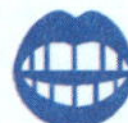

2. 诊断及诊断依据

（1）诊断：复发性阿弗他溃疡（重型）。

（2）诊断依据：①患者口内溃疡反复发作，1~3 个月发作一次，可自愈。病史特点具有复发性、周期性、自限性。②口内黏膜病损具有溃疡典型临床特征（红、黄、凹、痛）。

3. 鉴别诊断（表 6-6-1）

表 6-6-1　MaRAU 与其他溃疡的类型

	MaRAU	创伤性溃疡	癌性溃疡	结核性溃疡	坏死性涎腺化生
好发部位	口腔后部	唇、颊、舌、磨牙后区	舌腹舌缘、口底、软腭复合体	唇、前庭沟、舌	硬腭、软硬腭交界
溃疡特征	深在，形状规则，边缘齐，无浸润性	深浅不一，形状不规则，与损伤因素契合	深浅不一，边缘不齐，周围有浸润，质硬，底部菜花状	深在，形状不规则，周围轻度浸润，呈鼠噬状，底部肉芽组织	深及骨面，边缘可隆起，底部肉芽组织
周期复发	有	无	无	无	无
自限性	有	无	无	无	有
全身情况	较好	好	弱或恶病质	肺结核体征	弱或较好
病理特征	慢性炎症	慢性炎症	细胞癌变	朗格汉斯巨细胞	小涎腺坏死
年龄性别	多见于中青年	不限	多见于老年	多见于中青年	多见于中青年

四、处理方案及基本原则

1. 积极寻找 RAU 发生的相关诱因并加以控制。

2. 选择局部治疗，其中局部应用糖皮质激素，对于症状较重及复发频繁的患者，建议采用局部和全身联合用药。

3. 加强心理疏导，缓解紧张情绪。

五、要点与讨论

1. 各型复发性阿弗他溃疡的治疗方案

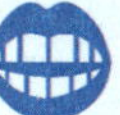

（1）轻型复发性阿弗他溃疡：复发次数少，疼痛可耐受，不需要药物治疗或以局

部药物治疗为主。

（2）中度复发性阿弗他溃疡：溃疡前驱期（出现刺痛、肿胀）时，及时应用糖皮质激素终止其发展。优先选择局部治疗：局部应用糖皮质激素、局部镇痛剂、局部抗炎制剂、重型 RAU 可行糖皮质激素病损局部黏膜下注射。对于至少 2 次 RAU 发病史，且病史 1 年以上；溃疡每月发作 1 次以上，可全身短期应用糖皮质激素。

（3）重度复发性阿弗他溃疡：局部治疗同上；全身应用糖皮质激素、硫唑嘌呤或其他免疫抑制剂、沙利度胺等；对免疫功能低下者，可选用免疫增强剂。

六、思考题

复发性阿弗他溃疡的疗效评价试行标准？

七、科普小常识

如何预防复发性阿弗他溃疡？

（1）避免粗糙、硬性食物（膨化、油炸食品）和过烫食物对黏膜的创伤。营养均衡，饮食清淡，少食烧烤、腌制、辛辣食物，保持有规律的进餐习惯。

（2）保证充足睡眠时间，提高睡眠质量。保持乐观精神，避免焦虑情绪。

（3）养成每日定时排便的习惯。若有便秘，可多食含纤维丰富的食物，适当活动，必要时可使用通便药物。

（4）去除口腔局部刺激因素，避免口腔黏膜创伤，并保持口腔环境卫生。

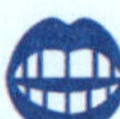

第七节　天疱疮（案例 46）

核心提示

❖天疱疮的临床表现及分型？

❖天疱疮的诊断依据及治疗原则？

一、病历资料

1. 病史

王 ××，女性，64 岁，主因“舌头反复起疱 8 个月”就诊。患者自述舌头反复起疱 8 个月余，疼痛明显，影响进食。7 个月前曾于外院就诊，口服“泼尼松片 15mg” 2 周余，局部含漱“碳酸氢钠溶液，氯己定溶液” 10 余天，自觉疼痛稍有好转，停药后复发，今来诊。

2. 既往史

高血压病史 30 余年，口服“拉西地平片”，血压控制至 130/70mmHg，否认药物过敏史。

3. 家族史

无。

4. 口腔检查

双侧舌缘可见大面积疱疹糜烂面，上覆黄色假膜，探针试验（+），尼氏症（+），揭皮试验（+）。（图 6–7–1）

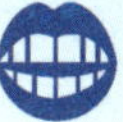

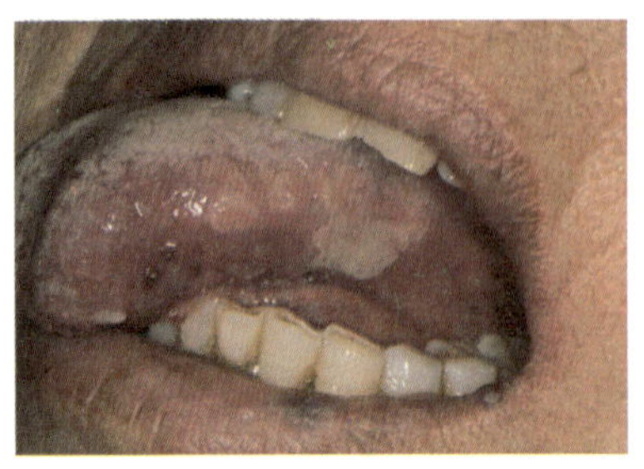
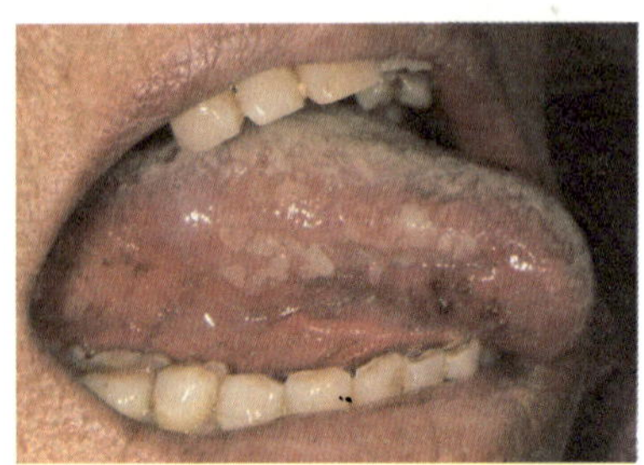

图 6-7-1 双侧舌缘可见大面积疱疹糜烂面

5. 实验室及辅助检查

①病理学检查显示复层鳞状上皮慢性炎症，间质伴淋巴细胞浆细胞浸润，含铁血黄素沉积，局灶见上皮内疱形成，考虑天疱疮；②免疫荧光结果示：IgG（网状 +），C3（网状 +）；③天疱疮抗体结果示：抗棘细胞桥粒抗体 IgG（+），抗桥粒芯糖蛋白 3 抗体 IgG（+）。

6. 初步诊断

天疱疮。

二、诊治经过

患者主因舌部反复起疱糜烂 8 个月余，临床表现为舌部大面积疱损糜烂面，尼氏征阳性，揭皮试验阳性，探针试验阳性，病理学检查、免疫荧光检查、天疱疮抗体检查均提示为天疱疮，遂给予患者口服糖皮质激素泼尼松片 40mg/ 日，同时口服氯化钾缓释片，碳酸钙咀嚼片。并嘱患者高蛋白饮食、维持水电解质平衡、补液及对症支持治疗。

三、案例分析

1. 病史特点

（1）患者出现口内反复起疱伴溃烂。

（2）主要表现以糜烂为主，松弛性水疱，易破，影响进食。

（3）全身使用糖皮质激素，有效。

2. 诊断及诊断依据

（1）诊断：天疱疮

（2）诊断依据：①患者舌部黏膜出现糜烂；②尼氏征阳性，探针试验阳性，揭皮试验阳性；③ 除了根据临床表现结合病史诊断外，还有相关的实验室检查方法：1）组织病理：表皮 / 上皮内疱形成（棘层松解）；2）免疫诊断指标：a. 直接免疫荧光可见

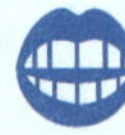

上皮 / 表皮棘细胞间有 IgG（或伴有 C3）的网状沉积；b. 间接免疫荧光可见患者血清的 IgG 抗体在底物的上皮 / 表皮细胞间出现网状沉积；c.ELISA 检测可见抗 Dsg3 和抗棘细胞桥粒抗体阳性。

3. 鉴别诊断（6-7-1）

表 6-7-1 天疱疮与黏膜类天疱疮的鉴别

	天疱疮	黏膜类天疱疮
好发年龄	60 岁以上老年人多见	40~60 岁多见
好发部位	好发于口腔黏膜和胸背、头部皮肤	口腔黏膜损害好发于牙龈，体腔黏膜亦较轻受累，皮肤损害少见
病损特点	以糜烂为主,新鲜糜烂面外形不规则、界清、表面干净、周围无明显炎症反应；尼氏征阳性、揭皮试验阳性、探针试验阳性；皮肤损害为松弛性大疱	以牙龈弥散性红斑、水疱、糜烂为主；尼氏征阴性；皮肤损害为张力性大疱
分子靶抗原	Dsg1、Dsg3	BP180、BP230、层粘连蛋白 332、a64 整合素的两个亚基、层粘连蛋白 311、Ⅶ型胶原
组织病理学	棘层松解，上皮内疱	无棘层松解，上皮下疱
免疫病理学	DIF 示病损组织中 IgG（或伴有 C3）网状沉积于棘细胞间；IIF 示患者血清中 IgG 网状沉积于底物上皮或表皮细胞间	DIF 示病损组织中 IgG（和 / 或 C3）沿基底膜带呈线状沉积；IIF 示患者血清中 IgG 线状沉积于底物的基底膜带，但阳性率低；盐裂皮肤试验示患者血清中 IgG 沉积于盐裂皮肤的表皮侧或真皮侧

四、处理方案及基本原则

1. 全身治疗

①糖皮质激素：糖皮质激素是治疗天疱疮的首选药物，使用中应遵循“早期应用，足量控制，合理减量，适量维持”的原则，根据用药的过程，可动态地分为起始控制阶段、减量阶段和维持阶段。起始控制阶段应“量大从速”，减量维持阶段应“递减忌躁”。临床常用的治疗天疱疮的糖皮质激素药物为泼尼松。长期使用糖皮质激素，要注意防治和减轻各种并发症，病情严重的天疱疮患者，为加快显效时间、降低副作用，可选用冲击疗法，即短期内静脉给予大剂量糖皮质激素。②免疫抑制剂：对糖皮质激素疗效不佳

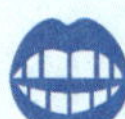

的患者，或者是同时患有糖尿病、高血压、骨质疏松等疾病的患者，可联合应用免疫抑制剂，以缩短糖皮质激素开始减量的时间，并在减量过程中防止复发。常用一线免疫抑制剂包括硫唑嘌呤（AZA）和吗替麦考酚酯（MMF）。③生物制剂：利妥昔单抗，一般用于顽固且严重的天疱疮患者。④其他药物：如氨苯砜、四环素、羟基氯喹、沙利度胺等也用于天疱疮的治疗。

2. 局部治疗

使用适用于口腔的糖皮质激素软膏、糊剂、凝胶，以减轻口腔糜烂面炎症，必要时可用糖皮质激素制剂如曲安奈德混悬液行口腔黏膜损害下浸润注射治疗；局部使用表皮生长因子以促进糜烂愈合；氯己定溶液含漱以防止继发性细菌感染，2%~4% 碳酸氢钠液含漱以防止继发性口腔念珠菌感染。口腔疼痛影响进食者，进食前可用 2% 利多卡因液涂搽或稀释后含漱。

3. 支持疗法

大面积的糜烂可使血清白蛋白及其他营养物质大量丢失，故应给予高营养且易消化的饮食，进食困难者可由静脉补充，全身衰竭者须少量多次输血。注意水、电解质与酸碱平衡。患者应尽量保证睡眠充足，防止感冒和继发感染。

4. 其他疗法

多用于常规治疗无效的顽固性天疱疮，或出现糖皮质激素或免疫抑制剂禁忌证的患者如静脉注射免疫球蛋白疗法、血浆置换和免疫吸附治疗。

5. 中医中药治疗

辩证为脾虚湿热型和热青炽热型。前一证型可选用补中益气汤、清脾除湿饮等方加减；后一证型可选用黄连解青汤、清瘟败高饮等方加减。

五、要点与讨论

1. 天疱疮的临床表现

①口腔及皮肤出现松弛性水疱，易破；②破溃后形成顽固性糜烂；黏膜亦可出现水疱或糜烂；③尼氏征阳性。

2. 天疱疮的诊断依据

实验室检查方法：①组织病理：表皮 / 上皮内疱形成（棘层松解）。②免疫诊断指标 a. 直接免疫荧光可见上皮 / 表皮棘细胞间有 IgG（或伴有 C3）的网状沉积；b. 间接免疫荧光可见患者血清的 IgG 抗体在底物的上皮 / 表皮细胞间出现网状沉积；c.ELISA 检测可见抗 Dsg3 和 / 或抗 Dsg1 抗体阳性。满足“临床表现”中的至少 1 条、“组织病理”和“免

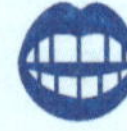

疫诊断指标”中的至少 1 条即可确诊。满足“临床表现”中的至少 2 条、“免疫诊断指标”中的 2 条亦可确诊。

3. 天疱疮的治疗原则

局部治疗：外用或局部注射糖皮质激素，抗感染及促进皮肤黏膜生长；全身药物治疗以糖皮质激素作为一线用药，对于疗效不佳或糖皮质激素无法使用的患者可给予免疫抑制剂，如硫唑嘌呤、吗替麦考酚酯等；支持治疗以高蛋白饮食为主，同时注意水电解质平衡。

六、思考题

1. 天疱疮的类型有哪些？

2. 天疱疮应与哪些疾病进行鉴别?

3. 天疱疮的治疗进展如何?

七、科普小常识

1. 天疱疮患者的注意事项有哪些?

①患者应保持自己床褥清洁平整，皮损面积大的患者使用的所有布类均消毒后再使用；②患者要修平自己的指甲，避免抓破疱壁，这是防治疱破最简单的方法。患者的皮损有糜烂、渗液及脓性分泌物或有恶臭，应遵医嘱使用相应药物，痂皮厚者用消毒植物油浸润后适当去除，有大疱者，先抽尽疱液，再外敷抗菌药。

2. 天疱疮的危害有哪些?

①由于该病是因为人体免疫力而引发的疾病，所以该病引发的并发症不仅是治疗中需要注意的问题，也是患者所要重视的。②由于皮肤大面积糜烂，大量体液外渗，蛋白质、电解质及体液丢失过多，造成身体衰弱，很容易合并败血症、肺炎等继发感染。③据临床调查显示，天疱疮还可能引起肾病、股骨头坏死、高血压、糖尿病、消化道疾病等并发症。

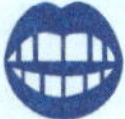

第八节 口腔扁平苔藓（案例 47）

核心提示

❖口腔扁平苔藓的诊断要点是什么？

❖口腔扁平苔藓的病损，根据病损形态特征可以分为哪几型？除口腔病损之外，扁平苔藓还常发生于哪些部位，有什么特征？

❖不同类型的口腔扁平苔藓的治疗方案有什么不同？

一、病历资料

1. 病史

李 ××，女性，53 岁，主因“发现口内有白纹 1 月余”就诊。患者自述近 1 月自觉进食辛辣刺激及烫食时两颊疼痛，自行对镜检查发现两颊有白色条纹，10 余日前自行局部使用“地塞米松注射液 + 庆大霉素注射液”含漱，2 次 / 日，口服阿莫西林，未见明显好转，故来诊。

2. 既往史

糖尿病史 10 余年，口服“二甲双胍”，血糖控制良好，否认其他系统性疾病，否认药物过敏史。

3. 个人史

饮食无忌口，睡眠时好时坏；心情易烦躁，大便不正常。

4. 口腔检查

双颊可见大面积珠光色白网纹，伴有散在充血糜烂面，右侧上腭可见大面积充血面，伴有多处散在“黄豆”大小糜烂面，上覆黄色假膜，周缘伴有珠光白网纹，舌下可见大面积珠光色白网纹，未见明显充血糜烂面，未见明显皮肤病损。

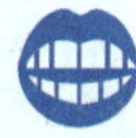

5. 辅助检查

病理诊断结果：（颊部）少许复层鳞状上皮黏膜慢性炎症，固有层淋巴细胞带状浸润，考虑扁平苔藓，请结合临床。

6. 初步诊断

口腔扁平苔藓。

二、诊治经过

患者发病无明显诱因，自觉进食辛辣刺激食物时双颊有疼痛感，口内黏膜可见明显珠光白网纹，结合口内临床表现以及病理检查，考虑为扁平苔藓，口服泼尼松片起始剂量为20mg，后逐渐减量。患者上腭部及左颊糜烂面1周后便愈合，口内珠光白网纹面积缩小。嘱患者忌口，禁食辛辣刺激的食物，保持心情舒畅，保持口腔卫生，若发生明显疼痛或糜烂面及时就诊。

三、案例分析

1. 病史特点

（1）患者出现进食辛辣刺激食物时双颊疼痛约1月余。

（2）患者口腔卫生不佳，睡眠、心情不佳。

（3）对患者进行口内专科检查发现两颊可见大面积珠光色白网纹，伴有散在“黄豆”大小充血糜烂面，右侧上腭可见大面积充血面，伴有多处散在“黄豆”大小糜烂面，上覆黄色假膜，周缘伴有珠光白网纹，舌下可见大面积珠光色白网纹，未见明显充血糜烂面，未见明显皮肤病损。

2. 诊断及诊断依据

（1）诊断：口腔扁平苔藓。

（2）诊断依据：① 患者进食辛辣刺激食物双颊疼痛；② 口内两颊、舌下、上腭部典型的大面积珠光色白网纹及散在充血糜烂面。③ 除了根据临床表现结合病史诊断外，还有相关的实验室检查方法：①组织病理学检查：出现以界限清楚的淋巴细胞为主的带状炎细胞浸润，局限于结缔组织浅层，出现基底细胞液化变性，无上皮异常增生。②免疫病理：上皮基底膜区有免疫球蛋白沉积，主要为IgG和C3的胶样小体沉积。直接免疫荧光法可见细小的颗粒状荧光，沿基底膜区形成蓬松的荧光带。

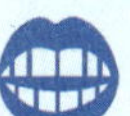

3. 鉴别诊断（表 6-8-1）

表 6-8-1　口腔扁平苔藓、口腔白斑及迷脂症的鉴别

	口腔扁平苔藓	口腔白斑	迷脂症
病因	不明，与免疫因素、精神因素等有关	不明，与烟酒刺激、感染等有关	皮脂腺异位、错生
好发部位	任何部位，颊部多见，常具有对称性	任何部位，多单一	唇、颊黏膜多见
病损特点	主要为珠光白网纹，在舌背可呈斑块，可同时表现多样病损，如充血、糜烂、溃疡等，但其周围仍有白纹	白色或灰白色不规则斑块，边缘突起于黏膜表面	黏膜上有散在或成簇为团块状的、粟粒大小的淡黄色或黄白色斑疹或丘疹
病损质地	弹性、质地无改变	弹性降低、质地改变	表面光滑，触之柔软
病理特点	角化层较薄 棘层增生或轻度萎缩 基底细胞液化变性 基底膜界限模糊 上皮下疱可见 炎细胞在固有层呈带状浸润 不伴上皮异常增生	角化层较厚 粒层明显，棘层肥厚 基底细胞无液化变性 基底膜清晰 无上皮下疱 炎细胞散在于固有层和黏膜下层 常见上皮异常增生	上皮固有层内可见小的、成熟的正常皮脂腺，腺体小叶包绕着自腺体中央一直伸向黏膜表面的皮脂腺导管

四、处理方案及基本原则

1. 心理治疗

身心调节在治疗 OLP 中的作用，目前已越来越受到重视。应加强与患者的沟通，详细询问病史，了解其家庭、生活、工作状况，帮助其调整心理状态。对病损区无充血、糜烂，患者无明显自觉症状者，可在身心调节的情况下观察，一些患者可自愈。同时注意调节全身状况，如睡眠状况、月经状况、消化道情况等。

2. 局部治疗

首先去除刺激因素，消除感染性炎症。口腔黏膜局部用药，包括①糖皮质激素：0.05% 氟轻松醋酸酯等局部应用安全性高，疗效好。病损区的基底部注射对糜烂溃疡型有较好疗效；②维 A 酸：对病损角化程度高的患者适用；③抗真菌药物：对迁延不愈的 OLP，应注意白色念珠菌的感染可能，可使用制霉菌素含漱液、碳酸氢钠含漱液等。

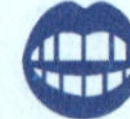

3. 全身治疗

①糖皮质激素：对急性大面积或多灶糜烂型 OLP，可慎重考虑采用小剂量、短疗程

方案。②免疫抑制剂：羟氯喹：主要通过稳定溶酶体膜、抑制免疫等机制，产生抗炎、减少免疫复合物的形成、减轻组织和细胞损伤等作用。硫唑嘌呤或环磷酰胺：用于个别对糖皮质激素不敏感的顽固病例。③免疫增强剂，如胸腺肽肠溶片等。

4. 中医中药治疗。

养阴清热佐以祛风利湿之品，清热利湿佐以风解高之品。

5. 物理治疗

光动力治疗，激光治疗等。

五、要点与讨论

1. 口腔扁平苔藓的临床表现

OLP 病损为小丘疹连成的线状白色、灰白色花纹，类似皮肤损害的 Wickham 纹，属角化异常病损。白色花纹可组成网状、树枝状、环状或半环状等多种形状，也可表现为白色斑块状。病损大多左右对称，可发生在口腔黏膜任何部位，包括舌、牙龈、前庭、唇、颚、口底等部位，以颊部最为多见。黏膜上多同时表现多样病损，相互交错，随着病情变化不同类型病损也可能相互转变。病损区黏膜可为正常，或发生充血、糜烂、溃疡、萎缩和水疱等。OLP 病损在口腔黏膜消退后，黏膜上可留有色素沉着。OLP 患者自觉黏膜粗糙、涩感、烧灼感，口干，偶有虫爬、痒感。遇辛辣、热、酸、咸味食物刺激时，病损局部敏感、灼痛。

2. 口腔扁平苔藓的病损形态分型

①网纹型：灰白色花纹稍高，隆起于黏膜表面，交织成网状，多见于双颊、前庭沟、咽旁等部位。②斑块型：斑块大小不一，多发生在舌背，为略显淡蓝色的白色斑块，形状不规则，类圆形或不规则形，微凹下，舌乳头萎缩致病损表面光滑。③萎缩型：表现为上皮萎缩变薄，常伴充血性红色斑片及糜烂。多位于白色网纹周围。患者可有烧灼感或刺激痛等症状。④水疱型：上皮与上皮下结缔组织分离形成水疱，呈透明或半透明状，可伴有网纹或斑块，水疱破溃后形成糜烂面。可发生在颊、唇、前庭沟及翼下颌韧带处。⑤糜烂型：不规则糜烂面上覆盖淡黄色假膜，边缘充血发红。常伴有充血性红斑、白色网纹病损。⑥丘疹型：呈灰白色丘疹斑点状，微隆起。周围常可见白色斑纹。多出现于舌背、颊黏膜。

3. 目前临床中的常用分型

根据病损是否有糜烂面，分为糜烂型和非糜烂型两种。①非糜烂型：白色线纹间及病损周围黏膜正常，可有充血，但无糜烂。患者多无症状，或偶有刺激痛。黏膜上白色、

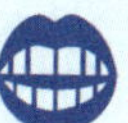

灰白色线状花纹组成网状、环状、斑块、水疱等多种病损。②糜烂型：除白色病损外，线纹间及病损周围黏膜发生充血、糜烂、溃疡。患者有刺激痛，自发痛。常发生于颊、唇、前庭沟、磨牙后区、舌腹等部位。

4. 扁平苔藓除口腔之外的病损表现

①皮肤病损：典型的皮损为扁平的多角形丘疹，呈紫红色，表面有细薄鳞屑，具有蜡样光泽，0.5~2.0cm 大小微高出皮肤表面，边界清楚。丘疹呈多发性，单个散布或排列成环状、线状和斑块状。四周皮肤可有色素减退、色素沉着或呈正常肤色。有的小丘疹可见点或浅的网状白色条纹，即为 Wickham 纹，将石蜡涂于丘疹表面并用放大镜观察，则 Wickham 纹更加清晰。病损多左右对称，主要分布于四肢屈侧，尤其是踝部和腕部，但其他任何部位均可发生。②常呈对称性，但十指（趾）甲同时罹患者并不多见。甲体变薄而无光泽，按压时有凹陷，有时在甲床显示红色针尖样小点，压诊疼痛。甲体表面可以表现为细鳞纵沟、点隙、切削面严重者形成纵裂。甲部损害一般无自觉症状，继发感染时可引起疼痛，严重的指（趾）甲损害可使甲体脱落，甲床溃疡坏死。

六、思考题

1. 口腔扁平苔藓除了与上述鉴别诊断的疾病鉴别外，还可以与哪些疾病鉴别？
2. 口腔内不同部位的扁平苔藓的表现特征有什么不同？
3. 有扁平苔藓的患者应该注意什么？

七、科普小常识

怎样预防口腔扁平苔藓？

①养成良好的口腔卫生习惯，定期进行口腔检查。②调整饮食：忌食辛辣、重油或酸味食物，还要避免摄入咖啡因。③避免刺激物：戒酒、戒烟，还要纠正可能伤害口腔内部的行为，如咬舌头。④学会管理压力：平时要保持乐观的心态，注意保证良好的睡眠，避免心情急躁。

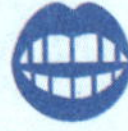

第九节　口腔白斑病（案例 48）

核心提示

❖白斑的分型有哪些?

❖白斑各种分型的具体临床表现有些什么?

❖对于白斑的治疗采用什么治疗，如何进行抉择?

一、病历资料

1. 病史

章 ××，男性，56 岁，主因“发现牙龈发白 1 月余”就诊。患者自述 1 月前发现牙龈有白色斑块，擦不掉，有异物感，无疼痛不适症状，未治疗，为求诊治，遂来诊。

2. 既往史

既往体健，否认全身系统性病史，否认药物过敏史。

3. 个人史

吸烟史 20 年余，20 支 / 天。

4. 口腔检查

45、46 颊侧牙龈及对应前庭沟区有白色斑片，36、37 颊侧牙龈有白色斑片，均突出黏膜表面，表面粗糙，均质，未见明显充血糜烂面。全口口腔卫生较差，部分牙位可见牙石和软垢堆积，牙石（+），牙周探诊出血（BOP）（+），36，37 龈下可探及牙结石。（图 6-9-1、图 6-9-2）

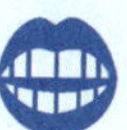

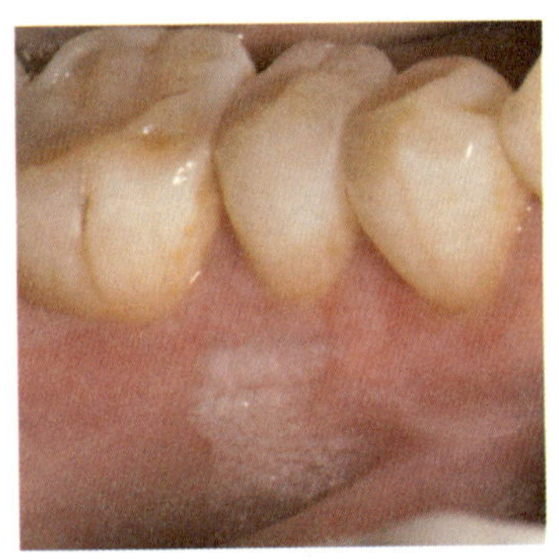

图 6-9-1 45、46 颊侧牙龈及前庭沟有白色斑片

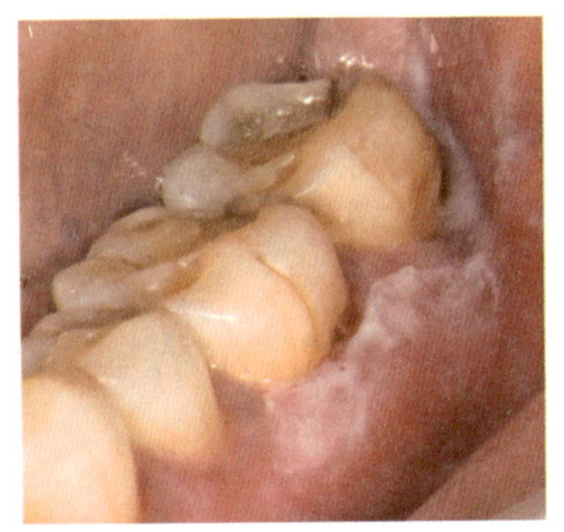

图 6-9-2 36、37 颊侧牙龈有白色斑片

5. 实验室及辅助检查

①病理学检查显示（右侧牙龈）：上皮表面形成疣状突起、过度角化；棘细胞层增厚，钉突延长，考虑疣状白斑，上皮单纯增生。

②病理学检查显示（右颊前庭沟）：基底细胞排列相对整齐，细胞非典型性不明显。基底层黑色素相对较丰富，考虑疣状白斑，上皮单纯增生。

6. 初步诊断

口腔白斑。

二、诊治经过

患者自述 1 月前发现牙龈有白色斑块，不可擦去，未治疗，为求诊治，遂来诊。患者既往体健，口内临床表现结合病理学检查，初步考虑为口腔白斑，遂给予① 36、45、47 局部超声龈上洁治 + 龈下刮治 + 根面平整，双氧水 + 氯己定 1：1 冲洗、干燥，袋内置派力奥；②口服雷公藤，每日 3 次，每次 2 粒，服用 1 月；口服护肝宁，每日 3 次，每次 4 粒；③ 1 支庆大霉素注射液 +2 支地塞米松注射液 +20mL 生理盐水，含漱，每日 1 次，每次 1 分钟；碳酸氢钠液稀释 1 倍，含漱。嘱患者定期复诊，不适随诊。

三、案例分析

1. 病史特点

（1）45、46 颊侧牙龈及对应前庭沟区有白色斑片，36、37 颊侧牙龈有白色斑片，突出黏膜表面，表面粗糙，未见充血糜烂。

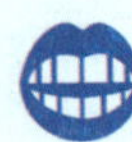

（2）①病理学检查显示（右侧牙龈）：上皮表面形成疣状突起、过度角化；棘细

胞层增厚，钉突延长，考虑疣状白斑，上皮单纯增生。②病理学检查显示（右颊前庭沟）：基底细胞排列相对整齐，细胞非典型性不明显。基底层黑色素相对较丰富，考虑疣状白斑，上皮单纯增生。

2. 诊断及诊断依据

（1）诊断：口腔黏膜白斑。

（2）诊断依据：① 45、46 颊侧牙龈及对应前庭沟区有白色斑片，36、37 颊侧牙龈有白色斑片，突出黏膜表面，表面粗糙，未见充血糜烂。②病理学检查结果为（右侧牙龈）上皮表面形成疣状突起、过度角化；棘细胞层增厚，钉突延长考虑疣状白斑，上皮单纯增生。病理学检查（右颊前庭沟）结果为基底细胞排列相对整齐，细胞非典型性不明显。基底层黑色素相对较丰富，考虑疣状白斑，上皮单纯增生。③口腔白斑病的诊断需要根据临床表现和病理表现作出综合性判断。

3. 鉴别诊断

（1）口腔白角化症：长期受机械或化学刺激，引起黏膜白色或灰白色斑块或斑片，边界不清，表面平滑，去除刺激后损害变薄或消失。病理学表现为上皮过度不全角化。

（2）白色海绵状斑痣：为原因不明的遗传性或家族性疾病，损害表现为灰白色的水波样皱褶，有珠光色，呈小滤泡状，柔软如海绵，可无痛去除皱褶，下为光滑的正常上皮。病理学表现为过度或不全角化，棘细胞增大，层次增多，结缔组织中有少量炎症细胞浸润。

（3）口腔黏膜下纤维性变：患者常有咀嚼槟榔史，黏膜呈苍白或灰白色，可扪及黏膜条索样损害，可引起张口受限，吞咽困难。病理学表现为结缔组织胶原纤维变性。

四、处理方案及基本原则

全身和局部联合应用抗角化药物及防止癌变的药物，注意控制白色念珠菌感染，局部黏膜应避免物理及化学刺激，定期随访，密切观察，必要情况下考虑手术治疗。

五、要点与讨论

口腔白斑病可分为均质型与非均质型两大类。前者如斑块型、皱纹纸型；而颗粒型、疣状型及溃疡型等属于后者。

（1）斑块型：口腔黏膜上出现白色或灰白色均质型斑块，斑块表面可有皲裂，平或稍高出黏膜表面，边界清楚，触之柔软，不粗糙或略粗糙，周围黏膜多正常。患者多无症状或有粗糙感。

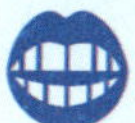

（2）皱纹纸型：多发生于口底及舌腹。病损呈灰白色或白垩色，边界清楚，表面粗糙，但触之柔软，周围黏膜正常。患者除粗糙不适感外，亦可有刺激痛等症状。

（3）颗粒型：亦称颗粒－结节型白斑，颊黏膜口角区多见。白色损害呈颗粒状突起，致黏膜表面不平整，病损间杂黏膜充血，似有小片状或点状糜烂，患者可有刺激痛。本型白斑损害中多数可查到白色念珠菌感染。

（4）疣状型：损害呈灰白色，表面粗糙呈刺状或绒毛状突起，明显高出黏膜，质稍硬。疣状损害多发生于牙槽嵴、口底、唇、腭等部位。增殖性疣状白斑是疣状型白斑的一个亚型，多发生于老年女性，呈多病灶，易复发，且持续进展，癌变风险高。

（5）溃疡型：在增厚的白色斑块上，有糜烂或溃疡，可有或无局部刺激因素。患者感到疼痛。

六、思考题

1. 什么人群患口腔白斑病的风险高？

2. 口腔白斑病的分类是什么？

3. 有口腔白斑病的患者应该注意什么？

七、科普小常识

1. 口腔白斑会癌变吗？

口腔白斑病不是癌，但属于口腔癌前病变，属于潜在恶性疾患范畴。应定期复查，密切观察病变的发展，如进展为黏膜上皮中、重度异常增生，应考虑行手术根治。

2. 什么情况下口腔白斑病会有癌变倾向？

口腔白斑病在下列情况时具有癌变倾向：年龄60岁以上，发病时间长，长期大量吸烟，不吸烟女性发病部位为口底、舌腹、舌根、磨牙后垫、软腭及口角内侧等，疣状、颗粒状、溃疡状白斑病伴念珠菌感染或有刺激痛或自发痛等，这些均应及时活检，以排除癌变。如病理结果显示伴有上皮异常增生，程度越重者越易恶变。

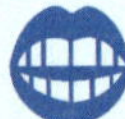

第十节　慢性唇炎（案例 49）

核心提示

❖慢性唇炎的分类有哪些？

❖慢性唇炎的诊断要点及临床表现有哪些？

一、病历资料

1. 病史

马 ××，男性，23 岁，主因“上下唇反复起皮 2 月余”就诊。患者 2 月前上下唇反复干燥起皮，严重时会有开裂，流脓结痂。1 月前就诊于当地县医院，建议“口服维生素 B 族 1 月，涂抹红霉素软膏，维 E 乳膏”，未见明显好转，1 周前症状加重，伴疼痛，遂来我科，要求治疗。

2. 既往史

否认药物过敏史，否认系统性疾病史。

3. 临床检查

上下唇肿胀，干燥可见脱屑，上覆大量黄白色渗出物，结痂，触质软，唇红皮肤界清晰。口内黏膜及牙体未见明显异常，口腔卫生尚可。（图 6-10-1）

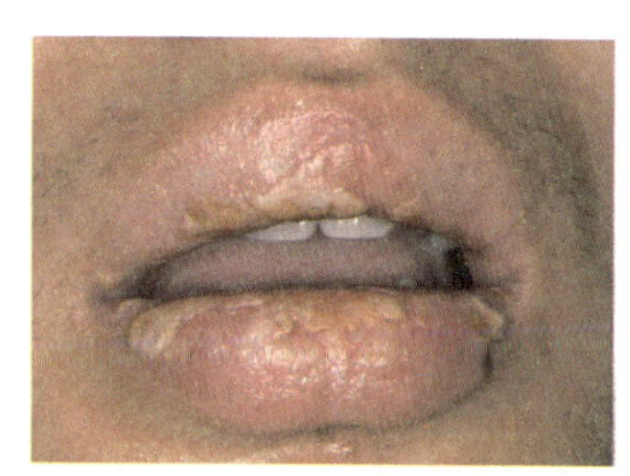

图 6-10-1　上下唇红可见大量黄白色渗出结痂面

4. 实验室及辅助检查

血常规、空腹血糖、肝功能、肾功能未见明显异常。

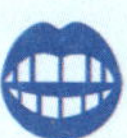

5. 初步诊断

慢性唇炎。

二、诊治经过

患者唇部反复干燥、脱屑2月余，使用药物后未见明显好转，临床检查发现上下唇肿胀、干燥可见脱屑，见黄白色渗出物，触之质软，唇红，皮肤界清晰。患者既往体健，结合口内临床表现，初步考虑为慢性唇炎，遂给予患者局部使用庆大霉素注射液8万U/支 ×1支+地塞米松注射液1mL/支 ×2支+利多卡因注射液5mL/支 ×1支+20mL生理盐水湿敷，开塞露或医用凡士林厚涂。嘱：外出佩戴黑色纯棉口罩，避光，防风，戒除手撕干皮及舔唇的不良习惯。

三、案例分析

1. 病史特点

（1）患者唇部反复干燥、脱屑2月余，使用药物后未见明显好转。

（2）对患者进行口内专科检查发现上下唇肿胀，干燥可见脱屑，见黄白色渗出物，触质软，唇红皮肤界清晰。

2. 诊断及诊断依据

（1）诊断：慢性唇炎。

（2）诊断依据：①病程反复2月余，唇红干燥、脱屑、渗出、结痂；②上下唇肿胀，干燥可见脱屑，见黄白色渗出物，触质软，唇红，皮肤界清晰；③排除过敏史、日光暴晒史。

四、处理方案及基本原则

（1）去除刺激因素，改变不良习惯如：咬唇、舔唇等。

（2）局部治疗：慢性糜烂性唇炎：局部HCG湿敷或局部封闭治疗，有利于促进愈合，减少渗出；慢性脱屑性唇炎：局部保湿或局部封闭治疗。

（3）中医中药治疗：强调祛风清热、补血润燥、淡渗利湿的原则。

五、要点及讨论

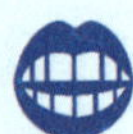

慢性唇炎又称慢性非特异性唇炎，根据临床特点可分为慢性脱屑性唇炎和慢性糜烂性唇炎，常表现为唇部反复干燥、脱屑或皲裂、渗出性病变，其病程反复，时轻时重，

严重影响患者的容貌及身心健康，且尚无特效疗法，首要治疗措施是避免刺激因素。目前慢性唇炎的病因仍不明确，相关因素包括温度、化学、机械刺激、咬唇舔唇不良习惯、精神心理因素以及遗传因素等。

六、思考题

1. 慢性唇炎的诊断要点？
2. 慢性唇炎患者日常应注意什么？

七、科普小常识

慢性唇炎的护理方法

慢性唇炎首先要尽量避免各种刺激：舔嘴唇和咬唇、风吹、日晒、寒冷刺激，必要时戴上口罩。避免吃辛辣、刺激的食物。注意保持唇部的湿润。

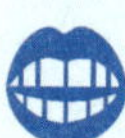

第十一节 口角炎（案例50）

核心提示

❖口角炎应如何诊断？

❖口角炎有哪些分类？

一、病历资料

1. 病史

陈 × ×，女性，52 岁，主因“双侧口角反复开裂 6 个月余”就诊。6 个月前双侧口角反复出现裂口，疼痛明显，无痒感，自行涂抹“他克莫司软膏”，自觉疼痛有所好转，停药后又复发。

2. 既往史

缺铁性贫血 10 年余，否认药物过敏史。

3. 个人史

患者平素有挑食习惯，不喜肉食，进食后偶有胃胀不适症状，大便不成形。

4. 口腔检查

双侧口角皲裂，潮红充血，有触痛，无明显渗出，上覆少量鳞屑。（图 6-11-1、图 6-11-2）

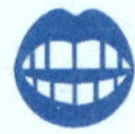

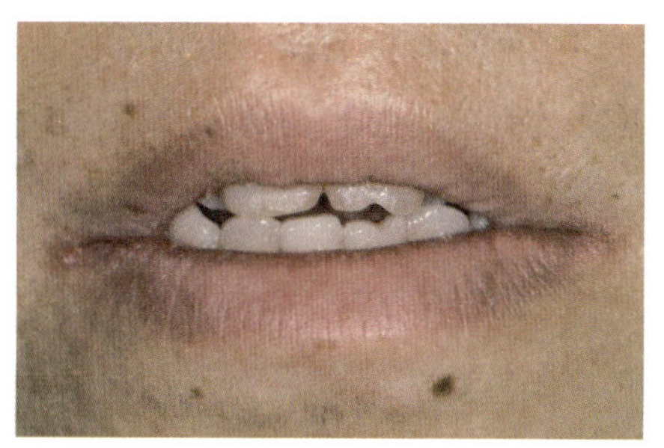

图 6-11-1　双侧口角潮红充血，皲裂

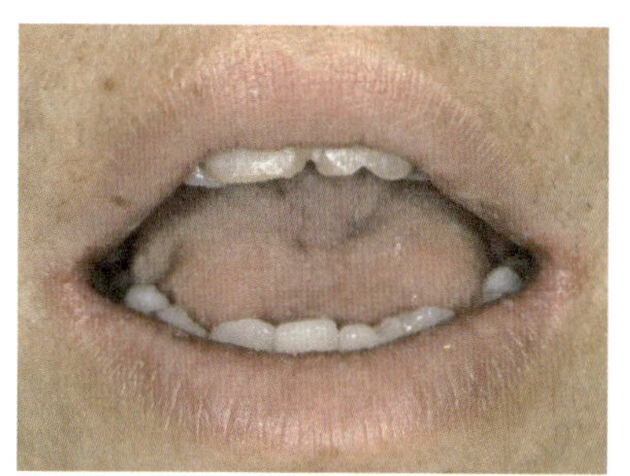

图 6-11-2　开口状态，双侧口角潮红充血，皲裂

5. 实验室检查

血常规、空腹血糖、肝功均未见明显异常。铁 1.37μmol/L（11~32）；铁蛋白 1.9ng/mL（11~306.8）；未饱和铁结合力 67.22μmol/L（27.6~53.6）。

6. 初步诊断

营养不良性口角炎。

二、诊治经过

患者自述6个月前双侧口角出现裂口，疼痛明显，无痒感。且有缺铁性贫血的病史，消化吸收功能差。实验室检查结果示铁及铁蛋白含量偏低。口腔检查发现患者双侧口角皲裂，潮红，上覆少量鳞屑触痛，无明显渗出。初步考虑为营养不良性口角炎，遂对患者进行全身口服硫酸亚铁片、局部涂敷重组人表皮生长因子凝胶、复方溃疡涂剂，嘱患者勿舔舐口角区。

三、案例分析

1. 病史特点

（1）病损部位为口角区。

（2）双侧口角皲裂，口周皮肤发红，粗糙。

（3）缺铁性贫血病史，实验室检查结果示铁及铁蛋白含量偏低。

2. 诊断及诊断依据

（1）诊断：营养不良性口角炎。

（2）诊断依据：①病损部位为口角和口周皮肤；②口角区有皲裂，口周皮肤发红，粗糙伴鳞屑。

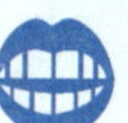

四、处理方案及基本原则

（1）局部治疗：复方硼酸溶液、生理盐水、氯已定等消炎溶液进行局部冲洗或湿敷。

（2）去除不良刺激因素。

（3）全身治疗：补充铁、叶酸等。

五、要点及讨论

口角炎是发生于上下唇结合处口角区炎症的总称。以皲裂、口角糜烂和结痂为主要症状。可分为感染性口角炎、创伤性口角炎、营养不良性口角炎。对口角炎病因和发病机制的研究较少，但大家普遍认为是由多种局部和系统因素独立或者联合作用所造成的。因此，对于口角炎患者应全面询问病史，包括发病位置、持续时间、可能的致敏原、加重或者缓解因素等病史。局部治疗以去除刺激因素为主，还应该对可能的系统病因给予全身针对性治疗。

六、思考题

口角炎的临床分类有什么？

七、科普小常识

口角炎应该如何预防？

避免局部刺激：少舔嘴唇，补充水分，调节饮食（这是预防口角炎最有效的方法，多补充维生素），纠正不良习惯（口角炎的患者，由于炎症刺激，往往会不由自主地用舌头去舔患处，容易使原有的伤口糜烂感染，从而影响痊愈）。

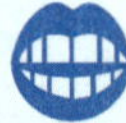

第十二节　地图舌（案例51）

核心提示

❖地图舌的病因及临床表现有哪些？

一、病历资料

1. 病史

李××，男性，13岁，主因“发现舌头有花纹2年余”就诊。患者自述2年前舌头出现白色斑块，部位经常变化，食用辛辣刺激食物时会出现钝痛，曾服用中药调理（具体不详），未见缓解，遂来我科，要求治疗。

2. 既往史

否认系统性疾病史，否认药物过敏史。

3. 口腔检查

舌背可见局部丝状乳头萎缩，黏膜充血发红，周围丝状乳头增生，边界清晰，触之无痛。其余黏膜未见明显异常。（图6-12-1）

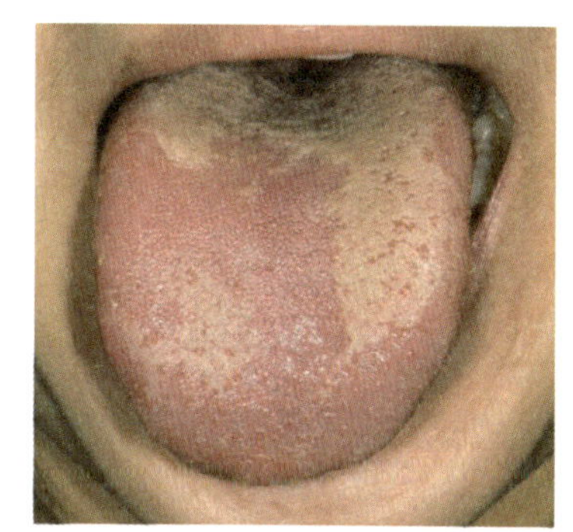

图6-12-1　舌背中份可见类似“地图边界”样的花纹

4. 初步诊断

地图舌。

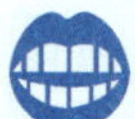

二、诊治经过

患者自述2年前舌背出现白色斑块，部位变化不大，食用辛辣刺激食物时会出现钝痛，曾服用中药调理（具体不详），未见缓解，临床检查可见舌背可见局部丝状乳头萎缩，黏膜充血发红，周围丝状乳头增生，边界清晰，触之无痛。患者既往体健，结合口内临床表现，初步考虑为地图舌，遂对患者进行详细解释，嘱患者膳食均衡。

三、案例分析

1. 病史特点

（1）舌背出现白色斑块，部位变化。

（2）舌背可见局部丝状乳头萎缩，黏膜充血发红，周围丝状乳头增生，边界清晰，触之无痛。

2. 诊断及诊断依据

（1）诊断：地图舌。

（2）诊断依据：

①舌背有地图样花纹；②病损具有游走性。

四、处理方案及基本原则

若无明显不适，一般不需治疗；对患者耐心解释该病。

五、要点及讨论

地图舌，又称为游走性舌炎，多见于儿童和青少年之间，病损由中央区和周边区组成，中央区主要特征为丝状乳头萎缩，周边区为丝状乳头增厚，产生区域性红斑区及稍突起的苍白圆形或弧形边界。本病呈现反复性、剥脱区游走性特征，且病损持续时间一般较长。虽然其发病机理迄今尚未明确，但已有研究证实遗传因素、免疫因素、精神因素等均与地图舌的产生有一定关联性。患者一般无疼痛不适等症状。

六、思考题

地图舌的预防措施？

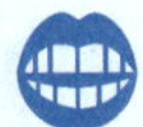

七、科普小常识

对于地图舌的患儿应该如何治疗和处理？

日常生活中应注意排除和避免可能诱发地图舌的刺激因素，如去除口腔内局部刺激因素，保持口腔卫生。调节孩子情绪，避免紧张，调整好孩子的睡眠。同时也需要帮助孩子合理饮食，注意多吃富含维生素的食物，不挑食。

（本章作者：何晓宇　石　晶　王晓娜）

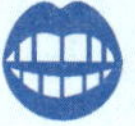

第七章

口腔正畸学

第一节　牙列拥挤（案例52）

核心提示

❖牙列拥挤的最佳治疗时机？

❖牙列拥挤患者何时选择拔牙矫治？

❖形成牙列拥挤的原因有哪些？

❖牙列拥挤的治疗方法有哪些，如何选择?

一、病历资料

1. 患者基本信息

患者，女性，12岁。

◆主诉

患儿及家属发现患儿上颌前突，牙不齐2年，要求矫正。

◆病史

患者，女性，11岁，自述上颌前突，牙齿不齐2年余，要求矫正。

◆既往史

否认系统性疾病史，否认相关特殊疾病史，否认外伤史，否认家族史。

◆过敏史

否认药物、食物等过敏史。

◆家族史

否认直系、旁系亲属存在类似错秴畸形。

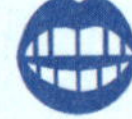

◆口腔不良习惯

有咬下唇习惯。

◆ 正畸治疗史

否认在此就诊前进行过任何正畸治疗。

2. 临床检查

（1）面部检查（图 7-1-1）：

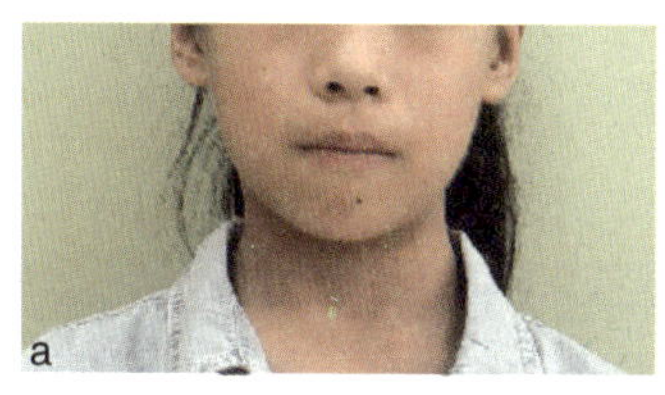
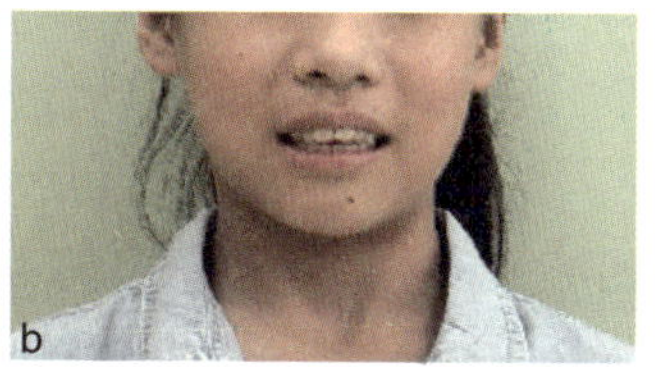
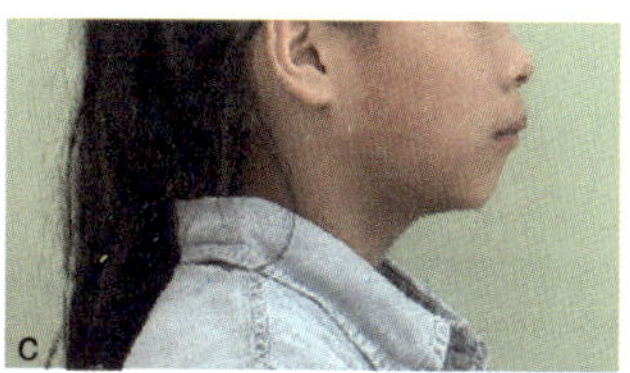

图 7-1-1　患者初始面相

a. 正面观　b. 正面微笑观　c. 侧面观

正面观：颌面部不对称，右侧 > 左侧，面部上中下比例协调。

侧面观：凸面型，鼻唇角（NLA：93° ）正常，颏唇沟较浅。

（2）口腔内情况检查：

牙列式：恒牙列 11–17；21–27；31–37；41–47；上中线右偏 2mm；下中线右偏 4mm；开𬌗 Ⅰ° （3mm）；深覆盖 Ⅱ° （8mm）；上牙弓 Ⅰ° 拥挤（3mm）；咬合关系：16–46 远中关系；26–36 远中关系；13–43 远中关系；23–33 远中关系；16、26、36、46 龋齿。（图 7-1-2）

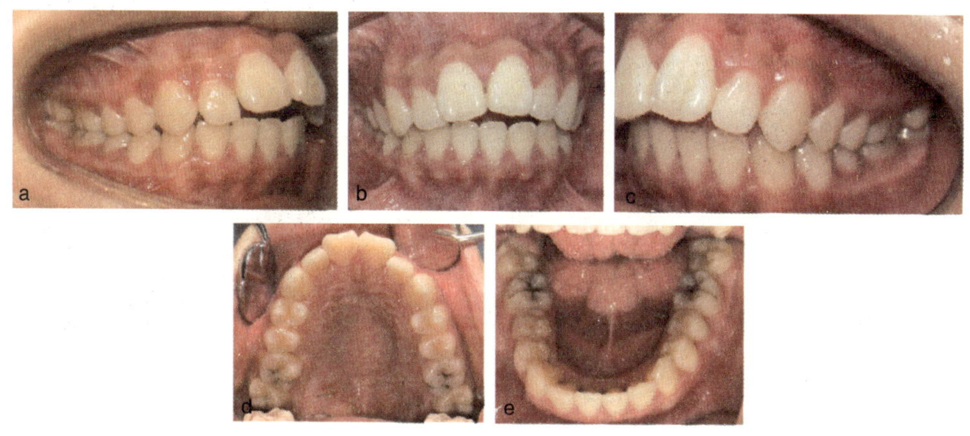

图 7-1-2　患者初始口内照

a. 口内右侧面观 、b. 口内正面观　c. 口内左侧面观　d. 上咬𬌗面观　e. 下咬𬌗面观

（3）颞下颌关节检查：双侧咀嚼肌肌力对称，开口度约为患者自身三横指，开口型呈垂直向下无偏移，未闻及关节弹响、杂音，下颌前伸侧方运动幅度基本正常。

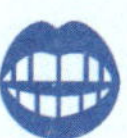

3. 模型分析（表 7-1-1）

表 7-1-1　模型测量值

牙位	6	5	4	3	2	1	1	2	3	4	5	6
上颌（mm）	10.5	7	8	8	7	9	9	7	8	8	7	10.5
上颌（mm）	11	7	7	7	6	6	6	6	7	7	11	11

	牙弓应有长度 mm	牙弓现有长度 mm	拥挤度
上颌	78	75	3mm
上颌	67	66	1mm

（1）上牙弓拥挤度 3mm；

（2）下牙弓拥挤度 1mm；

（3）Spee 曲线曲度双侧各 4mm；

（4）Bolton 比：前牙比 77%；全牙比 91%。

4. 影像学检查

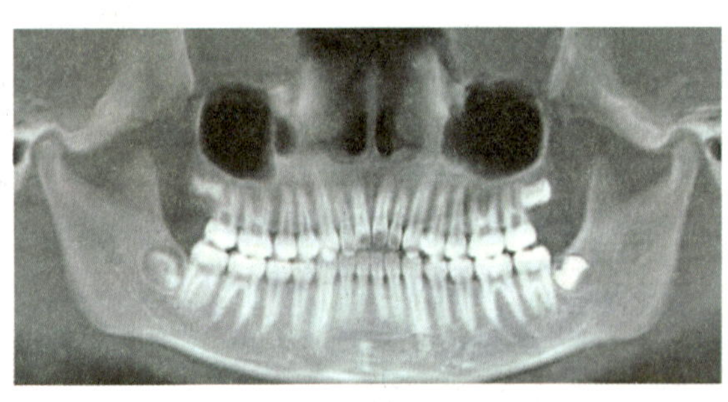

图 7-1-3　全景片

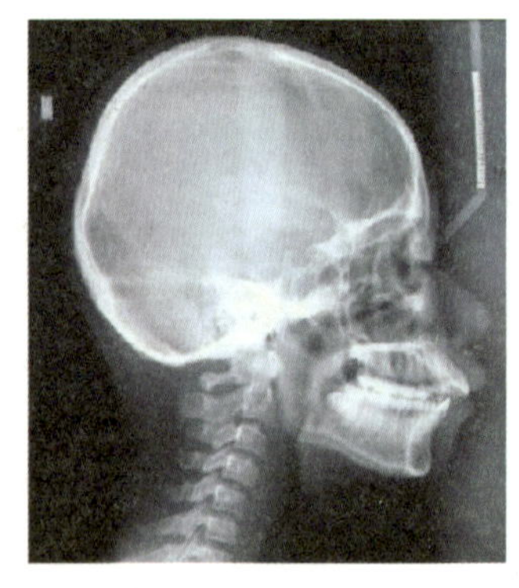

图 7-1-4　头颅定位侧位片

（1）全景片示：双侧下颌升支不对称，18，28，38，48 牙胚均存在，余未见明显异常。（图 7-1-3）

（2）头颅定位侧位片。（图 7-1-4、表 7-1-2）

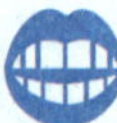

表 7-1-2　头影测量值

测量项目	正常值		治疗前测量值	
	均数	标准差		
SNA	82.8	4.0	87°	上颌相对颅底位置靠前
SNB	80.1	3.9	88°	下颌相对颅底位置正常
ANB	2.7	2.0	7°	骨性Ⅱ类倾向
Y 轴角	66.3	7.1	63°	生长方向正常，颏部位置关系正常
MP-FH（FMA）	31.1	5.6	26°	均角型，下颌平面陡度正常
U1-SN（°）	105.7	6.3	113°	上中切牙相对前颅底平面唇向倾科
U1-NA（°）	22.8	5.7	29°	上中切牙唇向倾斜
U1-NA（mm）	5.1	2.4	9mm	上中切牙前突
U1-L1（°）	125.4	7.9	114°	上下中切牙 / 上下前部牙弓突度较大
L1-NB（°）	30.3	5.8	33°	下中切牙倾斜度正常
L1-NB（mm）	6.7	2.1	8mm	下中切牙突度正常
L1-MP	92.6	7.0	101°	下中切牙相对下颌平面唇向倾斜
S-Go/N-Me	67	4.0	66%	均角型，下颌平面陡度正常

二、诊断及诊断依据

（1）安氏Ⅱ类 1 分类：双侧磨牙关系为远中关系，上前牙唇倾。

（2）毛氏Ⅱ 2+ Ⅲ 3+IV2+ I_1：双侧磨牙关系为远中关系，上牙弓拥挤 3mm，上颌牙弓狭窄。

（4）骨性Ⅱ类：头颅定位侧位片测量值显示 ANB 为 7° 。

（5）中线偏斜：上中线右偏 2mm；下中线右偏 4mm。

（6）开秴和深覆盖：开秴Ⅰ°（3mm）；深覆盖Ⅱ°（8mm）。

三、矫治原则及方案设计

（1）患者下颌后缩，处于生长高峰期，需要进行下颌骨的功能性治疗及上颌骨的矫形扩弓治疗，改善患者的气道狭窄及牙弓狭窄。

（2）排齐整平牙列，拔牙矫治，分期拔除 14，24，34，44，调整中线。

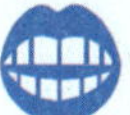

（3）治疗前后改正患者的不良习惯。

四、矫治过程及治疗结果（如图 7-1-5~ 图 7-1-10）

（1）请口腔内科治疗龋坏牙齿。

（2）破除不良习惯。

（3）双期矫治，CVs3-4 期佩戴功能矫治器 Twin-Block+ 螺旋扩弓器，扩宽上颌骨，导下颌向前，改善侧貌，颌垫压低后牙，改善患者开𬌗。

（4）拔牙矫治，分期拔除 14，24，34，44，调整中线。

（5）直丝弓固定矫治器，排齐整平，关闭间隙，调整咬合。

（6）保持矫治。

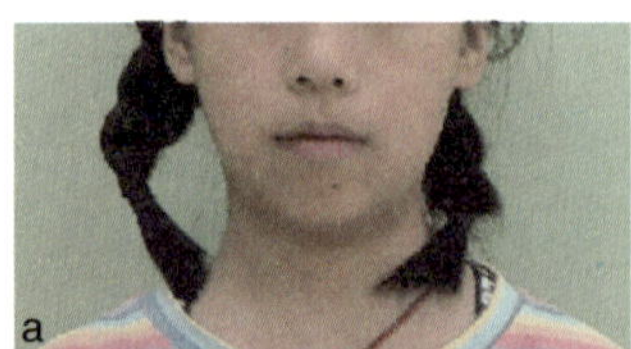
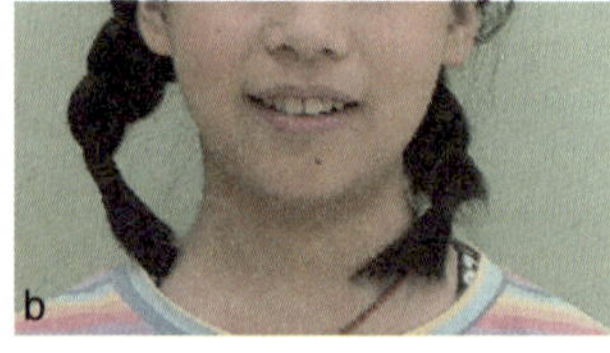
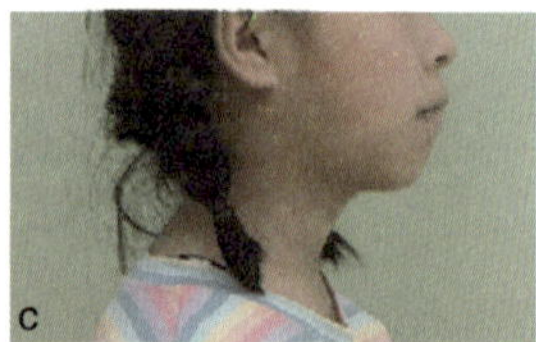

图 7-1-5　患者复诊面相

a. 正面观　b. 正面微笑观　c. 侧面观

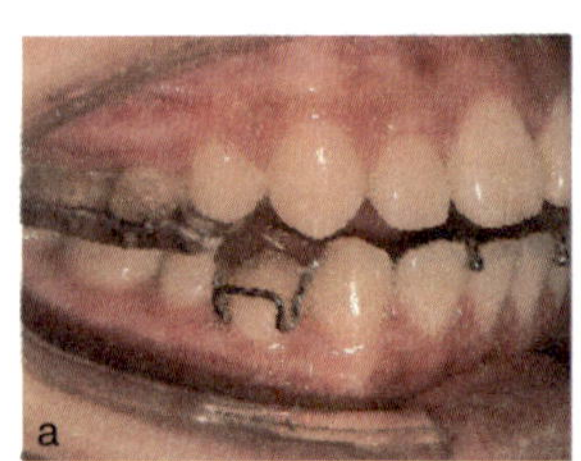
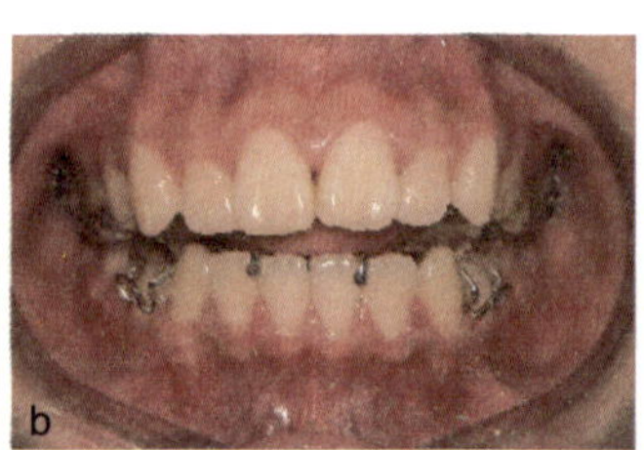
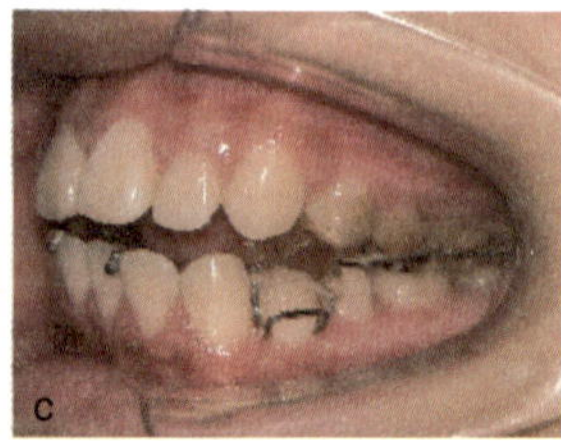
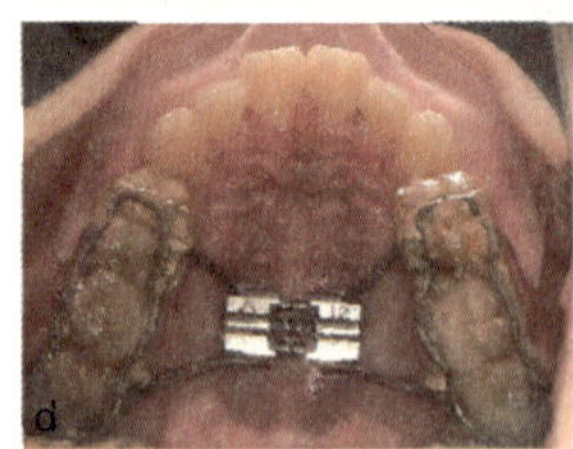
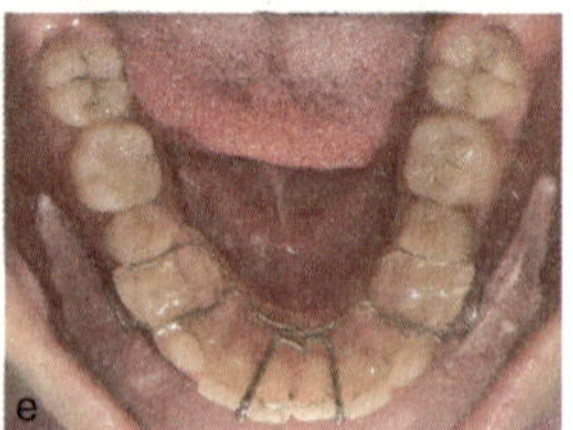

图 7-1-6　患者复诊口内相

a. 治疗中口内右侧面观　b. 治疗中口内正面观　c. 治疗中口内左侧面观

e. 治疗中上𬌗面观　d. 治疗中下𬌗面观

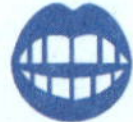

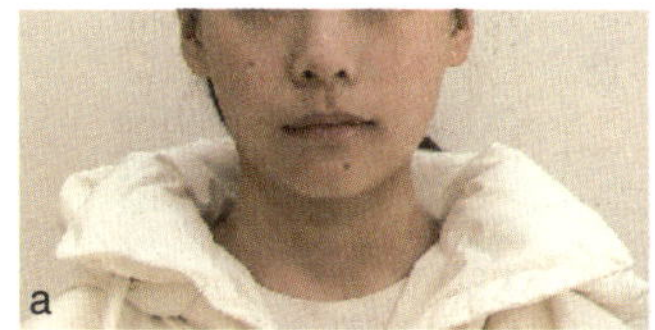
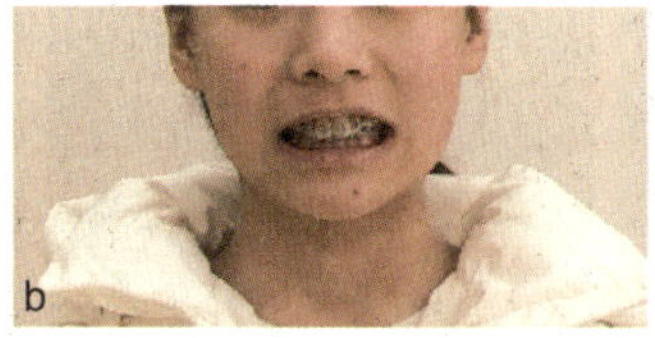
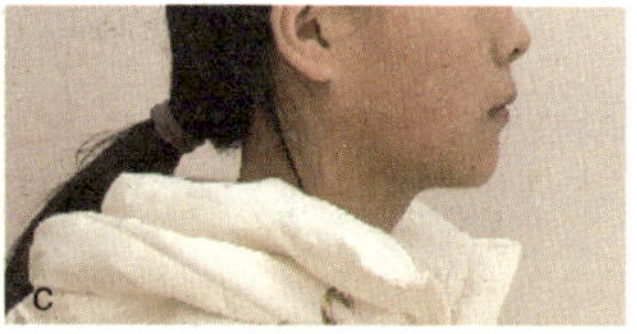

图 7-1-7　患者复诊面相
a. 正面观　b. 正面微笑观　c. 侧面观

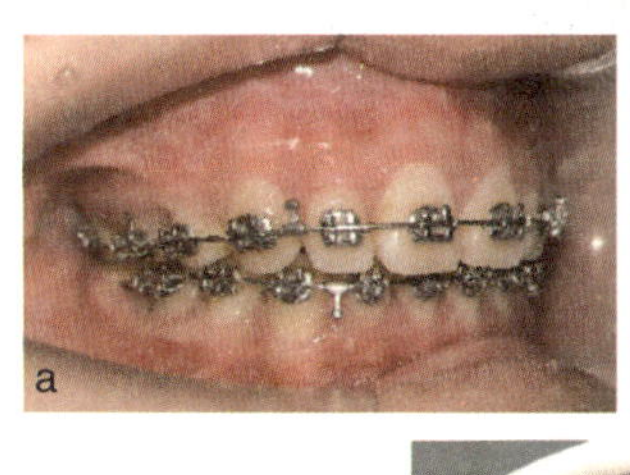
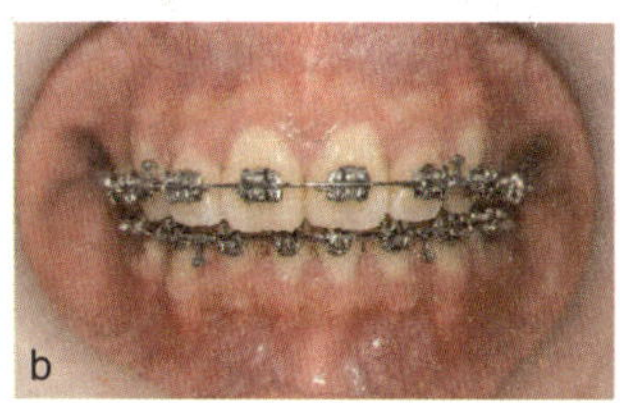
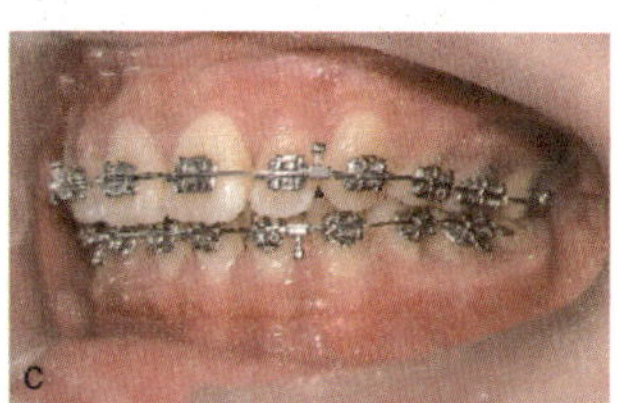
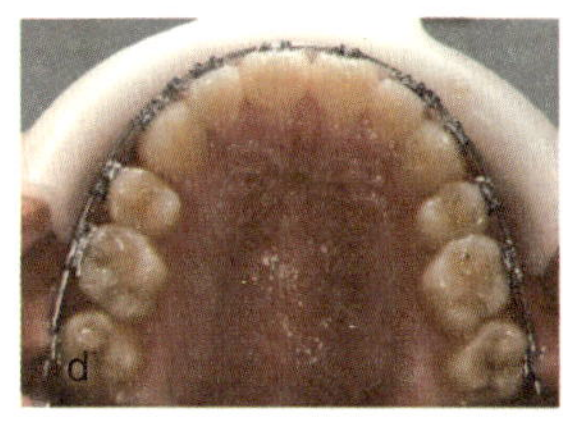
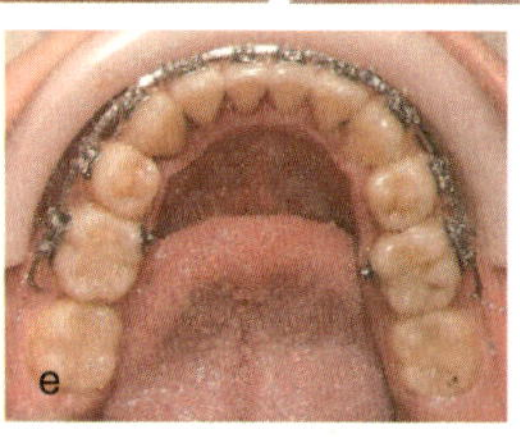

图 7-1-8　患者复诊口内相
a. 口内右侧面观　b. 口内正面观　c. 口内左侧面观　e. 上𬌗面观　d. 下𬌗面观

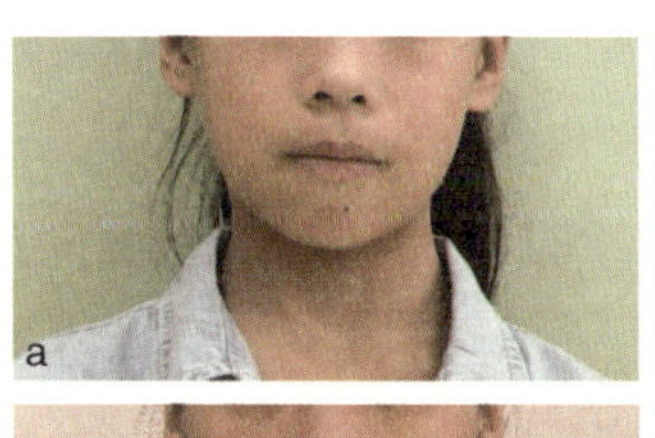
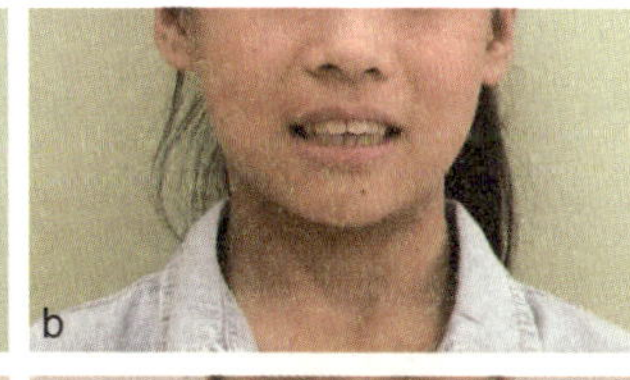
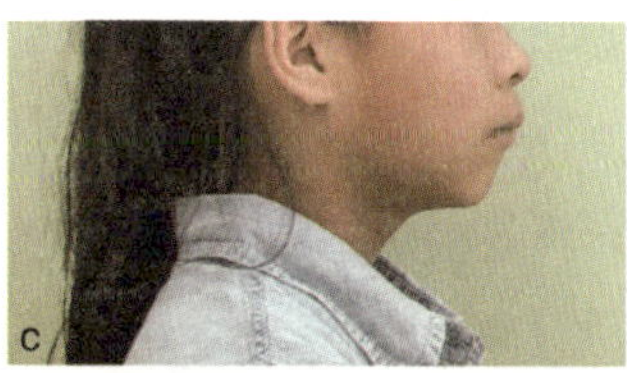
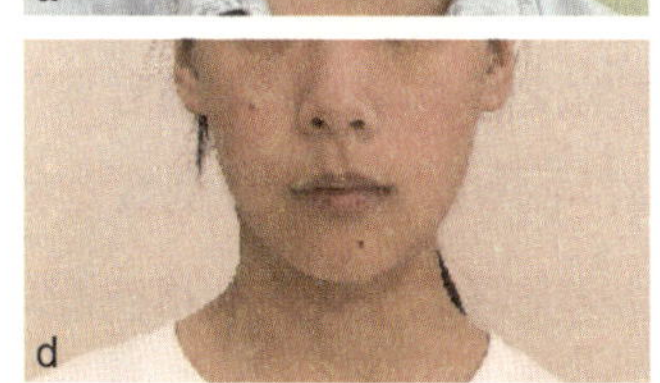
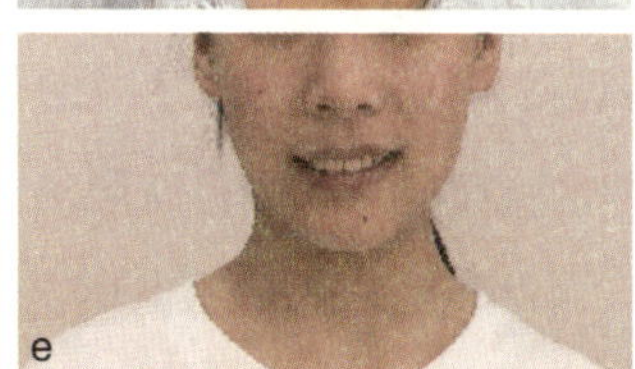
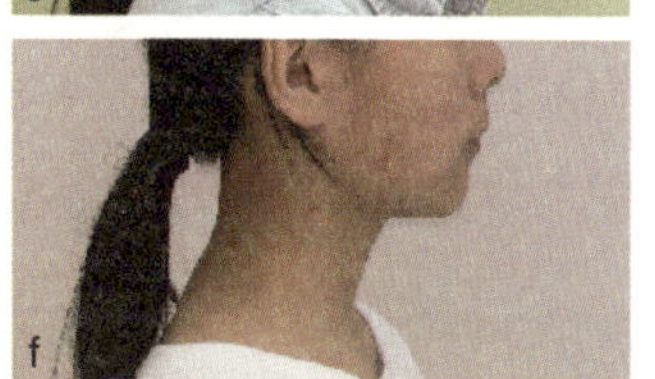

图 7-1-9　患者治疗结束面相对比
a. 正面观　b. 正面微笑观　c. 侧面观
d. 正面观　e. 正面微笑观　f. 侧面观

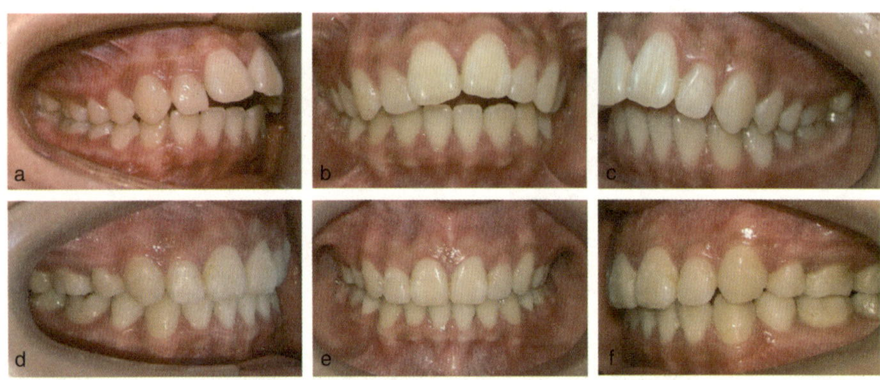

图 7-1-10 患者治疗结束口内对比照
a. 口内右侧面观 b. 口内正面观 c. 口内左侧面观
d. 口内右侧面观 e. 口内正面观 f. 口内左侧面观

五、要点与讨论

1. 形成牙列拥挤的病因

（1）遗传因素。

（2）替牙期障碍：替牙期障碍是造成牙列拥挤的常见病因，如因乳牙早失，造成邻牙前移占据缺牙隙而导致恒牙萌出时间隙不足而错位。另外，如乳牙滞留，可相继造成恒牙萌出错位。

（3）颌骨发育不足：颌骨发育不足造成大量骨量不调，牙齿不能整齐排列在齿槽内，而拥挤错位。

（4）不良习惯：如儿童的吮指、口呼吸等，可造成牙弓狭窄或影响颌骨发育，而致牙齿排列拥挤。

2. 牙列拥挤的矫治方法

原则：（1）增加骨量：通过各种矫正器扩大牙弓的长度及宽度以达到增加骨量也就是获得间隙的目的，但是这种方法获得的间隙是有限的。

（2）减少牙量：通过片切、牙齿减径或减数拔牙的方法达到减少牙量而获得间隙。用减径方法获得的间隙也是十分有限的，而且易引起牙齿的龋病，故临床上较少使用。而通过减数拔牙的方法能获得大量间隙，成为临床上对中度或重度拥挤的主要矫治方法。

主要方法：牙弓扩展、邻面去釉、拔牙矫治，刺激颌骨生长。

单纯拥挤时错殆仅仅涉及牙齿槽，拔牙与否主要根据拥挤的严重程度。一般来说，轻度拥挤采用扩大牙弓的方法；重度拥挤采用拔牙矫治；中度拥挤可拔牙可不拔牙的边缘病例，应结合颅面硬软组织形态，选择合适的手段，能不拔牙时尽可能不拔牙，在严

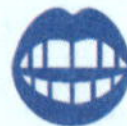

格掌握适应证和规范操作的前提下，也可以选择邻面去釉的方法。复杂拥挤时，拔牙的目的除解决牙列拥挤之外，还要改善上下牙弓之间矢状不调和垂直不调，掩饰可能存在的颌骨畸形，在诊断中应对牙合模型和X线头颅定位片进行全面的测量分析。

六、牙列拥挤治疗时注意要点

（1）中线偏斜对于拔牙矫正的病人，在第二期关闭间隙时中线偏斜应该已经得到矫正。但是当第三期治疗开始时仍存在少量中线偏斜，可在完成弓丝的基础上加中线牵引或不对称颌间牵引，直至中线矫正为止。

（2）垂直向控制：低角病例宜采用平导来打开咬合。

（3）支抗控制：利用颌间牵引调整支抗Ⅱ类颌间牵引的作用包括：①远中移动上牙；②近中移动下牙；③前移下颌；④对上颌有轻微的整形作用，影响其向前生长；⑤下磨牙升高；⑥上切牙升高；⑦𬌗平面和下颌平面顺时针旋转。

七、思考题

1. 牙列拥挤形成的原因有哪些？

2. 试叙加强支抗的方法？

3. 双期矫治的矫治时机？

4. 双颌垫矫治器（Twin-Block）作用机制？

八、科普小常识

1. 如何预防牙齿拥挤？

①儿童口腔情况的定期检查：如果发现牙齿排列异常，要及时就医处理。

②乳牙龋齿的预防和治疗：少吃甜食和一些酸性的食物，注意口腔卫生，早晚刷牙。

③注意生活习惯：家长注意纠正孩子吮指、舔舌、咬唇的习惯。

④及时发现异常：早期发现牙列严重拥挤采取序列拔牙治疗，乳牙早失后间隙的保持与扩大，滞留牙与多生牙的及时拔除。

⑤注意饮食：饮食上避免过于精细，建议吃一些粗粮，促进骨骼发育。吃些富有纤维素的食品，使咀嚼功能充分发挥并刺激颌骨发育。

2. 牙列拥挤可能造成的危害？

①牙列拥挤会影响患者的美观。

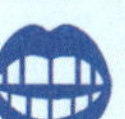

②牙列拥挤会影响上下颌牙齿之间的咬合关系，从而导致肠胃消化不良以及胃肠功

能紊乱等情况的出现。

③导致牙齿之间容易残留食物残渣，从而减弱牙齿的自洁功能，牙齿出现龋齿、牙周炎等情况。

④如果牙齿排列不齐的话，就会令上下牙弓、颌骨的正常发育功能受到影响，从而使牙齿畸形情况越来越严重。

⑤如果想要镶牙的牙齿存在牙齿排列不齐现象的话，就有可能对镶牙效果产生不良影响。要是进行固定修复、种植修复等修复技术的话，都有可能会因为牙齿排列不齐而受到影响。

3. 减数拔牙的原则

（1）确定减数拔牙前应该进行牙模型的测量分析，特别是通过排牙试验了解排齐牙齿所需的间隙及计算上下牙齿的 Bolton 指数。

（2）一般对于上下前牙应用 X 线片检查，检查牙周牙根情况，是否有牙槽骨吸收，短根畸形等，有条件者还应拍射全口曲面断层 X 线片，以检查有无其他部位埋伏牙、先天缺牙畸形。

（3）当前牙拥挤时，确定减数拔牙的牙位，常考虑拔除第一双尖牙，因其位置邻近前牙，并且牙弓有 4 颗第一双尖牙，拔除后影响较小，但若牙弓内有较严重龋坏或发育不良的牙齿时，则矫治减数拔牙的牙位应首选拔除龋坏牙。

（4）当计算出排齐拥挤牙齿所需间隙数量后，应再将矫治过程中可能因损失支抗而致支抗牙前移的数量加到所需间隙量中，一般固定矫治器每侧要损失支抗 2mm 左右，活动矫治器损失支抗的量将更多一些。

第二节　牙列间隙（案例53）

核心提示

❖牙列间隙的治疗时机？

❖形成牙列间隙的病因有哪些？

❖牙列间隙的治疗方法有哪些，如何选择？

一、病历资料

1. 病史

患者，女性，13 岁，主因“牙齿有缝”5 年余就诊，要求矫治，否认吐舌、吮指、咬物、口呼吸等不良口腔习惯。

2. 既往史

否认系统性疾病史。

3. 过敏史

否认药物等过敏史。

4. 家族史

双胞胎妹妹存在相同病史（下前牙缺失）。

5. 体格检查

面部检查：

正面观：左侧略大于右侧，口角左低右高（微笑时明显），上中线右偏 2mm，下中线正，殆平面左低右高。

侧面观：直面型微凸，面下 1/3 正常，颏唇沟深。（如图 7-2-1）

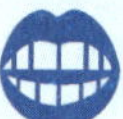

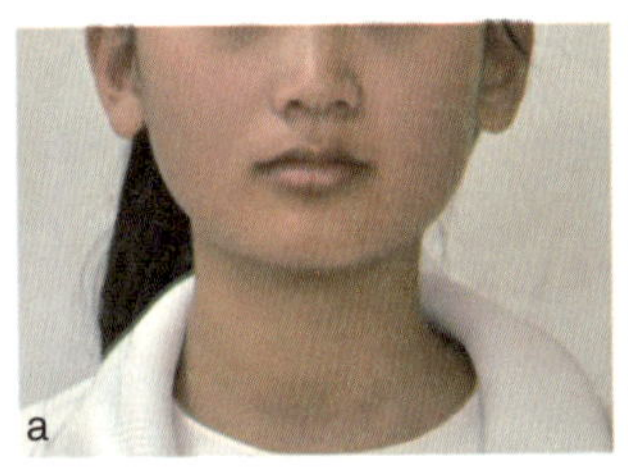

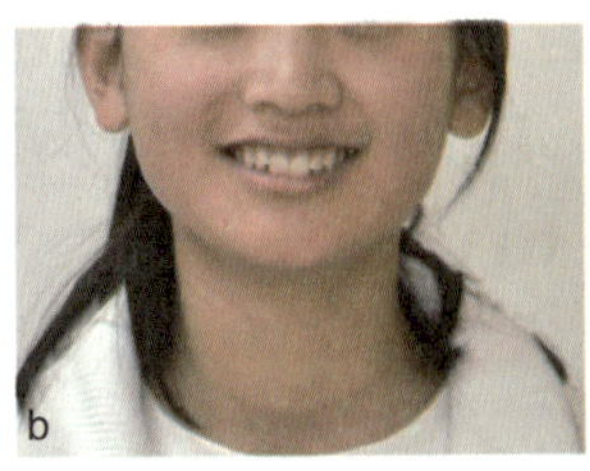

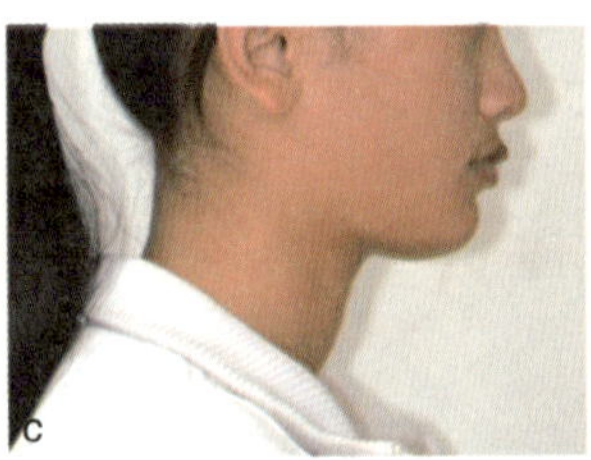

图 7-2-1　初诊面像

a. 正面观　b. 正面微笑观　c. 侧面观

口腔临床检查：口腔卫生一般，软垢（+），牙结石（—），恒牙列，17-27、37-47（未见 41），上颌牙列轻度拥挤，上前牙舌倾，31、32 间 0.7mm 间隙，32、33 间 1mm 间隙，31、42 间 1mm 间隙，42、43 间 0.8mm 间隙，41 缺如，深覆殆，覆盖 2mm。发音功能以及唇、舌等软组织功能、黏膜等未见明显异常。双侧颞下颌关节无弹响，无疼痛，开口型有异常，开口度无异常。（图 7-2-2）

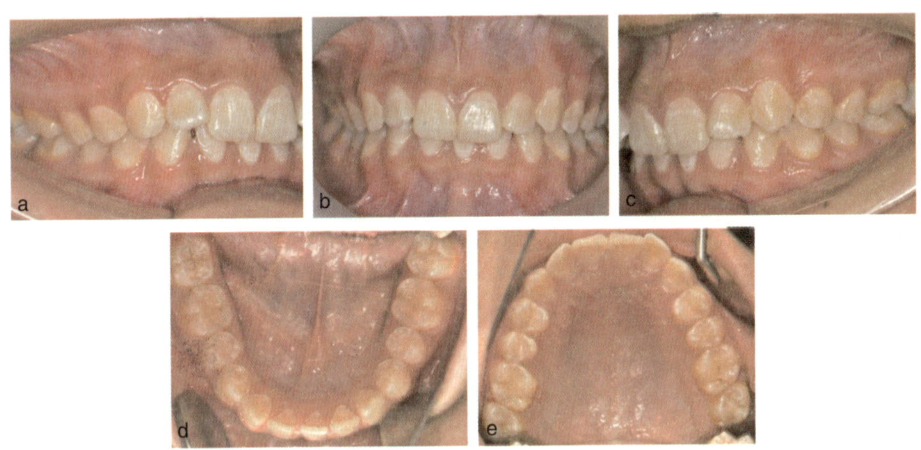

图 7-2-2　初诊口内相

a. 口内右侧面观　b. 口内正面观　c. 口内左侧面观　d. 上咬牙合面　e. 下咬牙合面

6. 模型分析（表 7-2-1）

表 7-2-1　模型测量值

牙位	6	5	4	3	2	1	1	2	3	4	5	6
上颌(mm)	9.8	6.5	7.1	7.6	7.3	8.2	8.2	7.5	7.6	7.2	6.4	9.8
上颌(mm)	9.7	6.5	6.9	6.9	5.5	缺失	5.4	6	6.5	7	6.6	9.7
牙位	6	5	4	3	2	1	1	2	3	4	5	6

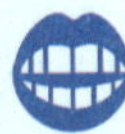

上下颌牙弓卵圆形，16、46 中性关系，26、36 远中关系，13、43 远中关系，23、33 中性关系，12、22 扭转，41 缺如。

（1）上牙弓拥挤度：1mm；

（2）下颌牙列间隙：3.5mm；

（3）下颌 Spee 曲度：4.1mm；

（4）前牙 Bolton 比：65.3%（78.8+1.72%）；

（5）全牙 Bolton 比：82.3%（91.5+1.51%）。

7. 影像学辅助检查

全景片示：41 缺失，18、28、38、48 牙胚存在，余牙未见明显异常。（图 7-2-3）

头颅定位侧位片示：颌凸角偏小、低角、上下前牙舌倾。（表 7-2-2、图 7-2-4）

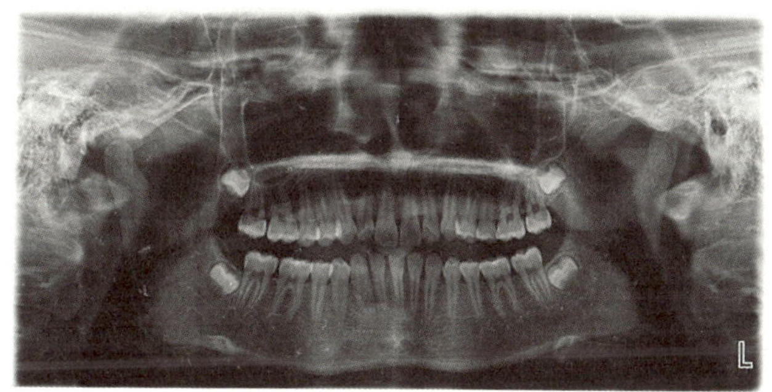

图 7-2-3 初诊全景片

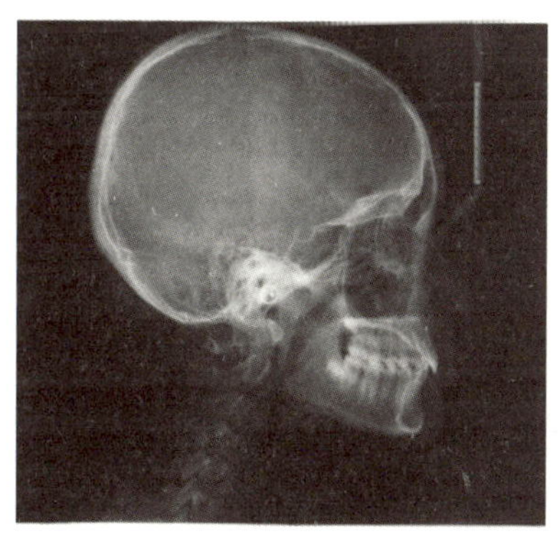

图 7-2-4 初诊头颅定位侧位片

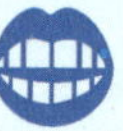

表 7-2-2 头影测量值

测量指标	正常值		测量值
	均值	标准差	
SNA	82.8	4.0	79.42°
SNB	80.0	3.9	77.03°
ANB	2.7	2.0	2.39°
NA-PA 颌凸角	6	4.4	0.98°
FMA（FH-MP）	28.0	4.0	17.65°
NP-FH 面角	85.4	3.7	85.55°
SGn-FH（Y 轴角）	63.5	3.2	61.31°
U1-SN	105.0	6.0	98.92°
U1-NA（mm）	5.1	2.4	4.19mm
U1-NA（°）	22.8	5.7	19.50°
L1-MP	95.0	6.5	100.21°
L1-NB（mm）	6.7	2.1	3.07mm
L1-NB（°）	30.3	5.8	21.46°
U1-L1	124	8.2	136.66°
FMIA（L1-FH）	55.0	2.0	62.15°
IMPA	95.7	6.4	100.21°

8. 初步诊断

牙列拥挤、安氏 II^2 亚类、毛氏 I1、骨性 1 类、低角。

二、矫治经过

1. 诊治经过

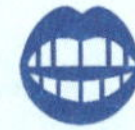

（1）上下颌粘结直丝弓矫治器，0.012NiTi 圆丝排齐。

（2）上下颌 0.016NiTi 圆丝排齐。上前牙舌侧简易平面导板打开咬合。

（3）上下颌 0.016×0.022NiTi 方丝整平，34–44 行“8”字连扎。

（4）上下颌 0.019×0.025NiTi 方丝整平，同时使用橡皮链弹性牵引关闭上下前牙余隙。

（5）上下颌更换 0.019x0.025ss，同时配合 II 类牵引改善覆盖及关闭下颌前磨牙段剩余间隙。

（6）拆除矫治器。

（7）制取印模并制作保持器。

（8）保持器初戴。

三、案例分析

1. 患者主要问题

（1）面型：面部不对称（左侧略大于右侧）、口角左低右高（微笑时明显）。

（2）颌骨：上颌相对面部后缩、水平生长型。

（3）牙齿：上颌牙齿轻度拥挤，26、36 远中关系，13、43 远中关系，12、22 扭转，41 缺如，上中切牙舌倾、下中切牙唇倾。

（4）口腔卫生一般，软垢（+），上中线右偏 2mm。

2. 诊断和诊断依据（头影测量的分析结果）

（1）诊断：

①上颌牙列轻度拥挤；

②安氏 II^2 亚类；

③毛氏 I^1；

④低角；

⑤下颌牙列间隙；

⑥下颌牙列缺损。

（2）诊断依据：

①牙列拥挤：（患者年龄 13 岁，上颌牙齿拥挤度为 1mm）；

②安氏 II^2 亚类：（患者模型提示磨牙关系为左侧远中关系，右侧中性关系，上颌前牙舌侧倾斜）；

③毛氏 I^1（上颌拥挤度 1mm）；

④水平生长型、下颌体平：（头颅定位侧位片分析 FH–MP=17.65°）；

⑤下颌牙列间隙（下颌牙列间隙：3.5mm）；

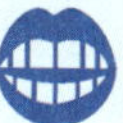

⑥下颌牙列缺损（41 缺失）。

四、处理方案及基本原则

方案一：直丝弓矫治技术，排齐整平，关闭下前牙间隙。

优点：患者花费相对较低，后期缺牙区不需要进行修复。

缺点：下前牙中线丧失，覆盖稍大或磨牙咬牙合关系欠佳。

方案二：直丝弓矫治技术，排齐整平，扩大下前牙间隙使 Bolton 比协调，后期缺牙处修复治疗。

优点：前牙覆㱃覆盖及磨牙关系良好。

缺点：修复治疗之前需长期保持缺牙区间隙。

五、治疗前后面像、口内像、影像学对比（图 7–2–5~ 图 7–2–12）

◆矫治前（图 7–2–5）：

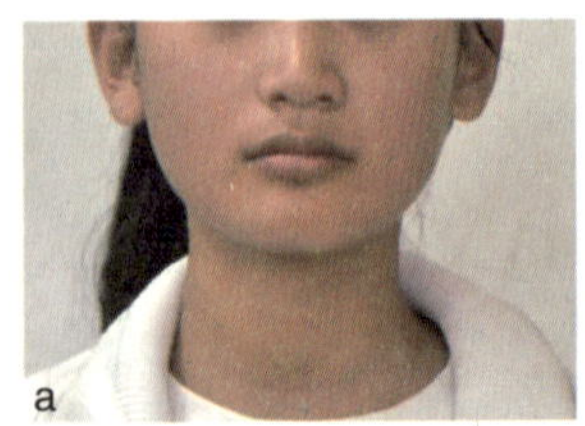
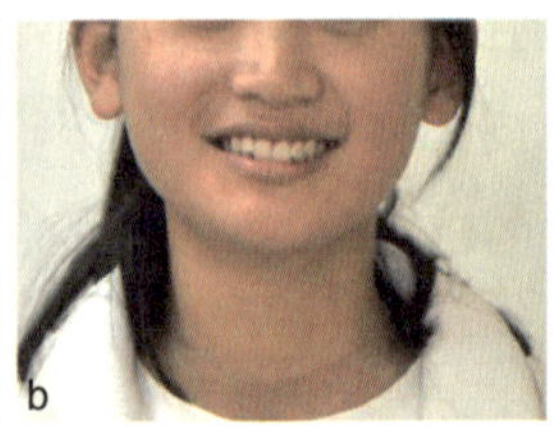
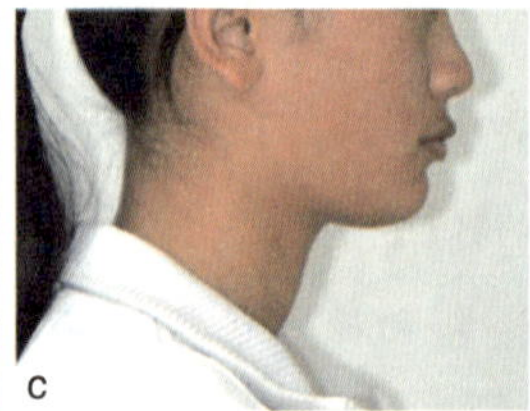

图 7–2–5　矫治前面像
a. 正面观　b. 正面微笑观　c. 侧面观

◆矫治中（图 7–2–6）：

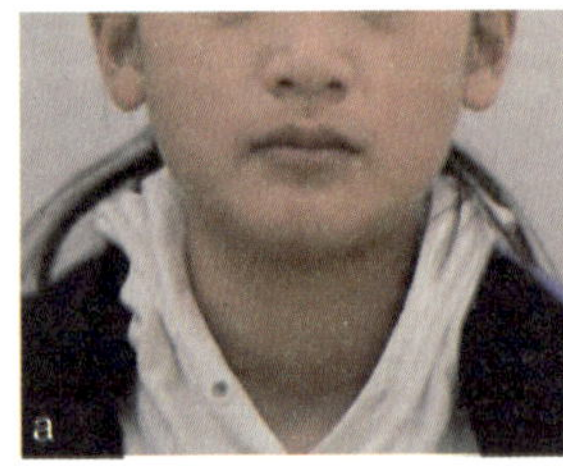
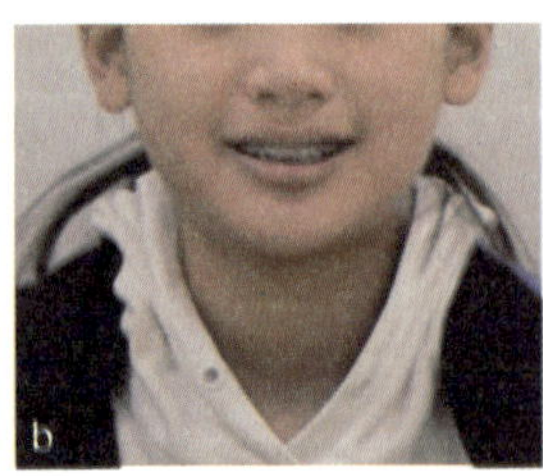
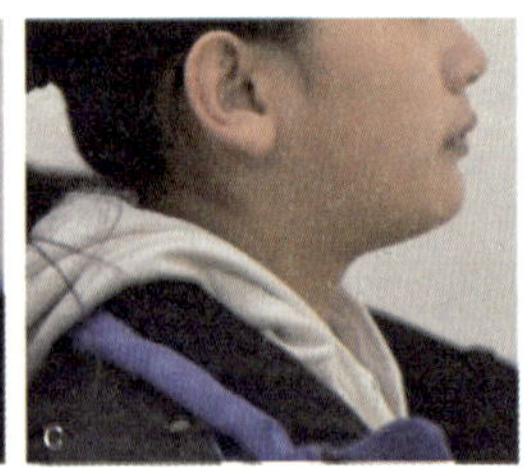

图 7–2–6　矫治中面像
a. 正面观　b. 正面微笑观　c. 侧面观

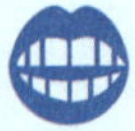

◆矫治后（图 7-2-7）：

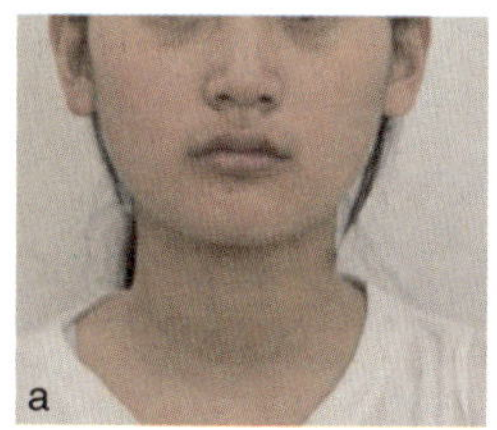
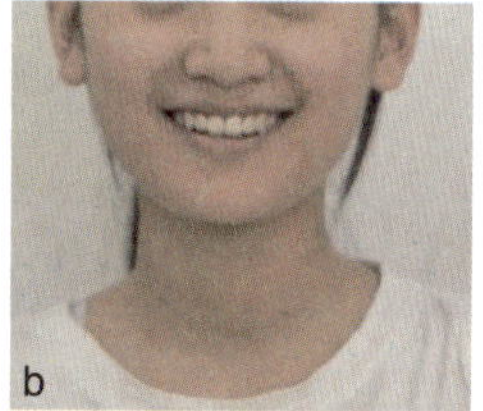
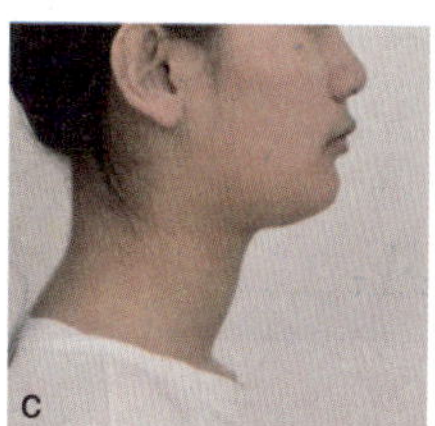

图 7-2-7 矫治后面像
a. 正面观 b. 微笑观 c. 侧面观

◆矫治前（图 7-2-8）：

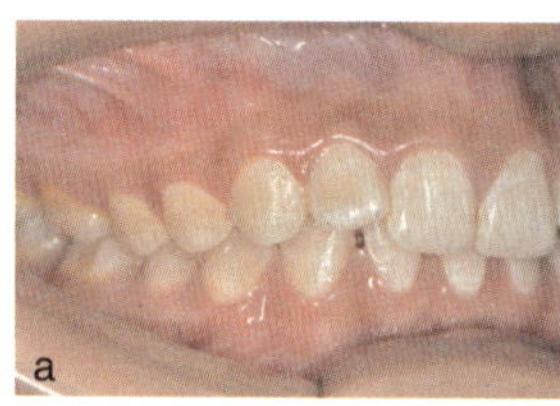
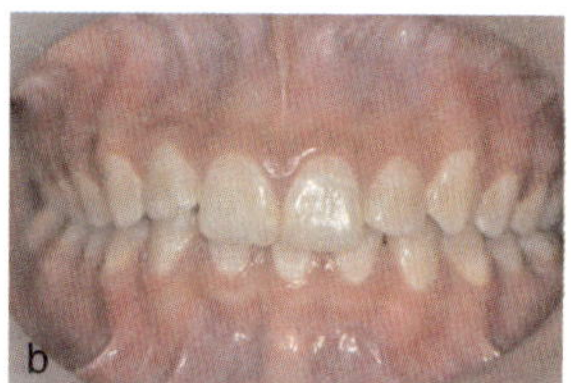
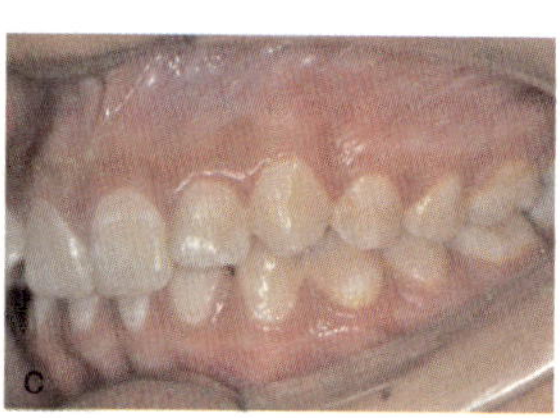

图 7-2-8 矫治前口内像
a. 口内右侧面观 b. 口内正面观 c. 口内左侧面观

◆矫治中（图 7-2-9）：

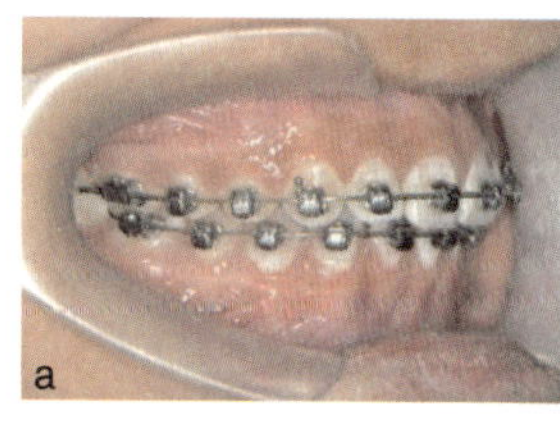
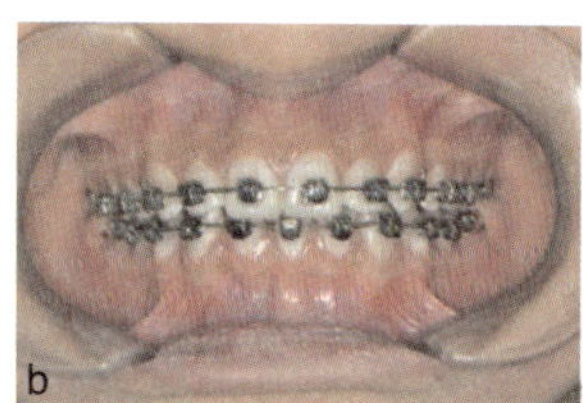
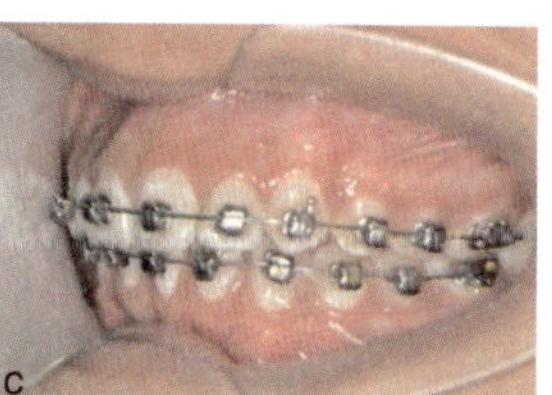

图 7-2-9 矫治中口内像
a. 口内右侧面观 b. 口内正面观 c. 口内左侧面观

◆矫治后（图 7-2-10）：

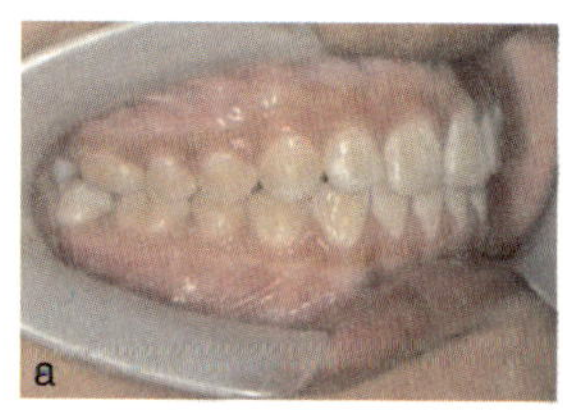
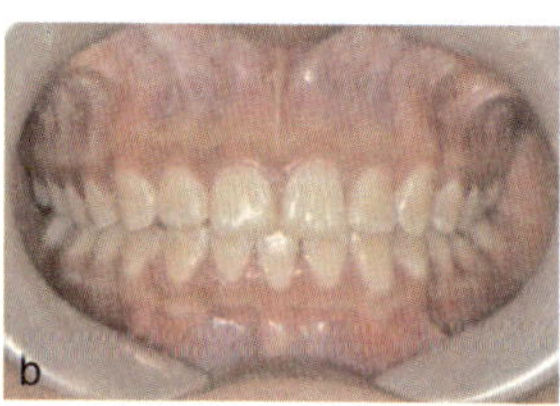
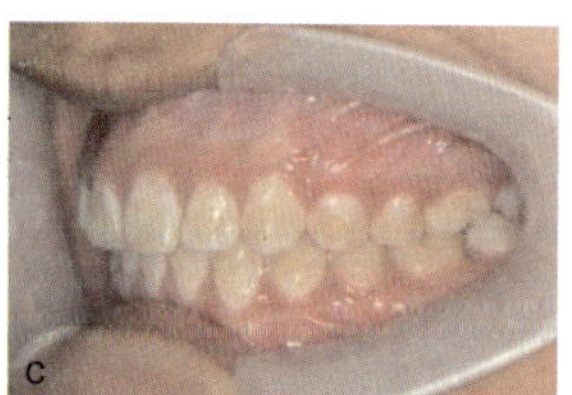

图 7-2-10 矫治后口内像
a. 口内右侧面观 b. 口内正面观 c. 口内左侧面观

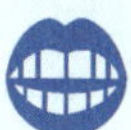

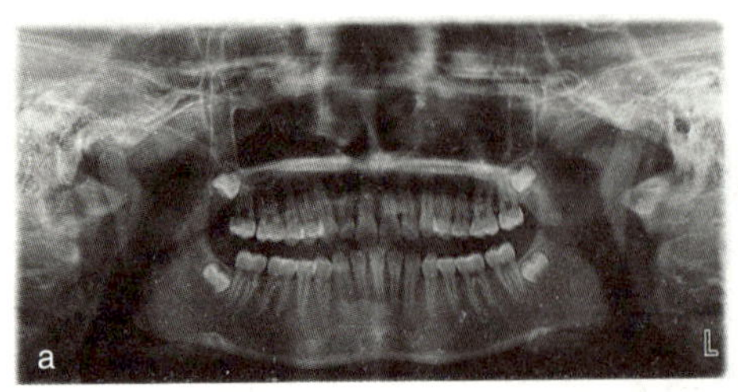

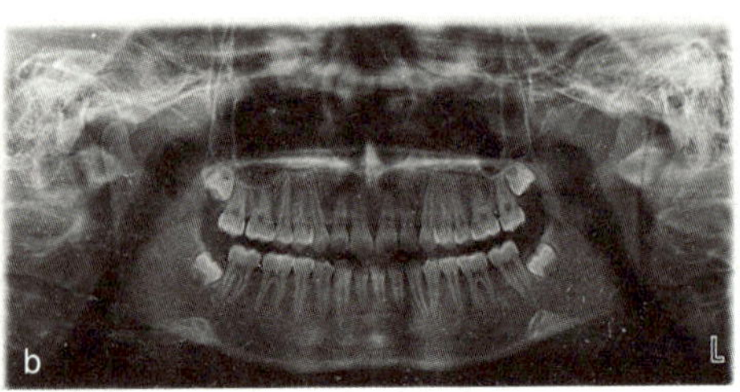

图 7-2-11　矫治前后全景片
a. 矫治前全景片　b. 矫治后全景片

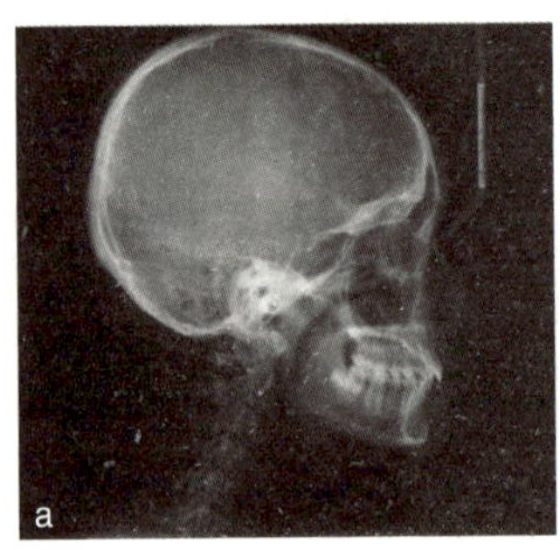

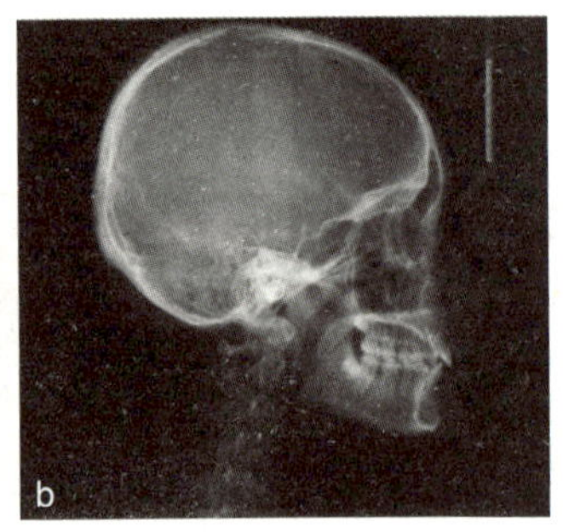

图 7-2-12　矫治前后头颅定位侧位片
a. 矫治前头颅定位侧位片　b. 矫治后头颅定位侧位片

六、要点与讨论

1. 形成牙齿间隙的病因

牙列间隙可分为独立间隙及列散在间隙，独立间隙最常见为中切牙间间隙，也可表现为因乳牙脱落、阻生牙等造成的局部间隙；散在间隙则可由于牙位异常（如不良习惯、牙周病、舌体过大等引起），牙数牙量异常（如先天缺失牙、过小牙），以及骨量异常增加（如颌骨发育过度）等因素单一或混合造成，受环境因素及遗传因素的影响。

2. 牙齿间隙的治疗方法

（1）中切牙间间隙：若存在埋伏多生牙，应尽早拔除，关闭间隙；若为越隔纤维或唇系带位置异常所致，可在关闭间隙、治疗结束时，去除嵌入的越隔纤维或将唇系带位置升高；若为生理性间隙，暂不予治疗，观察。关闭间隙时不能简单地使用在两中切牙间套橡皮圈的方法。因为橡皮圈会随着间隙的关闭而滑落入两中切牙牙根部位，进而导致牙周附着丧失，牙齿松动，甚至脱落。

（2）恒牙阻生造成的间隙：根据阻生恒牙的自身发育情况、所处位置、对周围牙齿的影响决定是否保留。若牙根发育异常、所处位置不佳不易牵引到位、牙囊过大，则可考虑拔除，若无以上情况，可保留，同时尽可能早地获得恒牙萌出所需间隙，待其萌出，

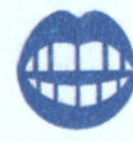

若不能萌出，行开窗术，牵引使其萌出。

（3）不良习惯：使患者尽早改正不良习惯，根据已形成的错殆类型进行治疗。

（4）牙周病：在牙周治疗结束、牙周情况基本稳定后，利用固定矫治器内收上切牙，关闭间隙。

（5）先天缺牙或龋坏：临床设计取决于缺隙所在部位、大小与殆关系。多数牙缺失时，临床上常见邻牙的倾斜移位，对殆牙过长，前牙深覆殆等情况。正畸治疗中由于牙齿缺失较多，很难获得支抗。可采用固定矫治器与活动矫治器相结合的办法。活动矫治器上安放后牙义齿，使前牙深覆殆打开，以利于在下前牙上粘接托槽。同时戴有义齿的活动矫治器可加强后牙支抗，防止关闭前牙散在间隙时后牙近中倾斜。待矫治完成以后，尽快安装义齿，既可恢复美观和功能，又可保持矫治效果。当缺牙较少时可在较少牺牲覆殆和咬殆关系的情况下排齐牙列或者扩大缺牙区间隙匹配 Bolton 比，后期缺牙区行修复治疗。

（6）过小牙：当上颌侧切牙过小，导致上前牙出现散在间隙时，若间隙量较小，可考虑下前牙邻面去釉，上下前牙内收，关闭间隙。若间隙量较大，可关闭中切牙间间隙，将间隙集中在侧切牙两侧，然后使用烤瓷冠进行修复。若下前牙过小，处理方式同上前牙。当前磨牙过小，出现间隙时，临床常不予处理。

（7）骨量异常增加合 / 不合并过小牙：

上颌骨发育过度，上前牙出现间隙：这类患者一般为安氏Ⅱ类错殆患者，常伴有上后牙内倾，若处于生长发育期，可利用口外力抑制上颌骨发育，同时扩弓并利用散在间隙内收前牙，上颌常不需减数治疗，由于上颌宽度扩展，下颌可能会自动前移，Ⅱ类磨牙关系得到改善；若出现过小牙，处理方式同过小牙。

下颌发育过度，下前牙出现间隙：这类患者多为安氏 Ⅲ类错殆患者，若间隙量不大，且下前牙唇倾或直立，可通过内收下切牙解除前牙反殆、关闭间隙，若间隙量较大或下前牙不宜内收，可将间隙集中，义齿修复；若出现过小牙，处理方式同过小牙。

双颌发育过度，上下牙列出现间隙：若间隙量不大，可上下内收前牙关闭间隙后保持；若间隙量较大，需集中间隙后，考虑义齿修复。

3. 中线偏斜的治疗要点

上下牙中线十分重要，除了在微笑时保持对称的美感之外。还保证了双侧磨牙及尖牙能够有良好的Ⅰ类咬牙合关系。在治疗过程中可在治疗早期就通过轻力的“8”字结扎引导中线向正确的方向移动。需要注意支抗侧的后牙支抗情况。必要时可以在较粗的弓丝上使用Ⅱ类或Ⅲ类牵引配合引导。对于斜行牵引和平行牵引需要慎用，如需使用也

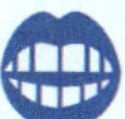

最好在硬质不锈钢丝上进行，以免𬌗平面及牙轴发生明显的偏斜。严重的中线不调往往需要配合种植支抗来辅助纠正。

4. 前牙内收时的注意要点

正畸治疗在内收前牙时尽量避免上前牙内收的过于直立，对于美观和正常的切导斜度都是不利的。该患者上下前牙均略微舌倾，侧貌直面型，且需要采用Ⅱ类牵引，所以在内收时我们对其转矩进行控制，上前牙先进行唇展及压低，在 0.019×0.025 不锈钢丝上增加了额外的正转矩以确保其不会丧失支抗过于直立，同时抵抗Ⅱ类牵引的垂直向副作用。良好控制下颌磨牙的弱支抗前移，维持患者侧貌，可以看到该患者在治疗后上下前牙角度、颏部形态，唇部突度都有明显改善。

5. 保持的要点

牙列间隙的患者十分容易复发。建议采用舌侧黏固式保持器进行长期保持。保持阶段叮嘱患者注意小心保护舌侧保持器，如有问题发生需及时复诊。此外，清洁也是十分重要的，教会患者清洁舌面的刷牙方法，并定期洁治。

七、思考题

1. 牙列间隙的病因有哪些?

2. 治疗牙列间隙的方法有哪些，如何选择?

八、科普小常识

1. 混合牙列期可能出现的间隙问题。

（1）替牙间隙：乳尖牙及第一、第二乳磨牙的牙冠宽度总和，比替换后的恒尖牙及第一、第二前磨牙大，这个差值称为替牙间隙。在上颌单侧约有 0.9~1.0mm，在下颌单侧约有 1.7~2.0mm。

（2）上颌左右中切牙之间在萌出早期时出现的间隙：这是由于侧切牙牙胚萌出挤压中切牙牙根所致，但应排除多生牙及上唇系带过低等因素。

（3）乳恒牙替换异常导致替牙间隙减小：

乳牙早失或第一恒磨牙异位萌出等原因可导致替牙间隙减小。

（4）其他额外间隙：

①牙齿大小、数目异常导致的牙列间隙：如上下颌牙齿 Bolton 比不调或过小牙导致牙列出现的间隙；牙齿先天缺失导致的牙列间隙；上颌前牙区埋伏多生牙导致前牙出现间隙等。

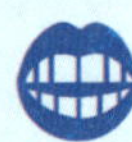

②不良习惯导致的间隙：如伸舌习惯导致的前牙散在间隙，咬下唇习惯导致的上颌前牙散在间隙等。

③软组织形态异常导致的间隙：如上唇系带附着过低导致的上颌中切牙之间的间隙，巨舌症导致的下颌散在间隙等。

2. 牙列间隙可能造成的危害？

（1）影响美观：

牙缝大最直观的表现之一是影响美观。由于微笑时，牙缝间会出现明显的黑色间隙，患者可能会不敢露齿大笑。有的患者担心唾液从牙缝中飞溅出来，也会下意识闭唇。

（2）损害牙周健康：

牙缝两侧的牙齿由于没有了周围牙齿的支撑，容易东倒西歪。

牙齿的倾斜、伸长，很容易引起食物嵌塞，牙龈发炎，牙槽骨萎缩，牙齿松动，严重影响咀嚼功能。

（3）增加修复难度：

由于间隙分布不均、周围牙齿移位等问题，前牙区的修复经常会碰到以下两个问题：

a. 用过大的瓷牙冠或贴面关闭间隙，造成牙齿大小不协调；

b. 用过小的额外牙齿填充间隙，不美观，并且修复体体积太小易断裂。

实际上，如果牙齿缝隙过大，直接进行修复，往往很难达到满意的修复效果。而后牙区有长期缺牙间隙，需要进行种植修复时，常常需要磨除两侧或其他健康牙，为假牙创造空间。这样一来，就不利于最大限度地保留天然牙。

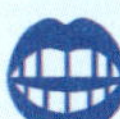

第三节　前牙反𬌗（案例54）

核心提示

❖牙反𬌗的治疗时机?

❖前牙反𬌗的鉴别诊断?

❖前牙反𬌗的治疗方法有哪些，如何选择?

❖前牙反𬌗患者手术治疗适应证?

一、病历资料

1. 病史

患者，男性，23 岁。20 年前发现“地包天”，近期自觉面部较长，牙齿不齐，影响美观，要求矫治。

2. 既往史

体健，乳牙期有“地包天”史，未进行治疗，否认各种慢性疾病等全身系统性疾病。

3. 过敏史

否认药物、食物等过敏史。

4. 家族史

否认直系、旁系亲属存在“地包天”错𬌗畸形。

5. 口腔不良习惯

否认咬唇、吐舌、口呼吸等口腔不良习惯。

6. 正畸治疗史

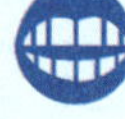

否认在此就诊前进行过任何正畸治疗。

7. 临床检查

（1）面部检查（图 7-3-1）：

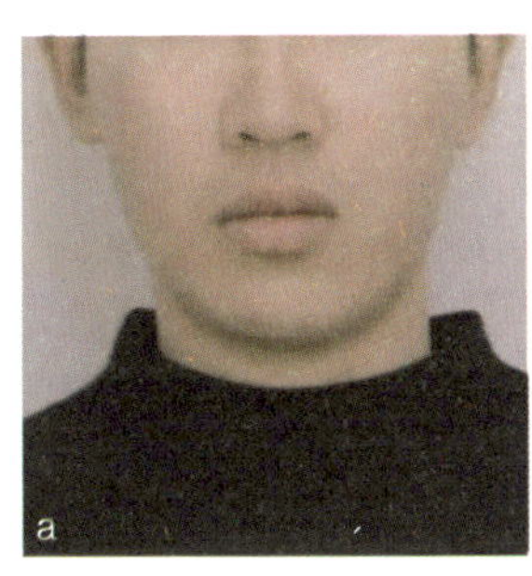
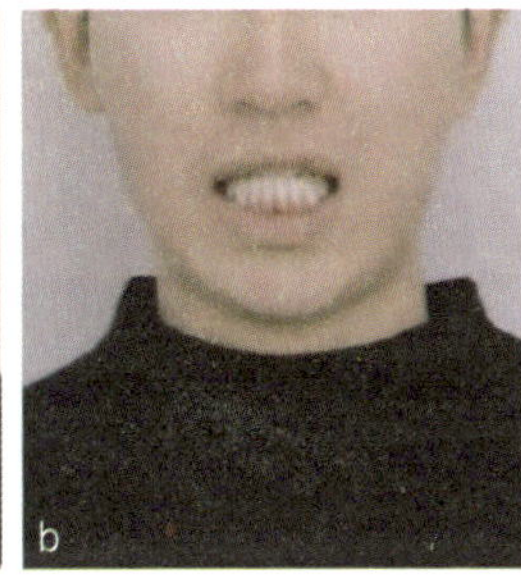
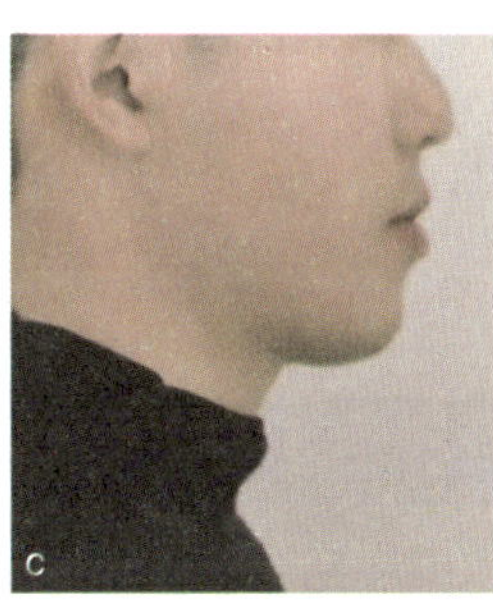

图 7-3-1　矫治前面照

a. 正面观　b. 正面微笑观　c. 侧面观

正面观：面部左右两侧不对称，颏点左偏，口角左高右低，下唇厚、外翻。

侧面观：凹面型，下颌前突，面下 1/3 高度偏大。

（2）口内检查（图 7-3-2）：

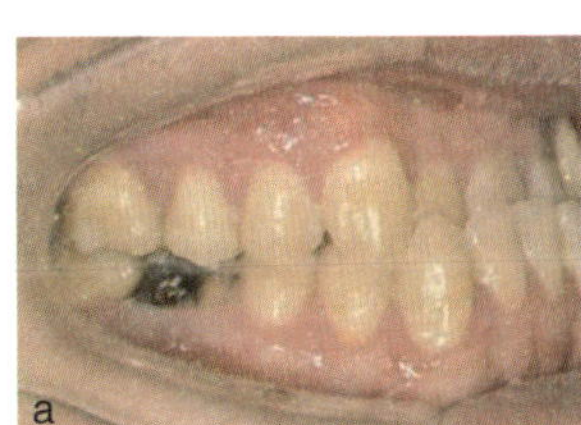
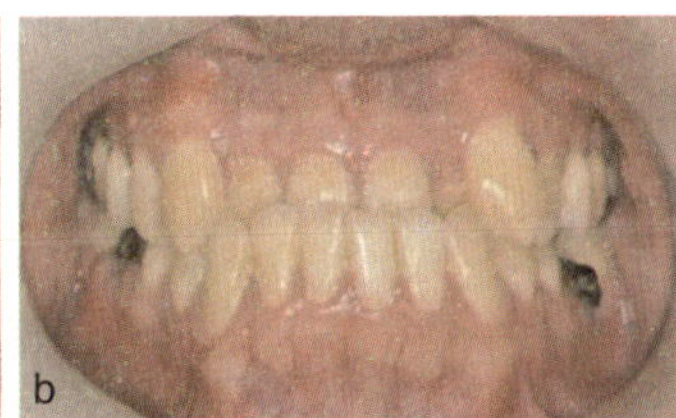
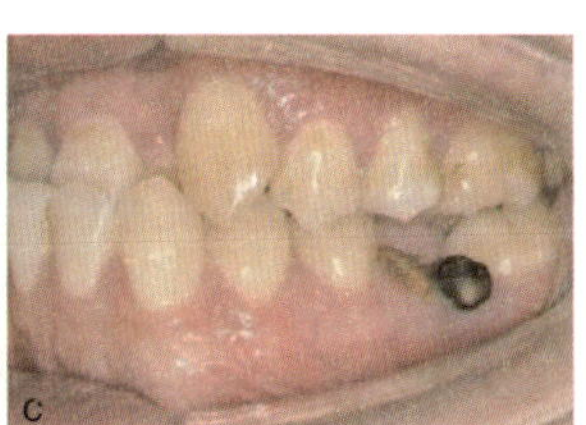
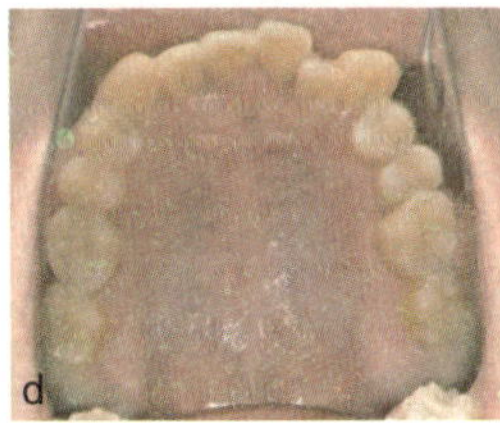
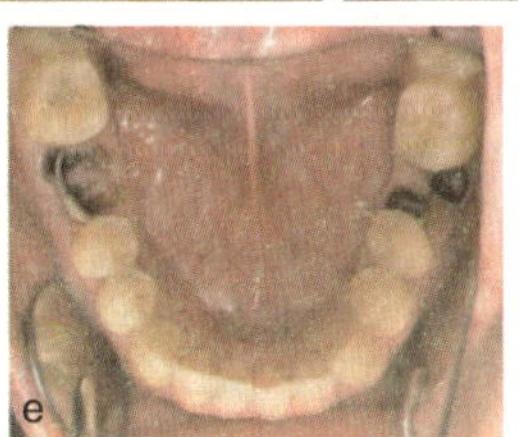

图 7-3-2　矫治前口内照

a. 口内右侧面观　b. 口内正面观　c. 口内左侧面观

d. 上𬌗面观　e. 下𬌗面观

①口腔卫生一般，牙龈无充血肿胀，牙周健康，牙石（+）。

②恒牙列，牙列式 18–28 、38–48，16、46，26、36 近中关系，13、43，23、33 中性关系，12–22、33–43 反𬌗，18、28 颊向倾斜；23 近中扭转；31 远中扭转。36 残根，46 残冠，全口牙齿呈不同程度脱矿。上牙列重度拥挤，下牙列中度拥挤（36、46 未计入），前牙反覆𬌗 II°，反覆盖 I°，上中线左偏 2 mm，下中线正，𬌗平面偏斜（左高右低），

下颌不能后退至切对切。

（3）颞下颌关节检查：

双侧颞下颌关节区无压痛、弹响，双侧关节动度不一致。

3. 模型分析（表 7-3-1）

表 7-3-1 模型测量值

牙位	6	5	4	3	2	1	1	2	3	4	5	6
上颌	11.5	7.8	7.8	9.1	7.3	8.8	8.5	7.5	9.5	7.5	7.2	11.5
上颌		7.5	7.2	7.7	6.2	5.8	5.8	6.2	7.3	7.2	7.5	
牙位		5	4	3	2	1	1	2	3	4		

①上牙列 III° 拥挤（10mm），下牙列 I° 拥挤（36、46 未计入；3mm）。

②下颌 Spee 曲度：3.5mm。

③ Bolton 比：前牙比：76.9%（78.8% ± 1.72%）。

全牙比：84.4%（91.5% ± 1.51%）。

4. 影像学检查

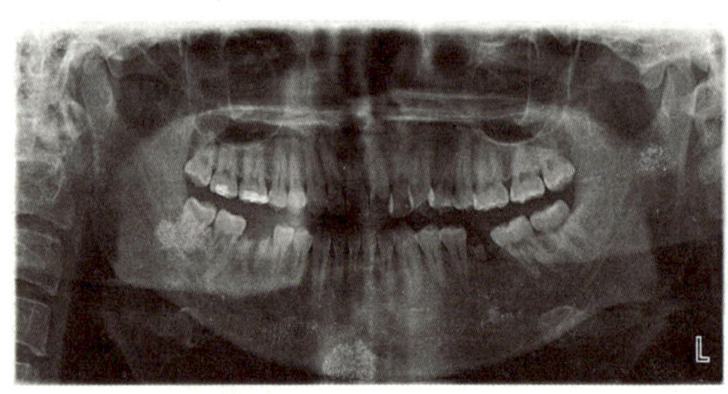

图 7-3-3 治疗前全景片

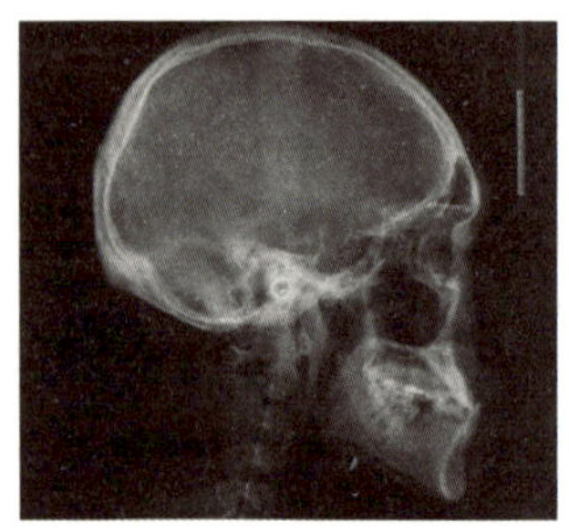

图 7-3-4 治疗前头颅定位侧位片

（1）全景片示：双侧下颌升支不对称，11、12 根中部可见一多生牙；16、17 牙冠部可见高密度充填影；36 残根，根尖可见低密度影；46 残冠。（如图 7-3-3）

（2）头颅定位侧位片及测量值：（图 7-3-4、表 7-3-2）

表 7-3-2　头颅定位侧位片测量

测量指标	均值	测量值
SNA	82.8 ± 4.1	79.5°
SNB	80.1 ± 3.9	81.6°
ANB	2.7 ± 2.0	-2.1°
SNP	73.0 ± 4.0	81.8°
FH-NA	91.0 ± 7.5	88.0°
FH-NPo	85.4 ± 3.7	90.3°
NA-APo	6.0 ± 4.4	-2.9°
MP-SN	32.5 ± 5.2	39.7°
FMA（MP-FH）	31.1 ± 5.6	35.2°
Y 轴角	64.0 ± 2.3	67.9°
Po-NB	1.0 ± 1.5	0.4mm
CV	392.9 ± 6.0	393.7°
U1-NA 距	5.1 ± 2.4	0.5mm
U1-NA 角	22.8 ± 5.7	19.0°
L1-NB 距	6.7 ± 2.1	6.5mm
L1-NB 角	30.3 ± 5.8	24.4°
U1-L1	125.4 ± 7.9	137.8°
U1-SN	105.7 ± 6.3	99.5°
L1-MP	92.6 ± 7.0	89.0°

二、诊断与诊断依据

（1）骨性Ⅲ类：上颌轻度发育不足，下颌轻度发育过度，头颅定位侧位片测量值显示：SNA 79.5°，SNB 81.6°，ANB -2.1°。

（2）安氏Ⅲ类：16、46 近中关系，26、36 近中关系，前牙反𬌗。

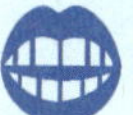

（3）毛氏 II1+I1 ：后牙为近中错𬌗，前牙反𬌗，牙列拥挤。

（4）高角 MP-SN：39.7° 。

（5）牙列拥挤：模型测量上牙列拥挤度为 10 mm，下牙列拥挤度为 3mm。

（6）多生牙：全景片显示上颌 11、12 间有多生牙 1 颗。

三、矫治原则及方案设计

方案一：正畸正颌联合治疗。

患者 23 岁，骨性Ⅲ类，ANB -2.1° ，上颌发育不足，下颌发育过度，高角 MP-SN 39.7° ，且患者下颌不可后退至切对切，考虑行正畸正颌联合治疗。

优点：前牙去代偿直立于牙槽骨内，避免骨开窗、骨开裂，面型改善明显。

缺点：36、46 矫治结束后有修复的可能，但手术会增加患者的治疗成本。

患者很排斥手术且并不太在意自己的面型问题。所以不接受方案一。

方案二：正畸掩饰治疗。

全景片显示患者 11、12 间存在多生牙 1 颗，矫治前拔除多生牙，3 个月后开始矫治。

第一种方案：

（1）患者上牙列存在重度拥挤，拔除 14、24，排齐上牙列。

III 类患者上牙列常规是拔除第二前磨牙， III 类牵引调整磨牙关系，此患者上牙列重度拥挤在前牙段，拔除上颌第一前磨牙，可提供足够的间隙排齐上牙列。

（2）下牙列：拔除 34、44，最大限度内收下前牙，建立正常的覆𬌗覆盖。

患者下牙列尽管为轻度拥挤，下前牙直立，但前牙反𬌗病例的拔牙与否不决定于下颌而决定于上颌，上颌拔牙则下颌拔牙。

（3）36、46 矫治结束后拔除，修复。

（4）18、28、38、48 择期拔除。

全景片显示患者 4 颗智齿均存在，18、28 颊倾，不能排齐。

优点：①全口牙齿移动范围较小，避免牙根吸收、牙齿倾斜移动等。

②疗程较短。

缺点：①拔除健康牙，修复患牙，加重患者的治疗成本。

②下前牙代偿性舌倾明显。

③面型改善欠佳。

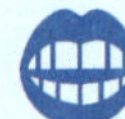

第二种方案：

（1）拔除 36、46，回收下前牙，37、38、47、48 前移替代 36、37、46、47。

III 类患者下牙列常规是拔除第一前磨牙获得间隙排齐，内收下前牙，建立正常覆殆覆盖。然而，患者 36 为残根、46 为残冠，因此，优先考虑拔除患牙，虽然拔除患牙后提供的间隙对于治疗不是最佳的，并且关闭 36、46 的拔牙间隙会使疗程延长、治疗难度增加，但保留了患者的健康牙齿，避免了矫治结束后 36、46 的修复。

（2）前期上牙列暂不拔牙，唇倾上前牙，排齐上牙列，解除前牙反殆，上牙列：患者前牙段存在重度拥挤，U1-SN 99.5，允许上前牙唇倾，提供间隙，因此，上牙列前期暂不拔牙排齐。

（3）18、28 择期拔除。

全景片显示患者 4 颗智齿均存在，38、48 前移代替 37、47，18、28 矫治结束后确认是否需要拔除。

优点：

拔除患牙，保留患者天然牙齿，符合患牙优先拔除原则。

缺点：

（1）下前牙回收有限。

（2）上前牙代偿唇倾，下前牙代偿舌倾。

（3）面型改善欠佳。

（4）下磨牙近中倾斜移动。

（5）疗程较长。

患者错殆特征支持正畸掩饰治疗：较浅的反覆盖的切牙关系，牙代偿以及骨性不调的程度较轻，通过掩饰治疗可以得到改善，患者接受方案二中的第二种方案。

四、矫治过程及治疗结果

1. 拔除多生牙。

2. 拔除 36、46。

3. 上颌殆垫，粘接直丝弓固定矫治器，上 22 先不粘接托槽，垂直开大曲开展 12、11、21。

4. 上颌出现间隙，0.012NiTi 圆丝排齐， 集中间隙，调整中线，为 22 排出创造空间。

5. 下颌 37-47 粘接直丝弓固定矫治器，0.012NiTi 圆丝排齐。

6. 上颌 22 粘接托槽，进一步排齐，下颌更换 0.016NiTi 圆丝。

7. 上颌 0.016NiTi 圆丝，下颌 0.018NiTi 圆丝。

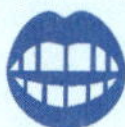

8. 上颌 0.018NiTi 圆丝，下颌 0.016×0.022NiTi 方丝整平。

9. 上颌 0.016×0.022NiTi 方丝整平。

10. 上、下颌 0.019×0.025NiTi 方丝整平。

11. 上颌“8”字结扎，0.019×0.025ss，下颌 0.019×0.025ss，关闭拔牙间隙，回收下前牙。

12. Ⅲ类牵引调整咬合关系。

13. 上下更换 0.016NiTi 圆丝精细调整。

14. 取模做保持器。

15. 保持器初戴。

◆患者治疗结束照片（图 7-3-5）

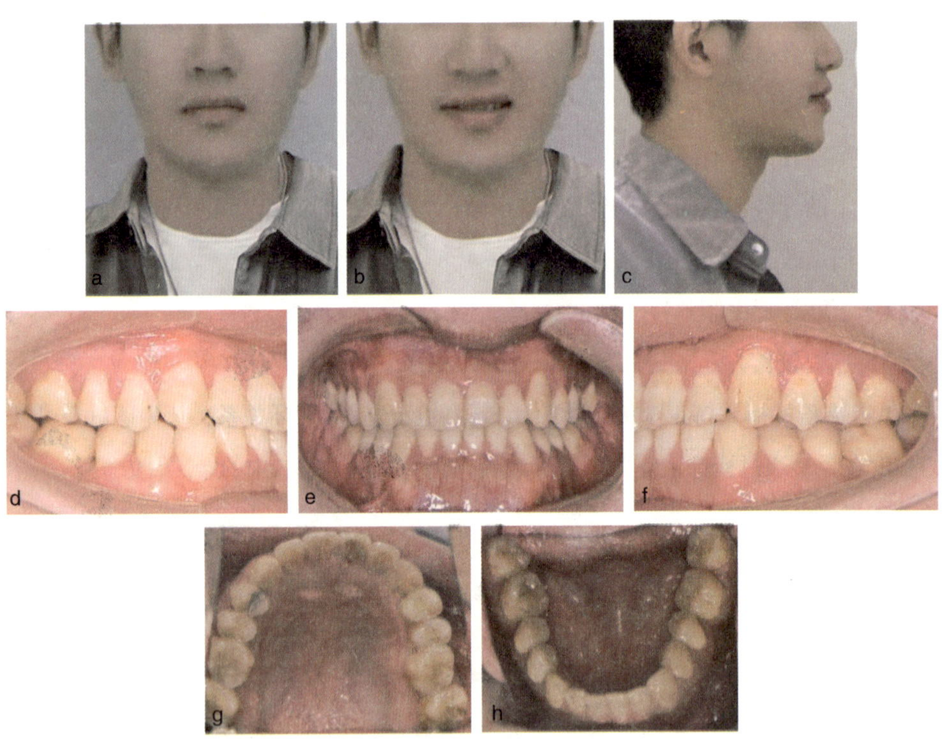

图 7-3-5　治疗结束后面照及口内照

a. 正面观　b. 正面微笑观　c. 侧面观　d. 口内右侧面观　e. 口内正面观　f. 口内左侧面观　g. 上𬌗面观　h. 上𬌗面观

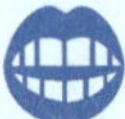

◆治疗结束后影像学资料（图 7-3-6）

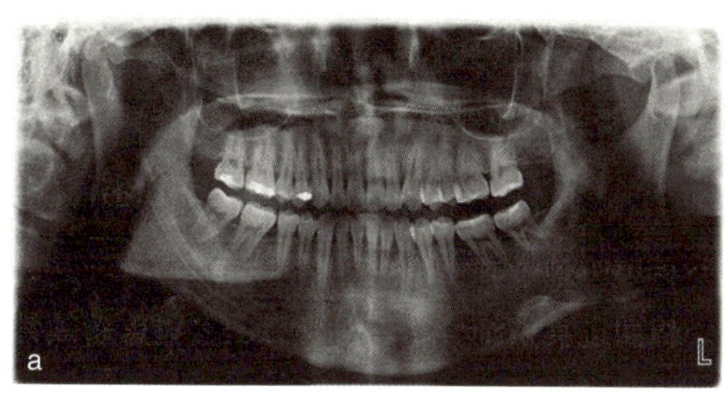

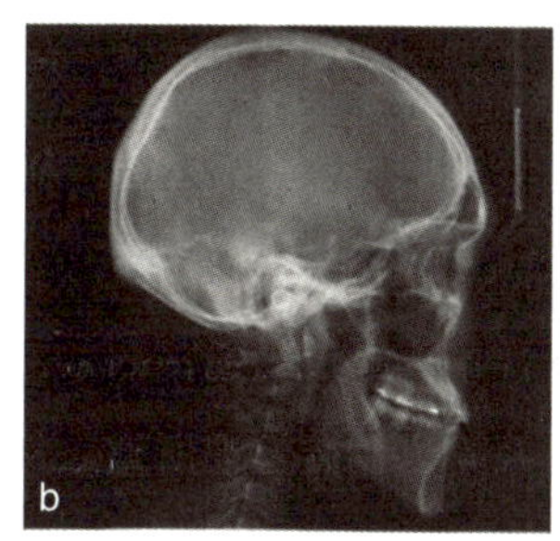

图 7-3-6　治疗结束后影像图片
a. 治疗后全景片　b. 治疗后头颅定位侧位片

五、要点与讨论

1. 反殆的病因

（1）遗传因素：反殆有明显的家族倾向，其是一种多基因遗传病，受环境因素和遗传因素两方面影响。

（2）先天性疾病：先天性唇腭裂常表现为反殆畸形。上颌先天缺牙造成上颌发育不足。先天巨舌可造成下颌发育过度。

（3）后天疾病：呼吸道疾病如慢性扁桃体炎、腺样体肥大等，为保持气道通畅，舌体会不自觉前伸带动下颌前伸，形成反殆、开殆。局部的替牙障碍也可造成反殆，如后牙龋损严重无法咀嚼迫使前伸下颌等。口腔不良习惯如吐舌、吮指、咬上唇等也可造成反殆。

2. 前牙反殆的思考

由于前牙反殆有随生长逐渐加重的趋势，早期矫治尤为重要，多数病例可能伴有牙列拥挤、牙弓宽度和高度不调以及颜面不对称等，故矫治难度较大。前牙反殆特别是骨性前牙反殆病例，反殆矫治后随生长发育有复发且加重的可能，因此不少病例要分阶段治疗，矫治的时间比较长。

矫治计划和方法：不同发育时期的患者治疗目的和处置方法各不相同。

乳牙期：乳牙期的前牙反殆中牙性和功能性Ⅲ类错殆的病例比较常见。此类错殆的治疗是为了解除前牙反殆，促进上颌发育，抑制下颌过度发育，恢复下颌正常咬合位置，改善骨面型。开始矫治前检查患儿有无口腔不良习惯，不正确的哺乳姿势，肿大的扁桃体等因素。如果存在以上问题则应针对原因及早排除和治疗。有些患者由于乳尖牙磨耗不足而引起前牙反殆，可以通过调殆使下颌自行退回原位。

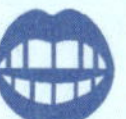

乳牙期矫治的最佳时间为3~5岁，此时乳牙根已发育完全，且未开始吸收，矫治效果好。如果矫治的时间过早，幼儿难配合治疗，矫治过晚，乳切牙已开始吸收，加力时乳切牙容易脱落。

由于患儿年龄尚小，合作性差，故尽可能使用简单的矫治器来进行治疗。当患者反覆𬌗较深、反覆盖不大、牙列较整齐时可选用下颌斜面导板治疗。对反覆𬌗较浅者可采用后牙颌垫前牙舌簧上颌活动矫治器、下颌导弓矫治器。少数有骨骼畸形者治疗较复杂，疗程长，对于下颌前突者可以使用口外力一头帽颏兜，对于上颌后缩者可以使用前方牵引，口内使用活动或固定矫治器为固位体。此类患者的治疗往往延续至恒牙期，对下颌发育过度的患者，反𬌗常易复发，预后不好。

替牙期：此期前牙反𬌗从整体上看是牙性、功能性与骨骼性的混合，此期的治疗复杂而多变，而且这时患者正处于生长发育高峰期前或位于高峰期，正是利用生长改型治疗的最佳时期。对于牙性反𬌗患者，通常采用上、下前牙的移动解除前牙反𬌗关系以促进上、下颌骨的生长趋向正常，从而在一定程度上防止骨性前牙反𬌗的发生或发展。由于此期的牙颌面变化较快，因此对已矫治好的患者最好进行随诊观察，以便及时处理。

替牙期的牙性反𬌗可采用活动矫治器（同乳牙期活动矫治器），也可应用2×4矫治技术（图7–3–7），即两个磨牙加四个前牙粘接托槽，应用矫治弓丝或配合Ⅲ类牵引治疗前牙反𬌗。对于伴有功能性下颌前伸，伴有轻度上颌发育不足、下颌发育过度的病例，可以使用功能调节器Ⅲ型矫治器治疗（图7–3–8）。对于骨性前牙反𬌗及Ⅲ类趋势的病例，可采用骨骼矫形治疗。当患者上颌后缩时，可应用上颌扩弓加前方牵引矫治器。矫治中可能会使下面高增加，上前牙唇倾和上牙列出现拥挤。如果患者下颌发育过度，可采用头帽颏兜治疗，但是在停止治疗后，下颌会恢复到从前的生长状态，同时头帽–颏兜治疗可能会对颞下颌关节造成不良影响。对于此期的拔牙问题应非常慎重，不应过早拔牙，而应以观察为主，特别是上颌的减数。

替牙期前牙反𬌗伴有拥挤病例的矫治一般遵从以下原则：

①只要拥挤不影响反𬌗地矫治，不要急于减数，特别是上颌减数。临床经验证明，Ⅱ°甚至Ⅱ°以上的上牙列拥挤，在反𬌗矫正的同时或稍后，拥挤很可能得以解决。

②与其他类型的错𬌗相反，前牙反𬌗病例的拔牙与否不决定于下颌而决定于上颌。如果上颌牙弓明显拥挤，不拔牙不能排齐，尽管下牙弓并不拥挤，最终也必须拔除4个前磨牙。

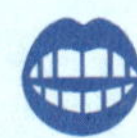

替牙期反𬌗地矫治可能涉及各种矫治器包括活动矫治器、功能性矫治器、固定矫治器和口外矫治器。

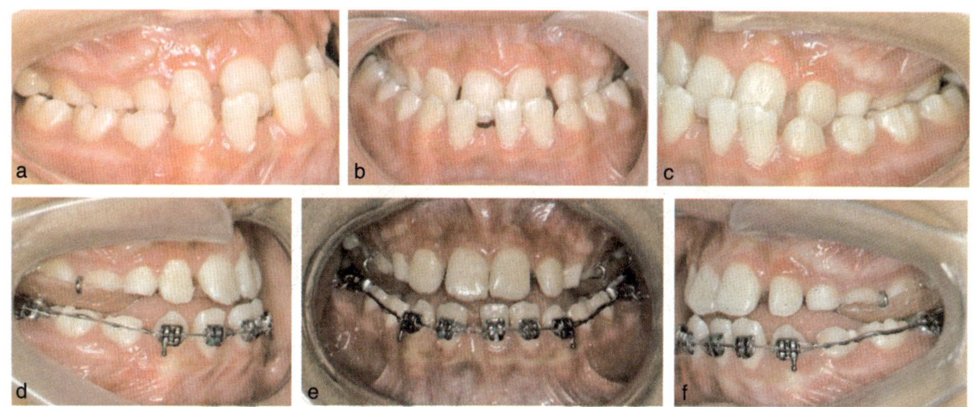

图 7-3-7 2×4 矫治技术图
a. 口内右侧面观 b. 口内正面观 c. 口内左侧面观
d. 口内右侧面观 e. 口内正面观 f. 口内左侧面观

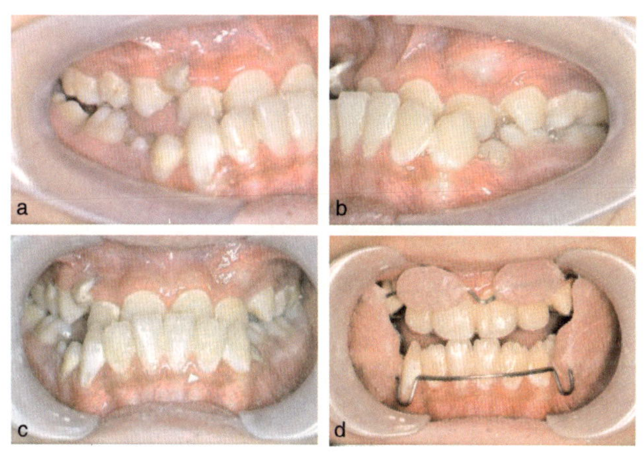

图 7-3-8 功能调节器Ⅲ型矫治器
a. 口内右侧面观 b. 口内左侧面观
c. 口内正面观 d. 口内正面观

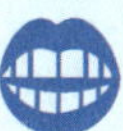

六、矫正前后对比照（图 7-3-9~ 图 7-3-11，表 7-3-3）

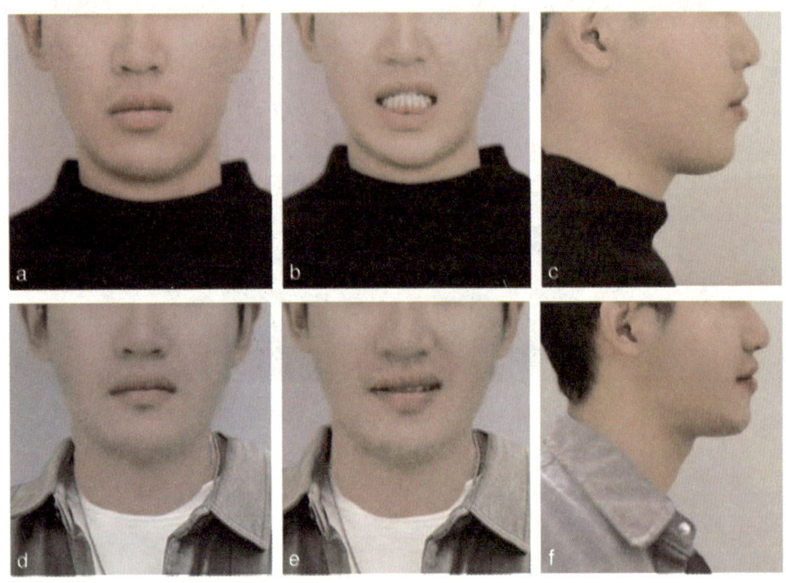

图 7-3-9　矫治前后面照对比
a. 正面观　b. 正面微笑观　c. 侧面观
d. 正面观　e. 正面微笑观　f. 侧面观

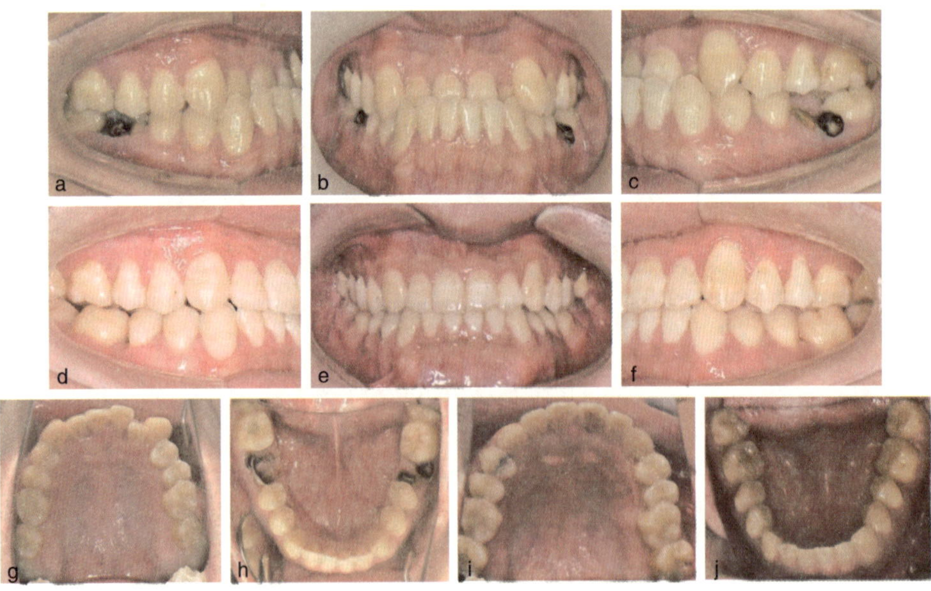

图 7-3-10　矫治前后口内照对比图
a. 口内右侧面观　b. 口内正面观　c. 口内左侧面观
d. 口内右侧面观　e. 口内正面观　f. 口内左侧面观
g. 上殆面观　h. 下殆面观　i. 上殆面观　j. 下殆面观

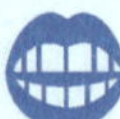

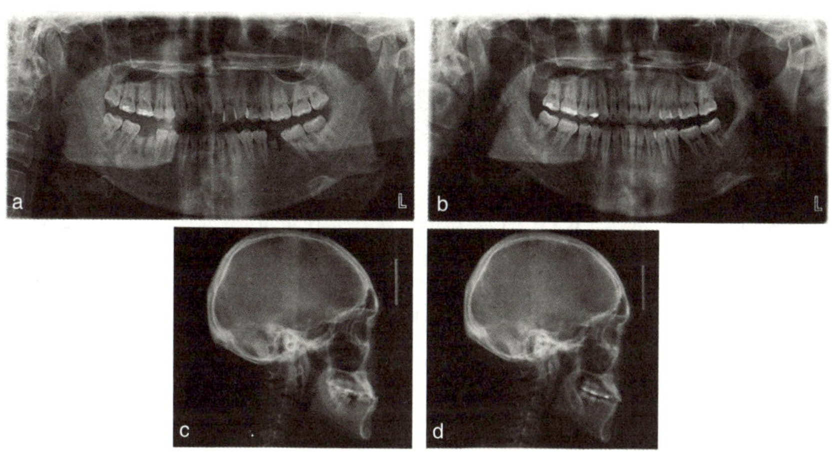

图 7-3-11　矫治前后全景片、头颅定位侧位片对比
a. 全景片　b. 全景片　c. 头颅定位侧位片对比　d. 头颅定位侧位片对比

表 7-3-3　矫治前后头颅定位侧位片测量对比

测量指标	均值	矫治前	矫治后
SNA	82.8 ± 4.1	79.5°	80.8°
SNB	80.1 ± 3.9	81.6°	80.3°
ANB	2.7 ± 2.0	−2.1°	0.5°
SNP	73.0 ± 4.0	81.8°	80.4°
FH–NA	91.0 ± 7.5	88.0°	88.7°
FH–NPo	85.4 ± 3.7	90.3°	88.3°
NA–APo	6.0 ± 4.4	−2.9°	0.9°
MP–SN	32.5 ± 5.2	39.7°	32.4°
FMA（MP–FH）	31.1 ± 5.6	35.2°	32.5°
Y 轴角	64.0 ± 2.3	67.9°	64.2°
Po–NB	1.0 ± 1.5	0.4mm	0.2mm
CV	392.9 ± 6.0	393.7°	394.4°
U1–NA 距	5.1 ± 2.4	0.5mm	5.9mm

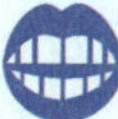

续表

测量指标	均值	矫治前	矫治后
U1-NA 角	22.8 ± 5.7	19.0°	26.9°
L1-NB 距	6.7 ± 2.1	6.5mm	2.6mm
L1-NB 角	30.3 ± 5.8	24.4°	16.5°
U1-L1	125.4 ± 7.9	137.8°	129.1°
U1-SN	105.7 ± 6.3	99.5°	108.7°
L1-MP	92.6 ± 7.0	89.0°	87.8°

七、思考题

1. Ⅲ类错殆的诊断分类有哪些?

2. 简述Ⅲ类错殆的治疗原则。

八、科普小常识

1. 前牙反殆的鉴别诊断（表 7-3-4）

由于骨性前牙反殆和功能性前牙反殆在矫治设计和治疗方法上有一定的不同，因此鉴别诊断的主要目的是明确前牙反殆的致病机理。

表 7-3-4　骨性前牙反和功能性前牙反殆的鉴别诊断

比较项目	功能性前牙反殆	骨性前牙反殆
磨牙关系	轻度近中	完全近中
尖牙关系	同上	同上
前牙关系	反覆盖较小、反覆殆较深	反覆盖较大、反复殆较浅
上前牙	直立或轻度唇倾	明显唇倾
下前牙	唇倾、有时有散隙	舌倾
ANB 角	> 0°	<0°

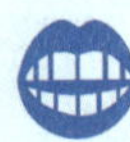

续表

比较项目	功能性前牙反䢺	骨性前牙反䢺
下颌角	正常	较大
下颌平面角	正常或较小	较大
颌骨长度	正常	下颌过大、上颌过小
下颌可否后退	可退至前牙对刃	不能后退
正中关系位的软组织侧貌	面形协调	下颌前突、上颌后缩
家族史	无	有
治疗	正畸治疗	正畸或外科手术
预后	良好	不良

2. 前牙反䢺外科治疗的参考指征

（1）从三维角度分析畸形类型：若Ⅲ类骨性畸形除了涉及矢状向还合并垂直向错畸形，如合并开䢺患者，则正畸代偿治疗的难度显著增加，更倾向于采用正畸-正颌联合治疗。若Ⅲ类骨性畸形还合并水平向错䢺畸形，如伴有偏颌畸形，则也更倾向于正畸-正颌联合治疗。

（2）牙周情况：牙周情况差、骨质吸收、牙齿松动、前牙区牙槽骨骨质薄等情况，会增加止畸代偿的治疗风险，应该尽量少移动牙齿，也倾向于正畸-正颌联合治疗。

（3）治疗前牙齿代偿情况：治疗前，前牙代偿若已经较为严重，即上颌前牙较为唇倾，下颌前牙较为舌倾，正畸代偿治疗会加重前牙的倾斜，易造成䢺创伤、骨开窗、骨开裂，等情况。

（4）X 线头影测量：ANB 角 < -4°、LI-MP 角 < 82°、SNP 角 > 83°、颏角 IDP-MP < 69°、联合变量 CV < 201° 是外科治疗的参考指征。

（5）软组织侧貌：Ⅲ类患者若颏部太突，则正畸代偿治疗往往难以改善侧貌，反而常导致下颌前牙舌倾，更倾向于采用正畸-正颌联合治疗。

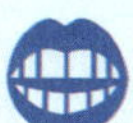

第四节　前牙深覆盖（案例55）

核心提示

❖前牙深覆盖和远中错𬌗的治疗时机？

❖前牙深覆盖和远中错𬌗患者何时选择拔牙矫治？

❖形成前牙深覆盖和远中错𬌗的病因有哪些？

❖前牙深覆盖和远中错𬌗的治疗方法有哪些，如何选择？

一、病历资料

1. 主诉

现“嘴凸”伴前牙前倾1年余，要求矫治。

2. 病史

患者××，男性，25岁，自幼牙齿不齐，近1年发现“嘴凸”并伴前牙前倾，特来我院就诊。要求进一步诊治，以解决牙齿问题。

3. 既往史

否认全身系统性疾病等；否认矫治史。

4. 过敏史

否认药物、食物等过敏史。

5. 家族史

否认遗传史。

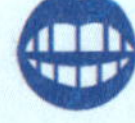

二、临床检查

1. 牙及牙列（图 7-4-1）

恒牙列，牙列式 17–27，37–47；上下颌牙列轻微拥挤；36、46 颊沟深褐色龋坏。

2. 咬合关系

矢状关系——左侧磨牙、尖牙中性关系，右侧磨牙、尖牙中性关系；上下颌前牙深覆盖Ⅱ°。

水平关系——上下牙弓宽度正常；上下牙弓呈卵圆形；与面中线相比上前牙中线正常，下牙中线右偏。

垂直向关系——上下前牙Ⅰ°深覆殆；Spee 曲线深；殆平面左低右高。

3. 口内其他软硬组织

口腔卫生状况良好；牙结石（–）；牙龈无红肿；其他黏膜组织无异常。

4. 口外与面部形态

正面观：面部下 1/3 不对称，颏部右偏，口角线左低右高；面部比例正常。

侧面观：直面型；鼻唇角正常；颏唇沟正常。

5. 颞下颌关节及功能检查

双侧髁突无压痛，动度一致；开口度、开口型正常；前伸与侧方移动无受限。

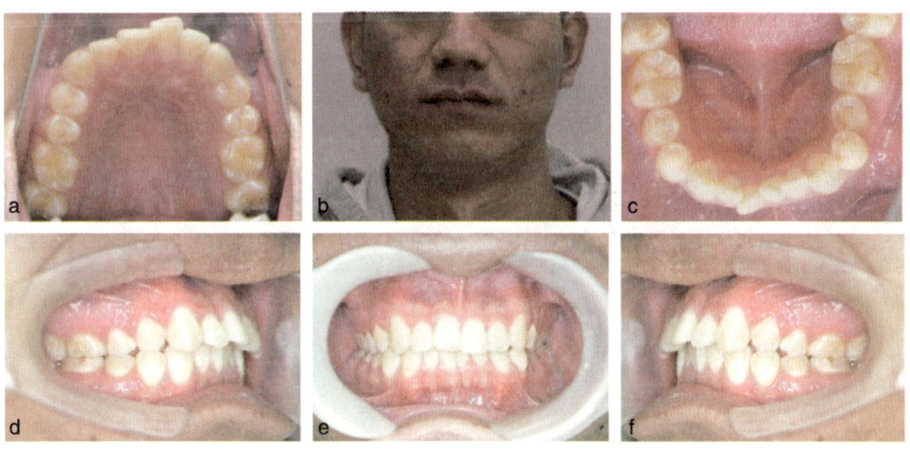

图 7-4-1 患者初始口内口外像
a. 上殆面观 b. 正面观 c. 下殆面观
d. 口内右侧面观 e. 口内正面观 f. 口内左侧面观

6. 影像学辅助检查：

全景片示或 CBCT 示：牙根的形态正常；牙槽骨的密度正常；48 埋伏，水平阻生；18、28、38 牙胚存在；无牙槽骨的吸收。（图 7-4-2）

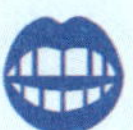

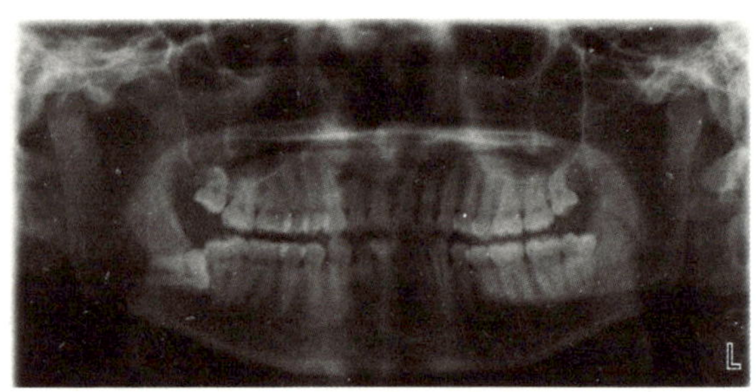

图 7-4-2　患者初始全景片

三、头影测量（图 7-4-3、表 7-4-1）

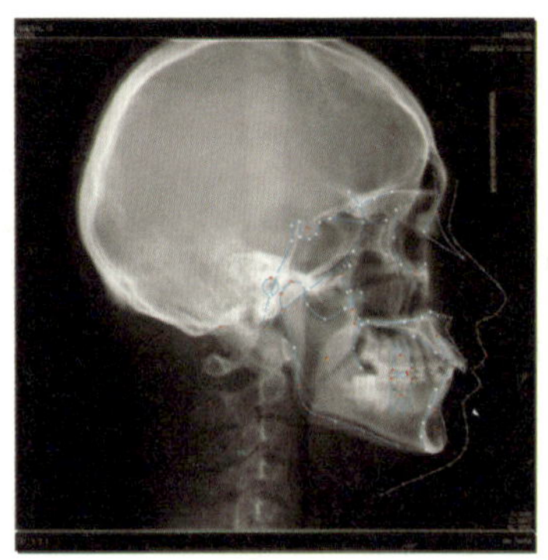

图 7-4-3　患者初始头颅定位片

表 7-4-1　初始头颅定位片测量值（绿色为减小，红色为增大）

测量项目	正常值		测量值
	标准值	标准差	
SNA	84	3	88.65
SNB	80	3	85.14
ANB	4	2	3.51
FH-SN	6		3.64
Ptm-A（上颌长 mm）	46	3	46.14
PP-FH（上颌平面角）	5	4	0.51
PP-GoGn	21	4	19.33
OP-SN	19	4	2.29
Go-Pog（mm）	74	5	70.97

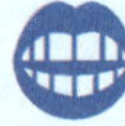

续表

测量项目	正常值		测量值
	标准值	标准差	
Go-Co（mm）	60	6	61.27
MP-SN	35	4	24.29
FH-MP（下颌平面角）	29	4	20.65
SGn-FH（Y 轴角）	65	4	60.53
NBa-PtGn（面轴角）	87	4	87.54
S-Go/N-Me（后前面高比 %）	67	4	74.37
ANS-Me/N-Me（下前面高比 %）	53	2	55.77
U1-L1（上下中切牙角）	121	9	116.3
U1-SN	107	6	122.9
U1-NA（mm）	4	2	7.74
U1-NA	24	6	34.34
L1-NB（mm）	7	3	6.02
L1-NB	32	6	25.81
L1-MP（下中切牙 - 下颌平面角）	99.5	6.6	96.39
U1-PP（mm）	28	3	26.04
U6-PP（mm）	22	2	24.62
L1-MP（mm）	42	3	43.16
L6-MP（mm）	35	3	32.58
Ptm-U6（mm）	15	3	25.57
Overjet（mm）	2	1	6.31
Overbite（mm）	3	2	5.03
UL-EP（上唇位置 mm）	2	2	2.86
LL-EP（下唇位置 mm）	3	3	3.04
Cm-Sn-Ls（鼻唇角）	92.1	15.3	101.77
FH-N'Pog'（软组织面角）	80	3	92.51
N'-Sn-Pog'（软组织面突角）	165	4	157.85

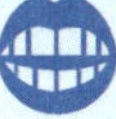

四、模型测量

1. 拥挤度（表 7-4-2）

表 7-4-2　拥挤度表

牙弓	牙弓应有长度（mm）	牙弓现有长度（mm）	拥挤度（mm）
上颌	80.0	70.0	10.00
下颌	70.0	57.0	13.00

2.Bolton 指数

①前牙比：80.0%（78.8%）。

②全牙比：92.0%（91.5%）。

3. 耠曲度：左侧：2.5mm；右侧：4mm。整平 Spee 曲线所需间隙：3.75mm。

4. 牙弓对称性（第一磨牙中央窝至腭中缝垂线距离）（表 7-4-3）

表 7-4-3　牙弓对称性表

牙弓	横向		矢状向	
	左侧（mm）	右侧（mm）	左侧（mm）	右侧（mm）
上颌	20.0	21.0		前移 3.00
下颌	18.0	20.0	前移 2.00	

5. 牙弓牙槽骨及基骨测量：

表 7-4-4　牙弓牙槽骨及基骨测量表

	牙弓长度（mm）				牙弓宽度（mm）			牙槽弓		基骨弓	
	前段	中段	后段	总长	前段	中段	后段	长度	宽度	长度	宽度
上颌	7	20	23	50	37	40	47	42	42	40	38
下颌	4	17.5	23	44.5	27	36	40	32	43	30	41

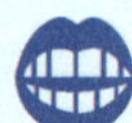

五、案例分析

（1）牙齿：上前牙突度大，唇倾；上下颌前牙深覆盖Ⅱ°，深覆耠Ⅰ°；右侧磨牙、尖牙完全远中关系；Spee 曲线深。

（2）牙槽骨：骨性 II 类趋势；上后牙槽高度偏大。

（3）颌骨：额点位置偏低；骨性 II 类趋势；颏部前突；上颌逆时针旋转；水平生长型，下颌体平。

（4）面型：软组织颏部前突；II 类骨面型趋势。

（5）其他：面部下 1/3 不对称，颏部左偏。

六、诊断和诊断依据

诊断

①前牙深覆盖；②安氏Ⅱ 1 亚类错牙合；③毛氏Ⅰ 1+ Ⅱ 2+ Ⅳ 1；④矢状骨性 I 类错㖞；⑤垂直骨型水平型；⑥ 36、46 浅龋；⑦ 48 水平埋伏阻生牙。

2. 诊断依据

①前牙深覆盖：患者模型及头颅侧位片分析前牙覆盖 6.31mm；

②安氏Ⅱ 1 亚类错牙合：患者模型分析提示右侧磨牙远中关系，左侧磨牙关系为中性关系；

③毛氏Ⅰ 1+ Ⅱ 2+ Ⅳ 1：患者模型提示拥挤度，右侧磨牙远中关系，前牙深覆盖深覆㖞；

④矢状骨性 I 类错㖞：头颅侧位片分析 ANB3.51° ；

⑤垂直骨型水平型：头颅侧位片分析 FH–MP（下颌平面角）20.65° ；

⑥ 36、46 浅龋：36、46 颊沟深褐色龋坏；

⑦ 48 水平埋伏阻生牙：全景片显示。

七、诊治经过

1. 矫治方案

（1）完善初诊模型、相片、影像学资料；患者治疗前图片如图 7–4–1、图 7–4–2、图 7–4–3。

（2）患者知情同意下共同制定治疗方案：

①口外拔除 14、24、34、45，口内治疗 36、46 浅龋，全口直丝弓固定矫治；

②治疗中矢状向注意上颌支抗控制，并控制好前牙转矩（适当掩饰性矫治）；

③治疗中垂直向控制，控制后牙的牙槽高度。

④择机拔除 48。

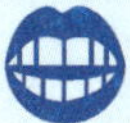

2. 矫治步骤：

（1）36、46 颌面粘结树脂殆垫，上下颌粘结直丝弓矫治器（托槽北京有研直丝弓托槽）：

（2）使用 0.014，0.016，0.018 的 NiTi 圆丝排齐上下颌牙列，并配合轻力拉 13、23、33、44 向远中移动；

（3）0.40，0.45 的澳丝整平上下颌牙列，并后牙备抗，右侧配合Ⅱ类牵引，调整右侧磨牙远中关系；

（4）0.019 × 0.025 的 NiTi 方丝进一步排齐，拉尖牙至中性关系；

（5）0.019 × 0.025 的方丝关闭间隙，下颌加反 spee 曲度，上下颌前牙加正转矩，维持上下切牙倾斜度；

（6）上下颌 0.40 的澳丝精细调整及保持；

（7）治疗完成移除矫治器；保持。

八、治疗前后面相口内像比较

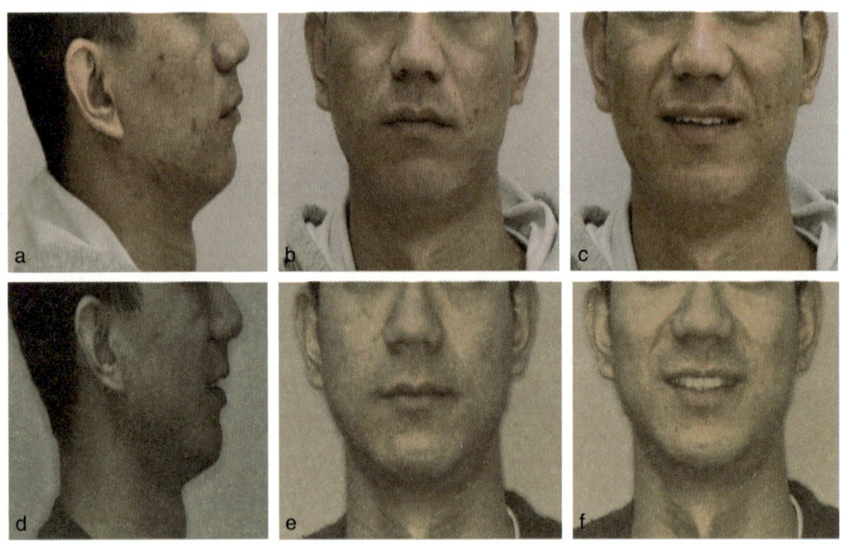

图 7-4-4　患者矫治前后口外像对比

a. 侧面观　b. 正面观　c. 正面微笑观

d. 侧面观　e. 正面观　f. 正面微笑观

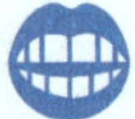

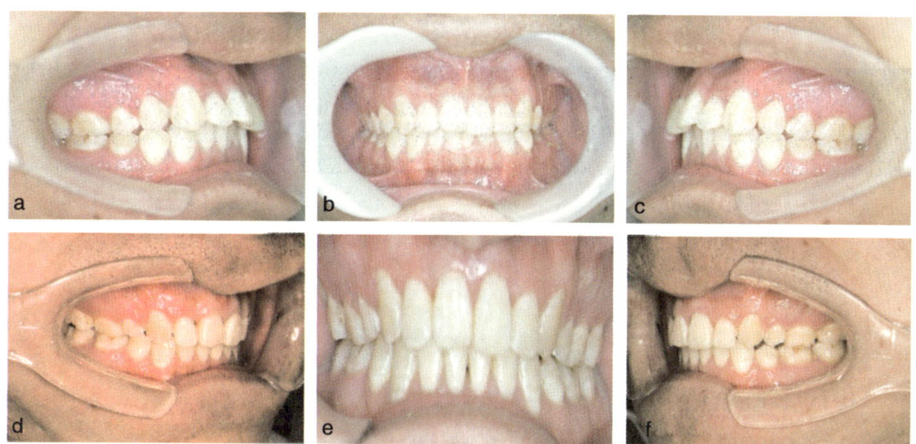

图 7-4-5　患者矫治前后口内像对比
a. 口内右侧面观　b. 口内正面观　c. 口内左侧面观
d. 口内右侧面观　e. 口内正面观　f. 口内左侧面观

九、要点与讨论

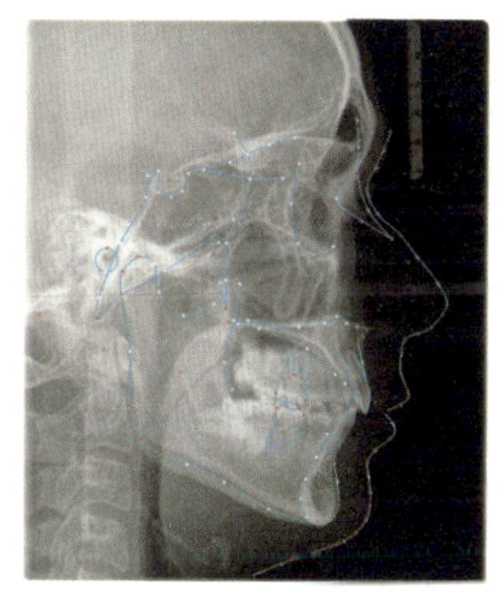

图 7-4-6　患者矫治后头颅定位片

表 7-4-5　矫治后头颅定位片测量值（绿色为减小，红色为增大）

测量项目	正常值		测量值
	标准值	标准差	
SNA	84	3	86.98
SNB	80	3	83.46
ANB	4	2	3.52
FH- SN	6		2.98
Ptm-A（上颌长 mm）	46	3	47.23

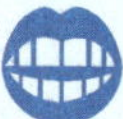

续表

测量项目	正常值		测量值
	标准值	标准差	
PP-FH（上颌平面角）	5	4	1.55
PP-GoGn	21	4	19.31
OP-SN	19	4	5.3
MP-SN	35	4	26.28
FH-MP（下颌平面角）	29	4	22.3
SGn-FH（Y 轴角）	65	4	61.86
NBa-PtGn（面轴角）	87	4	86.15
S-Go/N-Me（后前面高比 %）	67	4	73.39
ANS-Me/N-Me（下前面高比 %）	53	2	55.84
U1-L1（上下中切牙角）	121	9	128.26
U1-SN	107	6	102.51
U1-NA（mm）	4	2	2.36
U1-NA	24	6	15.93
L1-NB（mm）	7	3	5.38
L1-NB	32	6	25.69
L1-MP（下中切牙 - 下颌平面角）	99.5	6.6	95.96
U1-PP（mm）	28	3	28.64
U6-PP（mm）	22	2	26.55
L1-MP（mm）	42	3	43.44
L6-MP（mm）	35	3	34.33
Ptm-U6（mm）	15	3	26.17
Overjet（mm）	2	1	2.97
Overbite（mm）	3	2	3.1
Cm-Sn-Ls（鼻唇角）	92.1	15.3	102.59
UL-EP（上唇位置 mm）	2	2	2.16
LL-EP（下唇位置 mm）	3	3	3.19
FH-N'Pog'（软组织面角）	80	3	92.55
N'-Sn-Pog'（软组织面突角）	165	4	153.18

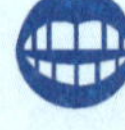

1. 前牙深覆盖的类型（根据机制）

（1）前牙大小或数目异常造成，后牙中性关系；

（2）后牙远中关系造成：①牙性，②功能性，③骨性；

（3）上下唇肌力量大小不平衡造成牙量骨量不调造成，后牙中性关系；

（4）上述情况复合造成。

2. 前牙深覆盖拔牙矫治最优选择

前牙深覆盖拔牙模式常见的有：①拔除上颌两个第一前磨牙；②拔除上颌两个第二前磨牙；③拔除上颌两个第一前磨牙及下颌一个中切牙；④拔除四个第一前磨牙；⑤拔除四个第二前磨牙。如何选择能达到最佳效果主要看𬌗平面的控制和颏部的控制。具体的来说就是拔牙模式要达到上下后牙高度降低，上下后牙远中直立，上下前牙压低，下前牙直立，下颌逆时针旋转这几个目标。

本病例属于成人前牙深覆盖病例。方案选择了拔除上 14、24、34、45，主要考虑了牙齿的拥挤度，牙弓的不对称及前牙的深覆盖问题，最终要达到下后牙高度降低，上下后牙远中直立，上下前牙压低，下前牙直立。矫治过程中支抗控制合理，前牙深覆盖得到好的改善。由于患者是成人骨性Ⅱ类错𬌗，上下颌前牙的倾斜度有掩饰性治疗。由于患者颌骨水平生长型，垂直向控制比较成功，Ⅱ类骨面型得到了改善，及鼻唇角也达到好的控制。

3. 前牙深覆盖矫治是最安全的拔牙模式

前牙深覆盖拔牙矫治选择拔牙模式最基本的是要考虑支抗的要求，特别是上颌支抗的要求。拔除上颌两个第一前磨牙是最安全的一种拔牙模式，也就是说这种拔牙模式对支抗的要求最小。所以这种拔牙模式受到正畸初学者的青睐。

十、思考题

1. 哪种拔牙模式对骨性前牙深覆盖治疗效果最佳？

2. 矫治前牙深覆盖的支抗如何控制？

十一、科普小常识

1. 如何预防深覆盖？

前牙深覆盖是一种很严重的错牙合畸形，也就是老百姓说的“龅牙”，有先天性的，如先天骨量不足等，这样的情况是无法预防的。但是对于后天的不良生活习惯造成深覆盖，可以通过杜绝不良习惯来预防，比如经常吐舌头、吮指、舔牙、咬铅笔、单侧咀嚼、

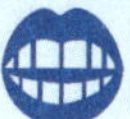

长期张口呼吸等，只要家长早发现，都有办法纠正。

2.深覆盖可能造成的危害？

前牙深覆盖指上前牙切端至下前牙唇面的最大水平距离超过3mm者。深覆盖通常产生的原因除了先天遗传因素外，后天环境及口腔不良行为习惯也会导致此种错颌畸形的产生。进而影响正常的咬合关系及面部发育，对口腔健康及颜值带来负面影响。通常，源自骨性错颌畸形的遗传因素占比只是错颌畸形患病率的一小部分，而大部分是来自后天环境及不良口腔习惯所致。例如，长期进食精细、质软及黏腻的食物，牙颌骨因缺少咀嚼锻炼而得不到很好的生理刺激，致使颌骨及牙弓发育不足或发育异常。造成的危害可以表现如下：

①影响人的美观，因为深覆盖会造成嘴巴突起，闭不了口；

②影响发音，说话时走风漏气；

③影响口腔健康，深覆盖患者牙齿一般不易清洁，会增加龋坏等口腔疾病的风险；

④深覆盖上前牙突出，还会增加跌倒后的创伤性断牙风险。

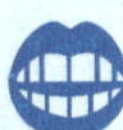

第五节　深覆𬌗（案例 56）

核心提示

❖形成深覆𬌗的病因有哪些?

❖深覆𬌗患者何时选择拔牙矫治?

❖深覆𬌗的治疗方法有哪些，如何选择?

一、病历资料

1. 主诉

牙齿咬物不适半年余，要求矫治。

2. 病史

患者 ××，男性，12 岁，因牙齿咬物不适半年余，来我院就诊。要求进一步诊治，以解决牙齿问题。

3. 既往史

否认全身系统性疾病等；否认矫治史。

4. 过敏史

否认药物、食物等过敏史。

5. 家族史

无遗传史。

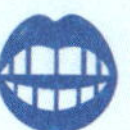

二、临床检查

1. 牙及牙列

恒牙列，牙列式 16–26，37–46，55、65 未脱落；上下颌牙列轻微拥挤。

2. 咬合关系

矢状关系——左右两侧磨牙、尖牙远中关系；上下颌前牙深覆盖Ⅱ°。

横向关系——上下牙弓宽度偏窄；上牙弓呈方圆形，下牙弓呈卵圆形；与面中线相比上下前牙中线正常。

垂直向关系——前牙Ⅲ°深覆𬌗；Spee 曲线深；𬌗平面左高右低。

3. 口内其他软硬组织

口腔卫生状况良好；牙结石（—）；牙龈无红肿；其他黏膜组织无异常。（图 7–5–1）

4. 口外与面部形态

正面观：面部下 1/3 不对称，颏部左偏，口角线左高右低；面部比例正常。

侧面观：直面型；鼻唇角大。

5. 颞下颌关节及功能检查

双侧髁突无压痛，动度一致；开口度、开口型正常；前伸与侧方移动无受限。

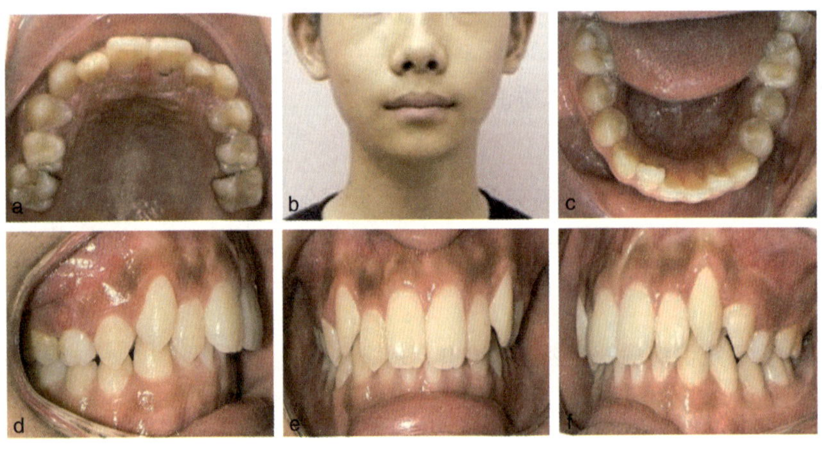

图 7–5–1　患者初始口内口外像
a. 上咬𬌗面观　b. 正面观　c. 下咬𬌗面观
d. 口内右侧面观　e. 口内正面观　f. 口内左侧面观

6. 影像学辅助检查

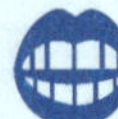

全景片示或 CBCT 示：牙根的形态正常、发育基本完成；15、25 未萌出牙根发育基本完成；55、65 吸收剩牙冠；牙槽骨的密度正常、17、27、47、18、28、38、48 存在，

未萌出。（图 7-5-2）

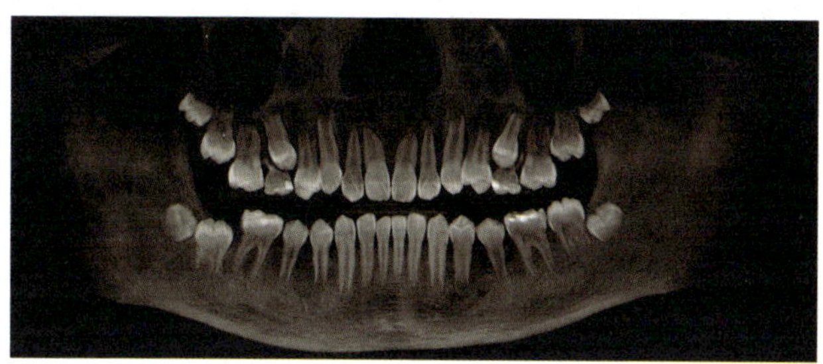

图 7-5-2　患者初始 CT 片

三、头影测量（表 7-5-1）

表 7-5-1 初始头颅定位片测量值（绿色为减小，红色为增大）

测量项目	正常值		测量值
	标准值	标准差	
SNA	84	3	81.03
SNB	80	3	78.69
ANB	4	2	2.33
FH-SN	6		7.41
Ptm-A（上颌长 mm）	46	3	47.72
PP-FH（上颌平面角）	5	4	-0.13
PP-GoGn	21	4	16.84
OP-SN	19	4	15.32
Go-Pog（mm）	74	5	79.2
Go-Co（mm）	60	6	64.38
MP-SN	35	4	25.51
FH-MP（下颌平面角）	29	4	18.1
SGn-FH（Y 轴角）	65	4	60.65

续表

测量项目	正常值		测量值
	标准值	标准差	
NBa-PtGn（面轴角）	87	4	87.03
N-ANS（上面高 mm）	56	3	58.94
S-Go/N-Me（后前面高比 %）	67	4	72.49
ANS-Me/N-Me（下前面高比 %）	53	2	51.59
U1-L1（上下中切牙角）	121	9	134.26
U1-SN	107	6	104.03
U1-NA（mm）	4	2	5.53
U1-NA	24	6	23
L1-NB（mm）	7	3	2.45
L1-NB	32	6	20.4
L1-FH（FMIA）	52	7	65.7
U1-PP（mm）	28	3	30.05
U6-PP（mm）	22	2	22.06
L1-MP（mm）	42	3	40.08
L6-MP（mm）	35	3	32.07
Ptm-U6（mm）	15	3	18.54
Overjet（mm）	2	1	5.08
Overbite（mm）	3	2	6.23
UL-EP（上唇位置 mm）	2	2	0.5
LL-EP（下唇位置 mm）	3	3	1.69
Cm-Sn-Ls（鼻唇角）	92.1	15.3	114
Z-Angle	69	5	71.24
N'-Sn-Pog'（软组织面突角）	165	4	161.58
FH-N'Pog'（软组织面角）	80	3	88.89

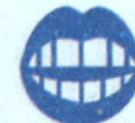

四、模型测量

1. 拥挤度（表 7-5-2）

表 7-5-2　拥挤度表

牙弓	牙弓应有长度(mm)	牙弓现有长度(mm)	拥挤度（mm）
上颌	85.37	82.89	2.48
下颌	72.15	69.00	3.15

2.Bolton 指数

①前牙比：78.0%（78.8%）；

②全牙比：91.0%（91.5%）。

3. 船曲度（表 7-5-3）

左侧：3.4mm；右侧：2.4mm。整平 Spee 曲线取得间隙：3.4。

4. 牙弓对称性（第一磨牙中央窝至腭中缝垂线距离）

表 7-5-3　牙弓对称性表

牙弓	横向		矢状向	
	左侧（mm）	右侧（mm）	左侧（mm）	右侧（mm）
上颌	25.0	24.0		
下颌	22.0	20.0		前移 1.00mm

5. 牙弓牙槽骨及基骨测量（7-5-4）

表 7-5-4　牙弓牙槽及基骨测量表

	牙弓长度（mm）				牙弓宽度（mm）			牙槽弓		基骨弓	
	前段	中段	后段	总长	前段	中段	后段	长度	宽度	长度	宽度
上颌	8	18	19	45	39	40	50	43	53	42	56
下颌	7	21	17	45	29	33	41	45	44	43	56

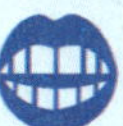

五、案例分析

患者主要问题列表

（1）牙齿：下前牙舌倾突度大，磨牙尖牙远中关系，前牙深覆牙合深覆盖；

（2）颌骨：上颌骨逆时针旋转、下颌平面角小，颌骨水平生长型；

（3）面型：I类骨面型趋势，面部软组织颏部前突，鼻唇角大，软组织颏部前突；

（4）其他：口角线左高右低。

六、诊断和诊断依据

1. 诊断

深覆牙合、安氏Ⅱ类错𬌗、毛氏Ⅰ 1+ Ⅱ 5+ Ⅲ 3+ Ⅳ 1、矢状Ⅰ类骨型、垂直骨型水平型。

2. 诊断依据

①深覆𬌗：下颌平面小，水平生长型，下切牙舌倾；

②安氏Ⅱ类错𬌗：患者模型提示磨牙关系为中性关系；

③毛氏Ⅰ 1+ Ⅱ 2+ Ⅲ 3+ Ⅳ 1：患者模型提示牙齿拥挤度，两侧磨牙远中关系，前牙深覆盖，上下颌牙弓窄，深覆牙合；

④）矢状Ⅰ类骨型：头颅侧位片分析 ANB 角 2.33；

⑤垂直骨型水平型：FH-MP（下颌平面角）18.1。

七、诊治经过

1. 矫治方案

（1）完善初诊模型、相片、影像学资料；患者治疗前图片如图 7-5-1、图 7-5-2、图 7-5-3。

（2）患者及家长知情同意下共同制定治疗方案：

①正畸治疗采用时代天使隐形矫治器；

②推上颌磨牙向远中，并上下颌扩弓；

③治疗中垂直向控制，控制后牙的牙槽高度；注意矢状向支抗的控制，并控制好前牙转矩。

④ 18、28、38、48 观察萌出情况。

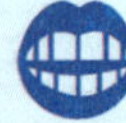

2. 矫治步骤（图 7-5-3）

（1）按计划使用附件模板上下颌粘结树脂附件，并修整附件形态；

（2）指导患者摘戴第一副隐形矫治器，告知摘戴时注意事项；

（3）给患者 4 副隐形矫治器，医嘱每天戴不少于 20 个小时，每副戴 14 天；

（4）佩戴第 5 副前按计划粘结附件，配合二类牵引；

（5）依次类推按计划粘结附件，给患者隐形矫治器佩戴矫治；

（6）治疗完成移除附件；保持。

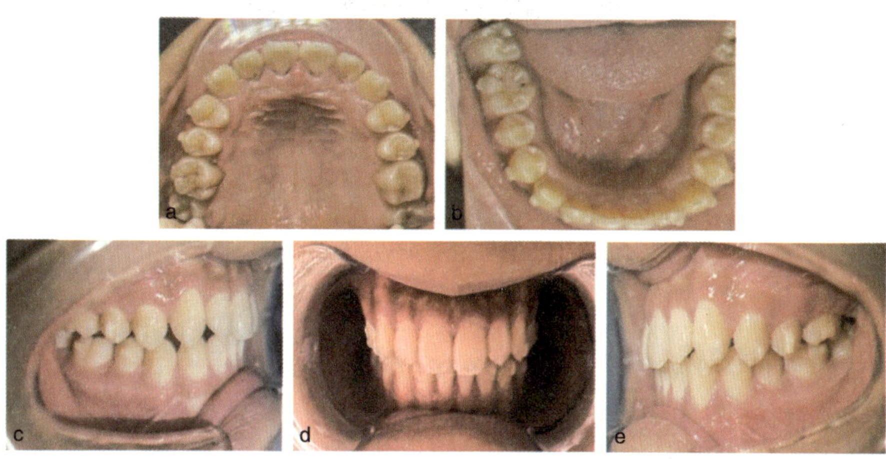

图 7-5-3　患者矫治中口内像

a. 上咬殆面观　b. 下咬殆面观　c. 口内右侧面观　d. 口内正面观　e. 口内左侧面观

八、治疗前后面相口内像比较（图 7-5-4、图 7-5-5）

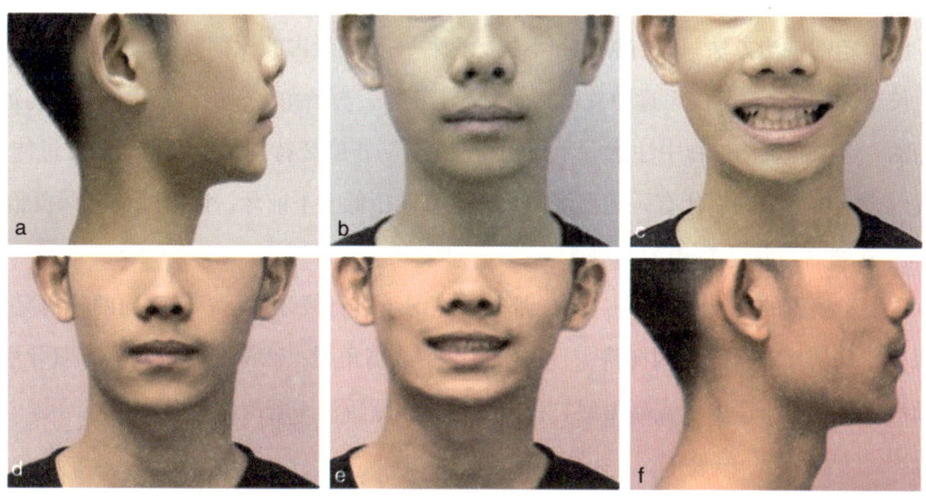

图 7-5-4　患者矫治前口外相对比

a. 侧面观　b. 正面观　c. 正面微笑观　d. 正面观　e. 正面微笑观　f. 侧面观

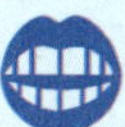

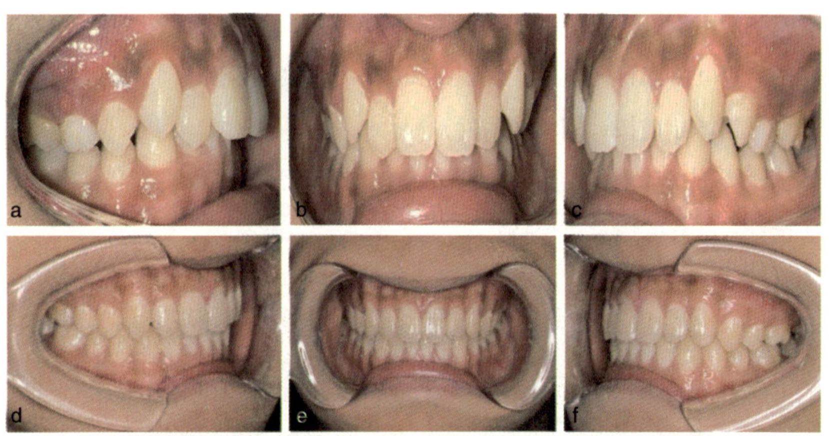

图 7-5-5 患者矫治后口内像对比

a. 口内右侧面观 b. 口内正面观 c. 口内左侧面雄观

d. 口内右侧面观 e. 口内正面观 f. 口内左侧面观

九、要点与讨论

1. 形成深覆𬌗的常见病因

①前牙区牙及牙槽高度过高；②后牙及后牙槽高度过低；③前二者兼之。

本病例前牙后牙牙槽高度都正常，而且上颌骨还有逆时针旋转倾向这都不应该形成深覆𬌗。但下颌平面角过小，颌骨水平生长型，再有下切牙舌倾，所以最终形成了前牙深覆𬌗。

2. 深覆𬌗的矫治方法的选择

深覆𬌗的矫治方法一般有拔牙和不拔牙两种，不拔牙占的比例要多。本病例属于水平生长型深覆𬌗，磨牙关系远中关系，面型基本正常，鼻唇角大，所以采用推磨牙向远中矫治的方案。在矫治过程中注意后牙高度的控制，防止磨牙特别是上颌磨牙的过量伸长。本案例矫治中上下颌后牙有一定程度伸长，垂直向压低上下前牙，以解除前牙深覆𬌗。

3. 深覆𬌗的拔牙矫治的选择

深覆𬌗病人的矫治不拔牙占多数，那什么情况下进行拔牙矫治？在下面两种情况下：①深覆𬌗病例伴有重度牙列拥挤，且属于适中型或高角型；②深覆𬌗病例伴有双牙弓或双颌前突，且属于适中型或高角型。我们多选择拔牙矫治来解决深覆𬌗及伴随问题。

十、思考题

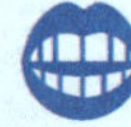

1. 深覆牙合可能造成的危害？

2. 如何预防深覆𬌗？

3. 治疗深覆䢒的方法有哪些，如何选择?

十一、科普小常识

1. 什么是深覆䢒?

深覆䢒是指上下颌前牙垂直距离过大，是垂直向的关系。比如下牙咬在上前牙的中间或者甚至咬在上前牙舌侧的颈部。正常情况下，上牙包住下牙的范围应该是 2~3 毫米，也就是上牙包住下牙在下牙长度的 1/3 以内，而上前牙比下前牙略向前突 2 毫米左右。

2. 深覆䢒可能造成的危害?

深覆䢒通常产生的原因除了先天遗传因素外，后天环境及口腔不良行为习惯也会导致此种错颌畸形的产生。进而影响正常的咬合关系及面部发育，对口腔健康及颜值带来负面影响。造成的危害一般有以下几方面：

①深覆䢒会导致面部下部变短，从而影响人的面容美观；

②深覆䢒下牙咬到上颌的硬腭黏膜，影响口腔上前牙的健康；

③深覆䢒有时是可以随着生长发育而自行改善的，但是严重的深覆牙合会影响下牙的排列整齐度，牙周状况都会有很大的损害。

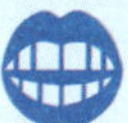

第六节　双颌前突（案例57）

核心提示

- ❖双颌前突的诊断与分类?
- ❖双颌前突的临床表现有哪些?
- ❖双颌前突的治疗原则及目标?
- ❖双颌前突的治疗方案有哪些?

一、病历资料

1. 主诉

换牙后龅牙，嘴突15年余，要求正畸治疗。

2. 病史

患者，女性，23岁，主因上下牙前突，嘴突15年余，影响美观，要求正畸治疗。现为求进一步诊治，就诊于我院。

3. 既往史

否认系统性疾病史、口腔疾病史、传染病史、外伤史及正畸治疗史。否认替牙异常：患者乳牙期咬合良好，否认乳牙滞留、乳牙早失、恒牙早萌及恒牙早失等替牙异常。否认吐舌、咬唇、吮指等口腔不良习惯史。

4. 过敏史

否认药物等过敏史。

5. 家族史

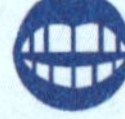

有，母亲存在相似畸形，疑似母系遗传。

6. 体格检查

面部检查：

（1）正面观：面部左右不对称，左侧丰满；颏部中线左偏 3mm；自然状态下开唇露齿，闭唇状态下颏部肌肉紧张；面下 1/3 高度正常；唇轮廓正常，上唇唇肌松软。

（2）正面微笑观：微笑时面部肌肉紧张、微笑线不协调，前牙暴露量过多，大笑时牙龈暴露过多。

（3）侧面观：凸面型、双颌前突、颏部较小；唇部较厚；鼻唇角小，鼻唇沟正常，颏唇沟过浅。

◆颞下颌检查：

闪电样开口型、开口度未见明显异常，双侧颞下颌关节偶有弹响，无疼痛及开口受限史。

◆口腔临床检查：

（1）牙列式：恒牙列，18–27，37–47；

（2）磨牙关系：左侧中性，右侧中性；

（3）尖牙关系：左侧中性，右侧中性；

（4）牙弓中线：上中线基本正，下中线左偏 1mm；

（5）前牙覆秴、覆盖：前牙Ⅰ度深覆秴；前牙覆盖正常；

（6）牙弓宽度及形状：上下颌牙弓宽度协调呈尖圆形；

（7）牙齿数目、形态、发育及萌出异常：未见畸形牙、融合牙和牙齿的异位萌出；36、46 秴面静止龋；

（8）功能检查：发音及唇、舌等软组织功能正常；

（9）颞下颌关节检查；两侧关节活动度对称，有弹响，无触痛及自发性疼痛；

（10）牙周组织疾病或牙齿松动：31 龈方存在溃疡；

（11）口腔卫生较好；

（12）余未见明显异常。

7. 模型分析（表 7–6–1）

表 7–6–1 模型测量值

牙位	7	6	5	4	3	2	1	1	2	3	4	5	6	7
上颌（mm）	10	11.5	7	8	8.5	7	8.5	9	8	8.7	8	8	11	10
下颌（mm）	11	12	7.5	7	7.5	6	6	6	6	7	7	8	12	12

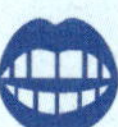

（1）上牙弓拥挤度：无；

（2）下牙弓拥挤度：2.5mm；

（3）下颌 Spee 曲度：3.0mm；

（4）前牙 Bolton 比：38.5/49.7 × 100%=77.46%

（中国人正常𬌗前牙比：78.8% ± 1.72%）；

（5）全牙 Bolton 比：92/103.2 × 100%=89.147%

（中国人正常𬌗全牙比：91.5% ± 1.51%）。

8. 影像学辅助检查

（1）全景片示：18、28、38 存在；牙根长度及形态正常、平行度一般。（图 7-6-1）

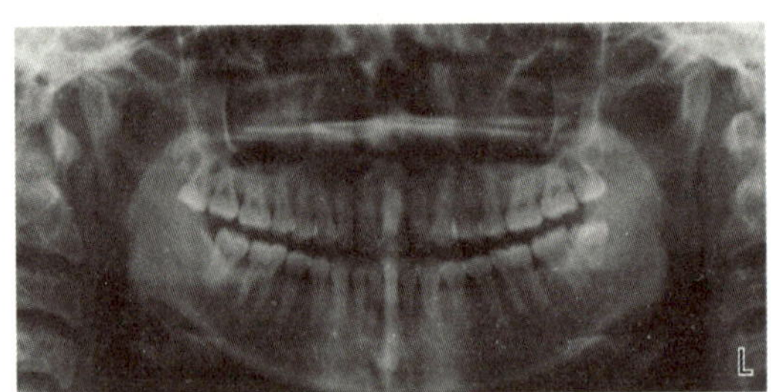

图 7-6-1　全景片

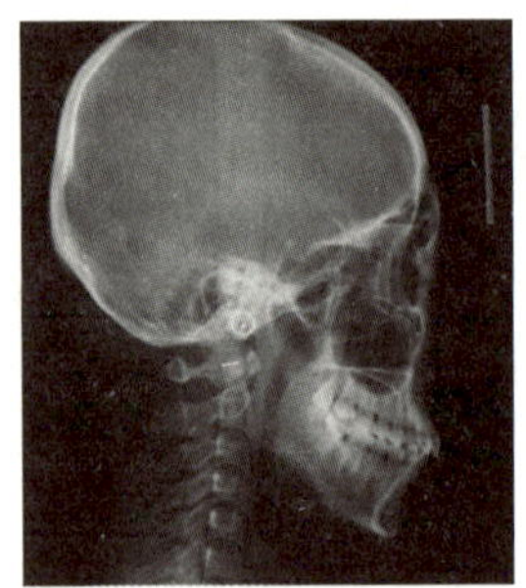

图 7-6-2　头颅侧位片

（2）头颅侧位片图像及测量值（图 7-6-2、表 7-6-2）

表 7-6-2　头颅侧位定位片测量值

测量项目	正常值		测量值
	均值	标准差	
SNA	82.80	4.00	85.28°
SNB	80.10	3.90	82.70°
ANB	2.70	2.00	2.58°
FH-NP	85.40	3.70	89.13°
NA/PA	6.00	4.40	5.86°
U1-NA	3.50	6.50	7.17 mm
U1/NA	22.80	5.70	24.93°

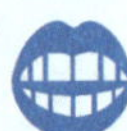

续表

测量项目	正常值		测量值
	均值	标准差	
L1-NB	6.70	2.10	7.61 mm
L1/NB	30.50	5.80	30.04°
U1/L1	124.20	8.20	122.45°
U1/SN	105.70	6.30	110.22°
MP/SN	32.50	5.20	40.15°
MP/FH	31.10	5.60	33.20°
L1/MP	93.90	6.20	92.21°
Y	66.30	7.10	63.21°
Pg-NB	1.00	1.50	0.32 mm

（3）CBCT 示：下颌骨左右不对称，颏点左偏；双侧髁突皮质骨连续，可见吸收影像史；上颌前牙牙根偏唇侧，12 牙根根尖圆钝，上前牙及下前牙区骨壁较薄。（图 7-6-3）

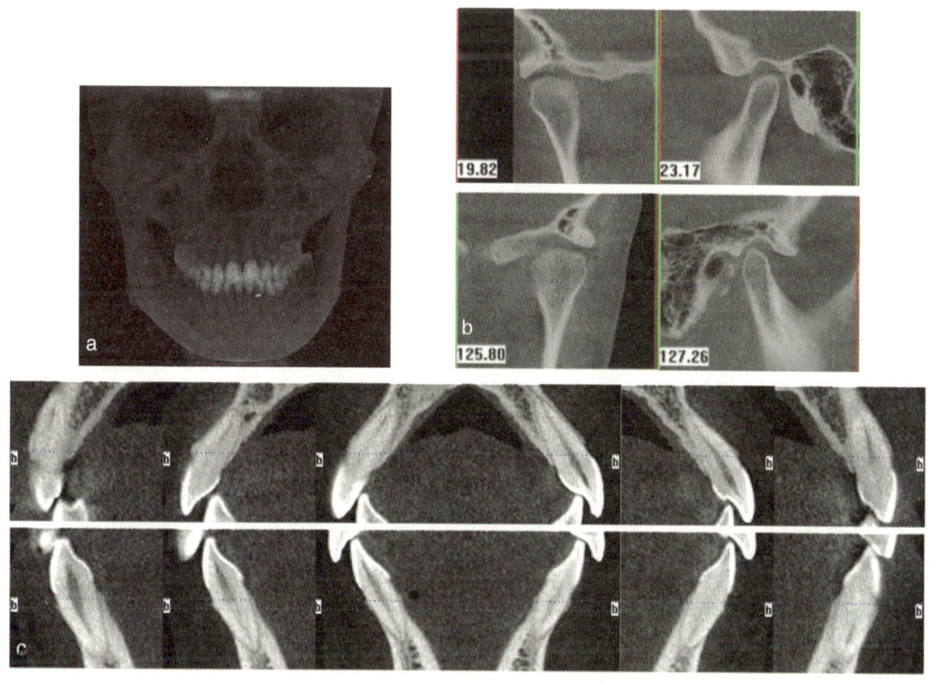

图 7-6-3　CBCT 影像

a. 头颅正位示下颌颏点左偏，下颌骨左右不对称

b. 左右髁突有不规则吸收影像史　c. 上下前牙区影像

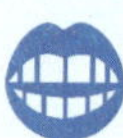

9. 初步诊断

双颌前突、牙列拥挤、安氏Ⅰ类、毛氏Ⅱ 5+ Ⅰ 1类、骨性Ⅰ类、高角、Ⅰ度深覆𬌗。

二、矫治经过

诊治经过

①完善初诊模型、相片、影像学等资料；②拟制定治疗计划及方案；③患者知情同意并确定治疗方案；④正畸治疗装矫治器；⑤定期复诊，监控治疗过程；⑥治疗完成移除矫治器；⑦保持器定时保持。

三、案例分析

诊断和诊断依据

（1）双颌前突：根据该患者23岁，代表患者上下颌骨矢状向位置及相互关系的SNA角为85.28°、SNB角为82.70°大于正常值，ANB角为2.58°基本正常。上下切牙倾斜度U1/SN角为110.22°、L1/MP角为92.21°、U1/L1角为122.45°均在正常范围。软组织分析：UL–E线距、LL–E线距大于正常值、嘴唇前突且唇闭合不全，提示该患者双颌发育均过度，故诊断为双颌前突。

（2）牙列拥挤：根据牙列拥挤度分类：Ⅰ度拥挤：拥挤度小于4mm。该患者上牙列无拥挤，下牙列拥挤度为2.5mm，故诊断为轻度拥挤。

（3）安氏Ⅰ类：根据Angle错𬌗畸形分类法：安氏Ⅰ类——中性错颌：上下颌骨及牙弓的近、远中关系正常，磨牙关系为中性关系，即在正中关系位时，上颌第一恒磨牙的近中颊尖咬合于下颌第一恒磨牙的近中颊沟内。该患者的口内相及模型均提示双侧磨牙的咬合关系为上颌第一恒磨牙的近中颊尖咬合于下颌第一恒磨牙的近中颊沟内，为中性关系，故诊断为安氏Ⅰ类的错颌畸形。

（4）毛氏Ⅱ 5+ Ⅰ 1类：根据毛燮均错颌畸形分类法：毛氏第2类——长度不调，第5分类（Ⅱ 5）：上下颌或上下颌牙弓长度过大，双颌或双牙弓前突。该患者存在双颌前突及轻度拥挤的症状并且相较牙列拥挤而言，该患者双颌前突为主要症状，故诊断为毛氏Ⅱ 5+ Ⅰ 1类。

（5）骨性Ⅰ类：根据骨面型分类：Ⅰ类骨面型：ANB角介于0~5°。该患者头颅定位侧位片测量值显示ANB为3°，故诊断为骨性Ⅰ类。

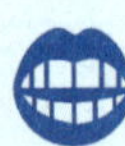

（6）高角：根据垂直骨面型分类：高角型（开张型）：面部垂直发育过度，

SN-MP 角大于 40°，或 FH-MP 角大于 32°。该患者头颅定位侧位片测量值显示 SN-MP 角为 40°，FH-MP 角为 33°，故诊断为高角错颌畸形。

（7）Ⅰ度深覆船：根据深覆船分类：Ⅰ度深覆船：上颌前牙覆盖下颌前牙唇面超过切 1/3 而不足 1/2，或下颌前牙切缘咬在上颌前牙舌面超过切 1/3 而不足 1/2 者。从该患者的口内相可看出上颌前牙覆盖下颌前牙唇面超过切 1/3 而不足 1/2，故诊断为Ⅰ度深覆船。

四、处理方案及基本原则

◆治疗原则

（1）牙性双颌前突是一种常见的颌面畸形，往往由于唇肌、舌肌等功能不协调引起。在治疗过程中，除了加强唇肌功能训练、摆正舌的位置和改正不良习惯外，还应注意综合考虑患者的牙齿、颌骨和软组织状态，以制定合适的治疗方案。该类患者前牙往往存在散在的间隙，且上下颌牙齿的唇倾度明显大于正常值。可以同时采用固定或者隐形矫治器关闭前牙散在间隙，从而改善上下前牙唇倾度。治疗结束后注意保持。

（2）对于轻度或中度双颌前突患者，减数治疗可以通过拔牙来创造空间，使得上下颌前牙能够内收，从而改善面型，但在拔牙后需要进行后牙的支抗保护，以确保治疗效果。拔牙牙位的选择可根据前牙前突的程度及拥挤度而定，当前牙前突较严重或伴中度以上的牙列拥挤时，通常拔除四颗第一前磨牙，且往往需辅助加强后牙支抗。当前牙轻度前突且无明显拥挤时，可考虑拔除四个第二前磨牙进行矫治。

（3）对由于上下颌骨发育过度所引起的骨性双颌前突患者，正畸正颌联合治疗则是常用的方法，通过调整颌面部的结构来纠正骨性双颌前突，实现面部和咬合功能的平衡。在治疗结束后，患者需要做好定期复诊和保持，以确保治疗效果的长期稳定。

综合来看，对于不同类型的双颌前突患者，应根据个体情况选择合适的治疗方法，以获得最佳的矫治效果。

◆注意事项

双颌前突患者的正畸治疗是一个复杂且时间漫长的过程，需要综合考虑患者的具体情况、治疗目标和心理预期。

1. 综合评估患者的一般情况、口腔健康、心理状况

在开始正畸治疗前，需要对患者进行一般情况和全面的口腔健康评估，包括牙齿排列、咬合关系、牙周健康状况等。对于成人患者，牙周病的存在往往会影响治疗效果和安全性。此外，成人患者的心理状况可能更敏感及对治疗的预期目标可能过高。因此，治疗前应对患者的一般情况、口腔健康、心理状况进行详细记录和评估，并根据检查结

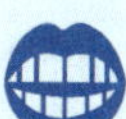

果制定个性化的治疗方案。

2. 制定合理的治疗计划

治疗计划应根据患者的具体情况制定，包括是否需要拔牙、使用何种矫治器、治疗的步骤和矫治时间等。对于双颌前突的患者，在行掩饰性治疗时，可能需要考虑通过拔牙矫治来内收前牙，以达到改善咬合和美观的目的。对于双颌前突的成年患者行正畸正颌联合治疗时，需要制定合适的术前－术后正畸方案以及恰当的正颌手术方案。不论哪种矫治计划均需与患者沟通确定，得到患者的同意。

3. 密切关注牙根和牙槽骨的变化

正畸治疗过程中，牙齿的移动可能会对牙根和牙槽骨产生影响。双颌前突的患者通过拔牙进行代偿性矫治时对前牙转矩控制的要求很高，期望前牙做整体移动的内收。这意味着前牙根尖的移动量较多，可能发生牙根吸收。其次在治疗过程中，也应定期监测牙根和牙槽骨的位置关系，特别是在上颌切牙根尖区唇、腭侧牙槽骨的变化。通过 CBCT 等影像学检查，详细观察牙槽骨的厚度、高度和面积的变化，从而评估治疗效果和安全性。

4. 注意长期影响

成年患者的正畸治疗不仅仅是短期内改善牙齿排列和咬合关系，更需要关注其对牙周组织的长期影响。治疗后，应持续跟踪患者的牙周健康状况以及保持器的复诊，及时发现并处理可能出现的问题。

治疗方案一：

正畸－正颌联合治疗。

术前正畸

（1）拔除 4 颗第一前磨牙，排齐上下颌牙列， 整平 Spee 曲线及上下颌牙列；

（2）去除牙齿代偿性倾斜，恢复牙齿的正常倾斜度；

（3）协调并匹配上下颌牙弓宽度；

（4）明确术后预期的咬合关系，为进行正颌手术做好准备。

正颌手术

（1）设计上颌前部根尖下截骨术＋下颌前部根尖下截骨术。

术后正畸

（1）术后上下颌颌间弹力牵引；

（2）术后剩余间隙的关闭；

（3）术后个别牙齿的精细调整。

（4）保持。

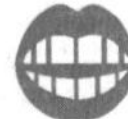

优点：

①彻底纠正骨性双颌前突：通过正畸－正颌联合治疗，可以更彻底地纠正颌骨的位置和角度以改善面部轮廓，使其与颌骨结构和牙齿排列相协调，从而获得更理想的颌面美学效果。

②更好的稳定性：正畸－正颌联合治疗可以更好地保持牙齿在正确位置上的稳定性。

③减少在代偿性掩饰治疗中牙齿的大量移动，降低牙根吸收、牙周损害等风险。

④一定程度上减少了矫治时间。

缺点：

①手术风险：正畸正颌联合治疗需要进行手术，承担一定的手术风险和术后并发症。

②颌骨恢复较慢：手术后恢复需要较长时间，并需要进行恰当的康复和护理。

③治疗全程的费用较高。

治疗方案二：拔牙代偿矫治。

优点：

①避免手术风险：拔牙矫治避免了手术所带来的风险和复杂性。

②拔牙矫治不涉及手术或骨骼结构的改变，且治疗费用相对较低。

③面部侧貌影响：拔牙矫治可以在一定程度上改善唇部轮廓和面部侧貌。

④对于牙列不齐较严重的患者，拔牙矫治没有类似术前正畸去代偿的过程，对患者口腔功能和美观的影响较小，患者接受度更高。

缺点：

①牙周影响：对于牙周存在风险的成年患者，拔牙矫治时大范围的牙齿移动，可能会对牙周健康产生不利影响。

②代偿治疗：双颌前突患者采取拔牙矫治属于代偿治疗，无法完全纠正颌骨的位置和角度问题，而只能改变牙齿的位置和角度，从而无法获得最理想的颌面美学效果。

③对于上下颌切牙牙轴舌倾的病例，拔牙时需要慎重。

（1）减数 4 个第一前磨牙行拔牙矫治

①排齐上下颌牙列；

②压低下颌牙列，整平上下颌牙列，解除深覆𬌗；

③前牙区植入 2 枚支抗钉压低上颌前牙，改善露龈笑；

④后牙区植入 2 枚支抗钉，设计强支抗内收上颌前牙，改善凸面型；

⑤建立磨牙及尖牙中性关系；

⑥调正中线；

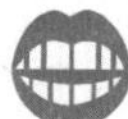

⑦精细调整后保持。

优点：

①可以提供足够的支抗。第一前磨牙位置更靠前，内收前牙时不易造成支抗的丢失。在治疗严重的骨性双颌前突时，防止磨牙的近中移动是至关重要的。

②内收量相对拔除 4 颗第二前磨牙更大，利于前牙内收。第一前磨牙更靠近前牙段，故当前突十分严重、有必要将整个拔牙间隙用于前牙的最大内收时，拔除第一前磨牙更有优势。

缺点：

①对医生技术要求高，支抗的控制难度高。

②前牙内收过多易造成“瘪嘴”的面型。

③严格评估适应证，预防“牙套脸”的发生。

④前牙大量内收时可能引起牙根吸收及牙周疾病的风险。

（2）减数 4 个第二前磨牙行拔牙矫治

①排齐上下颌牙列；

②整平上下颌牙列，解除深覆𬌗；

③前牙区植入 2 枚支抗钉压低上颌前牙，改善露龈笑；

④设计弱支抗内收上颌前牙，磨牙近中移动，调整𬌗平面；

⑤建立磨牙及尖牙中性关系；

⑥调正中线；

⑦精细调整后保持。

优点：

①第二前磨牙较第一前磨牙位置更靠后，矫治过程中更容易发生后牙前移。对于成年人前牙区骨壁较薄且存在牙周风险的双颌前突患者，拔除第二前磨牙更为有利。

②拔除第二前磨牙前牙移动距离较拔除第一前磨牙短，更安全，降低了大量内收前牙导致前牙牙根吸收的风险。对于面型改善需求低的患者，更适合拔除第二前磨牙。

③第二前磨牙相较第一前磨牙体积更小，拔牙间隙关闭起来更容易，矫治时间相对较短。

④磨牙近中移动有利于调整𬌗平面，有可能使高角病例下颌发生逆旋，从而改善下颌颏部的侧貌。

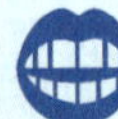

缺点：

①面型改善有限。

②拔除第二前磨牙只适用于轻微前突，所需内收量较少的病例，而对于中重度前突且伴拥挤的病例，拔除第二前磨牙则不能提供足够的间隙以供前牙回收。

③容易丢失支抗，第二前磨牙更靠后，拔除后更易造成支抗的丢失、磨牙易近中倾斜。

五、治疗过程及治疗结果

（1）拔除 4 颗第一前磨牙后，上下颌粘接直丝弓固定矫治器，0.012–0.018NITI 圆丝排齐上下颌牙列。（图 7–6–4）

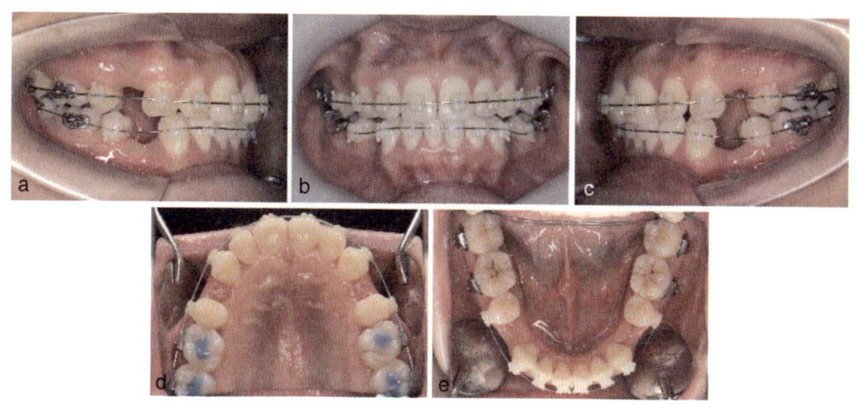

图 7–6–4　NITI 圆丝排齐上下颌牙列

a. 口内右侧面观　b. 口内正面观　c. 口内左侧面观　d. 上咬𬌗面观　e. 下咬𬌗面观

（2）上下颌利用 0.016 × 0.022–0.019 × 0.025NITI 方丝 + 摇椅整平上下颌牙列。（图 7–6–5）

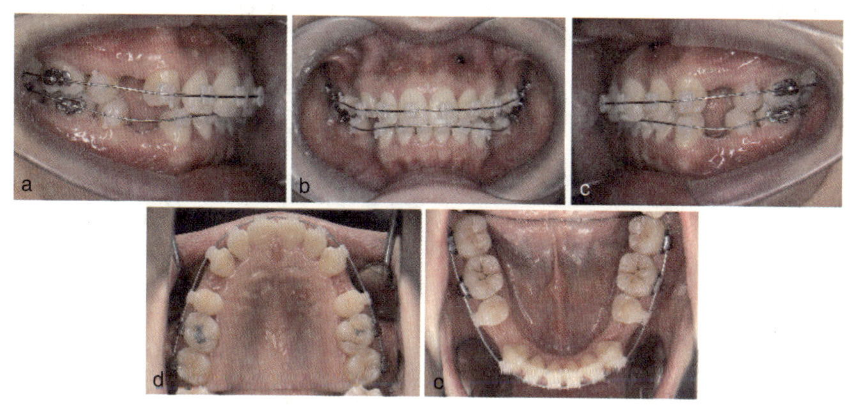

图 7–6–5　NITI 方丝排齐整平上下颌牙列

a. 口内右侧面观　b. 口内正面观　c. 口内左侧面观　d. 上咬𬌗面观　e. 下咬𬌗面观

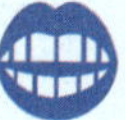

（3）上下颌 0.019 × 0.025 不锈钢方丝 + 摇椅整平上下颌牙列，利用不锈钢方丝打开咬殆。上颌中切牙和侧切牙之间植入两枚支抗钉来压低上颌前牙，以改善露龈笑及控制前牙转矩。利用颌内正畸 3/16（3.5 盎司）橡皮圈弹性牵引调整双侧尖牙关系并拉尖牙向后。（图 7–6–6）

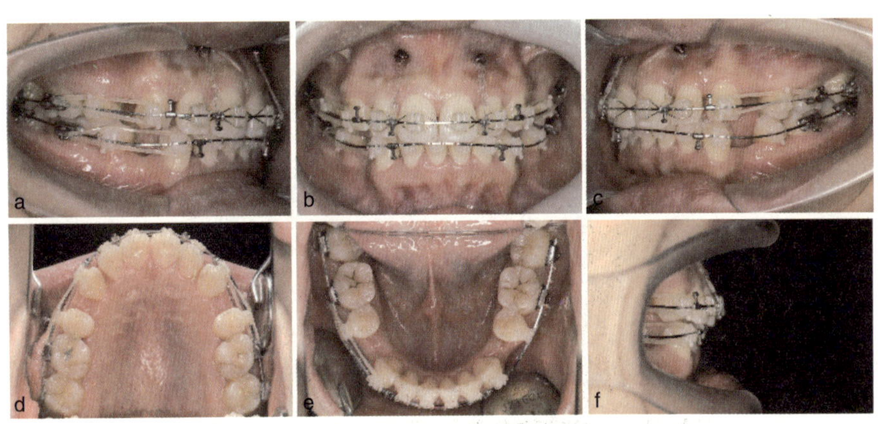

图 7–6–6　打开咬合及改善露龈笑

a. 口内右侧面观　b. 口内正面观　c. 口内左侧面观

d. 上咬殆面观　e. 下咬殆面观 f. 覆合覆盖像

（4）上下颌 0.019 × 0.025 不锈钢方丝。上颌前牙压低，深覆殆解除，改善殆平面。双侧上颌第一磨牙和第二磨牙间颧牙槽嵴处植入 2 枚支抗钉，上颌利用支抗钉 – 长牵引钩处挂正畸橡皮圈加力关闭间隙。下颌颌内牵引关闭拔牙间隙。（图 7–6–7）

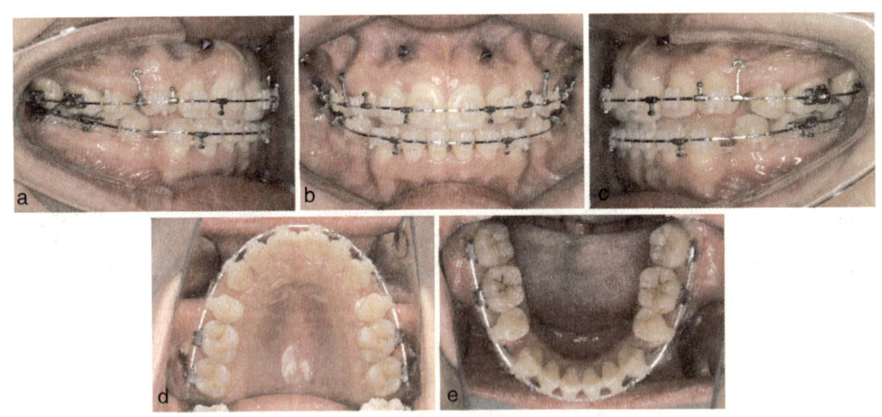

图 7–6–7　支抗钉强支抗关闭间隙

a. 口内右侧面观　b. 口内正面观　c. 口内左侧面观　d. 上咬殆面观　e. 下咬殆面观

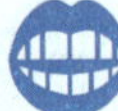

（5）精细调整阶段，上颌 0.019 × 0.025 不锈钢方丝，下颌 0.020 澳丝。上下颌、左右侧分别被动结扎，门型控根簧调整前牙转矩，上颌右侧支抗钉 –13–23– 左侧支抗

钉橡皮圈牵引。左侧Ⅱ类牵引 + 右侧上下颌尖牙交互牵引调整咬合。（图 7-6-8）

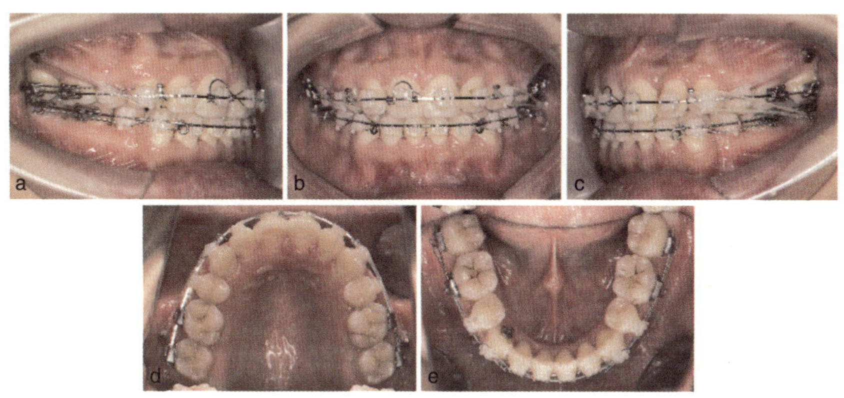

图 7-6-10　精细调整

a. 口内右侧面观　b. 口内正面观　c. 口内左侧面观　d. 上咬𬌗面观　e. 下咬𬌗面观

（6）治疗结束，取模做保持器。（图 7-6-9、图 7-6-10）

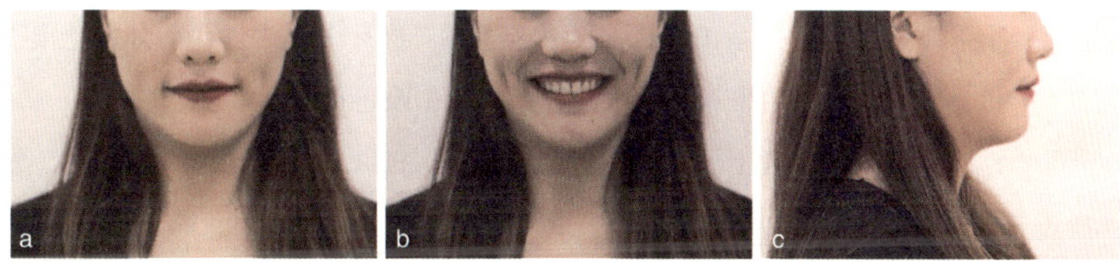

图 7-6-11　治疗结束——面相

a. 正面观　b. 正面微笑观　c. 侧面观

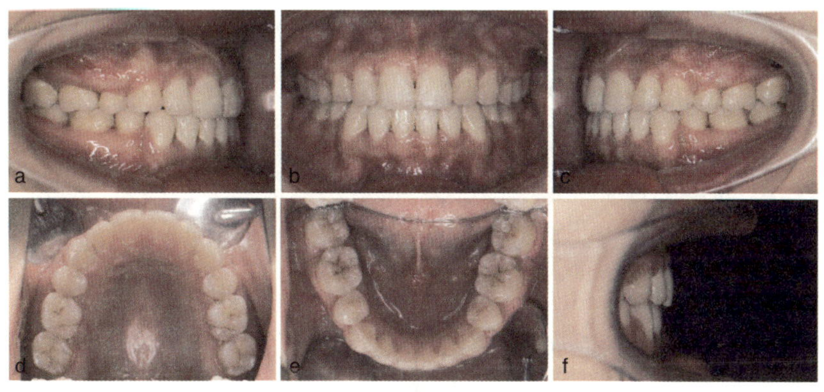

图 7-6-12　治疗结束——口内相

a. 口内右侧面观　b. 口内正面观　c. 口内左侧面观

d. 上咬𬌗面观　e. 下咬𬌗面观 f. 覆合覆盖像

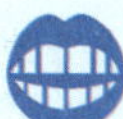

六、要点与讨论

1. 牙性双颌前突和严重骨性双颌前突患者的鉴别

（1）牙性双颌前突：由于口腔不良习惯、替牙障碍，异常口呼吸等不当因素，导致上下切牙或牙弓明显唇倾，上下唇过突且闭合不全，侧面型凸。但上下颌骨的位置及矢状向关系正常，磨牙关系中性，前牙覆𬌗覆盖基本正常。该类畸形的矫治较容易，治疗效果一般良好。

牙性或者轻微的骨性双颌前突患者的上下颌骨矢状向位置一般无明显异常。SNA 角、SNB 角、ANB 角基本正常或在正常范围值内稍稍偏大。代表上下切牙倾斜度或突度的 U1-SN 角、L1-MP 角、U1-NP 凸距，L1-NP 凸距可能大于正常值，上下唇突度一般大于正常值，而 U1-L1 角较小或正常。颏部轮廓清晰且发育良好，但相对上下唇突度显得后缩。

（2）严重骨性双颌前突：大多存在遗传因素导致上下牙弓及颌骨矢状向生长发育过渡，表现为上下颌骨及牙弓骨性前突。上下切牙唇倾或直立，上下唇闭合不全，侧面型明显凸，上下颌骨矢状向关系正常或轻度Ⅱ类关系。磨牙关系中性，前牙覆𬌗覆盖基本正常。严重骨性双颌前突的患者矫治难度较大，面型改善有限。

严重骨性双颌前突的患者上下颌骨发育明显过度，SNA 角及 SNB 角大于正常，ANB 角一般正常或略大。代表上下切牙倾斜度的 U1-SN 角、L1- MP 角正常或大于正常，U1-NP 凸距、L1-NP 凸距、H 角、UL-E 线距、LL-E 线距大于正常，上下切牙角 U1-L1 角一般正常。

2. 双颌前突患者的治疗方法

对于如何选择双颌前突患者的矫治方案，应该根据患者具体的情况进行评估和决定。需要综合考虑患者的年龄、发育情况、颌骨结构情况以及牙齿排列情况等因素，由正畸专科医生进行详细的评估和诊断，然后确定最适合患者的矫治方案。

一般情况下，可以选择以下两种方式之一：

（1）拔牙矫治：如果患者的颌骨发育正常，仅仅是由于牙齿拥挤引起的双颌前突，那么可能可以选择拔牙矫治。通过拔除一些牙齿，给予牙齿排列更充足的空间，从而使牙齿自然向后移动，达到矫治双颌前突的效果。

（2）正畸正颌联合矫治：如果双颌前突是由于颌骨的不正常发育或者其他骨骼结构的问题引起的，可能需要进行手术矫治。手术可以通过矫治上下颌的位置和角度，使上下颌向后移动或者对上下颌骨进行截骨后退，从而达到矫治双颌前突的效果。手术矫治适用于成年人和发育已经基本完成的青少年。

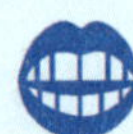

3. 双颌前突患者拔牙病例的选择

相比于正畸和正颌联合治疗，以下是一些情况下可能首选拔牙矫治的双颌前突患者：

①颌骨生长发育未完成：如果患者颌骨生长发育尚未完成，特别是年龄较小的患者，拔牙矫治可以帮助调整牙齿位置，利用颌骨生长的潜力来纠正双颌前突。

②牙齿拥挤程度为中度或者重度：如果双颌前突主要由于牙齿拥挤而导致牙性双颌前突，而颌骨矢状向结构和大小相对正常，拔牙矫治可以提供更多的空间，使牙齿能够向后移动，通过牙齿移动来解决前突的问题。

③患者期望非手术治疗：有些患者不愿意接受手术治疗，拔牙矫治可以作为非手术矫治的选择来调整牙齿位置，改善双颌前突。

但是，需要明确的是，每个患者的情况都是不同的，因此为了选择最适合的矫治方案，还需要进行详细的诊断和评估。这包括评估颌骨的大小和位置、牙齿排列情况、面部轮廓、软组织情况等。在综合考虑这些因素后，正畸专科医生可以根据患者的具体情况，判断拔牙矫治是否是首选方案。

七、思考题

1. 双颌前突患者正畸治疗的难点和对策？

2. 双颌前突患者的治疗过程中，如何监测和处理可能出现的并发症？

八、科普小常识

1. 双颌前突的症状和影响

双颌前突是一种常见的错𬌗畸形，主要表现为上下颌骨的前部向前突出。这种症状不仅影响患者的口腔功能，还可能对其心理和社交生活产生负面影响。首先，双颌前突可能存在牙齿排列不齐，影响咀嚼和言语功能。由于牙齿错位，患者可能难以有效地咀嚼食物，导致消化不良，此外，牙齿的不正常排列可能影响患者的发音，造成言语不清。其次，双颌前突可能影响患者的面部外观。由于颌骨的前突，患者的面中部可能显得过短，上唇较短，颏部（下巴）后缩，这些特征可能影响患者的自信心和社交互动。另外，双颌前突可能对患者的口腔健康造成不良影响。由于牙齿排列不齐，口腔卫生难以保持，因而易积累牙菌斑和食物残渣，增加龋齿和牙周病的风险。因此，对于双颌前突的患者，早期诊断和治疗非常重要。正畸治疗可以帮助调整牙齿和颌骨的位置，改善口腔功能，提升面部美观，从而提高患者的生活质量。

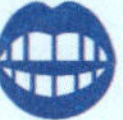

2. 双颌前突患者不同年龄段的预防和干预措施

双颌前突的预防和干预措施因患者年龄、生长发育情况、错颌畸形的严重程度等因素而异。以下是一些常见的治疗方法：

（1）功能性矫治器治疗：对于儿童和青少年患者，功能性矫治器是一种有效的治疗方法。这类矫治器通常在夜间佩戴，通过引导颌骨正常生长发育，减轻或纠正双颌前突。治疗过程中，患者需要定期复诊，医生会根据治疗效果调整矫治器。

（2）口腔肌功能训练：口腔肌功能训练是通过一系列针对性的口腔肌肉锻炼，从而改善口腔肌群的功能状态，进而促进颌骨的正常生长发育。这种方法适用于儿童和青少年患者，还可以配合功能性矫治器治疗，提高治疗效果。

（3）正畸治疗：对于成年患者，可能需要采用正畸治疗来调整牙齿的位置关系。正畸治疗通常分为固定矫治器和隐形矫治器两种。固定矫治器是由金属或陶瓷托槽、弓丝等组成，需要粘接在牙齿表面。隐形矫治器则是采用透明塑料材质，外观较为隐形，患者可以自行摘戴。

（4）正颌手术：对于严重的成年双颌前突患者，可能需要进行正颌手术以纠正双颌前突。正颌手术是通过调整上下颌骨的位置关系，达到矫治错颌畸形的目的。术后需要进行一段时间的康复治疗。

在治疗双颌前突过程中，患者需要遵循医嘱，定期复诊，积极配合治疗。同时，保持良好的口腔卫生习惯，避免口腔不良习惯，有助于提高治疗效果。经过系统的治疗，双颌前突患者可以达到满意的矫治效果，恢复正常的咀嚼、发音等功能，改善侧貌容颜。

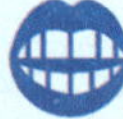

第七节　锁殆（案例58）

核心提示

❖锁殆的定义与分类？

❖锁殆的病因和影响有哪些？

❖锁殆的治疗计划和目标？

❖锁殆的治疗方法有哪些？

一、病历资料

1. 主诉

牙齿不齐，咬合不适6年余，要求正畸治疗。

2. 病史

患者，男性，16岁，主因牙齿不齐，咬合不适6年余，要求正畸治疗。现为进一步求治，就诊于我院。

3. 既往史

否认系统性疾病史、口腔疾病史、传染病史及正畸治疗史。否认替牙异常：患者乳牙期咬合良好，否认乳牙滞留、乳牙早失、恒牙早萌及恒牙早失等替牙异常。否认吐舌、咬唇、吮指等口腔不良习惯史。右上前牙8年前存在外伤史，曾于外院行充填治疗。

4. 过敏史

否认食物及药物等过敏史。

5. 家族史

有，母亲存在相似畸形，疑似母系遗传。

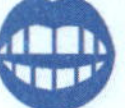

6. 体格检查

◆ 面部检查（图 7–7–1）：

（1）正面观：面部左右不对称，右侧丰满；颏部中线正；口唇闭合自如；面下 1/3 高度偏小；唇轮廓正常，上唇唇肌松软无力。

（2）正面微笑观：微笑时面部肌肉紧张、微笑线不协调，前牙暴露量过少，鼻唇沟正常。

（3）侧面观：凸面型；上颌前突、下颌正常，颏部丰满；唇部较厚；鼻唇角小，颏唇沟正常。

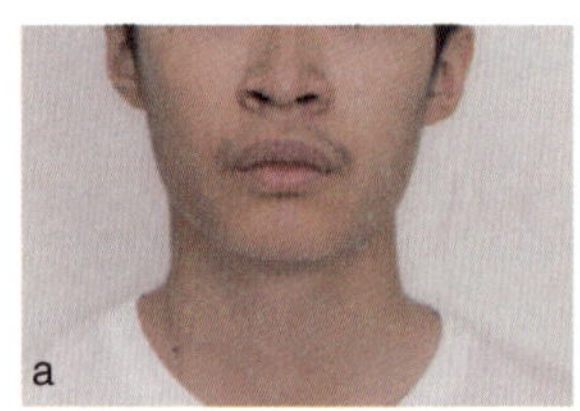
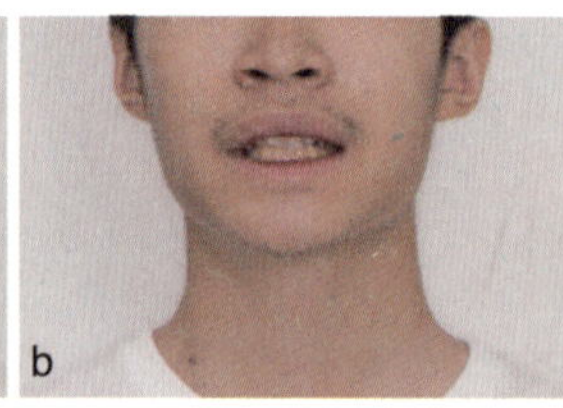
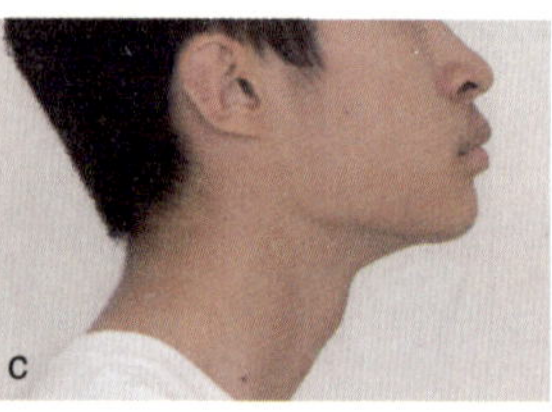

图 7–7–1 面相
a. 正面观 b. 正面微笑观 c. 侧面观

◆颞下颌检查：

开口型、开口度未见明显异常，右侧颞下颌关节曾有弹响史，无疼痛及开口受限史。

口腔临床检查（图 7–7–2）：

（1）牙列式：恒牙列，17–27，37–47；

（2）磨牙关系：左侧中性，右侧中性；

（3）尖牙关系：左侧中性，右侧远中关系；

（4）牙弓中线：上中线左偏 1mm，下中线基本正；

（5）前牙覆𬌗、覆盖：前牙Ⅲ度深覆𬌗；前牙覆盖正常；

（6）牙弓宽度及形状：上下颌牙弓宽度协调呈尖圆形；

（7）牙齿数目、形态、发育及萌出异常：未见畸形牙、融合牙；11 远中唇向扭转，45 于舌侧牙龈异位萌出，右侧前磨牙区正锁𬌗；46 颊面沟静止龋；

（8）功能检查：发音及唇、舌等软组织功能正常；

（9）牙周组织疾病或牙齿松动：未见明显异常；

（10）口腔卫生一般；

（11）余未见明显异常。

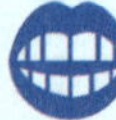

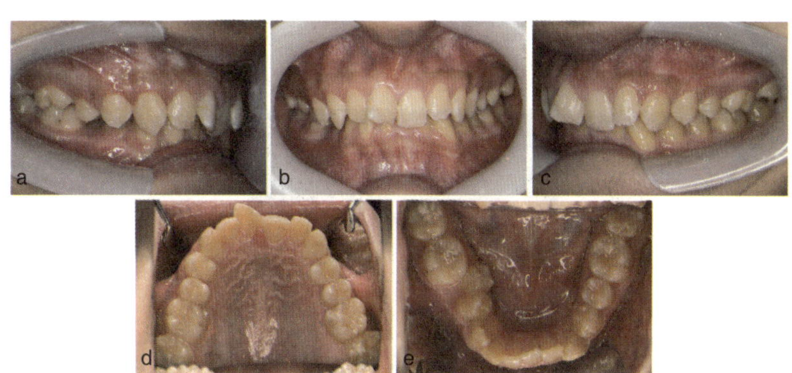

图 7-7-2　口内相

a. 口内右侧面观　b. 口内正面观　c. 口内左侧面观

d. 上咬殆面观　e. 下咬殆面观

7. 模型分析（表 7-7-1）

表 7-7-1 模型测量值

牙位	7	6	5	4	3	2	1	1	2	3	4	5	6	7
上颌（mm）	11	12	8	8	8	7	10	10	7	8	8	8	12	11
下颌（mm）	11	13	8	8	8	7	6	6	6	8	8	8	13	11

（1）上牙弓拥挤度：4.0mm；

（2）下牙弓拥挤度：6.0mm；

（3）下颌 Spee 曲度：4.5mm；

（4）前牙 Bolton 比：41/50 × 100%=82.00%

（中国人正常殆前牙比：78.8% ± 1.72%）；

（5）全牙 Bolton 比：99/106 × 100%=93.40%

（中国人正常殆全牙比：91.5% ± 1.51%）；

8. 影像学辅助检查

（1）全景片示：18、28 存在；牙根长度及形态正常、平行度一般。（图 7-7-3）

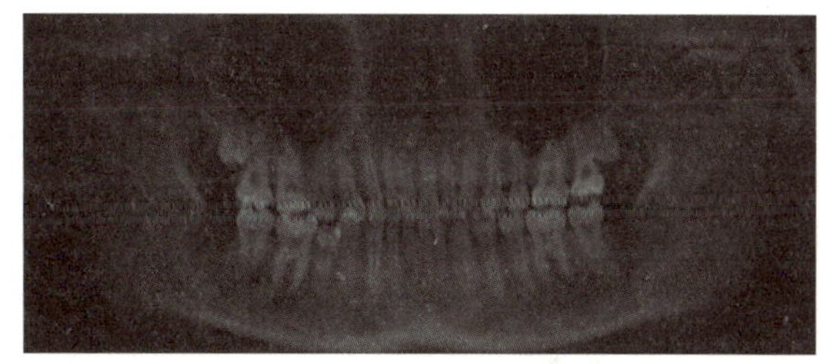

图 7-7-3　全景片

（2）头颅侧位片示（图 7-7-4、表 7-7-2）

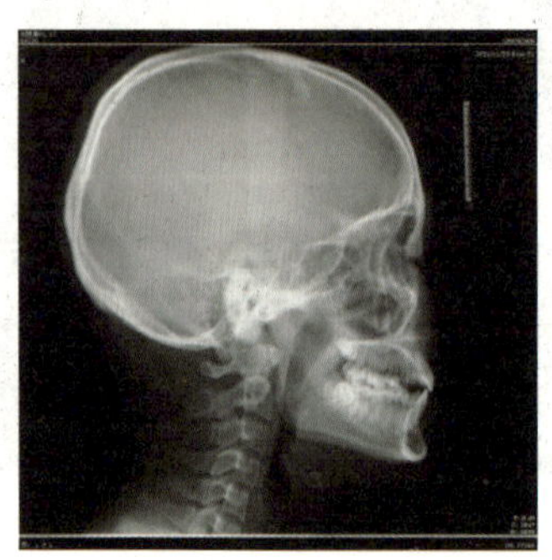

图 7-7-4　头颅定位侧位片

表 7-7-2 头颅侧位定位片测量值

测量项目	正常值		测量值
	均值	标准差	
SNA	82.80	4.00	82.65°
SNB	80.10	3.90	80.39°
ANB	2.70	2.00	2.26°
FH-NP	85.40	3.70	91.22 °
NA/PA	6.00	4.40	0.08°
U1-NA	3.50	6.50	3.12 mm
U1/NA	22.80	5.70	18.06°
L1-NB	6.70	2.10	3.69 mm
L1/NB	30.50	5.80	22.46°
U1/L1	124.20	8.20	137.22°
U1/SN	105.70	6.30	100.71°
MP/SN	32.50	5.20	26.98°
MP/FH	31.10	5.60	17.64°
L1/MP	93.90	6.20	97.35°
Y	66.30	7.10	60.50°
Pg-NB	1.00	1.50	4.25 mm

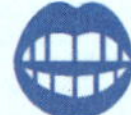

（3）CBCT 示：双侧髁突骨皮质连续，形态不规则可见吸收影像。

9. 初步诊断

牙列拥挤、安氏Ⅰ类、毛氏Ⅳ 1+ Ⅰ 1类、骨性Ⅰ类、低角、Ⅲ度深覆𬌗。

二、诊治经过

①完善初诊模型、相片、影像学资料；②拟制定治疗计划及方案；③患者知情同意并确定治疗方案；④正畸治疗安装矫治器；⑤定期复诊；⑥治疗过程监控；⑦治疗完成移除矫治器；⑧保持。

三、案例分析

诊断和诊断依据

（1）牙列拥挤：根据牙列拥挤度分类：Ⅱ度拥挤：拥挤度介于 4~8mm；该患者模型分析上牙列拥挤度为 4mm，下牙列拥挤度为 6mm，故诊断为上颌颈轻度拥挤、下颌中度拥挤。

（2）安氏Ⅰ类：根据 Angle 错𬌗畸形分类法：安氏Ⅰ类——中性错𬌗：上下颌骨及牙弓的近、远中关系正常，磨牙关系为中性关系，即在正中关系位时，上颌第一恒磨牙的近中颊尖咬合于下颌第一恒磨牙的近中颊沟内。该患者的口内相及模型均提示双侧磨牙为上颌第一恒磨牙的近中颊尖咬合于下颌第一恒磨牙的近中颊沟内的中性关系，故诊断为安氏Ⅰ类的错𬌗畸形。

（3）毛氏Ⅳ 1+ Ⅰ 1类：根据毛燮均错𬌗畸形分类法：毛氏第 4 类— 第 1 分类：前牙深覆𬌗，可能表现为面下 1/3 过低。毛氏第 1 类——第 1 分类：牙量大于骨量，牙齿拥挤错位。该患者口内相及模型提示存在深覆𬌗及中度拥挤的症状，并且相较牙列拥挤而言，该患者深覆𬌗为主要症状，故诊断为毛氏Ⅳ 1+ Ⅰ 1类。

（4）骨性Ⅰ类：根据骨面型分类：Ⅰ类骨面型：ANB 角介于 0~5°。该患者头颅定位侧位片测量值显示 ANB 角为 2.26°，故诊断为骨性Ⅰ类。

（5）低角：根据垂直骨面型分类：低角型（聚合型）：面部垂直发育不足，SN-MP 角小于 29°，或 FH-MP 角小于 22°。该患者头颅定位侧位片测量值显示 SN-MP 角为 26.98°，FH-MP 角为 17.64°，故诊断为低角错颌畸形。

（6）Ⅲ度深覆𬌗：根据深覆𬌗分类：Ⅲ度深覆𬌗：上颌前牙覆盖下颌前牙唇面超过切 2/3，或下颌前牙切缘咬在上颌前牙舌面超过颈 1/3 者。从该患者的口内相及模型可看出上颌前牙覆盖下颌前牙唇面超过切 2/3，故诊断为Ⅲ度深覆𬌗。

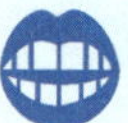

四、处理方案及基本原则

◆治疗原则：

（1）对于个别牙锁𬌗患者，如果存在间隙，可以考虑使用弓丝直接排齐；如果间隙不足，可以通过扩弓或邻面去釉等方法创造足够的间隙后再进行排齐。

（2）针对多数牙单侧正锁𬌗的患者，首先需要确定锁𬌗是由牙位异常所致，还是后牙宽度不调或下颌功能性偏移所致。对于牙位异常导致的锁𬌗，治疗的基本原则是升高咬合、进行锁𬌗区交互牵引，必要时调磨牙尖；而对于后牙宽度不调引起的锁𬌗，应尽可能缩窄上颌宽度并扩大下颌宽度。

（3）对于双侧多数后牙正锁𬌗的患者，常常伴有严重的后牙宽度不调问题。在上颌颊倾或下颌牙舌倾较为明显时，可以考虑通过升高咬合、交互牵引或采用正畸方法来缩窄上牙弓，同时扩大下牙弓以进行矫正。对于骨性成分较多的情况，一般需要结合正颌外科手术来缩窄过宽的上牙弓或扩宽缩窄的下牙弓以实现矫正效果。

◆注意事项：

（1）矫治锁𬌗的关键问题是提供间隙。当锁𬌗牙间隙不足时，首先需要想办法提供间隙，必要时可通过拔牙来提供间隙。

（2）锁𬌗牙在解除锁𬌗后，可能会出现早接触的情况。由于锁𬌗牙造成的早接触在牙尖生理性磨耗一段时间后通常会自行消失。如果早接触持续存在时，医生应给予调𬌗治疗。

治疗方案：

先行拔除智齿，不拔其他牙矫治，SWA。

（1）排齐整平上颌牙列；

（2）佩戴平导压低下颌前牙，整平上下颌牙列，解除Ⅲ度深覆𬌗；

（3）设计 14、15，44、45 交互牵引解除正锁𬌗；

（4）维持磨牙中性关系，建立尖牙中性关系；

（5）调正上下颌中线；

（6）精细调整后保持。

后期视面型决定是否拔除 4 颗第一前磨牙或第二前磨牙。

优点：

①先行不拔牙矫治，利用拔除智齿为后牙段提供的空隙解除拥挤，进而纠正锁𬌗。

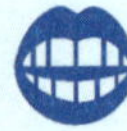

②该患者为低角错𬌗畸形，切牙宜代偿性唇倾一些，这样有利于切牙的功能以及患者侧貌面型。

③先行不拔牙矫治，降低了拔牙间隙不易关闭的问题。

④先行不拔牙矫治有利于打开咬合，解除前牙Ⅲ度深覆殆。

缺点：

①患者下颌拥挤度为中度，下颌牙列不易排齐。

②纠正正锁殆的矫治时间较长。

五、治疗过程及治疗结果

（1）0.014NITI 圆丝初步扩弓排齐上颌牙列，唇倾上颌前牙。（图 7-7-5）

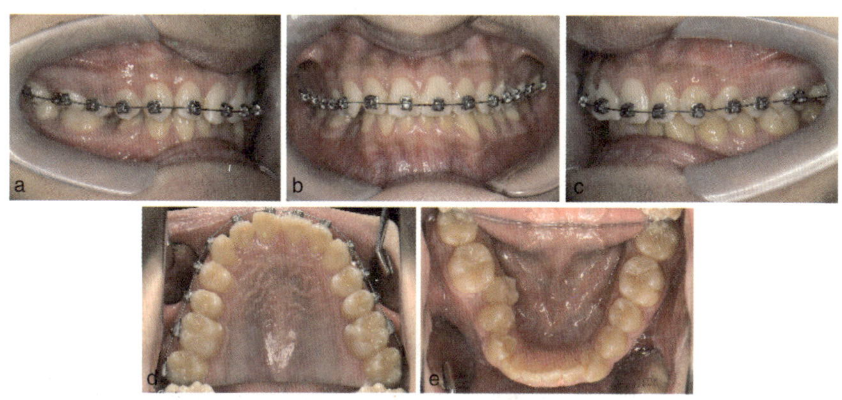

图 7-7-5　唇倾上颌前牙

a. 口内右侧面观　b. 口内正面观　c. 口内左侧面观 d. 上咬殆面观　e. 下咬殆面观

（2）0.019 × 0.025NITI 方丝整平上颌牙列，上颌佩戴平导压低下颌前牙、升高下颌后牙。（图 7-7-6）

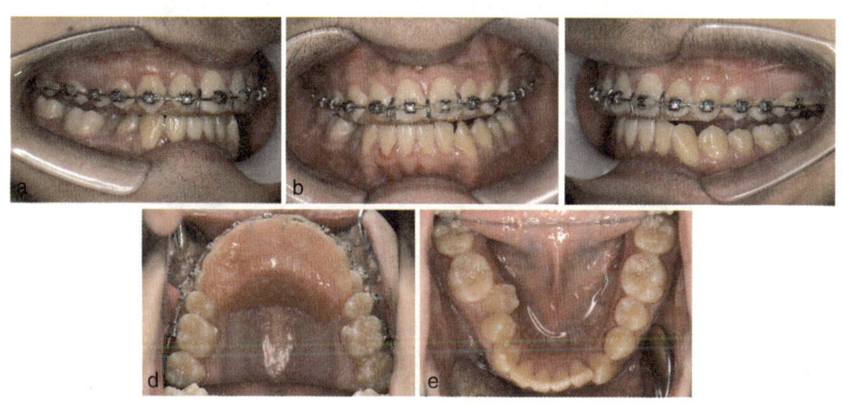

图 7-7-6　上颌佩戴平导

a. 口内右侧面观　b. 口内正面观　c. 口内左侧面观 d. 上咬殆面观　e. 下咬殆面观

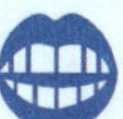

（3）下颌前牙压低解除Ⅲ度深覆𬌗，0.012NITI 圆丝排齐下颌牙列 + 右侧上下颌第二前磨牙交互牵引纠正正锁𬌗。（图 7–7–7）

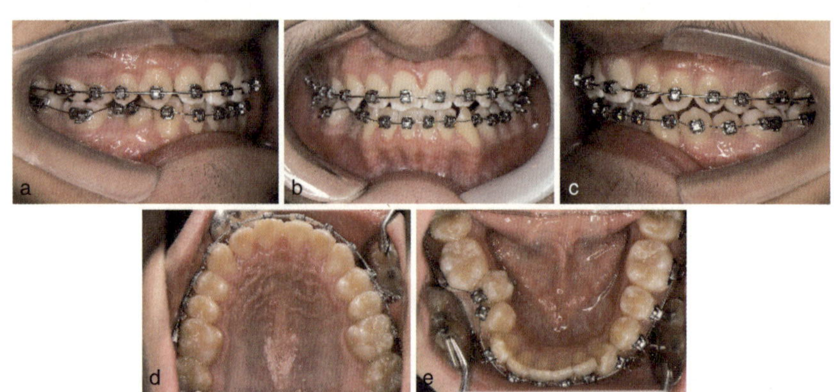

图 7–7–7　解除Ⅲ度深覆𬌗

a. 口内右侧面观　b. 口内正面观　c. 口内左侧面观　d. 上咬𬌗面观　e. 下咬𬌗面观

（4）上下颌更换 0.019 × 0.025 不锈钢方丝。右侧尖牙、第一前磨牙、第二前磨牙交互牵引纠正正锁𬌗。（图 7–7–8）

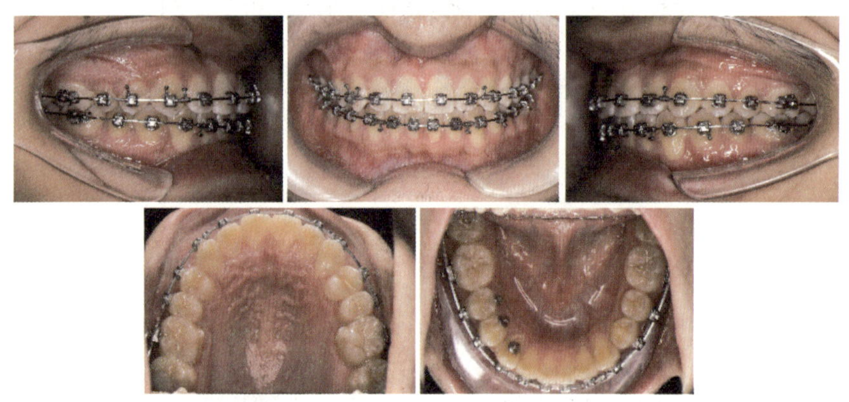

图 7–7–8　纠正正锁𬌗

（5）治疗结束，取模做保持器。（图 7–7–9、图 7–7–10）

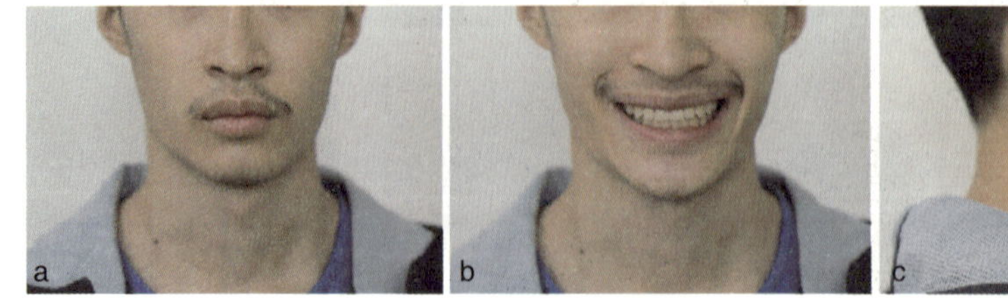

图 7–7–9　治疗结束——面相

a. 正面观　b. 正面微笑观　c. 侧面观

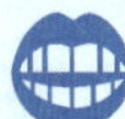

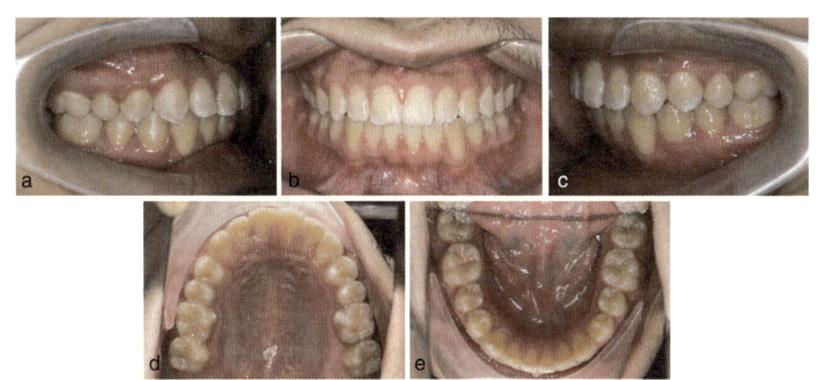

图 7-7-10 治疗结束——口内相
a. 口内右侧面观 b. 口内正面观 c. 口内左侧面观 d. 上咬䝉面观 e. 下咬䝉面观

六、要点与讨论

1. 锁䝉的临床表现

锁䝉是后牙的一种错䝉畸形，常由于上下颌磨牙间为颊舌侧接触，䝉面无接触造成的错䝉关系、替牙期障碍、颌骨长度发育不足、上下颌骨或牙弓宽度不调等因素导致，多见于恒牙䝉，少见于乳牙䝉。锁䝉易使患者形成偏侧咀嚼的习惯，可影响其咀嚼功能。还可导致颜面不对称畸形，并诱发颞下颌关节疾病。锁䝉往往表现为：

（1）上后牙颊向错位或颊倾、下后牙舌向错位或舌倾，形成后牙正锁结关系；或上后牙腭向错位或腭向倾斜、下后牙颊向错位或颊倾，形成后牙反锁䝉关系。

（2）上下颌后牙区颌骨发育不足，后牙区拥挤。

（3）䝉运动障碍，侧方运动受限。

（4）锁䝉牙的锁䝉面由于无咬合关系，长期废用可有牙石堆积。还可导致单侧咀嚼习惯，进而形成功能性或真性的面部偏斜。

（5）颞下颌关节区疼痛、弹响，下颌运动异常。

2. 锁䝉的治疗方法

（1）对于上后牙颊倾、下后牙舌倾的情况，如果存在间隙，则可以采用䝉垫或平导升高咬合、锁䝉牙交互牵引、解除锁结后调磨䝉垫及锁䝉牙牙尖的治疗方法使锁䝉牙正确就位。如果间隙不足，则需要先获得足够的间隙，然后再进行相应的治疗。另外，在升高咬合后，也可以直接使用弓丝对上下牙进行排齐，以避免交互牵引可能导致的副作用。

（2）对于上后牙颊倾、下后牙正常的患者，常常表现为上后牙段拥挤。在获得部分间隙后，可以采用升高咬合、弹性弓丝排齐的方法，使错位牙正确就位，也可考虑使用交互牵引方法进行矫正。

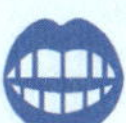

（3）对于上后牙正常、下后牙舌倾的情况，可以通过扩弓方式直立下后牙，然后使用弓丝进行排齐。在临床上常见的上下第二磨牙正锁𬌗情况中，如果上后牙颊倾为主，说明牙弓后端存在拥挤，可以考虑拔除第三磨牙来提供间隙。

在治疗过程中，应根据患者的具体情况制定个性化治疗方案，并在治疗过程中不断调整，以确保矫正效果的稳定和最佳治疗结果。

七、思考题

1. 锁𬌗的诊断要点有哪些？

2. 形成锁𬌗的病因有哪些？

八、科普小常识

1. 矫治锁𬌗的重要性。

（1）咬合功能的恢复与改善：锁𬌗会导致上下颌牙齿无法正常接触，这会直接影响咀嚼效率。咀嚼是消化过程的第一步，不正确的咬合会使得食物咀嚼不充分，增加胃肠道的消化负担。通过矫治可以调整牙齿的位置，使得上下颌牙齿能够均匀接触，从而提高咀嚼效率，促进食物的消化吸收。

（2）减少牙齿异常磨损：由于锁𬌗牙齿可能没有足够的咬合接触，因而可能导致其他牙齿承受过度的咀嚼力，进而发生不均匀磨损。长期的非正常咬合会增加牙齿断裂、牙本质过敏的风险。矫治锁𬌗后牙齿能够均匀分担咀嚼力，减少不均匀磨损，保护牙齿健康。

（3）降低颞颌关节疾病的风险：锁𬌗可能导致颞下颌关节（TMJ）承受不正常的压力，长期下来可能引发颞颌关节疾病，表现为关节疼痛、弹响、张口受限等症状。通过矫治锁𬌗，可以调整咬合关系，减少关节的异常应力，从而降低颞下颌关节疾病的风险。

（4）有助于维护良好的口腔卫生：锁𬌗导致牙齿排列不齐，增加牙缝清洁的难度，容易造成食物残渣的堆积和牙菌斑的附着，从而增加龋齿和牙周病的风险。矫治锁𬌗后，牙齿排列整齐，便于日常清洁，有助于维护良好的口腔卫生状况。

（5）改善外观和自信心：锁𬌗可能影响个人的面部外观和笑容，从而影响自信心和社交活动。牙齿排列整齐后，面部比例更加和谐，可能提升个人的外观和自信心。

2. 锁𬌗的预防及早期发现。

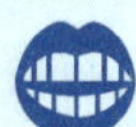

（1）锁𬌗与遗传有关，如果家族中有人存在锁𬌗问题，其他家庭成员也可能有较高的患病风险。遗传因素可能影响颌骨和牙齿的生长发育进而导致锁𬌗的发生。

（2）吮吸手指、咬笔、用嘴巴呼吸等不良习惯可能会对颌骨和牙齿的正常生长产生不利影响。这些习惯可能会影响口腔正常生长发育，导致牙齿错位和咬合问题。因此，避免这些不良的口腔习惯对于预防锁𬌗非常重要。

（3）定期进行口腔检查有助于早期发现锁𬌗问题。口腔医生可以通过临床检查和X线片来评估颌骨和牙齿的生长发育情况，以及咬合关系是否正常。便于及时采取干预措施，避免问题进一步恶化。

（4）早期发现锁𬌗问题可以更容易地进行干预和治疗。在生长发育期进行早期干预，可以促进颌骨和牙齿的生长发育，引导它们向正确的方向发展。这通常可以简化治疗过程，减少治疗时间和成本，并可能避免将来进行更复杂的治疗。

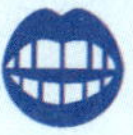

第八节　偏颌（案例59）

核心提示

❖偏颌的诊断与分类?

❖偏颌患者的临床表现有哪些?

❖偏颌的治疗原则及目标?

❖偏颌的治疗方案有哪些?

一、病历资料

1. 主诉

牙齿不齐，中线不齐，地包天，下巴偏斜10年余，要求正畸治疗。

2. 病史

患者，女性，22岁，主因牙齿不齐，中线不齐，地包天，下颌偏斜10年余。现为求进一步改善牙颌面畸形，遂就诊于我院。

3. 既往史

否认系统性疾病史、口腔疾病史、传染病史、外伤史及正畸治疗史。否认替牙异常；患者乳牙期咬合良好，否认乳牙滞留、乳牙早失、恒牙早萌及恒牙早失等替牙异常。否认吐舌、咬唇、吮指等口腔不良习惯史。

4. 过敏史

否认食物及药物等过敏史。

5. 家族史

有，父亲存在相似畸形，疑似父系遗传。

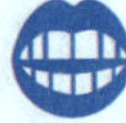

6. 体格检查

◆面部检查：（图 7-8-1）

（1）正面观：面部左右不对称，右侧丰满，左侧狭长；颏部中线右偏 4mm，面部歪斜，嘴巴向右歪斜；口唇闭合自如，口裂线右高左低；面下 1/3 高度较短；唇轮廓正常。自然放松状态下颈部偏斜，下巴向右偏斜。

（2）正面微笑观：微笑不自然，上前牙暴露量不足。

（3）侧面观：直面型；上下唇部较厚、丰满，下唇外翻；鼻唇角小，颏唇沟正常。

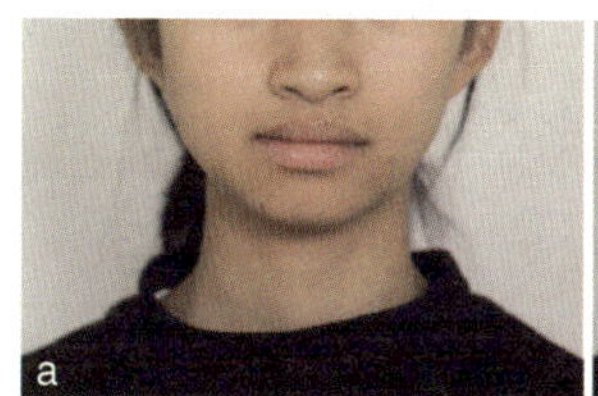
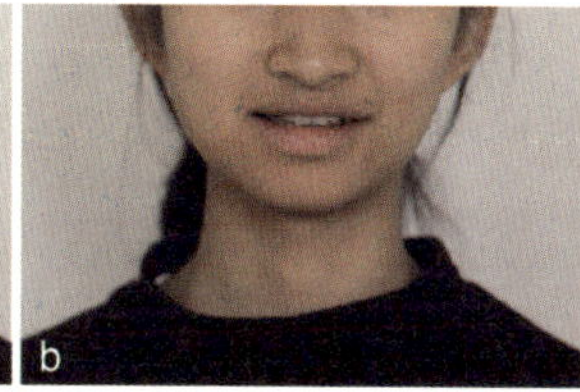
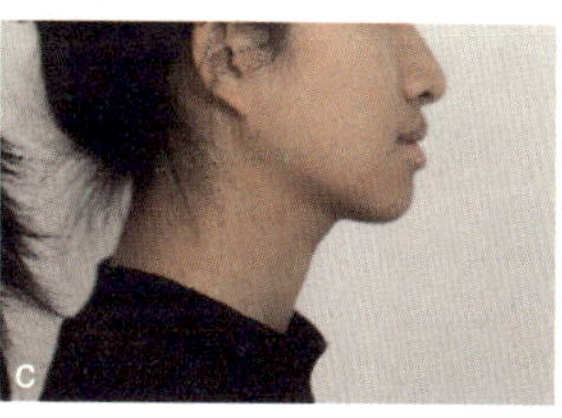

图 7-8-1　面相

a. 正面观　b. 正面微笑观　c. 侧面观

◆颞下颌检查：

闪电样开口型、开口度未见明显异常，双侧颞下颌关节有弹响，无疼痛及开口受限史。

颌位检查：

颌位异常，下颌可以后退至对刃。

◆口腔临床检查：（图 7-8-2）

（1）牙列式：恒牙列，17–27，37–47；

（2）磨牙关系：左侧完全近中关系，右侧开始近中关系；

（3）尖牙关系：左侧中性，右侧中性；

（4）牙弓中线：上中线左偏 1mm，下中线右偏 2mm；

（5）前牙覆𬌗、覆盖：前牙反覆𬌗、反覆盖；

（6）牙弓形状：上下颌牙弓呈尖圆形；

（7）牙弓宽度：右侧第一磨牙反𬌗，上颌第一磨牙颊尖咬合于下颌第一磨牙中央窝；

（8）牙齿数目、形态、发育及萌出异常：未见畸形牙、融合牙和牙齿的异位萌出；

（9）功能检查：发音及唇、舌等软组织功能正常；

（10）牙周组织疾病或牙齿松动：上颌腭侧切牙乳头红肿；

（11）口腔卫生较好；

（12）其他：上唇系带附着过低。

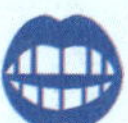

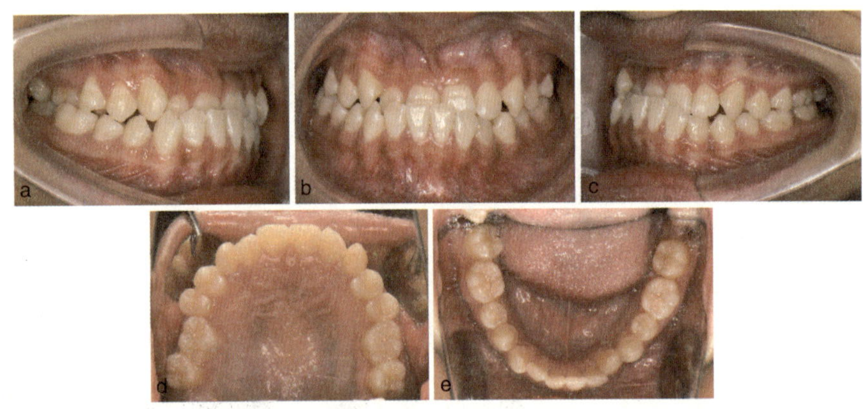

图 7-8-2　治疗前口内相

a. 口内右侧面观　b. 口内正面观　c. 口内左侧面观　d. 上咬殆面观　e. 下咬殆面观

7. 模型分析（表 7-8-1）

表 7-8-1 模型测量值

牙位	7	6	5	4	3	2	1	1	2	3	4	5	6	7
上颌（mm）	9.5	10.0	7.0	7.5	8.0	7.5	8.5	8.5	7.0	8.0	7.5	7.0	10.0	8.5
下颌（mm）	10.0	11.0	7.0	7.0	7.5	6.0	6.0	6.0	6.0	7.5	7.0	7.0	11.0	10.0

（1）上牙弓拥挤度：4.0mm；

（2）下牙弓拥挤度：3.0mm；

（3）下颌 Spee 曲度：3.0mm；

（4）前牙 Bolton 比：39/47.5 × 100%=82.11%

（中国人正常殆前牙比：78.8% ± 1.72%）；

（5）全牙 Bolton 比：89/96.5 × 100%=92.23%

（中国人正常殆全牙比：91.5% ± 1.51%）。

8. 影像学辅助检查

（1）CBCT 全景片示：18、28、38、48 存在；牙根长度及形态正常、平行度一般，左侧第一磨牙根方存在骨岛。（图 7-8-3）

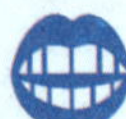

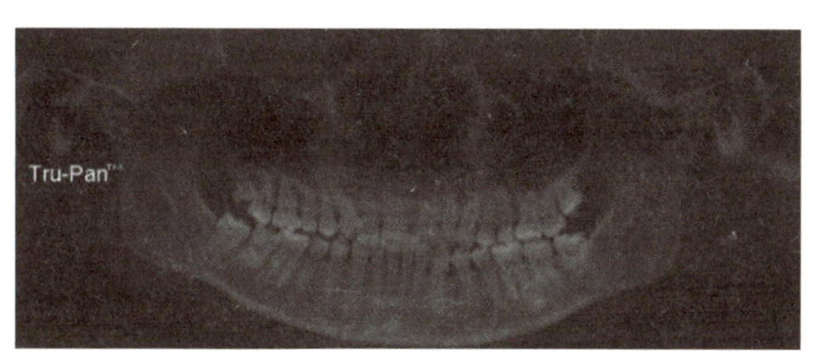

图 7-8-3 CBCT 全景片

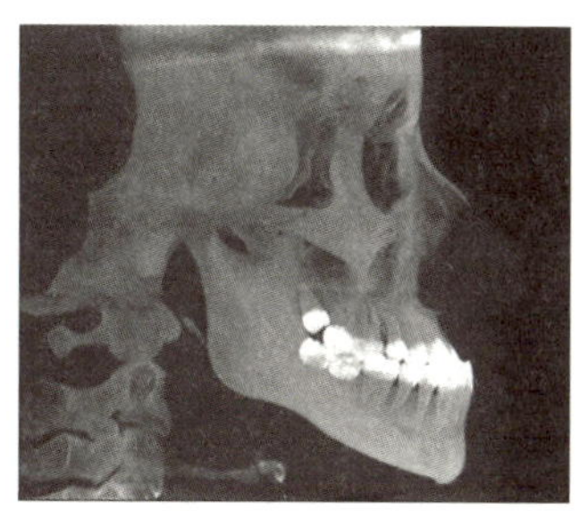

图 7-8-4 CBCT 侧位片

（2）CBCT 侧位片示：骨性反颌。（图 7-8-4）

（3）CBCT 正位片示：下颌骨左右不对称，颏点右偏，下颌骨左侧大于右侧；双侧髁突可见吸收影像史。（图 7-8-5）

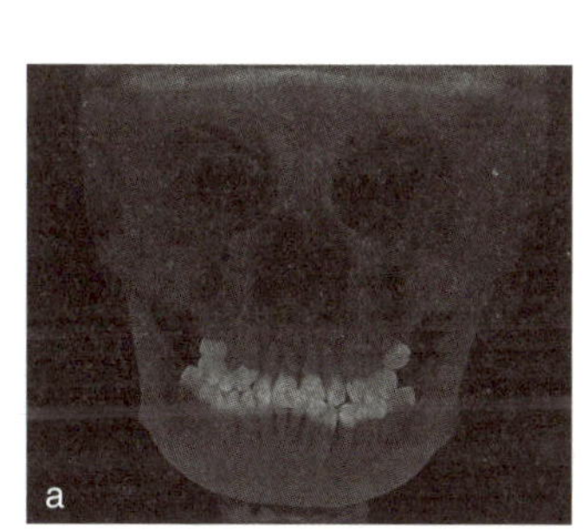

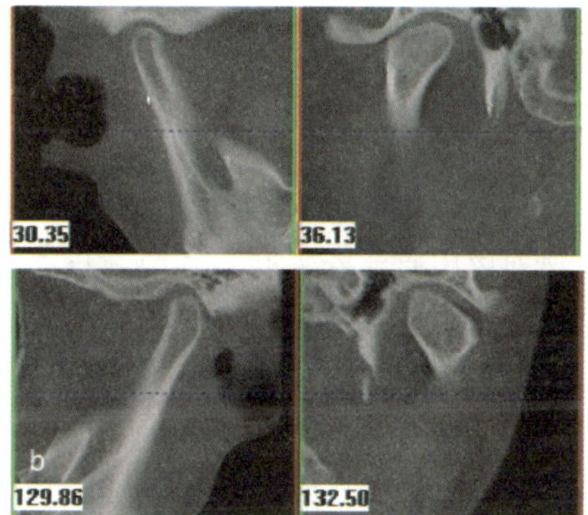

图 7-8-5 CBCT 片

a. 头颅正位片 b. 左右髁突有不规则吸收影像史

9. 初步诊断

骨性偏颌、安氏Ⅲ类、毛氏Ⅱ 1+ Ⅲ 2+ Ⅰ 1类、骨性Ⅲ类、均角。

二、矫治经过

诊治经过

①完善初诊模型、相片、影像学等资料；②拟制定治疗计划及方案；③患者知情同意并确定治疗方案；④正畸治疗佩戴矫治器；⑤定期复诊，监控治疗过程；⑥治疗完成移除矫治器；⑦保持。

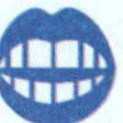

三、案例分析

诊断和诊断依据

（1）骨性偏颌：根据口内相显示：该患者上中线左偏 1mm，下中线右偏 3mm。根据 CBCT 头颅正位片影像示：该患者头颅正位片示下颌颏点右偏，下颌骨左侧明显长于右侧。故诊断为骨性偏颌。

（2）安氏Ⅲ类：根据 Angle 错颌畸形分类法：Ⅲ类错䏂——近中错䏂：上下颌骨及牙弓的近、远中关系不调，下颌及下颌牙弓处于近中位置，磨牙为近中关系。该患者的口内相及模型均提示双侧磨牙为近中关系，故诊断为安氏Ⅲ类。

（3）毛氏$Ⅱ^{1}+Ⅲ^{2}+Ⅰ^{1}$类：根据毛燮均错颌畸形分类法：毛氏第 2 类——长度不调，第 1 分类（Ⅱ 1）——近中错颌：上颌或上颌牙弓长度较小，或下颌或下颌牙弓长度较大，或两者兼有。毛氏第 3 类——宽度不调，第 2 分类（$Ⅲ^{2}$）：上颌或上颌牙弓宽度较小，或下颌或下颌牙弓宽度较大，或两者兼有。毛氏第 1 类——牙量骨量不调，第 1 分类（$Ⅰ^{1}$）：牙量相对大于骨量。该患者上牙列拥挤度为 4mm，下牙列拥挤度为 3mm，为轻度拥挤。该患者存在近中错颌、牙弓宽度不协调、以及牙列拥挤的症状，并且近中错颌为该患者主要症状，牙弓宽度不协调次之，拥挤症状最轻。故诊断为毛氏$Ⅱ^{1}+Ⅲ^{2}+Ⅰ^{1}$类。

（4）骨性Ⅲ类：根据骨面型分类：Ⅲ类骨面型：ANB 角小于 0°。该患者头颅定位侧位片测量值显示 ANB 为 –3.40°，故诊断为骨性Ⅲ类。

（5）均角：根据垂直骨面型分类：该患者头颅定位侧位片测量值显示 SN–MP 角为 29.60°，FH–MP 角为 23.70°，故诊断为均角错颌畸形。

四、处理方案及基本原则

◆治疗原则

在患者生长发育期即诊断出偏颌畸形时，可以进行早期干预，通过正畸治疗、功能训练等手段来调整牙齿和颌骨的位置，促进正常生长发育。对于严重的骨性畸形，则需要通过手术来调整异常的颌骨位置，从而恢复正常的颌骨以及咬颌关系。

总之，偏颌的治疗原则是个性化治疗，综合施治，以患者的个体情况为依据，科学合理地选择治疗措施，并且术后进行持续的保持和监测。

◆治疗方案

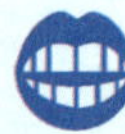

患者非常排斥正畸正颌联合治疗，要求行代偿治疗。故下颌拔除 2 颗智齿，SWA。

①佩戴颌垫，唇倾上颌前牙排齐上颌牙列，解除反䏂；

②压低下颌前牙，升高下颌后牙，整平下颌牙列；

③三类牵引调整双侧尖磨牙关系至中性；

④交互牵引调整上下颌中线；

⑤精细调整后保持。

五、治疗过程

（1）佩戴下颌颌垫，上颌 0.014–0.018NITI 圆丝唇倾上颌前牙并排齐，解除前牙反𬌗。（图 7–8–6）

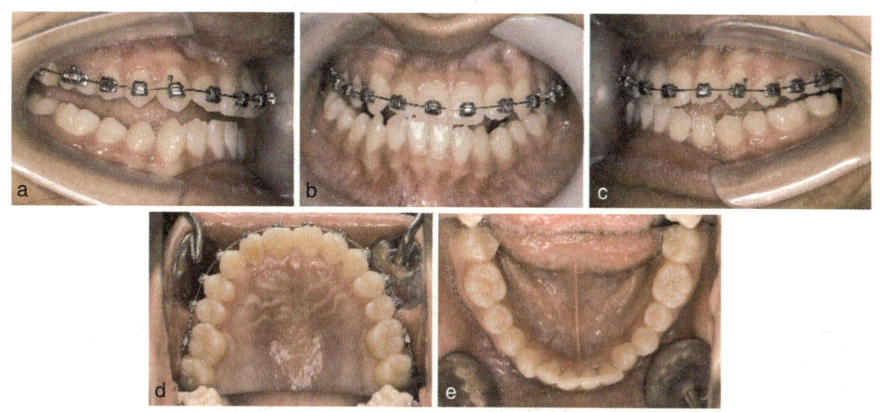

图 7–8–6 佩戴下颌颌垫口内相

a. 口内右侧面观 b. 口内正面观 c. 口内左侧面观 d. 上咬𬌗面观 e. 下咬𬌗面观

（2）上颌后牙段扩弓后继续排齐牙列。嘱不再佩戴颌垫，逐步对接咬𬌗关系。（图 7–8–7）

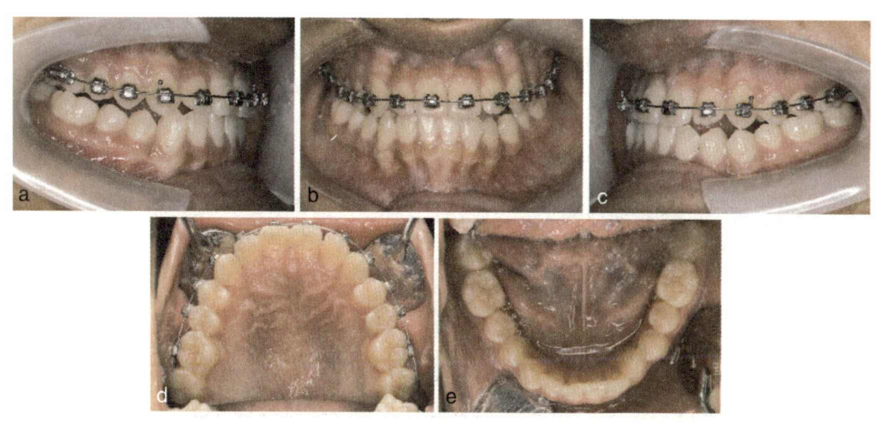

图 7–8–7 逐步对接咬𬌗关系

a. 口内右侧面观 b. 口内正面观 c. 口内左侧面观 d. 上咬𬌗面观 e. 下咬𬌗面观

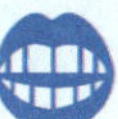

（3）下颌更换 0.016 澳丝排齐下颌牙列。（图 7–8–8）

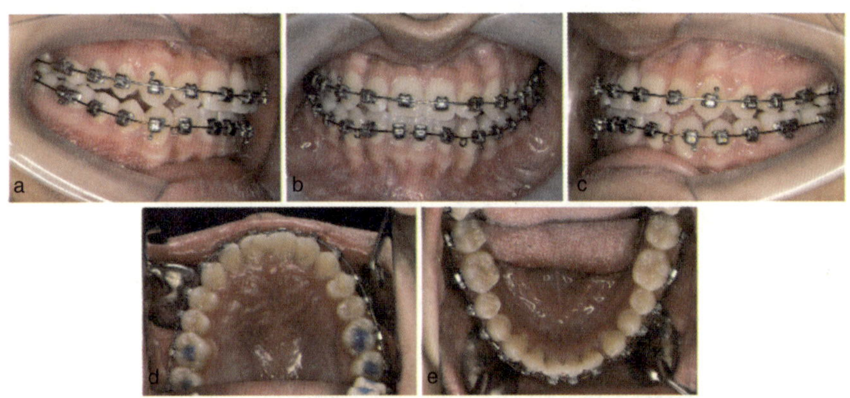

图 7–8–8　调整上下颌中线

a. 口内右侧面观　b. 口内正面观　c. 口内左侧面观　d. 上咬殆面观　e. 下咬殆面观

（4）排齐下颌牙列后，对接上下颌牙列咬合，并通过橡皮圈牵引调整上下颌中线。（图 7–8–9）

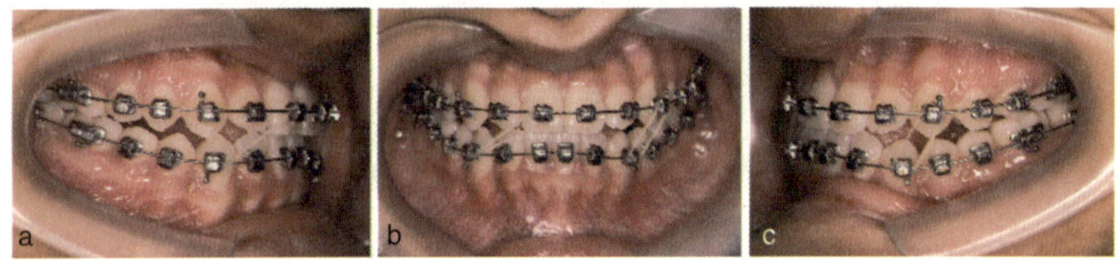

图 7–8–9　对接上下颌牙列咬合

a. 口内右侧面观　b. 口内正面观　c. 口内左侧面观

（5）上下颌更换 0.019 × 0.025 不锈钢方丝后，精细调整，继续橡皮圈牵引调整中线，同时双侧三类牵引调整咬合。（图 7–8–10）

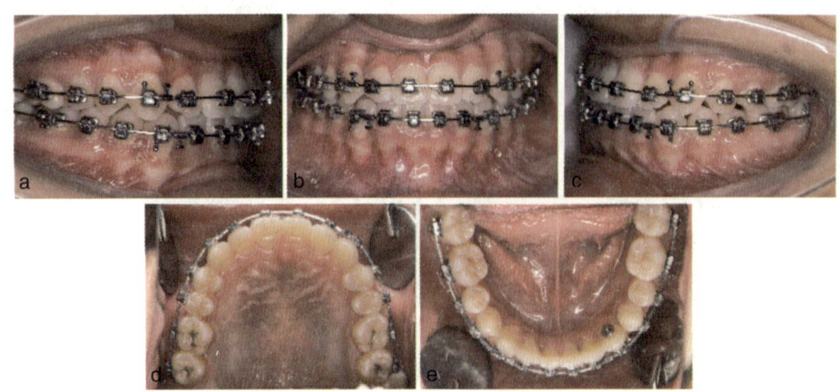

图 7–8–10　精细调整

a. 口内右侧面观　b. 口内正面观　c. 口内左侧面观　d. 上咬殆面观　e. 下咬殆面观

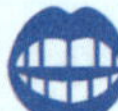

（6）治疗结束，取模做保持器，治疗结束面相，治疗结束口内像。（图 7-8-11、图 7-8-12）

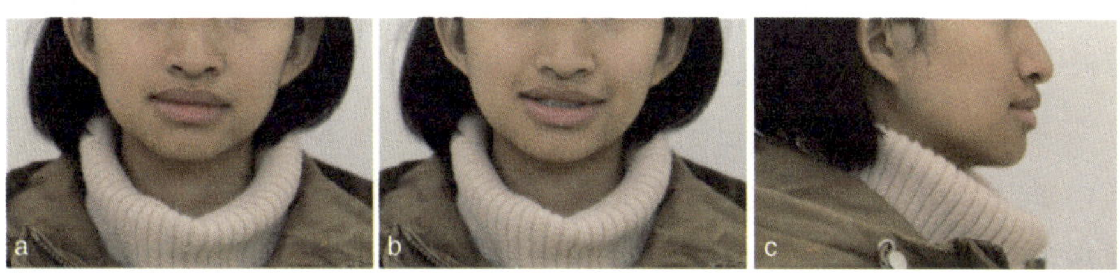

图 7-8-11　治疗结束面相

a. 正面观　b. 正面微笑观　c. 侧面观

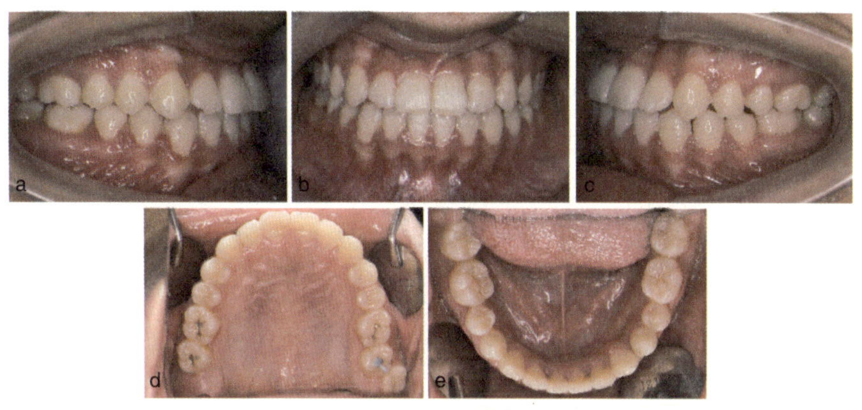

图 7-8-12　治疗结束口内相

a. 口内右侧面观　b. 口内正面观　c. 口内左侧面观　d. 上咬𬌗面观　e. 下咬𬌗面观

六、要点与讨论

1. 偏颌的分类

正确的分类有助于诊断、制定治疗计划以及预测治疗效果。

（1）骨性偏颌：是由颌骨生长发育的不均衡导致的，这种类型的偏颌通常与遗传因素有关，也可能受到早期颌骨发育过程中的损伤或疾病影响。骨性偏颌的特点是上下颌骨的大小、形态或位置不对称，导致咬合平面的偏斜和面部轮廓的不对称。可分为 3 种：①下颌骨偏斜；②上颌骨偏斜；③上下颌骨偏斜。

（2）功能性偏颌：功能性偏颌是由于肌肉功能不平衡、咬合异常或长期不良口腔习惯导致的。这种类型的偏颌可能不会在面部轮廓上表现出明显的不对称，但会影响咬𬌗关系和口腔功能。长期的单侧咀嚼、异常的唇舌压力等都可能导致肌肉发育不平衡，进而影响颌骨的位置和对称性。舌位异常可能导致下颌骨长期处于不正常的压力下，引起偏颌。此外，长期的吮指、咬唇、侧卧等不良习惯也可能导致颌骨和牙齿的位置改变，

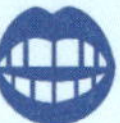

形成功能性偏颌。

（3）混合性偏颌是骨性和功能性偏颌因素共同作用的结果。在这种情况下，颌骨的位置偏斜既有骨骼发育的问题，也有肌肉功能不平衡和不良习惯的影响。混合性偏颌的治疗通常需要综合考虑骨骼矫正和功能训练，以实现最佳的治疗效果。

2. 偏颌可能导致的并发症

（1）颞下颌关节紊乱：这种紊乱可能表现为关节疼痛、咀嚼困难、关节咔嗒声、面部疼痛和头痛等症状。长期的偏颌可能导致关节结构的磨损和退行性改变，进一步加重颞下颌关节紊乱的症状。

（2）咬合异常：偏颌常常伴随着咬合不良，即上下牙齿不能正常对齐。咬合不良不仅影响美观，还可能导致咀嚼效率下降、牙齿过度磨损、牙周病和牙齿损伤。此外，咬合不良还可能影响患者的发音和言语功能。

（3）呼吸问题：偏颌可能影响患者的鼻呼吸和口呼吸。偏颌患者可能伴随鼻中隔偏斜、鼻甲肥大或上颌骨发育不良等问题，这些问题可能导致鼻腔通气不畅，患者可能需要口呼吸，长期口呼吸可能导致口腔干燥、牙齿腐蚀和牙龈炎等问题。

（4）面部外观的不对称和功能障碍可能导致患者感到自卑和焦虑，影响其社交活动和人际关系。在一些情况下，偏颌还可能成为患者心理压力的来源，导致抑郁和其他心理问题。

七、思考题

1. 偏颌患者正畸治疗的难点和对策？

2. 形成偏颌的病因有哪些？

八、科普小常识

1. 偏颌的临床表现、病因及其危害。

偏颌，俗称大小脸，是指上下颌侧方关系不协调，牙中线不一致，颏部偏斜为主要临床特征的一类复杂错颌畸形。偏颌的发生大多是由先天性遗传因素而导致，颌骨在发育过程中，两侧髁突发育速度不一致，导致一侧下颌升支短于另一侧，这样脸就会向短的一侧偏斜；也可能是长期单侧咀嚼的原因，吃饭时经常用一侧咀嚼食物，或由于一侧牙齿龋坏或缺失，而被迫使用另一侧；以及不良习惯经常托腮等。偏颌会造成双侧颜面关系不对称以及咬颌关系紊乱，咬颌平面也会倾斜，严重影响面容、咀嚼、发音功能；偏颌畸形还会造成颞下颌关节受损，导致一侧关节负担过重，张口时出现关节弹响、关

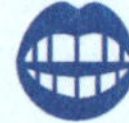

节疼痛、下颌偏斜、下颌左右侧运动受限，甚至张不开嘴等症状，给患者的生理和心理带来较大的负担。

2. 偏颌的防治策略。

偏颌会给患者的生理和心理造成不良的影响，做到早期预防是至关重要的。在患者生长发育期即诊断出偏颌畸形时，可以进行早期干预，通过正畸治疗、功能训练、破除口腔不良习惯等手段来调整牙齿和颌骨的位置，避免形成功能性的偏颌，促进颌骨正常生长发育，防止其向骨性偏颌发展。

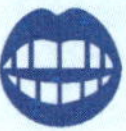

第九节　牙周炎正畸治疗（案例 60）

核心提示

❖正畸开始前，牙周健康状况的检查内容有哪些？

❖牙周炎患者正畸的适应证有哪些？

❖针对伸长移位的牙齿，正畸治疗的方法有哪些？如何选择？

一、病历资料

1. 主诉

上前牙牙缝大 2 年余。

2. 病史

王 ××，女性，30 岁，主因“上前牙牙缝大“就诊。患者近 2 年自觉上前牙牙缝日渐增大及牙齿松动、并伴刷牙出血，怀孕及哺乳期逐渐加重；1 年前曾因上前牙牙缝宽大于外院行粘接治疗，具体不详；为求进一步诊治，就诊于我院。

3. 既往史

2 年前怀孕时患妊娠期糖尿病，否认高血压、心脏病等系统性疾病。

4. 过敏史

无药物、食物过敏史。

5. 家族史

有疑似父系遗传。

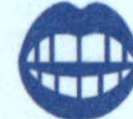

6. 体格检查

◆面部检查（图 7-9-1）

（1）正面观：面部左右不对称；放松状态下头部习惯性左偏，颏点左偏；面下 1/3 高度偏小；双侧口角上抬高度略不一致，口角左低右高，微笑时明显。

（2）侧面观：直面型，颏唇沟、鼻唇沟形态未见明显异常。

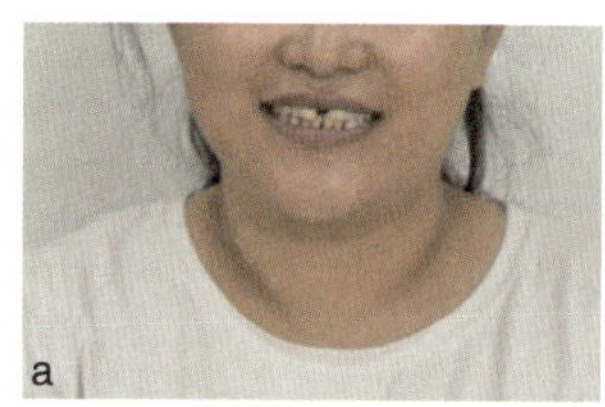
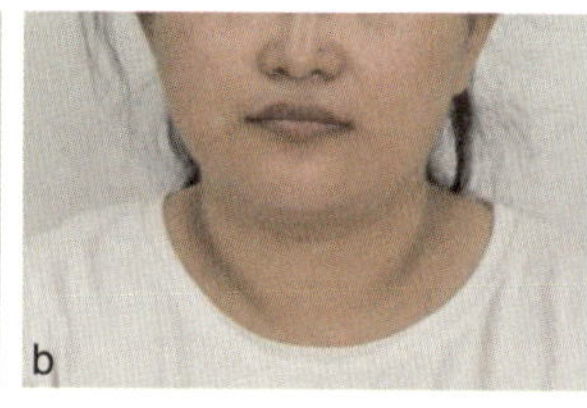
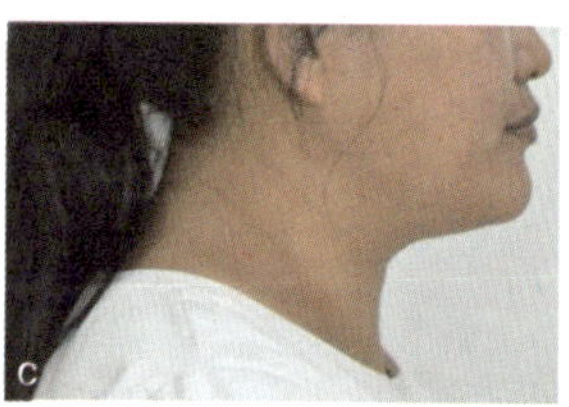

图 7-9-1　初诊面像

a. 正面观　b. 正面微笑观　c. 侧面观

◆口腔临床检查（图 7-9-2）

（1）牙周：口腔卫生差，结石（+），多数牙龈龈乳头红肿，11、21 龈乳头无正常形态；可探及深牙周袋及附着丧失，部分牙周袋探诊溢脓，探诊深度（PD）约 4~10mm；11、31 均有 III 度松动，21、32、35、41、42 均有 II 度松动；11、21、31、32、41、42 有早接触、咬合创伤。

（2）牙列：11、21、31、32、41 唇向倾斜伴移位；双侧磨牙为中性关系；双侧尖牙为中性关系；前牙关系为 III° 深覆盖（前牙覆盖约 10mm）、II° 深覆𬌗（上前牙覆盖下前牙唇面超过切 1/2）；11–21 间隙约 6.5mm；37 缺失，缺牙近远中间隙约 7.5mm。

（3）牙体：全口牙釉质表面失去光泽，可见不规则白垩色、黄褐色横条纹及斑块，着色不能被刮除；11 远中切角可见牙体缺损，36、46 颊面可见牙体缺损。

（4）颞下颌关节：无压痛，无弹响；开口型、开口度未见明显异常。

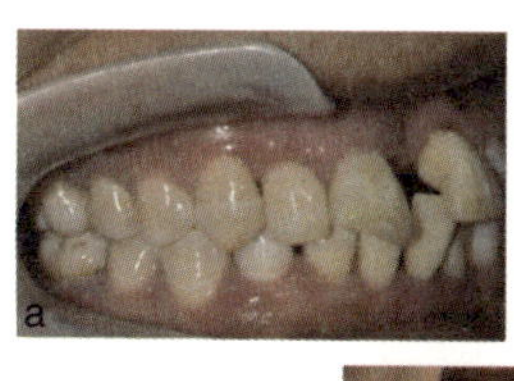
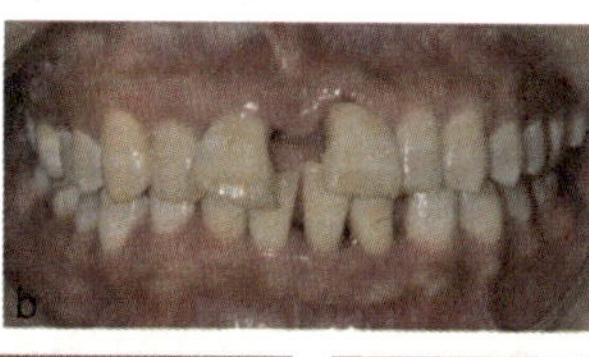
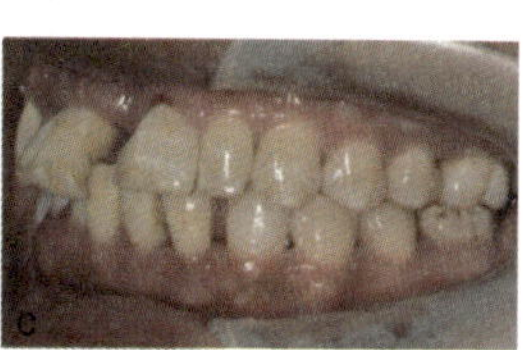
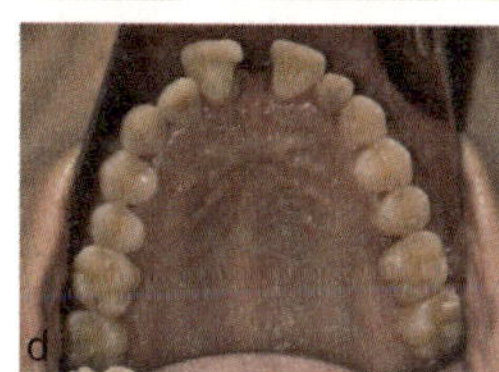
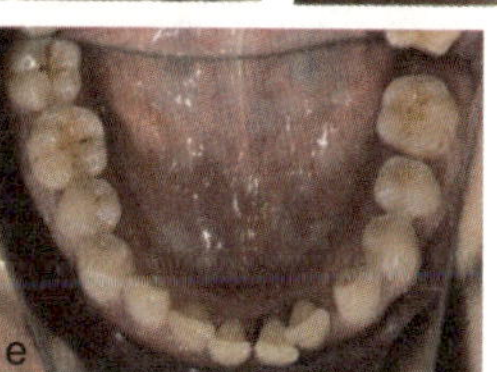

图 7-9-2 初诊口内像

a. 口内右侧面观　b. 口内正面观　c. 口内左侧面观　d. 上咬合面　e. 下咬合面

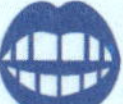

7. 模型分析（表 7–9–1）

表 7–9–1 模型测量值

牙位	6	5	4	3	2	1	1	2	3	4	5	6
上颌（mm）	10.7	7.3	7.7	9.1	7.2	8.3	8.2	5.8	8.4	7.8	7.1	10.6
下颌（mm）	11.0	7.6	8.4	6.9	6.5	6.0	6.0	6.5	7.0	8.4	8.2	11.3
牙位	6	5	4	3	2	1	1	2	3	4	5	6

（1）上下颌牙弓呈卵圆形；

（2）前牙比：82.8%（正常值：78.8% ±1.72%）；

（3）全牙比：95.5%（正常值：91.5% ±1.5%）；

（4）Spee 曲线：5mm（正常值：2.5mm ± 0.7mm）。

8. 影像学辅助检查

全景片示：全口多数牙齿牙槽骨吸收至根颈 1/3~ 中 1/3，部分牙齿吸收至根尖 1/3（11 及 31）；双侧髁突大小形态不对称；37 缺失；38 近中倾斜。（图 7–9–3）

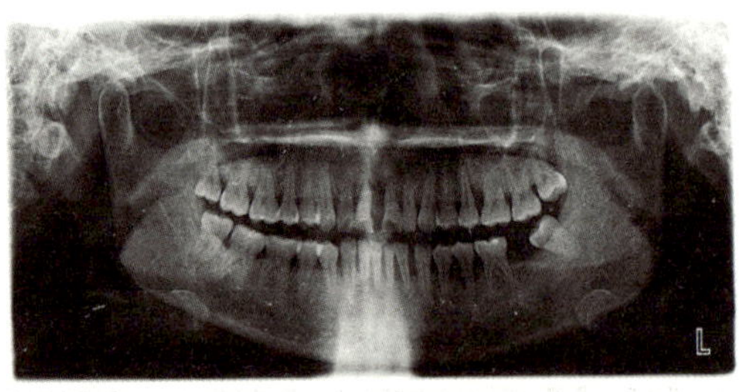

图 7–9–3　初诊全景片

头颅定位侧位片示（图 7–9–4、表 7–9–2）：

（1）颌骨：上下颌骨位置关系正常；下颌向前生长过渡，颏部突；上颌相对后缩；水平生长型，下颌体平；

（2）牙：上中切牙唇向倾斜；上中切牙凸度大；

（3）面：面高正常。

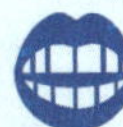

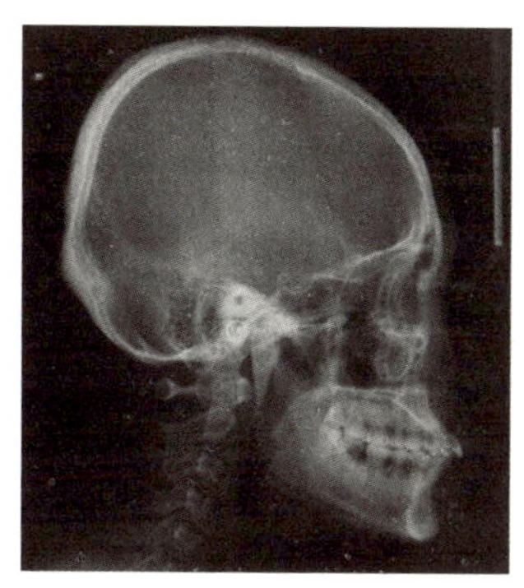

图 7-9-4　初诊头颅定位侧位片

表 7-9-2　头颅侧位定位片测量值

测量指标	正常值		测量值
	均值	标准差	
SNA	82.8	4.0	84°
SNB	80.1	3.9	83.3°
ANB	2.7	2.0	0.7°
NA-PA 颌凸角	6	4.4	-3.1°
FH-MP 下颌平面角	31.1	5.6	18°
NP-FH 面角	85.4	3.7	94°
U1-SN	105.7	6.3	120.4°
U1-NA（mm）	5.1	2.4	11.6mm
U1-NA（°）	22.8	5.7	36.4°
L1-MP	91.6	7	102.3°
L1-NB（mm）	6.7	2.1	7.6mm
L1-NB（°）	30.3	5.8	32°
U1-L1	125.4	7.9	111°

9. 初步诊断

III 期慢性牙周炎、安氏 1 类、毛氏 I2+ II 4+ IV 1、骨性 I 类、低角。

二、矫治经过

1. 诊治经过

完善初诊模型、相片、影像学资料；拟制定治疗计划及方案；患者知情同意并确定治疗方案；正畸治疗装矫治器；定期复诊；治疗过程监控；治疗完成移除矫治器；保持。

（1）治疗计划：

①牙周序列治疗（龈上洁治术 + 龈下刮治术，必要时行牙周手术治疗）；

②拔除 III° 松动牙 11 及 31；

③牙周情况完全稳定后行全口直丝弓固定矫治；

④择期行 11，37 修复治疗。

（2）治疗过程（牙周）：

①查牙周大表，评估牙周炎情况；

②龈上洁治术；

③龈下刮治术；

④治疗后 6 周、3 月、6 月复查；

⑤正畸治疗过程中实时监控牙周袋探诊深度，如果出现牙周袋增加，探诊出血或溢脓，则停止加力，重复进行牙周治疗。

（3）治疗过程（正畸）：

① 31 拔除，下颌 33–43 片段弓，0.012NiTi 圆丝轻力排齐。

②下颌整体粘结托槽，0.012NiTi 圆丝排齐，压低前牙升高磨牙，打开咬合，解除前牙早接触及咬合创伤。

③ 11 拔除后制作 11 自体临时冠。

④上颌整体粘结托槽，0.012NiTi 圆丝排齐，合垫打开咬合，解除前牙早接触及咬合创伤。

⑤上下颌更换 0.016NiTi 圆丝。

⑥上下颌更换 0.016x0.022NiTi 方丝。

⑦上颌更换 0.018 澳丝，PC 链弹性牵引回收间隙。

⑧下颌滑动法关闭间隙。

⑨发现患者吐舌习惯持续存在，吞咽及发音舌低位，下颌前牙间隙关闭困难，于下前牙舌侧粘接舌刺，后轻力回收下前牙间隙。

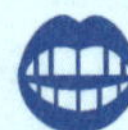

⑩上下颌更换 0.019 × 0.025NiTi 方丝，PC 链弹性牵引继续回收间隙。

⑪上下颌更换 0.019 × 0.025ss 滑动法关闭间隙，配合 II 类牵引及颌内牵引，改善咬

合关系，简单微调。

⑫制取印模并制作保持器。

⑬保持器佩戴。

三、案例分析

1. 患者主要问题列表

（1）面型：面部左右不对称。

（2）颌骨：颏部前突；上颌相对后缩；骨性 I 类；低角。

（3）牙齿：上中切牙唇倾；III 期慢性牙周炎；III 深覆盖、II 度深覆合；11、21、31、32、35、41、42 牙松动；11、21、31、32、42 牙移位；氟斑牙；下颌牙列缺损。

2. 诊断和诊断依据（头影测量的分析结果）

（1）诊断：Ⅲ期慢性牙周炎、安氏 I 类、毛氏 I2+ Ⅱ 4+ Ⅳ 1、骨性 I 类、低角（下颌体平，面部垂直发育不足）。

（2）诊断依据：

①Ⅲ期慢性牙周炎：严重程度：邻面 CAL 最重位点≥ 5mm，RBL 延伸至根中 1/3 区及以上，因牙周炎失牙数≤ 4 颗；复杂程度：除了 II 期复杂程度外，探针深度≥ 6mm，垂直骨吸收≥ 3mm，根分叉病变 II 度或 III 度中度牙槽嵴缺损；

②安氏 I 类：患者模型提示磨牙关系为双侧中性关系；

③毛氏 I2+ Ⅱ 4+ Ⅳ 1：（I2：牙量小于骨量、有牙间隙、缩小牙弓或结合修复治疗；Ⅱ 4：上颌或上牙弓前部长度较大，或下颌或下牙弓前部长度较小，或二者兼有、后牙中性关系，前牙深覆盖、矫治前牙深覆盖；Ⅳ 1：前牙牙槽过高，或后牙牙槽过低，或两者兼有、前牙深覆合，可能表现为面下 1/3 过短、压低前牙或升高后牙，或两者并用。）

④骨性 I 类：头颅定位侧位片分析 ANB=0.7° ，上、下颌相对位置正常；

⑤低角：头颅定位侧位片分析 MP-FH=18° ，下颌体平，面部垂直发育不足。

四、处理方案及基本原则

方案一：

拔牙矫治；先行牙周序列治疗，待牙周情况完全稳定后行正畸治疗，拔除 III° 松动牙 11 及 31，排齐整平牙列，11 拔牙间隙控制在与邻牙牙冠宽度一致后维持间隙，待矫治完成后进行 11 修复治疗，关闭 31 拔牙间隙，改善覆合覆盖，维持磨牙关系，但需牺牲中线关系。

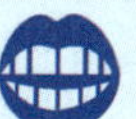

方案二：

拔牙矫治；先行牙周序列治疗，待牙周情况完全稳定后行正畸治疗，拔除 III° 松动牙 11 及 31，排齐整平牙列，11、31 拔牙间隙控制在与邻牙牙冠宽度一致后维持间隙，待矫治完成后行 11 及 31 修复治疗，改善覆合覆盖，维持磨牙关系。

五、治疗前后面相、口内相、影像学对比（图 7-9-5、图 7-9-6）

矫治前

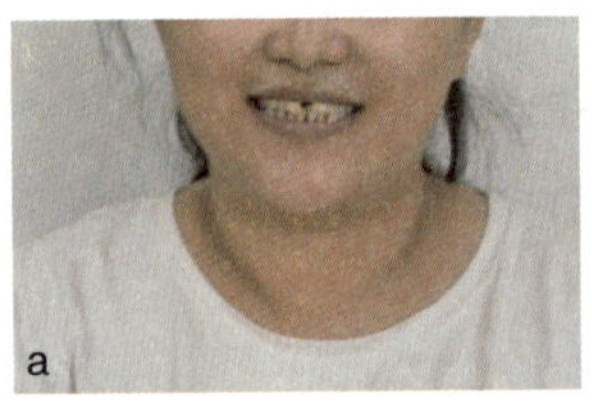
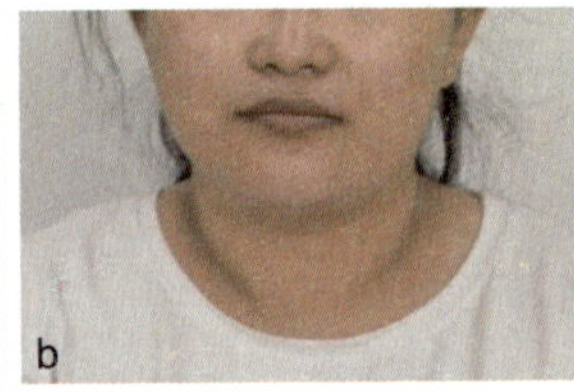
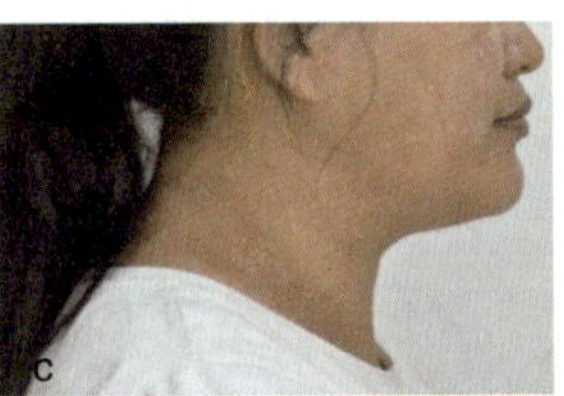

矫治中

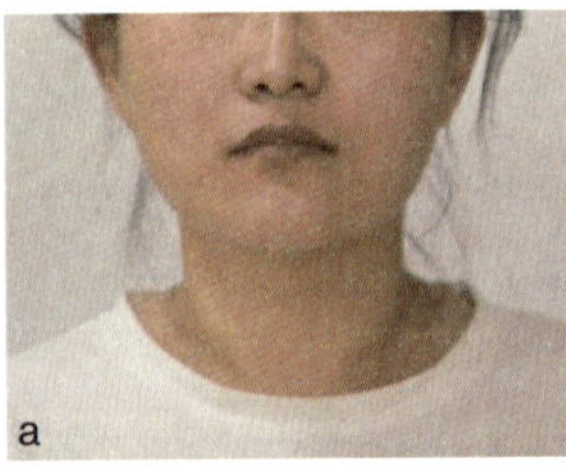
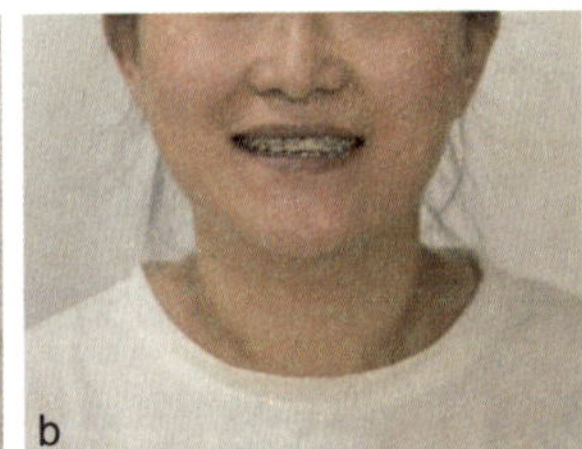
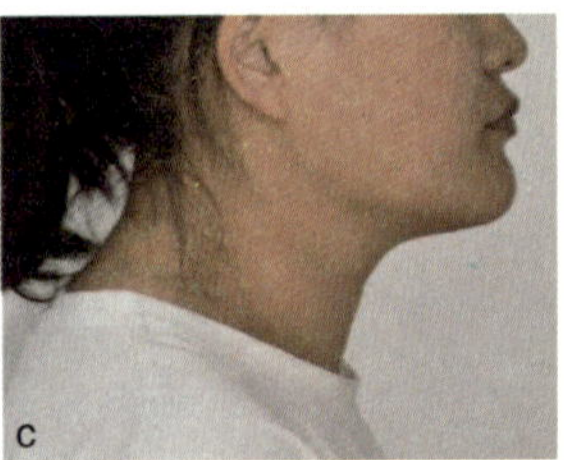

矫治后

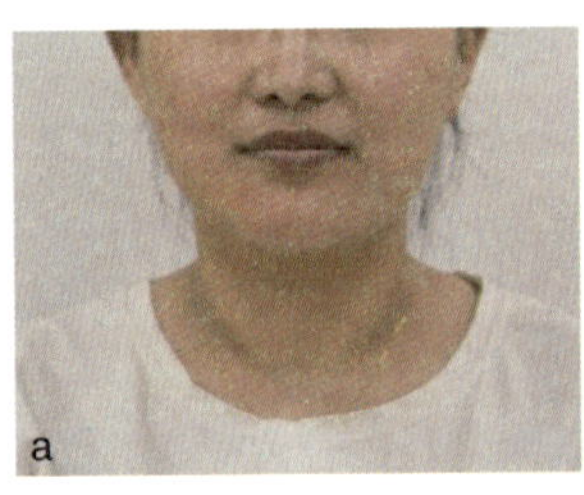
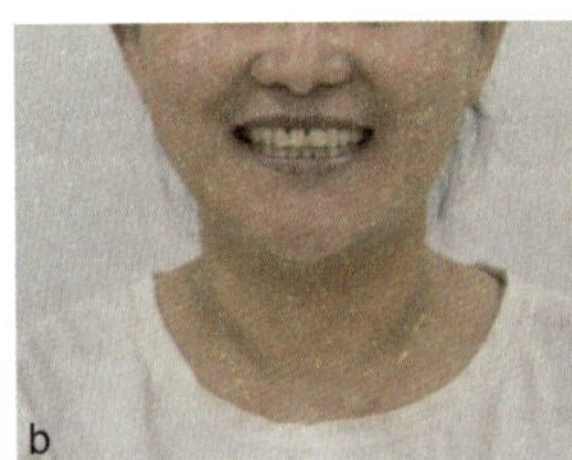
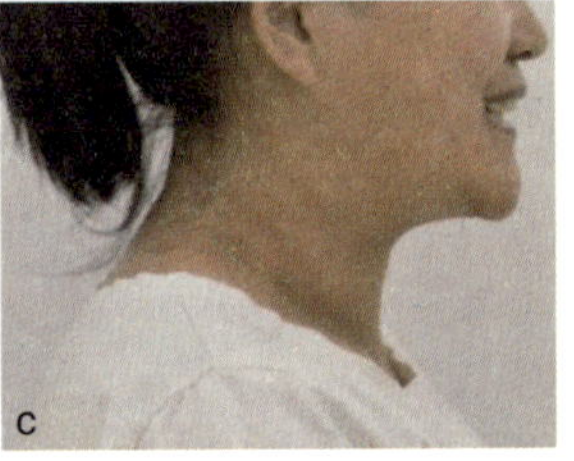

图 7-9-5 矫治前、中、后 面像
a. 正面观 b. 微笑观 c. 侧面观

矫治前

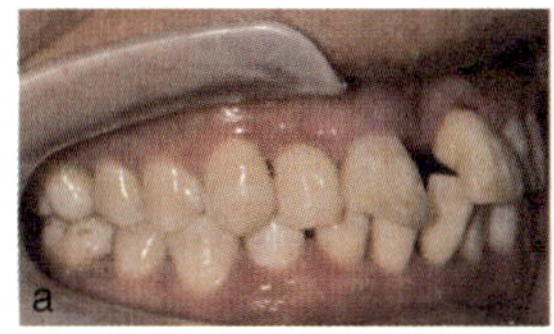
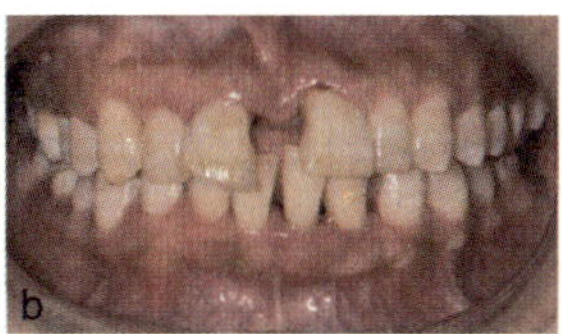
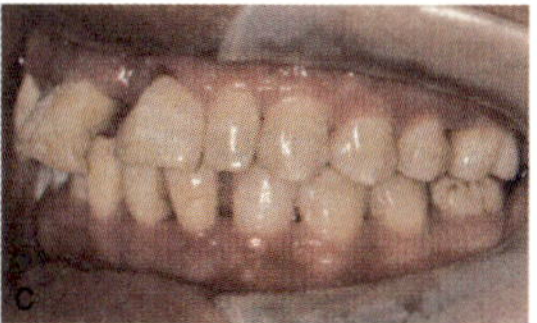

矫治中

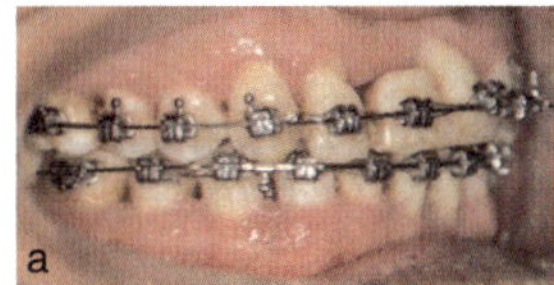
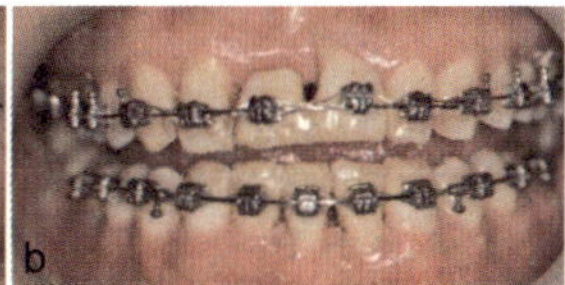
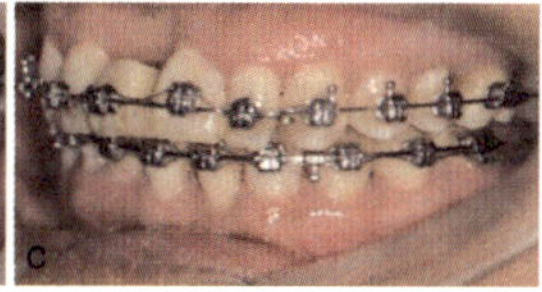

矫治后

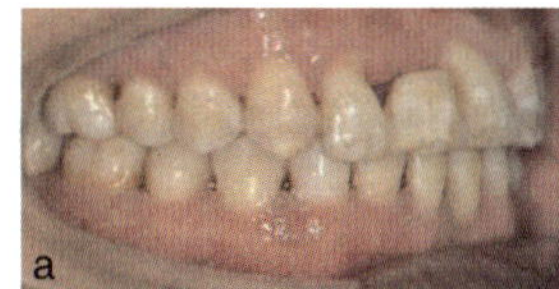
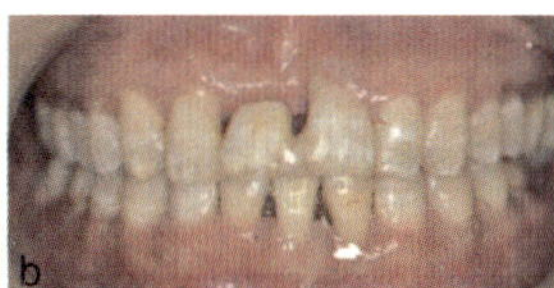
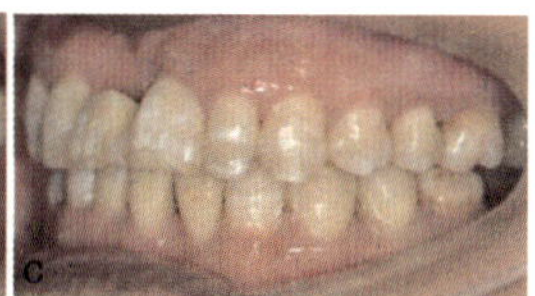

矫治前

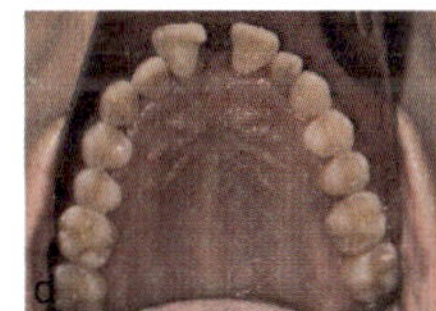
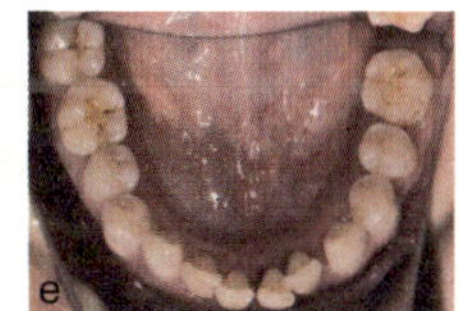

矫治中

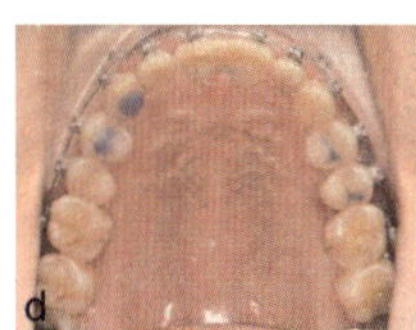
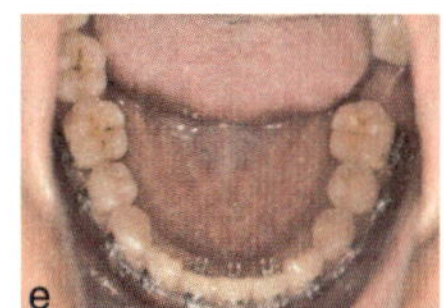

矫治后

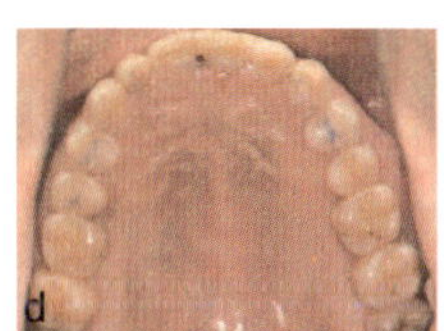
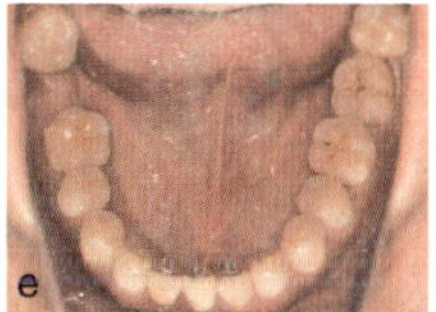

图 7-9-6　矫治前、中、后口内像

a. 口内右侧面观　b. 口内正面观　c. 口内左侧面观　d. 上咬合面　e. 下咬合面

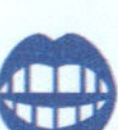

六、要点与讨论

1. 牙周病患者正畸治疗前的牙周状况检查内容

（1）口腔卫生状况：菌斑检查宜作为口腔卫生状况评估的重要指标之一，可应用国际上广泛采用的菌斑记录卡结合菌斑指示剂来记录菌斑的量和分布，并评价菌斑控制效果。菌斑百分比达到 20% 以下，可认为菌斑基本被控制。

（2）牙周软组织状况：牙龈颜色、形态、质地、附着龈宽度（KTW）及厚度、牙周探诊深度（PD）、牙周探诊出血（BOP），牙龈退缩程度（三角间隙、牙颈部或牙根暴露）等。

（3）牙周硬组织状况：临床附着丧失（CAL），牙槽骨高度、牙根牙骨质吸收情况、咬合创伤，牙齿松动度、根分叉病变程度，影像学检查（CBCT 或根尖片、全颌曲面断层片），失牙情况等

（4）其他危险因素：年龄，系统性疾病如骨代谢疾病、糖尿病等；吸烟及精神因素等。

2. 牙周病患者正畸治疗的适应证

（1）经过牙周基础治疗已好转或可控制的菌斑性龈炎

包括正畸治疗前和正畸治疗中发生牙周组织减少的病例。探诊出血位点≤ 15%，探诊深度≤ 3mm。局限性龈炎探诊出血位点为 10% ~15%，广泛型龈炎出血位点 < 30%。

（2）不影响正畸牙移动的非菌斑性龈炎

经过牙周基础治疗，并结合相关的病因治疗后龈炎处于可控制状态，包括：单纯炎症和免疫状况导致的非菌斑性龈炎；龈色素沉着。

（3）经过牙周基础治疗后龈炎的临床、生物学体征和症状符合相关标准

①牙龈颜色正常，质韧，无红、肿、热、疼痛和功能丧失。临床表现：①刃状龈缘恢复基本形态 和龈乳头无肿大；②探诊无出血；③无轻探不适感。

②患者自觉症状：①无自发性牙龈出血；②无疼痛；③无口腔异味；④无咀嚼困难；⑤无龈红肿； ⑥口腔健康相关的生命质量基本正常。

（4）牙周基础治疗后菌斑和炎症得到有效控制并处于静止期的牙周炎

①根据 2018 年牙周病新分类中的分期和分级标准及牙周炎治疗后的控制程度，牙周炎患者在经 过牙周基础治疗后宜达到以下标准可以考虑正畸治疗：全口牙菌斑阳性率 < 20%，附着龈的宽度要求至 少达到 1mm，牙齿移位侧的附着龈厚度标准为不小于 1mm，牙槽骨吸收一般不超过根长的 1/2。探 诊出血位点 < 15%，无探诊深度≥ 4mm 且探诊出血的位点。全身系统性疾病经过评估后处于可控制水平， 如戒烟，血压、血糖控制在正常范围内等。

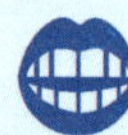

②伴有因牙周炎导致的牙齿病理性移位，如前牙扇形散开、上下牙列间隙，后牙近中倾斜骨下袋等情况。

③错颌畸形会加重牙周负担促使牙周组织损伤的情况，如前牙深覆颌导致咬伤牙龈、牙齿错位导致创伤等情况。

④ 牙周炎患者美观或修复需求，如减少三角间隙、调整牙龈高度、修复前正畸等情况。

⑤个别牙周炎分期处于Ⅰ期和Ⅱ期的患者经过系统治疗后达到评估标准可以酌情进行正畸治疗。Ⅲ－Ⅳ期的患者因牙周基础条件较差，正畸治疗有一定的难度，患者和医师承担的风险均较高，若Ⅲ－Ⅳ期的患者确有需要正畸治疗以维护牙周健康的必要，建议经牙周科医生会诊评估后，由具有一定牙周病患者正畸治疗经验的医师酌情进行诊治。

七、思考题

1. 牙周炎正畸患者何种情况下需拔牙矫治？拔牙时机的选择？

2. 针对伸长移位的牙齿，正畸治疗的方法有哪些？如何选择？

八、科普小常识

1. 如何预防牙周炎？

（1）正确刷牙：

建议每天刷牙 2~3 次，刷牙时推荐使用软毛牙刷，并采取巴氏刷牙法刷牙，即在刷牙的时候将刷毛呈 45° 对准牙齿与牙龈交界处，轻微加压让部分牙刷毛进入牙齿和牙龈之间的沟缝里；之后刷毛先沿着牙齿排列的方向轻轻地做短距离水平颤动 5~6 次，颤动时，要保持牙刷毛角度和位置基本不变，不要离开牙龈沟缝；再沿着牙齿长出的方向转动牙刷柄，轻轻拂刷牙齿表面，即刷上牙向下转，刷下牙向上转。牙齿的 3 个面都要刷到，且每次刷牙时间不应少于 3 分钟。

（2）饭后漱口：

可以用漱口水，也可以直接用清水漱口。对于牙齿邻面不易通过漱口去除的软垢、菌斑，还可用牙线或间隙刷进行清洁。

（3）定期洗牙：

最好每半年到一年就到正规医院的口腔科洗 1 次牙。

（4）正畸：

如果牙齿比较拥挤，建议尽早进行正畸治疗，将牙齿排列整齐，这样更容易把牙齿刷干净，从而不易出现牙周炎。

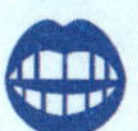

2. 牙周炎患者正畸结束后如何维护与保持?

（1）正畸治疗后的牙周维护和保持是正畸患者保持牙周和正畸效果稳定的必要措施。正畸结束后进行必要的牙周洁治，洁治 1 个月后观察牙周软组织是否保持健康，3 个月后观察牙周骨组织的稳定性以及牙齿松动情况。正畸保持的方式和保持时间可依据患者治疗前的错颌畸形程度，及治疗后牙周炎的具体恢复情况来定。

（2）牙周维护复查的间隔时间宜根据患者正畸后的牙周状况、菌斑控制能力决定。对于牙周健康者以及口腔卫生控制较好的牙龈炎患者，建议每 3~6 个月进行牙周维持治疗；对于不太重视自我口腔保健、依从性差者，最好 1~2 个月复查 1 次。对于牙周炎患者，建议在牙周系统治疗完成的第 1 年中每 3 个月，以后每 3~6 个月进行牙周维护治疗。

（本章作者：边佳琦　范　皓　范　红　冯志远　刘　佳　王明源）

图书在版编目（CIP）数据

基层医院人才培养系列丛书. 口腔科 / 李荣山主编. 太原 : 山西科学技术出版社, 2025. 5. -- ISBN 978-7-5377-6476-6

Ⅰ. R4; R78

中国国家版本馆 CIP 数据核字第 2025MV4460 号

基层医院人才培养系列丛书

口腔科

出 版 人	阎文凯
丛书总主编	李荣山
主　　编	石　晶
策　　划	马　晨
责任编辑	王　璇
封面设计	杨宇光

出版发行	山西出版传媒集团 · 山西科学技术出版社 地址：太原市建设南路 21 号　邮编：030012
编辑部电话	0351-4922135
发行部电话	0351-4922121
经　　销	各地新华书店
印　　刷	山西东智印刷有限公司

开　　本	787mm × 1092mm　1/16
印　　张	27
字　　数	560 千字
版　　次	2025 年 5 月第 1 版
印　　次	2025 年 5 月山西第 1 次印刷
书　　号	ISBN 978-7-5377-6476-6
定　　价	100.00 元

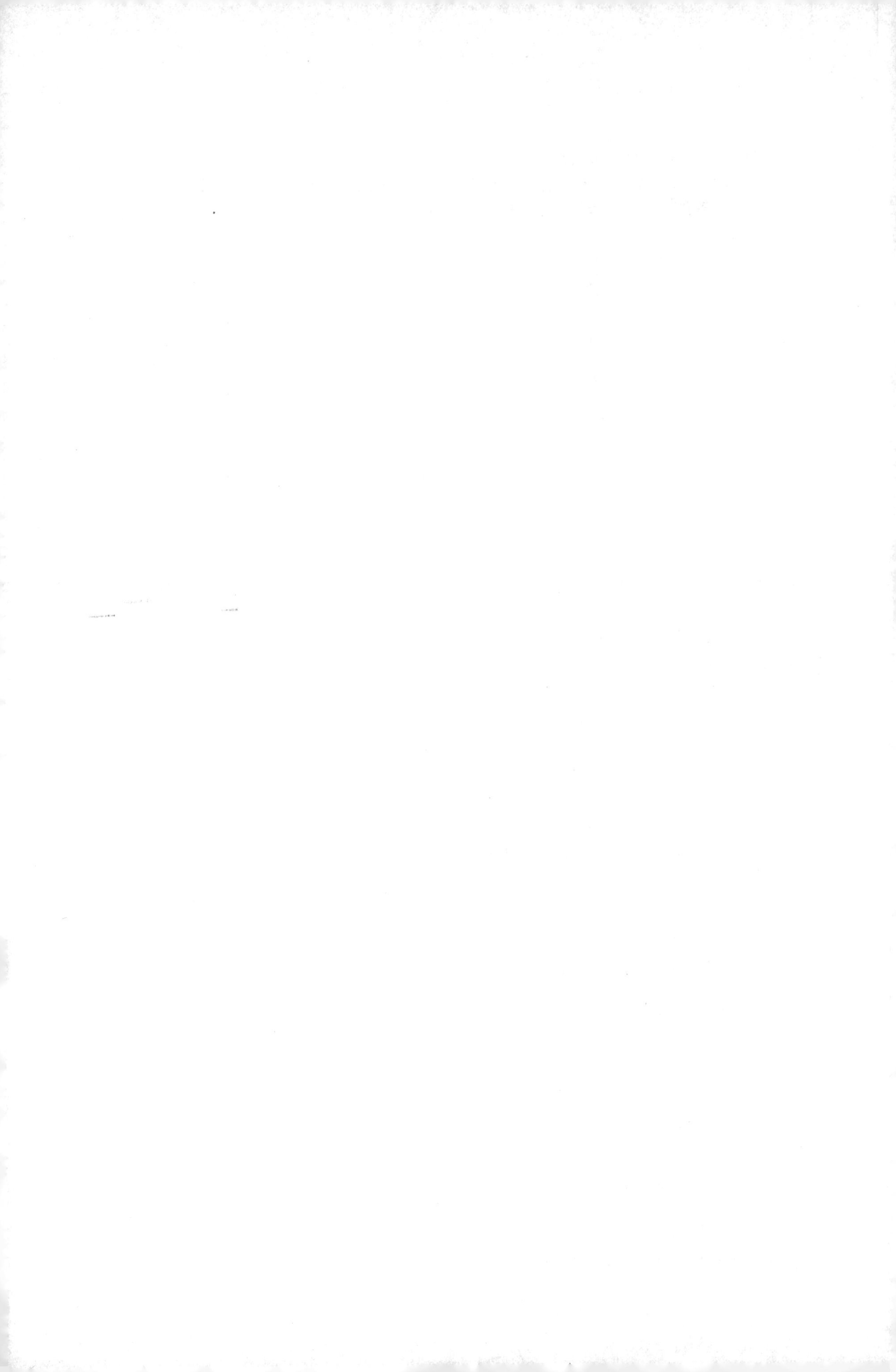